犬と猫の麻酔モニタリング

著　伊丹貴晴　監修　山下和人

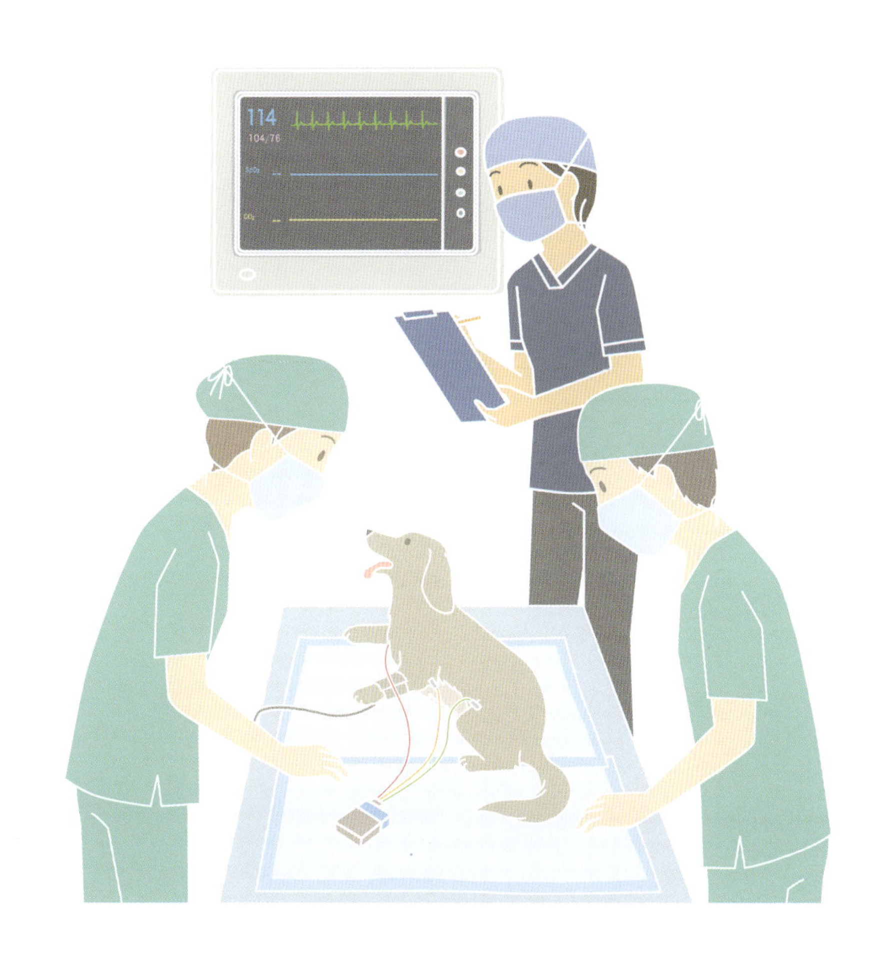

緑書房

ご 注 意

はじめに

動物が生きるためには酸素が必要であり，酸素は細胞内のミトコンドリアで好気性代謝による生命維持に必要なエネルギー（アデノシン三リン酸）産生に利用される。空気中には21％の酸素が含まれ，血液中で酸素はヘモグロビンと結合し，各臓器へ運搬される。各臓器には自動調節能があり，平均動脈血圧60～160mmHgで臓器内の血液灌流が一定に維持される。したがって，麻酔下の動物では，空気より高い酸素濃度を供給し，自動調節能の範囲に血圧を維持することで，細胞内のミトコンドリアへ確実に酸素を供給できる。しかし，全身麻酔下の動物では，麻酔薬の呼吸循環抑制によって生理機能の変化に対する代償能力が低下し，好気性代謝が阻害されて生命が脅かされる可能性がある。

麻酔モニタリングとは，麻酔下の動物の生理機能を看視することであり，処置を円滑に実施できる環境（術者の求める麻酔深度）を提供すると同時に，生理機能の異常や悪化の早期検出と早期対応を可能にして麻酔の安全性を高める（動物の生命を守る）ことを目的に実施される。日本の獣医療では，約25年前にオールインワンタイプの動物用生体情報モニタが利用できるようになり，臨床麻酔例において，心電図，非観血的動脈血圧，終末呼気二酸化炭素分圧，経皮的動脈血酸素飽和度，体温，揮発性吸入薬麻酔濃度，吸入酸素濃度などを日常的にモニタリングできるようになった。また，2012年に日本獣医麻酔外科学会は『犬および猫の臨床例に安全な全身麻酔を行うためのモニタリング指針』を発表した。この指針では，全身麻酔管理の目的は「全身麻酔下の動物の安全を守る」，「検査や手術が円滑に進行する場を提供する」ことにあるとして，麻酔担当獣医師に，麻酔深度を適切に維持すると同時に動物の呼吸・循環・代謝などを可能な限り正常範囲に維持することを要求し，全身麻酔中の動物の安全を維持するために麻酔モニタリングの実施を推奨している。

本書は，動物の麻酔モニタリングに焦点を当てているが，国内の専門家による書籍としてははじめてのものであり，わが国の獣医療において現在日常的に利用できる麻酔モニタリングについて丁寧に解説されている。加えて，麻酔科獣医師を配置することで可能になる高度な麻酔モニタリングに関しても丁寧に解説されている。その内容は，獣医学共用試験に合格した獣医学生（スチューデント・ドクター）や診療施設で麻酔下の動物を看視している動物看護師から麻酔科獣医師を目指す獣医師まで広く利用できるものである。本書がわが国の動物診療施設に行き渡り，犬・猫の麻酔の安全性を高めてくれることを，北の大地から期待している。

2018年1月

山下和人

目　次

Chapter 3　麻酔後

Appendices

本書を読むにあたって

本書では以下のアイコンを用いて，麻酔担当者に最低限理解してほしいこと，対象モニタの測定意義，測定結果を理解するために押さえるべきこと，麻酔科獣医師である筆者からの覚えておいてほしいことなどをピックアップしてまとめています。

コラムは2種類あり，以下のような定義で分けられています。

ココを押さえる！…見出しごとの要点

Side Note …気をつけたいこと，覚えておくと良いこと

⚠ココに注意 …気をつけるべき点

Clinical Point …モニタリングするうえで重要なこと

略語表

※本文(図表含む)に使用されている主な用語を対象とする

A

A-aDO_2	肺胞気酸素分圧-動脈血酸素分圧較差
ASA(american society of anesthesiologists)	アメリカ麻酔科学会

B

BCS(Body Condition Score)	ボディ・コンディション・スコア
BEecf(base excess in the extra cellular fluid)	(細胞外液中の)過剰塩基

C

CBF	脳血流量
CPP	脳灌流圧
CRI	定量持続静脈内投与
CRT	毛細血管再充填時間
CVP(central blood pressure)	中心静脈圧

D

DAP	拡張期血圧

E

$EtCO_2$	終末呼気二酸化炭素分圧

F

FiO_2	吸入酸素濃度

G

G	ゲージ(単位)

H

HCO_3^-	重炭酸イオン濃度

I

IABP(invasive arterial blood pressure)	観血的動脈血圧
ICP	頭蓋内圧
IM	筋肉内投与
IV	静脈内投与

J

J	ジュール(単位)

M

MAC	最小肺胞濃度
MAP	平均動脈血圧
Mini-fluid challenge	低容量輸液負荷試験

N

$NaHCO_3$	重炭酸ナトリウム
NIBP(non-invasive arterial blood pressure)	非観血的動脈血圧
NSAIDs	非ステロイド系消炎鎮痛剤

P

$PaCO_2$	動脈血二酸化炭素分圧
PaO_2(arterial oxygen pressure)	動脈血酸素分圧
P/F 比	PaO_2/FiO_2 比
PEEP	呼気終末陽圧
PI(perfusion index)	灌流指標
PIP(peak inspiratory pressure)	最高気道内圧
PO	経口投与
PPV	脈圧変動
PVI	脈波変動指標

S

SaO_2(arterial oxygen saturation)	動脈血酸素飽和度
SAP	収縮期血圧
SC	皮下投与
SpO_2(percutaneous oxygen saturation)	経皮的動脈血酸素飽和度
SPV	収縮期血圧変動
SVV	一回拍出量変動

T

to effect	効果が出るまで

Introduction

麻酔のキホン

麻酔のキホン

▷ 麻酔とは

麻酔(anesthesia)とは，薬物を投与して神経活性を抑制し，痛みなどの感覚を人為的に消失させることである。麻酔をかけることにより，耐え難い苦痛を取り除き外科手術が可能となる。麻酔には，局所麻酔(local anesthesia)と全身麻酔(general anesthesia)がある(図1)。局所麻酔では，薬剤投与部位の知覚神経を麻痺させて局所の無痛を得る。知覚神経線維の伝導路を遮断してその支配領域で広く無痛を得る区域麻酔(regional anesthesia)も局所麻酔に含まれる。全身麻酔では，中枢神経系(CNS)を抑制し，①鎮静 / 催眠，②鎮痛，③筋弛緩，④有害反射 p.291(自律神経系の活性化など)の抑制，といった4つの要素を満たすことで，動物の肉体的および精神的ストレスを取り除くことが可能となる[1](図2)。

全身麻酔は，使用する麻酔薬の量や種類を調節することにより，意識や感覚の消失の程度を調節することが可能である。また，麻酔薬の投与終了とともに，主に肝臓や腎臓などで麻酔薬が代謝・排泄を受けて麻酔作用が消失する(麻酔回復)。この調節性と可逆性によって適切な麻酔状態をつくり出すことができる。

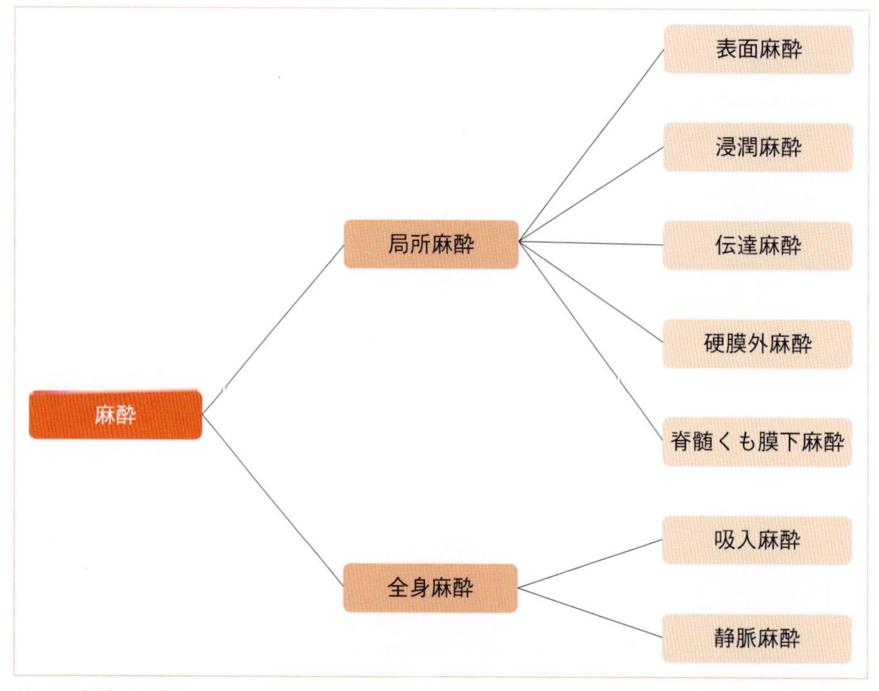

図1　麻酔の分類
麻酔は大きく局所麻酔と全身麻酔とに分類される。局所麻酔は知覚神経末端を麻痺させる表面麻酔および浸潤麻酔(いわゆる局所麻酔)と，知覚神経線維の伝達路を遮断してその支配領域で広く無痛を得る伝達麻酔，硬膜外麻酔，脊髄くも膜下麻酔とに分類される(区域麻酔)。全身麻酔は吸入麻酔と静脈麻酔に分類され意識消失を伴う

▷ 麻酔の必要性について

獣医療の麻酔は，第一に痛みを伴う手術や処置中に動物の肉体的・精神的負担を軽減するために実施される。また，非協力的な動物，攻撃的な動物，展示動物や野生動物などの通常の保定が不可能な動物に対しての不動化(immobilization)にも麻酔は実施され，近年では長時間の不動化を必要とするCT検査やMRI検査といった画像検査にも麻酔が必要となる場合がある。

手術や処置による炎症，組織損傷，神経傷害といった肉体的な侵襲 p.288 は，コルチゾールやカテコラミン p.286 といった神経内分泌に変化をもたらし，高血糖と蛋白異化 p.290 を招く。また，交感神経系の活性化により頻脈や高血圧を呈し，酸素消費量の増大と組織の虚血により感染と創傷治癒を阻害する。不安や恐怖といった精神的なストレスは不眠や食欲減退につながり，じっとして動かないなど“動物らしさ”を損ない生活の質(QOL)を低下させる[2]。このような肉体的や精神的ストレスによる重度の傷害が長時間続くと，脳や心臓など生命に重要な臓器で傷害が生じ，最終的には多臓器不全となり死亡する(図3)。このような手術や処置などによる痛みや恐怖をはじめとした様々なストレスによる内部恒常性(ホメオスタシス) p.290 の撹乱を抑えるために，麻酔は必要不可

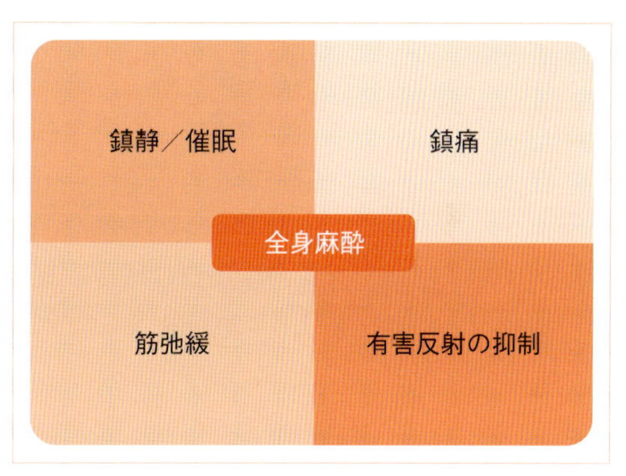

図2　全身麻酔の要素
全身麻酔は，鎮静 / 催眠，鎮痛，筋弛緩，有害反射の抑制を満たす麻酔薬の組み合わせによって成し遂げられる

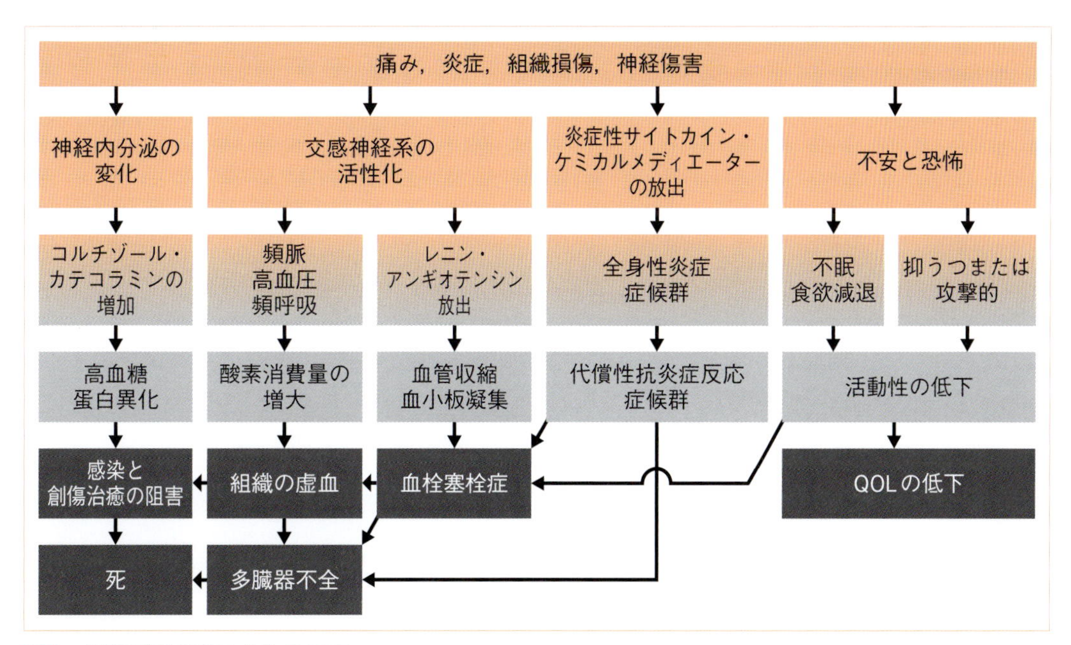

図3　侵襲が引き起こす生体反応 p.289
痛みは神経内分泌の変化や交感神経系の活性化を引き起こし，様々な内部恒常性(ホメオスタシス)を撹乱する結果，創傷治癒の阻害や感染を引き起こす。また，不安や恐怖といった精神的ストレスによって生活の質(QOL)が著しく低下する。生命に重要な臓器機能が傷害された場合は多臓器不全を引き起こし，死に至ることもある

欠であり，ホメオスタシスの撹乱をいち早く捉えるためには麻酔をモニタリングすることが重要となる。

全身麻酔管理の目的は，「全身麻酔下の動物の安全を守る」，「検査や手術が円滑に進行する場を提供する」ことにある[3]。麻酔薬，麻酔管理技術，生体情報モニタ p.289 などの進歩により，麻酔に関する安全性は向上している。しかしながら，麻酔に限らず多くの獣医療行為にはリスク(肉体・精神へのダメージ)が伴い，手術内容や動物の年齢，体質，全身状態，もしくは基礎疾患などにより合併症が生じることがある。獣医師と動物看護師は麻酔モニタリングを徹底し，合併症が発生しても迅速に最善の対応ができるように日々努力をし続けなければならない。

ココを押さえる！

麻酔のキホン

- 麻酔とは薬物によって神経活性を抑制し，痛みなどの感覚を人為的に消失させること
- 全身麻酔は，①鎮静 / 催眠，②鎮痛，③筋弛緩，④有害反射の抑制の 4 つの要素を満たして，意識や感覚の消失と麻酔回復の程度を調節することができる状態をいう
- 生命に重要な臓器で傷害(多臓器不全)が生じると生物は死亡する。そのような状態にならないよう，侵襲によるホメオスタシスの撹乱を抑えるために麻酔は必要不可欠である
- 麻酔モニタリングは，ホメオスタシスの撹乱をいち早く捉えるために重要である

Introduction　参考文献

1) Woodbridge PD. Changing concepts concerning depth of anesthesia. *Anesthesiology*. 1957. 18: 536-550.
2) 山下和人，今井彩子，共訳．疼痛の生理学と病態生理学．*In*：犬と猫の疼痛管理ハンドブック．ファームプレス．東京．2002．pp.14-46.
3) 獣医麻酔外科学会　麻酔・疼痛管理委員会．犬および猫の臨床例に安全な全身麻酔を行うためのモニタリング指針．https://www.jsvas.net/download/COmmittee/anesthanalg/MonitoringGuidance.pdf(2018 年 1 月現在)

Chapter 1

麻酔前～麻酔導入

1 麻酔前評価と準備

▷ 麻酔前評価

麻酔前評価の目的

麻酔前評価の目的は，動物の現在の全身状態（各臓器の状態）の把握や重症度を評価することで術中・術後の合併症を予測し，周術期管理対策を立案することである。Brodbelt らによる麻酔関連偶発症 p.291 調査では，イギリスにおける犬 98,036 例，猫 79,178 例という膨大な麻酔記録から麻酔関連死亡症 p.291 の多くが術後 3 時間以内に死亡することが明らかとなった[1,2]。また，麻酔関連死亡症の発生率は，ヨーロッパとアメリカでは 0.1～1.35％であり[1-5,8,10]，加えて，筆者らの調査では日本の伴侶動物二次診療施設における麻酔関連死亡症の発生率は 0.65～1.05％であった（表 1）[6]。一方，人医療における麻酔関連死亡症の発生率は 0.01～0.05％と報告されている[7,8]。周術期に使用する安全性の高い麻酔薬の開発やモニタリング機器の普及，リスク因子の抽出によって，獣医療においても麻酔関連死亡症の発生は減少してきているが[9]，それでも人医療と比較して多いことは明らかである。

筆者らの調査で，麻酔関連死亡症の発生は個々の動物が抱えている基礎疾患が大きな原因であることが明らかとなった。したがって，動物の麻酔前評価を十分に行い，基礎疾患の早期発見・治療や支持療法の介入が麻酔関連死亡症の発生低減につながると考えられる[6]。

表 1　各国の獣医療における麻酔関連死亡率
文献 1，2，6，11-13 より引用・改変

著者（発表年）	調査施設数	症例数（頭）	死亡率（%）
Clarke & Hall.（1990）[11]	イギリス 53 施設※1	犬：20,814 猫：20,103	犬：0.23 猫：0.29
Brodbelt, et al.（2008）[1,2]	イギリス 117 施設※1	犬：98,036 猫：79,178	犬：0.17 猫：0.24
東条ら.（2015）[12]	日本 11 施設※1	犬：3,258 猫：2,363	犬：0.25 猫：0.036
Gaynor, et al.（1999）[13]	アメリカ※2	犬：2,556 猫：683	犬：0.43 猫：0.43
Itami, et al.（2017）[6]	日本 18 施設※2	犬：4,323 猫：477	犬：0.65 猫：1.05※3

※1　一次診療施設を含む，※2　二次診療施設のみ，※3　未発表データ

麻酔前検査の選択

麻酔前評価として病歴の確認と身体検査を行い，動物が疾患の危険因子をもっているのであれば，血液検査や各種画像検査はスクリーニング検査[*1]として有用である。しかしながら，無症状の動物に対する過剰な検査は麻酔管理や治療に影響しないことが多く，飼い主の経済的な負担になる。また，検査で得た結果を麻酔計画，麻酔管理，術後管理に反映させなければ検査を行う意味がない。糖尿病の動物では麻酔前にインスリンの投与が必要となることもあるし，腎機能が低下している動物では前日より体液や電解質の補正が必要となることもある。血液検査の自動化(全自動血液分析装置の使用)により，少量の検体で多くの項目を簡便に検査することが可能になったが，検査の項目を増やせば異常値の出現頻度が増加することを理解しておかなければならない。異常値が出た場合，追加検査を行うかどうかは，動物の病歴および身体検査所見を考慮して行うべきである。不要な追加検査は飼い主の不安感を煽り，手術予定の延期やキャンセルなど，動物病院全体の運営にも影響する。“とりあえず血液検査”といった無目的な評価はせず，飼い主への病歴聴取や身体検査をまずは徹底すべきである。

前述した背景から，麻酔前検査は動物の病歴の有無および身体検査所見をもとに必要な検査のみを選択すべきである。実際，病歴がなく身体検査所見が正常な犬の場合，その84.1％(1,293/1,537頭)で血液生化学検査は不要であったと報告されている[10]。逆を考えると，残りは血液生化学検査の結果では何かしら異常が存在していたとも解釈できるが，この報告では血液生化学検査の結果，手術の延期や麻酔法を変更した症例は1％未満であったことも述べられている。しかしながら，本報告で病歴の聴取や身体検査を行ったのは経験豊富な獣医師であることを強調しておきたい。我々獣医師と動物看護師には，飼い主が気づいていないであろう異常も見落とさないことが求められている。系統立てた検査によって麻酔前評価を実施したうえで，飼い主に対して治療の必要性，安全性，もしくは起こりうる合併症に関するインフォームドコンセントを行い，“飼い主とともに”治療方針を決定していくことが重要である。

麻酔前評価の実践

動物の麻酔前評価において，飼い主から普段の生活状況や病歴を聴取することは重要な情報となる。飼い主への病歴聴取と身体検査(問診，視診，触診，聴診)で特に重要な項目を表2に示す[10]。また，シグナルメントである動物種，品種，年齢，性別，気質，麻酔歴，体重によって，使用する麻酔薬や麻酔法が異なってくる。筆者は，安静時の心拍数や血圧を基準として，麻酔中の輸液量や循環作動薬を選択しているため，麻酔を実施する直前にはTPR[*2]だけではなくTPR-BP[*2]を測定するようにしている。次に，動物のシグナルメントにおける麻酔の注意点を列挙する。

＊1　スクリーニング検査とは，無症状の動物を対象に，特定の疾患を発見することを目的に行う検査のことであり，選別試験あるいはふるい分け試験ともいわれる

＊2　TPRは体温(T：temperature)，心拍数もしくは脈拍数(P：pulse rate)，呼吸数(R：respiratory rate)の頭文字であり，TPR-BPはTPRに血圧(B：blood pressure)，疼痛(P：pain)の頭文字を加えたバイタルサイン(生命徴候)を示す

表2 病歴聴取と身体検査の項目
文献10より引用・改変

〈病歴の聴取〉

あなたの飼育している犬もしくは猫について伺います。

- □ 麻酔をかけられた経験がありますか？
  - ・いつ？ どのような理由ですか？
  - ・そのときに何か問題はありましたか？
- □ 過去に大きな病気にかかったことがありますか？
  - ・いつ？ どのような病気ですか？
  - ・そのときに何かお薬は飲んでいましたか？ どのくらい飲んでいましたか？
- □ 現在，体調が悪いところはありますか？
  - ・どのような症状ですか？
  - ・何かお薬は飲んでいますか？ どのくらい飲んでいますか？
- □ 嘔吐や下痢はしていませんか？
- □ 食欲や水を飲む量はいかがですか？
  - ・減っていたり増えていたりしませんか？
- □ 排尿の量や回数に変わりはありませんか？
- □ 運動時に疲れやすかったりしませんか？
- □ 咳や呼吸が苦しそうだったりしませんか？
- □ アレルギー体質ですか？
  - ・どの成分にアレルギー反応がありますか？
- □ 妊娠していませんか？
- □ 最後にご飯とお水を飲んだ時間はいつですか？

〈身体検査所見※〉

飼い主名：	動物名：	性別：雄・雌
動物種：	品種：	体重：　　　BCS：
病歴の要約：		体温：
心拍数：	心臓聴診：	
脈拍数：	脈圧：	脈欠損：
呼吸数：	肺聴診：	
CRT：	脱水：	可視粘膜色調：
血液生化学検査：No・Yes	要約：	
ASA-PS：1・2・3・4・5・E	理由：	
麻酔中の予想される問題点：		担当獣医師：

BCS：ボディ・コンディション・スコア，CRT：毛細血管再充填時間，ASA-PS：アメリカ麻酔科学会の定めた全身状態のクラス分類
※動物の状態に応じて適宜検査を加えて行う

●動物種

犬と猫とでは薬理学的反応が異なる。筆者の経験では，猫は強心薬であるカテコラミンp.286の感受性が高く，犬と同量を投与すると頻脈や高血圧がしばしば認められる。また，猫は抗不整脈薬であるリドカインに対する中毒量が低いため，犬と同量を投与した場合に徐脈や心停止に陥ることがある。“猫は小型の犬ではない”ため，動物種による薬剤への反応は理解しておかなければならない。また，犬と猫では循環血液量p.288(犬：80 mL/kg，猫：65 mL/kg)や動脈血二酸化炭素分圧($PaCO_2$，犬：30.8〜42.8 mmHg，猫：25.2〜36.8 mmHg)といった生理学的差異も存在することから，麻酔中に必要な輸液量や換気モニタリングも異なることを理解しておく必要がある。

●品種

品種によって解剖学的あるいは薬理学的反応の特性が異なるため，使用する麻酔薬や麻酔法の選択に影響する。短頭種の犬や猫は，上部気道閉塞（もしくは狭窄）によって酸素化 p.287 と換気 p.286 が障害されやすい。鼻道の部分閉塞が原因となる“いびき様喘鳴（スターター，stertor）”や喉頭の部分閉塞が原因となる“ストライダー（stridor）”などの異常呼吸音の情報が聴取されたときには麻酔導入前に前酸素化（preoxygenation）を 3～5 分間行うことが望ましい。一般的に，このような品種では麻酔前投薬を最小限にし，静脈麻酔薬を用いた速やかな麻酔導入と気管挿管が必要である。

グレーハウンドやボルゾイなどのいわゆるサイトハウンド（視覚犬）とよばれる品種では，体脂肪が少ないために脂肪組織への再分布により麻酔回復するバルビツレート系麻酔導入薬の覚醒遅延がしばしば認められる。このような品種には，バルビツレート系麻酔導入薬の使用は必要最小限に抑え，反復投与を避けるべきである。

●年齢

幼若な犬や猫は薬物代謝能および排泄能が低い。したがって，使用する麻酔薬は短時間作用型のものか拮抗薬のあるものを選択すべきである。肝臓での薬物代謝能が低いため，全身麻酔の維持は注射麻酔薬よりも肺から直接排泄される吸入麻酔薬が望ましい。また，幼若な犬や猫では，周術期の低血糖もしくは低体温といった合併症の危険性があるため，頻回にバイタルサインの測定と対応が必要となる。

高齢の犬や猫も，麻酔薬の必要量が減少していることから[14]，短時間作用型のものか拮抗薬のある麻酔薬を選択すべきである。また，潜在的な心疾患や腎疾患が存在することが多く，周術期に体液量の評価を頻繁に行うようにする。

●性別

麻酔薬を使用すると催奇形性や流産を起こす可能性があるため，帝王切開や緊急を要する手術以外には妊娠動物に対して麻酔を実施すべきではない。一般的に，妊娠動物は吸入麻酔薬の最小肺胞濃度（MAC）p.287 が低下しているため，吸入麻酔薬の濃度は通常よりも低く設定する。

●気質

どの品種であっても気性の荒い個体はいるが，攻撃的な気性やハンドリングを嫌がる動物には，十分な麻酔前検査を実施することができない。無理な保定によるストレスで状態が急変することがあるため注意が必要である。診察室に入る前に気性の荒い性格かどうか（他人に触れられることに慣れているか）飼い主に確認するなど問診を十分に行い，まずは動物に触れずに視診により呼吸数や病変の所在を確認すべきである。特に呼吸困難を呈する動物は，身体検査時も十分な注意を払い，無理せず聴診や立位での超音波検査によって呼吸循環系の疾患を鑑別していく。

非常に攻撃的な動物は，鎮静下で身体検査を行うこともある。静脈カテーテルが留置できない場合は，鎮静薬を皮下投与もしくは筋肉内投与で行うか，酸素と吸入麻酔薬を充満させた箱（麻酔箱）の中で鎮静してから静脈カテーテルを留置することもある。

表 3 脱水時に認められる所見

脱水の程度	症状もしくは所見
5%以下	無症状（多尿，嘔吐，下痢などの臨床症状より推定）
5%	皮膚の張りがない
6〜8%	皮膚テントテスト軽度延長，眼球軽度陥凹，CRT 軽度延長
10〜12%	皮膚テントテスト延長，眼球陥凹，CRT 延長，口腔粘膜の乾燥
12〜15%	ショック症状（意識状態低下，虚脱，心拍数増加，低血圧など）

●麻酔歴

麻酔歴のある動物は，以前の麻酔時の反応を考慮すべきである。例えば，以前に麻酔導入後に重度の低血圧や徐脈を呈した記録がある場合は，同様の反応が認められる可能性があるため，事前にカテコラミンなどの昇圧薬や抗コリン薬などの心拍数を増加させる薬剤を準備し，即時に対応できるようにすべきである。

●体重

麻酔薬の投与量は動物の体重で決定するため，麻酔前の体重測定は極めて重要である。肥満症例（BCS が 4/5 以上）は，麻酔薬を減量するか，理想体重から算出した薬用量を投与する。肥満は静脈および動脈カテーテルの設置を困難とするだけでなく，換気条件に大きく影響する。通常，肥満症例では胸郭の拡張障害により一回換気量（TV）が減少するが，呼吸数が増加することで分時換気量（MV）を一定に保つよう代償される。しかしながら，麻酔薬の呼吸抑制によって分時換気量が減少すると，低換気 p.290 と低酸素血症 p.290 を招き，陽圧換気 p.291 による換気補助が必要となることが多い。

悪液質[*3]（BCS＝1/5）の動物は，一般状態が悪く注射麻酔薬に対する耐性が乏しい。麻酔薬の投与量は必要最小限である to effect（効果が出るまで）の投与にすべきである。また，削痩している動物は周術期の保定体位によって神経傷害および筋傷害を引き起こす可能性があるため，マットを敷くなどの配慮が必要である。

現在は麻酔前に飲水を制限することはしないが，消化器疾患などで飲水ができない動物や，嘔吐や下痢などで体液を喪失している動物は体重が短期間で大きく変動する。このような動物には麻酔前に脱水の有無を評価すべきであり，脱水している場合は必ず静脈内輸液などで補正してから麻酔を行う。脱水時に認められる所見を表 3 に示す。

● TPR-BP

麻酔を実施する直前の TPR-BP は，麻酔中に使用する昇圧薬や抗コリン薬および鎮痛薬の選択の基準となるため特に重要である。

＊3 悪液質は，何らかの疾患を原因とする栄養失調（体重減少，低栄養）により衰弱した状態をいう

体温(T)

体温が高い場合は，(興奮による高体温を除けば)感染症や炎症などによる発熱を疑うこととなり，その原因を突き止める必要がある。体温が低い場合は，全身の循環動態 p.288 が不安定であることを示唆している。緊急手術でなければ，手術を延期して基礎疾患の治療と循環動態の改善を優先すべきである。

心拍数もしくは脈拍数(P)

安静時の心拍数もしくは脈拍数を基準として，筆者は徐脈への対応に用いる抗コリン薬の投与量の目安や治療介入の判断材料として用いている。また，心拍数が速いときは血圧と一緒に評価して(後述)，心疾患，脱水，循環血液量減少もしくはショックなどの有無を確認すべきである。

呼吸数(R)

呼吸数の評価と一緒に，異常呼吸音，努力時呼吸 p.290，チアノーゼといった異常な呼吸様式でないかを確認する(p.54 Chapter2-2 を参照)。もし，異常な呼吸様式が認められるようであれば前酸素化と迅速な気管挿管を心がける。

血圧(B)

意識下の正常な動物であれば，平均動脈血圧(MAP)はおおよそ 80〜120 mmHg の範囲に存在する。ただし，腎疾患や甲状腺機能亢進症もしくは褐色細胞腫などの内分泌疾患では正常範囲を超えることがある。ショックや敗血症 p.290 では低血圧となっていることがあり，このような動物には循環動態を安定させてから麻酔導入を行うべきである。

疼痛(P)

筆者は麻酔前評価で疼痛の有無を確認し，疼痛に対する動物の反応を術後疼痛の評価に用いている。動物の疼痛評価は個々の性格や疼痛への忌避反応といった行動学的見地から行う主観的な評価となるため，ケージ内での様子や保定時および全身の十分な触診時の動物の反応，採血や静脈カテーテル留置時の動物の反応を記録し，術後疼痛の評価に反映させている。また，高齢の犬や猫では変形性骨関節症や神経疾患などに罹患している場合もあり，これらの動物では麻酔後に跛行や起立困難に陥ることがあるため，麻酔中の保定体位に配慮すべきである。

●麻酔前のスクリーニング検査

人医療の麻酔前スクリーニング検査では，身体検査に続いて，全血球計算(CBC)，血液生化学検査，凝固・線溶系検査，尿検査，心電図検査，胸部 X 線検査が実施される[15]。獣医療では麻酔前スクリーニング検査に関するガイドラインはないものの，人医療で実施されている検査項目とほぼ同様で良いと考えられる。しかし，前述したように無症状の動物への過剰なスクリーニング検査は，麻酔管理や治療に影響しないことが多い[10]。麻酔前のスクリーニング検査として推奨される項目を表 4 に示すが[16]，施設により検査の種類には偏りがあるうえ，これらの検査を麻酔前に行ったからといって決して安全を保障するものではないことに留意すべきである。それぞれの検査結果の解釈については，成書を参照していただきたい。

ここまでの総合的な検査の結果を踏まえ，最終的に麻酔前の全身状態を総合して評価するが，その評価にはアメリカ麻酔科学会(ASA)が定めた ASA-PS 分類が用いられることが多い(表 5)[17]。

表4 一般的な身体検査所見と年齢に基づいて実施が推奨されるスクリーニング検査
文献16より引用・改変

ASA-PS	年齢		
	4カ月齢以下※1	4カ月齢～5歳齢※1	5歳齢以上※1
Ⅰ，Ⅱ	PCV，TP，血糖値	PCV，TP，BUN	PCV，TP，BUN，CRE，UA，ECG
Ⅲ	CBC，TP，UA，血糖値，BUN，CRE	CBC，TP，UA，外科プロファイル※2，ECG	CBC，TP，UA，完全プロファイル※3，ECG
Ⅳ，Ⅴ	CBC，TP，UA，完全プロファイル	CBC，TP，UA，完全プロファイル，ECG	CBC，TP，UA，完全プロファイル，ECG

PCV：血球容積，TP：血清総蛋白量，BUN：血中尿素窒素，CRE：クレアチニン，ECG：心電図検査，CBC：白血球と百分比・赤血球・赤血球示数・ヘマトクリット値・ヘモグロビン値・血小板数，UA：尿検査(色調，透明度，比重，蛋白，尿糖，ケトン体，ビリルビン，潜血，ウロビリノーゲン，pH，硝酸塩)・尿沈渣
※1 動物の状態に応じて適宜検査を加えて行う
※2 血糖値，BUN，CRE，ALT，Na，K，Clなど
※3 外科プロファイルに加えて，Alb，AST，ALP，Ca，P，総ビリルビンなど。必要に応じて血液ガス分析，凝固・線溶系検査を追加する

表5 ASA-PS分類
文献17より引用・改変

クラス	状態
クラスⅠ	臓器疾患のない正常な動物
クラスⅡ	軽度の全身性疾患のある動物
クラスⅢ	活動を制限する重度の全身性疾患に罹患しているが，全く動けなくなるような状態ではない動物
クラスⅣ	活動できない全身性疾患に罹患し，常に生命が脅かされている動物
クラスⅤ	手術の実施に関わらず24時間生存することが期待できない瀕死の動物

緊急手術では全身状態の分類の後に“E”をつける

ASA-PSクラスⅢ以上では麻酔関連偶発症が多く発生するとされている[1,2]。麻酔前評価としてASA-PS分類を行うことにより，動物の状態をスタッフ間で共有することができ，一体感や治療に対する意思統一を図って治療に望むことができる。

ココを押さえる！

麻酔前評価

- 麻酔前評価とは，動物の現在の全身状態(各臓器の状態)の把握や重症度を評価することで，術中・術後の合併症を予測し，周術期管理対策を立案すること
- 麻酔前評価を十分に行い，事前に基礎疾患の早期発見・治療や，支持療法の介入をすることが麻酔関連死亡症の発生減少につながる
- まずは飼い主への病歴聴取と身体検査(問診，視診，触診，聴診)を慎重に行う。特に動物種，品種，年齢，性別，気質，麻酔歴，体重，TPR-BPによって，使用する麻酔薬や麻酔法が異なってくる
- 病歴の聴取と身体検査後は，系統立てたスクリーニング検査によって麻酔前評価を行い，飼い主とともに治療方針を決めていく

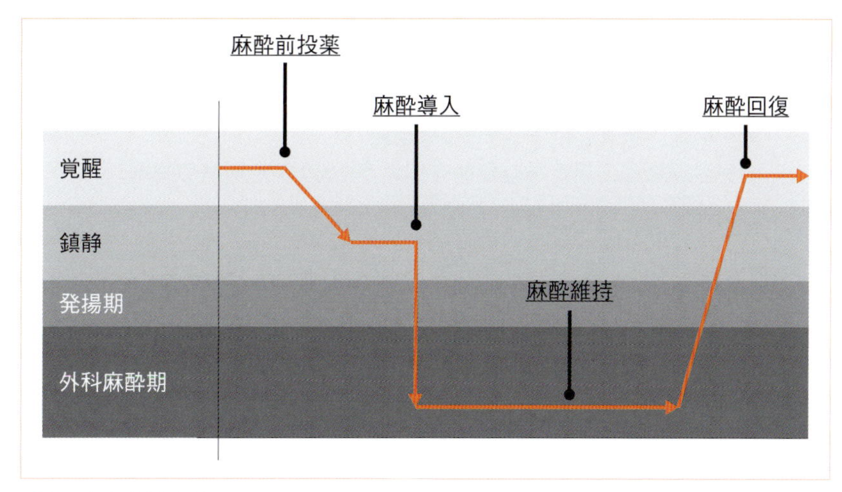

図1　全身麻酔の流れ
意識下にある動物を全身麻酔するためには，麻酔前投薬で鎮静してから，麻酔導入薬で発揚期を速やかに通過して意識消失を得ることが重要である。最近の麻酔導入薬は作用発現が速く，必ずしも麻酔前投薬での鎮静が必要ではなくなった。しかし，狂暴であったり，興奮している動物は鎮静してから麻酔導入することが望ましい

▷ 麻酔計画

麻酔前評価を受けて，実際に使用する麻酔薬の選定など麻酔計画を立案する。手術を前提とした全身麻酔の麻酔管理には，麻酔前投薬，麻酔導入，麻酔維持，麻酔回復といった流れがある（図1）。円滑に麻酔導入するためには，麻酔前投薬で動物を鎮静してから，麻酔導入薬で意識消失を得ることが重要である。本章では麻酔前投薬と麻酔導入について言及する。麻酔中（麻酔維持）および麻酔回復時のモニタリングの詳細についてはそれぞれChapter2，Chapter3を参照のこと。

麻酔前投薬

麻酔前投薬は，麻酔導入薬の5分以上前に投与され，全身麻酔への導入と維持を円滑にし，各麻酔薬や手術による副作用を軽減するために用いられる。全身麻酔の4大要素には，鎮静/催眠，鎮痛，筋弛緩，有害反射 p.291 の抑制が挙げられる。しかしながら，単一の麻酔薬でこれらの要素と呼吸循環系機能を維持することはできない。そこで，“作用を最大限に，副作用を最小限に”を目標とするバランス麻酔 p.291 の概念が推奨されるようになった。特に，麻酔導入に用いる静脈麻酔薬や吸入麻酔薬などの全身麻酔薬は呼吸循環系機能の抑制作用が強い。そのため麻酔前投薬によって全身麻酔の要素をバランス良く確保することで，麻酔導入薬や維持薬の要求量を減少させることができ，呼吸循環系機能の維持ができると考えられる。そのほか，麻酔前投薬の目的を表6に示す。

麻酔前投薬は落ち着いている動物には必ずしも必要な過程ではないが，狂暴または興奮している動物には，鎮静や不安の軽減を目的として投与される。また，かつて行われていたエーテル麻酔 p.286 では唾液や気道分泌物が多く，これを防ぐために抗コリン薬を用いた麻酔前投薬が必要であったが，近年の麻酔薬は麻酔導入が迅速で唾液や気道分泌物が少ないことから，抗コリン薬を麻酔前投薬することの意義は少なくなっている。一方，麻薬性オピオイド（モルヒネやフェンタニル）を使

表6 麻酔前投薬の目的

・動物を鎮静し，麻酔導入時の発揚を抑えるため（鎮静） ・先取り鎮痛を得るため（鎮痛） ・動物の動きを抑えるため（筋弛緩） ・徐脈などの迷走神経反射を抑えるため（有害反射の抑制） ・唾液，気道分泌および胃腸運動を抑えるため ・全身麻酔薬の投与量を少なくするため ・麻酔から穏やかに回復させるため

表7 先取りスコア化システム
文献18より引用・改変

術後疼痛の程度	外科手術の種類
軽度～中等度	気管切開術，耳血腫手術，下腹部手術，歯石除去，抜歯，橈骨/尺骨/脛骨/腓骨の骨折整復術など
中等度～重度	乳房切除術，下顎骨切除術，上腹部手術，胸腰椎椎間板手術，上腕骨/大腿骨骨折整復術など
重度～最大	開胸術（特に胸骨正中骨切術），断脚術，全耳道切除術，骨盤骨折整復術，頸部椎間板手術，腎摘出術など

用する場合には，迷走神経刺激作用によって徐脈を引き起こす可能性があるため，徐脈を予防するために抗コリン薬が麻酔前投薬されることがある。

また，麻酔計画を立てる段階で先取りスコア化システム（表7）[18]を用い，実施される手術内容と組織損傷の程度から痛みの程度を割り当てる。筆者は，先取りスコア化システムによって割り当てた痛みの程度に応じて使用する鎮痛薬を選択している。特に，手術刺激が加わる前に鎮痛薬を投与する先取り鎮痛法，作用機序の異なる複数の鎮痛薬を併用するマルチモーダル鎮痛法，鎮痛薬の血中濃度を有効範囲に維持する定量持続静脈内投与（CRI）法，手術範囲に局所麻酔が可能であれば局所麻酔薬を積極的に用い，周術期の疼痛管理を実施するよう心がけ，個々の動物に対応して影響の少ない麻酔薬を選択している。

●先取り鎮痛法（preemptive analgesia）

先取り鎮痛法とは，侵害刺激 p.288 が加わる前に鎮痛治療を開始する方法であり，侵害刺激が加わった後に投与した場合と比較して術後疼痛を緩和でき，鎮痛薬の要求量も少なくなる[19]。また，鎮静作用をもつ鎮痛薬を麻酔前投薬として用いることで，麻酔導入薬の要求量を減らし，麻酔導入薬による呼吸循環抑制を軽減できるといった長所もある。

●マルチモーダル鎮痛法（multimodal analgesia）

マルチモーダル鎮痛法とは，適切な鎮痛効果を得るために作用の異なる鎮痛薬を複数併用する方法である。単一の鎮痛薬で疼痛管理を行うと，薬剤によっては天井効果[*4]により満足できる鎮痛作用が得られないことや副作用の発現が懸念されるが，作用機序の異なる複数の鎮痛薬を併用することで，過剰投与による副作用の発現を抑え，相加もしくは相乗的な鎮痛効果を得ることができ

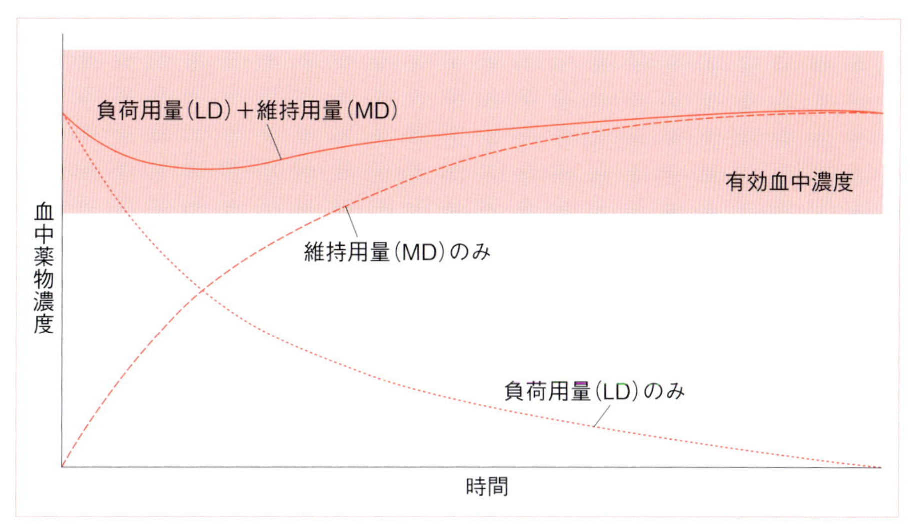

図2　定量持続静脈内投与(CRI)
半減期の長い麻酔薬を使用するときには，CRI開始前に有効血中濃度に達する負荷容量(LD：loading dose)をボーラス投与し，続いて維持量(MD：maintain dose)でCRIを行うことで速やかに有効血中濃度を維持することができる

る。周術期の疼痛管理を怠ると，神経の過剰興奮状態(中枢感作，wind-up)が成立し，疼痛を抑制するために大量の鎮痛薬が必要となり，鎮痛薬の副作用が発現するリスクを上げてしまう。人医療では，手術を受ける患者にマルチモーダル鎮痛を積極的に使用することで，術後の中枢感作を抑制できることが示されている[20]。

●定量持続静脈内投与(CRI)法

定量持続静脈内投与は，副作用や毒性が発現する高濃度や薬理作用が消失する低濃度を避け，鎮痛薬を有効血中濃度に維持できるよう静脈内に持続的に投与する方法であり，輸液ポンプやシリンジポンプといった定量投与できる機器が必要となる。この方法は，麻酔中だけでなく術後の入院期間中といった長時間持続的に鎮痛を得たい場面でも有効である。定量持続静脈内投与を用いて薬剤の血中濃度を安定化(定常状態)させるためには，その薬剤の半減期*5(代謝速度)の約3.3倍を要するため，半減期の長い鎮痛薬を使用するときには，有効血中濃度に達する負荷用量(loading dose)をボーラス投与*6し，続いて維持量(maintain dose)で定量持続静脈内投与を行う*7ことで速やかに有効血中濃度を維持することができる(図2)。定量持続静脈内投与には，非麻薬性オピオイドであるブトルファノール，麻薬性オピオイドであるモルヒネ，フェンタニルおよびレミフェンタニル，解離性麻酔薬であるケタミン，局所麻酔薬であるリドカインなどを用いることができる。

＊4　薬剤の用量を増やせばその効果は高まると思われがちだが，用量を増やしてもある用量(天井)に達すると効果の増加はみられなくなり，副作用のみが増強していく。これを天井効果(有効限界)という
＊5　半減期とは，薬剤投与後にその薬剤の血中濃度が半減するまでの時間のこと。定量持続静脈内投与開始後，半減期の約3.3倍の時間が経過すると定常状態の約90%の血中濃度まで上昇する
＊6　ボーラス投与とは，一度に多めの薬量を投与する方法をいう
＊7　この方法は，半減期の長い鎮痛薬を使用するときに限定される。レミフェンタニルなどは半減期が2～3分なので負荷用量は不要な薬剤である。半減期の長い鎮痛薬は，負荷用量を投与しないと有効血中濃度に到達するまでに数時間もかかってしまうことがある

なお，人医療では定量持続静脈内投与をさらに追求した目標制御注入法（TCI：target controlled infusion）という方法が用いられている。これはコンピュータを用いて薬物の投与速度を自動的に調節し，血液や効果部位における濃度を一定の目標値に維持する方法であるが，薬物動態の情報が少ない獣医療ではほとんど使用されていない。

●局所麻酔薬

局所麻酔薬の投与経路は，表面麻酔，浸潤麻酔，伝達麻酔，硬膜外麻酔，脊髄くも膜下麻酔があり，投与に際して薬剤の特徴と神経の解剖学的な分布を理解しておかなければならない。人医療では伝達麻酔および硬膜外麻酔が周術期の疼痛管理に頻繁に使用されている。近年では，獣医療の麻酔・疼痛管理の成書でも伝達麻酔と硬膜外麻酔が多く取り上げられるようになり，オピオイドを使用した周術期疼痛管理よりも有用であったとする報告がある[21]。

局所麻酔薬を安全に用いるためには，①中毒量を超えて投与しない，②陰圧を確認して血管内誤投与を避ける，③抵抗を確認して神経鞘内への投与による物理的な外傷を避ける，この3つのルールを実践すべきである。

ココを押さえる！

麻酔計画

- 手術を前提とした全身麻酔の麻酔管理は，麻酔前投薬，麻酔導入，麻酔維持，麻酔回復の流れに沿って麻酔計画を立てる
- 麻酔計画を立てる段階で先取りスコア化システムを用いて，実施される手術内容と組織損傷の程度から痛みの程度を割り当てる
- 麻酔前投薬は麻酔導入薬の5分以上前に実施することで，全身麻酔への導入と維持を円滑にし，各麻酔薬や手術による副作用を軽減するために用いられる
- バランス麻酔は薬剤を複数併用し，個々の薬剤の副作用の発現を避け，全身麻酔の4大要素（鎮静/催眠，鎮痛，筋弛緩，有害反射の抑制）を確保すること

▷ 麻酔薬の準備

麻酔薬の取り扱いと保管

麻酔薬のほとんどは厚生労働大臣の指定する「指定医薬品」であり，毒薬もしくは劇薬である。毒薬・劇薬は，法律によって輸送や販売，保管法が規制されており，鍵のかかる保管庫で十分な管理のもと使用しなくてはならない。また，解離性麻酔薬であるケタミンや，強力な鎮痛作用をもつオピオイドであるモルヒネやフェンタニルなどは麻薬に指定されている。飼育動物の診療に麻薬を使用しようとする獣医師は，都道府県知事に麻薬施用者免許*8の取得を申請し，免許証を受ける必要がある。麻薬施用者免許は個人に与えられる免許であるため，同一診療施設内であっても，免許証を受けた獣医師以外は麻薬を取り扱うことはできない。

診療施設で使用する麻薬は，麻薬以外の医薬品と区別して診療施設内に設けた鍵をかけた堅牢な設備内(打ち付けの金庫など)に保管しなければならない。また，麻薬施用時には，症例の名前，使用年月日，麻薬の品名，数量，使用量，残量などを記載した麻薬施用票を作成し，診療記録簿(カルテ)にも飼い主の住所，氏名，症例の名前，主要症状，使用年月日，麻薬の品名，使用量を記載しなければならない。麻薬を使用している診療施設には，必要に応じて都道府県庁からの立ち入り検査が行われることから，日頃から万全の管理対応が求められる。

薬剤の配合変化

手術室で用いる麻酔薬はしばしば 1 つのシリンジに混合して用いられるが，なかには混合することで化学反応を引き起こす(配合変化)ことがある。配合変化を生じた薬剤は無駄になるだけでなく，動物に害を与える危険性があることから，薬剤の配合変化の知識は重要である。

薬剤は，主薬(有効成分)と添加物(溶解性や安定性を目的とする成分)から構成される。主薬同士の配合変化はもちろんであるが，主薬と添加物，添加物と添加物の配合変化まで考慮する必要がある。また，直接混合しなくても，輸液セットの側管や三方活栓から投与する場合にも同様の注意が必要である。配合変化を回避するためには，配合変化を起こしうる組み合わせを覚えなければならない。しかし，その数は膨大であり，すべてを記憶することは不可能である。配合変化をできるだけ回避するには，pH の近い薬剤から混合する，別々の輸液剤に混合して希釈効果[*9]を利用する，経時的に配合変化が起こる薬剤では変化が起こる前に投与を終了する，などの方法を考慮すべきである。配合変化が不明な場合には，少量を混合して外観変化を確認することも有効であるが，外観変化を伴わない配合変化は見落とされる場合がある。そのため，やはり各薬剤の添付文書ひとつひとつに目を通して確認すべきである。詳細な情報はインターネットを用いて各薬剤のインタビューフォーム[*10]を確認すると良い。

投薬過誤

投薬過誤は，不適切な薬物使用や動物に有害事象をもたらす回避不能な過誤と定義される。人医療では，医療施設内に限ればすべてのインシデント[*11]の約 4%を投薬過誤が占めるとされ，さらに手術室に限れば約 35%と高い頻度を占める。実際，麻酔科医の約 89%は，何らかの投薬過誤経験があると報告されている[22]。この理由として，手術室では薬物の準備や確認から投与に至る一連の行為を，麻酔科医が単独で行うという特異な環境にあるためと考えられている[23]。

薬物の誤投与は時に動物の生命に大きな影響を及ぼす。したがって，各施設で予防策の立案が重要であることはいうまでもない。投薬過誤の防止対策として，インシデント報告による院内での情

＊8　麻薬施用者は医師，歯科医師，薬剤師，獣医師でなければなることができない。院内スタッフで麻薬施用者になることができるのは，獣医師のみである

＊9　希釈効果は，容量の大きな輸液へ混合することで配合時に安定する効果のこと。例：酸性あるいは塩基性の薬剤を直接混合すると，混濁，沈殿を生じるが，輸液剤に混合することで安定化する場合がある

＊10　インタビューフォームとは，処方箋医薬品の添付文書では不十分な情報を補うために，企業から提供される総合的な情報提供書のこと

＊11　インシデントとは，実際には事故につながらなかったが，可能性として重大な事故になっていたかもしれない事態のこと。ヒヤリ・ハットともよばれる

報共有，2名以上でのダブルチェック，カラーラベルの使用，薬効別のトレイにアンプルやシリンジを入れるなどの工夫が挙げられる。筆者の施設では，シリンジへの薬物名や濃度を記載し，カラーラベルを用いて識別している。また，投与時には薬物名と投与量を告げてから投与するようにしている。

ココを押さえる！

麻酔薬の準備

- 麻酔薬の多くは厚生労働大臣の指定する指定医薬品で，毒薬もしくは劇薬とされている。毒薬・劇薬は，法律によって輸送や販売，保管法などが規制されている
- 一部の麻酔薬は麻薬に指定されている。麻薬を診療に使用する場合，獣医師が都道府県知事に麻薬施用者免許の取得を申請し，免許証を受ける必要がある。また，使用や保管には厳しい規制がある
- 麻酔薬は混合することで化学反応(配合変化)がみられることがある。配合変化が生じた薬剤は動物に有害となる危険性があるため，薬剤の配合変化について知識を身に付ける
- 投薬過誤は，不適切な薬物使用や動物に有害事象をもたらす回避不能な過誤と定義される。このような事態を生まないために，事前に防止対策をとる必要がある

▷ 麻酔回路の準備

現在，日本のほとんどの犬・猫の診療施設では，揮発性吸入麻酔薬を用いた全身麻酔が実施されている。揮発性吸入麻酔薬(セボフルラン，イソフルラン，デスフルラン，エンフルラン，ハロタンなど)は常温では液体であり，気化器で気化されて動物に吸入される。犬・猫で使用される麻酔回路の構成は，医療ガス供給源，麻酔器，呼吸回路に大きく分けられる(図3)。

医療ガス供給源

医療ガス供給源には，圧縮ガス，液化ガス，ガス発生装置，空気コンプレッサーなどがあり，一般的には圧縮ガスボンベが利用されている。酸素，亜酸化窒素(笑気)，二酸化炭素などの医療ガスは，高圧ガス保安法の容器保安規則によるカラーコード化されたガスボンベから供給されている(表8)。

医療ガス供給システムには中央配管により供給されるものとボンベから直接供給されるものとがある。中央配管によるガス供給では，酸素，笑気，空気が高圧で手術室や処置室の壁面もしくは天井より供給される。ボンベによるガス供給では，麻酔器に備えたボンベから麻酔器へと直接ガス供給される。酸素の供給圧は392±49 kPaで，他のガス(340～380 kPa)よりも高くなっており，麻酔器の不具合が生じたときにも酸素が優先的に供給されるようになっている。ガスボンベは7,000 L，1,500 L，500 Lの規格があるが，酸素ボンベであればいずれのサイズも充満時のボンベ圧

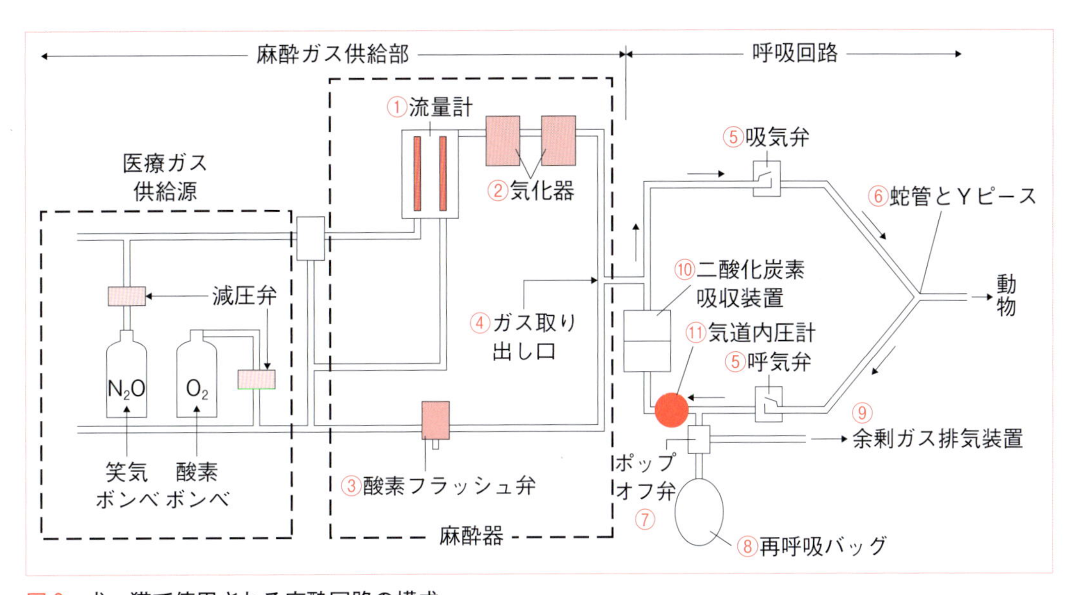

図3　犬・猫で使用される麻酔回路の構成
医療ガス供給源，麻酔器，呼吸回路から構成される（図は，回路外気化器と再呼吸回路を示す）

は約14.7 MPaである。ボンベ圧は残量に比例して減圧してくるため，7,000 Lの酸素ボンベの表示圧が5 MPaである場合には，残量は約2,380 Lとなる（＝7,000 L×5.0 MPa÷14.7 MPa）。一方，笑気はボンベ内では圧縮された気体と液体が混在し，すべてが気化するまでボンベ圧は約5.2 MPaを維持するため，残量を把握したい場合には笑気ガスボンベの重量を測定しなければならない。ボンベ内のガスは高圧で燃焼しやすく，爆発と火災の危険性があるため，専用のボンベ台やカートに備えるか，ロープまたはチェーンをかけて転倒しないようにすることが定められている。

また，最近の医療ガス供給源と麻酔器を接続する配管ホースにはピンインデックス方式が採用されており，接続間違いのトラブルを予防することができる（図4）。配管ホースの色は医療ガス配管設備の配管の規定で定められている（表8）。

ココを押さえる！

麻酔回路の準備：医療ガス供給源

- 医療ガス供給源のボンベ内のガスは爆発と火災の危険性があるため，専用のボンベ台やカートにボンベを備えるか，ロープまたはチェーンをかけて転倒しないようにしなければならない
- 医療ガス供給源と麻酔器を接続する配管ホースはトラブルを予防するために色分けされているものが多いが，接続間違いには十分に気をつける

麻酔器

麻酔器は中央配管もしくはボンベから供給される酸素，笑気，空気と，気化器から出る揮発性吸入麻酔薬とを混合し，流量を調節して呼吸回路に供給する。麻酔器の構成は，①流量計，②気化器，③酸素フラッシュ弁，④ガス取り出し口で構成される（図5）。

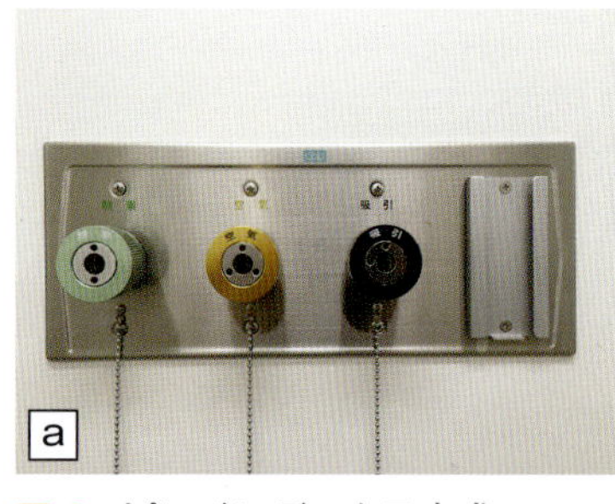
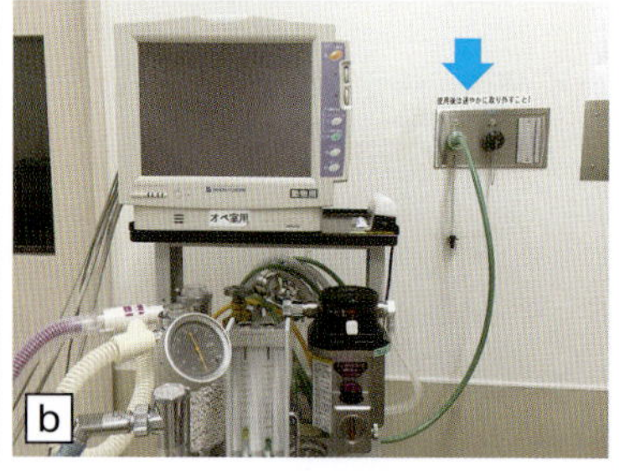
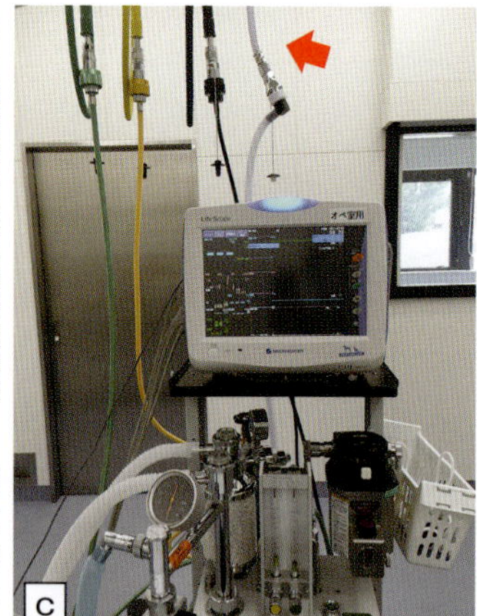

図 4　ピンインデックス方式
医療ガス供給源と麻酔器を接続する配管ホースはピンインデックス方式(a)を用いており，接続間違いのトラブルを予防することができる。医療ガス供給源には，中央配管により手術室や処置室の壁面もしくは天井より供給されるものと，麻酔器に備え付けたボンベから供給されるものとがある。b では壁面から麻酔器へと医療ガスが供給されており(青矢印)，c では天井の配管から麻酔器へと医療ガスが供給されている(赤矢印)

表 8　ボンベおよび配管の色

ガスの種類	ボンベの色（高圧ガス保安法）	配管の色（医療ガス配管設備規定）
酸素	黒色	緑色
空気	灰色	黄色
窒素	灰色	灰色
笑気	灰色	青色
二酸化炭素	緑色	ー
吸引	ー	黒色

①流量計

ガラス管に浮子(フロート)のついたフローメータを用いた流量計や，デジタル表示の流量計により，酸素，笑気，空気の分時流量が視認できるようになっている。流量を正確に読むことは重要であり，フロートの形状に関わらず，値は円周の一番大きい部位で読む(図 6)。低流量(mL/ 分)と高流量(L/ 分)の流量計があり，2 つを直列に連結して搭載された麻酔器もある。

②気化器

麻酔器には各揮発性吸入麻酔薬の専用気化器が備えられている。気化器の搭載されている位置で回路内気化器と回路外気化器とに分けられる。回路内気化器だと，麻酔ガス発生量が回路内の温度や動物の換気量に左右されることや，呼気中 p.287 の水蒸気の発生による気化器のトラブルが生じやすいといった理由から，日本の獣医療では一般的に回路外気化器が使用されている。回路外気化器では，酸素，笑気，空気などの供給ガスの一部を気化器に取り込み，揮発性吸入麻酔薬で飽和し，一定の濃度を維持する仕組みになっており，呼吸回路内の麻酔ガス濃度をより正確に維持できる。気化器のダイヤルを調節することで適切な麻酔深度を得ることができるが，揮発性吸入麻酔薬の要求量は鎮痛薬の使用によって変動するため，動物の麻酔深度を確認しながら適宜調節する必要がある。麻酔薬の飽和蒸気圧は温度で変化するため，最近の気化器では濃度を一定に保つためにバ

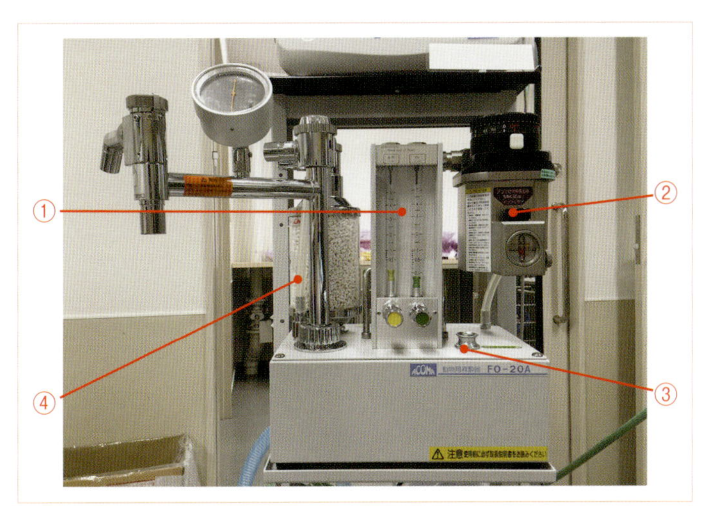

図5　麻酔器の構成
麻酔器は，①流量計，②気化器，③酸素フラッシュ弁，④ガス取り出し口からなる。医療ガス供給源から流入した医療ガス(例：酸素)は，流量計→気化器→ガス取り出し口と通過し，呼吸回路へと供給される。酸素フラッシュ弁は気化器を迂回して呼吸回路へと酸素を供給する〔写真はFO-20A：アコマ医科工業(株)〕

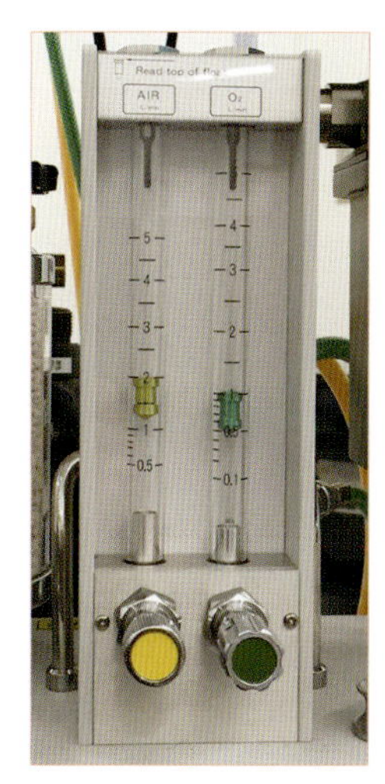

図6　流量計の読み方
写真の流量計は空気2L/分(左)および酸素1L/分(右)を示している

イメタル弁やシリコン製円錐による熱補正が行われている。

③酸素フラッシュ弁

酸素フラッシュ弁を開放した場合，酸素は気化器を迂回して35～75L/分の高流量で呼吸回路へ供給される。麻酔中に酸素フラッシュ弁を開放すると，呼吸回路中の揮発性吸入麻酔薬の濃度が低下する。また，呼吸回路と動物を接続したまま酸素フラッシュ弁を開放すると，過剰加圧による肺の圧外傷を起こす危険があるので注意する。

④ガス取り出し口

麻酔器からのガスの取り出し口であり，酸素，笑気，空気，揮発性吸入麻酔薬の混合ガス(新鮮ガス)を呼吸回路へと供給する。ガス取り出し口から出てくる混合ガスの総量を新鮮ガス流量とよぶ。

ココを押さえる！

麻酔回路の準備：麻酔器

- 流量計は酸素，笑気，空気の分時流量が視認できるようになっている。分時流量はフロートの形状に関わらず，円周の一番大きい部位を読む
- 麻酔中に酸素フラッシュ弁を開放すると，呼吸回路中の揮発性吸入麻酔薬の濃度が低下する。呼吸回路と動物を接続したまま酸素フラッシュ弁を開放すると，過剰加圧によって肺を圧外傷するリスクがあるため慎重に作業を行う
- ガス取り出し口から出てくる混合ガス(酸素，笑気，空気，揮発性吸入麻酔薬)の総量を新鮮ガス流量という

表 9 再呼吸回路と非再呼吸回路

呼吸回路	長所	短所
再呼吸回路	・経済的 ・大気汚染が少ない ・換気の観察が容易 ・熱喪失と気道乾燥が少ない	・麻酔器が大きい ・交差感染の危険性がある ・気化器の設定と回路内のガス濃度は一致しない ・麻酔深度の変化が遅い
非再呼吸回路	・死腔が小さい ・呼吸抵抗が小さい	・非経済的 ・体温が低下しやすい

呼吸回路

呼吸回路は，麻酔器で混合された新鮮ガスを動物に供給し，動物から呼出された二酸化炭素と余剰ガス p.291 を除去するために用いる。呼吸回路は，二酸化炭素を除去する方法によって再呼吸回路と非再呼吸回路に分類される(表 9)。換気量の多い動物(体重 3 kg 以上)では再呼吸回路を用い，換気量の少ない動物(体重 3 kg 未満)では呼吸抵抗の小さい非再呼吸回路が適している[18]。

●再呼吸回路

再呼吸回路は，⑤一方向弁(呼気弁，吸気弁)，⑥蛇管と Y ピース，⑦ポップオフ弁(APL 弁)，⑧再呼吸バッグ(リブリージングバッグ)，⑨余剰ガス排気装置，⑩二酸化炭素吸収装置，⑪気道内圧計で構成される(図 7)。

⑤一方向弁(呼気弁，吸気弁)

呼気弁と吸気弁の 2 つの一方向弁により，呼吸回路内の麻酔ガスの流れを一方向に保ち，二酸化炭素を含む呼気ガスの再呼吸を防止している。呼気弁は呼気ガス中の水蒸気によって壁面に張り付くことがあり，弁が開放された状態では呼気ガスを再呼吸してしまうため，始業点検時に弁の動きを確認し，必要に応じて清拭する。

⑥蛇管と Y ピース

蛇管と Y ピースは動物に接続する部位である。呼吸抵抗を最小限にするため，動物の気管よりも太い蛇管を用いる。長さ 1～1.5 m で口径 22 mm の蛇管が用いられることが多い。蛇管の種類にもよるが，10 cmH_2O *12 程度の圧をかけると蛇管容積は 40 mL ほど膨張する。体重 5 kg 未満の動物では短く小口径(15 mm)の蛇管を用いることもある。

⑦ポップオフ弁(APL 弁)

再呼吸回路内の余剰ガスは，ポップオフ弁を通して呼吸回路外に排気される。ポップオフ弁は，呼吸回路の安全を得るために重要な装置である。ポップオフ弁は，意図的に陽圧換気を行う間以外は，開放にしておく必要がある。閉鎖したまま放置してしまうと，再呼吸バッグがパンパンに膨れ

＊12 呼吸回路の圧表示単位は hPa のものもある(1 cmH_2O ≒ 0.98 hPa)

上がり，動物の気道内圧が上昇し，肺の圧外傷や最悪の場合は死亡する。実際に，冒頭の Brodbelt らの報告では，麻酔関連偶発症調査中に，ポップオフ弁を閉鎖したままでの死亡事故が 2 例あったと報告している[1]。始業点検時にはポップオフ弁が適切に機能しているかを入念に確認すべきである。

⑧再呼吸バッグ（リブリージングバッグ）

再呼吸バッグを握ることによって，陽圧換気が可能となる。再呼吸バッグの大きさは一回換気量（約 10～20 mL/kg）の 5～6 倍以上を必要とする。この容量は生体の全肺活量（大きく吸って大きく吐いたときの換気量）から算出されている（例：10 kg の犬では 15 mL/kg×10 kg×5＝750 mL 以上を必要とするため，切り上げて 1 L 以上の再呼吸バッグを使用する）[24]。

⑨余剰ガス排気装置

余剰ガス排気装置は，受動排気と能動排気の 2 つのシステムに分けられる。受動排気システムは，動物の換気によって生じる気流を利用して余剰ガスを排気する方法であり，余剰ガスラインを室外に直接出して排気する方法や，活性炭吸収剤を用いてハロゲン化揮発性吸入麻酔薬（イソフルランなど）を余剰ガス中から除去する方法がある（図 8）。受動排気システムでは，余剰ガスライン中に呼気抵抗がある（例：余剰ガスラインの踏み付けなど）と効果的に排気できず，呼吸回路内圧が上昇して動物が危険な状況に陥ることがあるため注意が必要である。能動排気システムは，排気ポンプを用いて余剰ガスを室外へと能動的に排気する方法であり，動物の呼吸抵抗とならないため排気効率が良い。

再呼吸回路ではポップオフ弁を開放することで余剰ガスの一部を余剰ガス排気装置から呼吸回路外へと排泄する。ただし，余剰ガスの吸引による健康被害を防止するため，確実に室外へと排泄し，スタッフへの余剰ガスの曝露は最小限にすべきである（表 10）。

⑩二酸化炭素吸収装置

呼気ガスに含まれる二酸化炭素を除去するため，ソーダライム（ソーダソーブ）とよばれる二酸化炭素吸収剤とキャニスター（容器）が呼吸回路内に搭載される。キャニスター内には動物の一回換気量の 1～2 倍程度のソーダライムを容れる。

劣化して乾燥したソーダライムを使用してしまうと，コンパウンド A や一酸化炭素などの毒性物質が発生することから，定期的に交換する必要がある[25]。交換時には，ゴーグルや手袋を着用して行うことが望ましい。詳細は p.158“カプノメータ”を参照のこと。

⑪気道内圧計

呼吸回路内の圧力の看視に用いる。呼吸回路内圧は動物の気道内圧や胸腔内圧を反映しており，陽圧換気時には約 10～20 cmH_2O 程度の気道内圧を用いる。

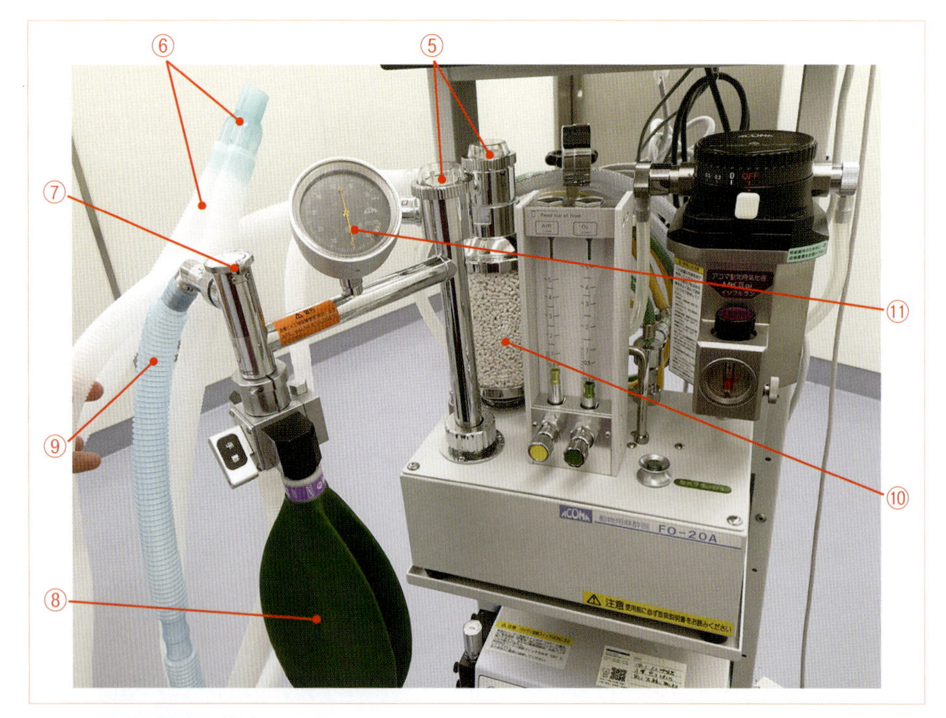

図 7　再呼吸回路の構成
麻酔器のガス取り出し口から供給される新鮮ガスは，⑤一方向弁（吸気弁）から⑥蛇管と Y ピースを通過し，動物に供給される。その後動物から呼出された余剰ガスは⑤一方向弁（呼気弁）を通り⑦ポップオフ弁（APL 弁）の開閉により一部は⑧再呼吸バッグへ溜められ，一部は⑨余剰ガス排気装置から呼吸回路外へと排気される。再呼吸バッグを握ることで，溜められた余剰ガスは⑩二酸化炭素吸収装置にて二酸化炭素が吸着され，酸素と麻酔ガスが呼吸回路内へと再利用される。再呼吸バッグを握ったときにかかる呼吸回路内の圧を⑪気道内圧計が看視している

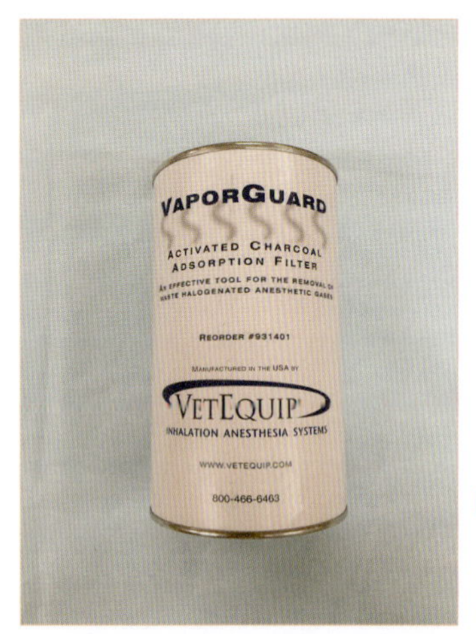

図 8　余剰ガス吸収剤
ハロゲン化揮発性吸入麻酔薬を余剰ガス中から除去するための活性炭吸収剤〔Vapor Guard®：ソルブ（株）〕。使用時には重さを測定し，一定重量増えた段階で交換する

表 10　余剰ガスに含まれた揮発性吸入麻酔薬への曝露に関連した健康への危険性

短時間の曝露	頭痛，疲労，嗜眠，抑うつ，掻痒
長時間の曝露	自然流産，先天性異常，腫瘍，肝障害，腎障害

再呼吸回路の特徴

再呼吸回路では，動物が呼出した呼気ガス中の二酸化炭素を除去して再利用することから，低い新鮮ガス流量で利用でき，経済的である。また，一方向弁や再呼吸バッグの動きを確認することで換気の有無を視認でき，熱喪失と気道乾燥が最小限に抑えられるなどの長所がある。同じ蛇管を再利用することで交差感染の可能性があることや，呼吸抵抗が大きいことなどが短所として挙げられるが，適切な整備と十分な換気量を得られる大きさの動物(体重 3 kg 以上)では呼吸抵抗の影響は少ない[25]。また，余剰ガスを再利用することや呼吸回路自体も大きいことから，呼吸回路内の麻酔ガス濃度が気化器のダイヤルに一致しない，気化器のダイヤル変更後の麻酔ガス濃度の変化が遅い，などの短所もあるが，それぞれ生体情報モニタ p.289 による呼気中麻酔ガス濃度の看視や，麻酔ガス流量を一時的に増加することで対応が可能である。

閉鎖回路と半閉鎖回路

再呼吸回路は，閉鎖回路と半閉鎖回路に分類される。ポップオフ弁を閉鎖して余剰ガスを呼吸回路外に排出しない回路を閉鎖回路とよび，一般的に牛や馬などの大動物で用いられる。閉鎖回路では，新鮮ガス流量を動物の酸素消費量(約 3〜5 mL/kg/ 分)に設定することで，呼吸回路内圧を上昇させることなく適切に換気管理が行える。閉鎖回路は呼吸回路内の温度と湿度が最大であり，呼吸回路外に余剰ガスを排出しないために大気汚染を最小限に抑えられるという長所がある。その一方で，新鮮ガス流量が酸素消費量と同等であることから，呼吸回路内の酸素濃度を看視しなければならないという短所もある。

半閉鎖回路では，新鮮ガス流量を 5〜30 mL/kg/ 分とすることで，適切な換気管理が可能となる[25]。犬や猫ではポップオフ弁を開放して，再呼吸時にのみ閉鎖する半閉鎖回路を用いる。

●非再呼吸回路

非再呼吸回路は，体重 3 kg 未満の犬や猫において用いられる。新鮮ガスの取り込み口が動物側にあり，呼気が再呼吸バッグから排出されるジャクソンリース回路やベイン回路が一般的に用いられている。非再呼吸回路では，新鮮ガス流量が動物の換気量より少ないと，呼気ガスを再呼吸してしまうことから，新鮮ガス流量を動物の分時換気量より高くする必要がある(約 200 mL/kg/ 分以上)。

非再呼吸回路は，前述した呼気弁や二酸化炭素吸収装置による呼吸抵抗がないため，換気量の少ない小型犬や猫で使用されるが，冷たい新鮮ガスが高流量で必要となるため体温低下が起こることや，大量の余剰ガスの発生による大気汚染が短所として挙げられる。また，高い新鮮ガス流量を必要とするため，麻酔ガスの消費が大きくなり非経済的である。

ココを押さえる！

麻酔回路の準備：呼吸回路

- 呼吸回路は，麻酔器で混合された新鮮ガスを動物に供給し，動物から呼出された二酸化炭素と余剰ガスを除去するために用いられる
- 犬や猫において，換気量の多い動物（体重 3 kg 以上）は再呼吸回路（半閉鎖回路）を用い，換気量の少ない動物（体重 3 kg 未満）は呼吸抵抗の小さい非再呼吸回路が適している
- 一方向弁は呼吸回路内の麻酔ガスの流れを一方向に保ち，二酸化炭素を含む呼気ガスの再呼吸を防止している
- ポップオフ弁は余剰ガスを回路外へ排気し，呼吸回路の安全性を得るために重要な装置。意図的に陽圧換気を行う間以外は開放にしておく
- 再呼吸バッグを握ることで陽圧換気が行える。再呼吸バッグの大きさは，一回換気量（約 10～20 mL/kg）の 5～6 倍以上は必要である
- 二酸化炭素吸収装置は，呼気ガスに含まれる二酸化炭素を除去してくれる
- 気道内圧計は呼吸回路内の圧力の看視に用いられ，陽圧換気時は約 10～20 cmH_2O の気道内圧に調整する
- 非再呼吸回路は呼吸抵抗が小さく換気量の少ない動物には適しているが，体温が低下しやすいため注意して使用する

始業点検

動物に酸素や吸入麻酔薬を供給する医療ガス供給源，麻酔器，呼吸回路の始業点検は，麻酔ごとに行う必要がある。比較的多いトラブルとして，医療ガスおよび揮発性吸入麻酔薬の残量不足，一方向弁の異常，麻酔器および呼吸回路からのリーク（蛇管の接続部外れや呼吸バッグの劣化によるガスの漏れなど）が挙げられる。日本麻酔科学会は表 11 に示す手順に従って始業点検することを推奨している[26]。

表 11　麻酔回路の始業点検
文献 26 より引用・改変

1. ポップオフ弁もしくは APL 弁を閉じる
2. 蛇管先端（Y ピース）を指などで閉塞する
3. 酸素流量計を 5 L/ 分とし，回路内圧を 30 cmH_2O に上昇させる
4. 酸素供給を停止し，圧を 10 秒間維持できるか確認する
5. ポップオフ弁もしくは APL 弁を開けて，呼吸回路内圧を除圧する
6. 酸素フラッシュ弁を開放し，十分な酸素流量があることを確認する
7. 気化器内に揮発性吸入麻酔薬が充填されているか確認する

2 動物の麻酔前準備

▷ 絶食と絶飲

全身麻酔下で外科手術(緊急手術を除く)を実施する際には絶食時間を設ける。麻酔前に食餌を与えると，麻酔導入後や麻酔回復期に嘔吐する可能性があり，嘔吐物の誤炎による窒息や肺炎を起こす危険性が高まる。また，食餌によって膨張した胃は横隔膜の動きを制限し，呼吸運動を妨げ，換気量を低減させる。獣医療において麻酔前の絶食についてのガイドラインは定められていないが，犬・猫では 8〜12 時間の絶食が推奨されている[25]。幼若な犬や猫は絶食による低血糖を予防するために，絶食時間をより短くする。必要に応じてグルコースを含む輸液剤の静脈内投与を考慮すべきである。

絶飲については胃内の通過時間が短いことから通常は必要ないか，2 時間程度の絶飲が推奨されている[27]。一方，浸透圧や熱量が高い高栄養な飲料もしくはアミノ酸含有飲料は，胃排出時間が遅くなる可能性があるため投与は避けた方が良い。

これらの背景から筆者の所属する施設では，手術当日に来院する飼い主には手術前日の深夜 12 時(手術当日午前 0 時)より固形物は絶食とし，絶飲は不要と指示している。これは正常な犬において，麻酔前の尿比重が高い(≒脱水)動物は全身麻酔時の血圧低下が起こりやすいと報告されているためである[28]。絶食とともに絶飲も同時に行ってしまう飼い主もいるため，麻酔前評価で脱水の有無を確認することは重要である。

ココを押さえる！

絶食と絶飲

- 麻酔前に食餌を与えると麻酔導入後や麻酔回復期に嘔吐を引き起こす可能性があり，嘔吐物の誤炎による窒息や肺炎の危険性が高まる。食餌で膨張した胃によって呼吸運動が妨げられ換気量が減少するおそれもあり，手術開始 8〜12 時間前からの絶食がすすめられる
- 絶飲は不要か手術開始 2 時間前までが推奨されている
- 飼い主に絶飲を指示していなくても行われている可能性もあるため，麻酔前評価時に脱水の有無を確認しておく

▷ 麻酔薬の投与経路

薬物の投与経路については，薬物動態の観点から全身作用と局所作用の 2 つに分けて考える。全身作用とは薬物が循環血液中に移行して作用部位に分布することで作用を発揮することを指し，局所作用とは薬物が循環血液中に移行せずに投与部位に限局して作用を発揮することを指す。全身麻

酔では主に全身作用を期待して投与される薬物を用い，局所麻酔は局所作用を期待して投与される薬物を用いる。

全身作用を期待して投与する薬剤は，投与経路と剤形によって作用部位へ薬物が到達するまでの過程が大きく異なる。全身に分布した薬物が作用部位に到達し，非結合型の薬物が標的分子である効果器（受容体，酵素，チャネルなど）と相互作用して薬物作用を発揮する。周術期に用いる麻酔薬は主に注射を用いて投与され，投与経路には薬物の移行速度が速い順に静脈内投与，筋肉内投与，皮下投与がある。

皮下投与と筋肉内投与

犬や猫では，皮下投与は両肩甲骨間の背側あたりに投与され，筋肉内投与は腰背部もしくは大腿部の筋群へと投与されることが多い。いずれの経路であっても，投与前には血管内への誤投与を避けるため，シリンジを陰圧にして血液が逆流しないことを確認してから投与すべきである。

皮下投与もしくは筋肉内投与された薬剤は，毛細血管もしくはリンパ管を経て循環血液中へ移行するが，投与部位の血液供給によって循環血液中に吸収される速度が異なることから血中濃度の上昇に差が生じる。一般的に，皮下投与や筋肉内投与は静脈内投与と比較して循環血液中への移行量（生物学的利用能＝バイオアベイラビリティ[*1]）は減少する。

静脈留置と静脈内投与

犬や猫では，橈側皮静脈もしくは外側伏在静脈にカテーテルが留置されることが多い。チオペンタールやチアミラールは強アルカリ性の麻酔薬であり，血管外漏出により強い炎症を引き起こすため，投与前にはカテーテルが必ず静脈内に留置されていることを確認すべきである。輸液や輸血などを多量投与する必要があるときや，中心静脈栄養などの高張性輸液剤を投与する必要がある場合には，頚静脈などの太く血流量の多い血管にカテーテルを留置すべきである（中心静脈カテーテル）。

また，配合変化が起こる薬剤を投与する場合には，複数箇所に静脈カテーテルを留置し，別々に投与することも考慮する。静脈内投与は，投与量のすべてが循環血液中に移行し，血流によって効果器へと運ばれるので，筋肉内投与や皮下投与よりも早く効果が現れる。

投与経路の使い分け

生体に投与された薬物の作用（主作用および副作用）は，薬剤が作用部位に到達した量と，生体の感受性によって決定される。投与した薬剤濃度が血液中で最高濃度となったときを最高血中濃度（Cmax）とよぶ。また，投与部位から循環血液中への移行が速いほど，最高血中濃度に達するまでの到達時間（Tmax）は短くなる。したがって，静脈内投与では投与直後が最高血中濃度と到達時間となる。皮下投与，筋肉内投与は投与部位からの吸収や代謝などのために，静脈内投与に比べてバイオアベイラビリティが低くなる場合があり，一般的に最高血中濃度が高いものから順に静脈内投与＞筋肉内投与＞皮下投与となる。また同様に，到達時間が早いものから順に静脈内投与＞筋肉内

＊1　バイオアベイラビリティは，投与された薬物がどれだけ循環血液中に到達し作用するかの指標を指す

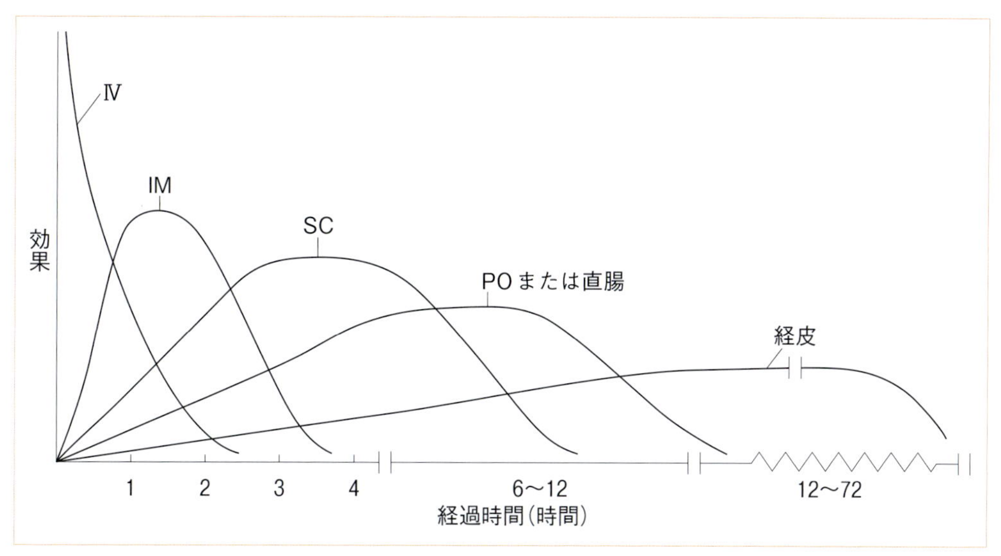

図 1　薬剤の剤形による投与後の血中濃度の差（例）
IV：静脈内投与，IM：筋肉内投与，SC：皮下投与，PO：経口投与
注射部位から最高血中への到達時間（Tmax）が速い順から，静脈内投与，筋肉内投与，皮下投与となる。薬剤の吸収の程度により血中濃度のピーク（Cmax）が異なる。手術後の鎮痛には経口投与や経皮投与などが用いられることもある

投与＞皮下投与となる。一方，血中薬物濃度の持続時間は投与された薬剤の吸収に要する時間と関係し，皮下投与＞筋肉内投与＞静脈内投与の順に長くなる。一般的な血中薬物濃度の推移の例を図 1 に示す。

筆者は周術期管理に用いる注射麻酔薬の投与経路は，静脈内投与が承認されている薬剤であれば静脈内を用いている。これは，皮下投与や筋肉内投与では薬剤の循環血液中への移行量と移行速度が読めず，最高血中濃度や到達時間を評価することが困難となるためである。一方，薬剤の効果を持続させたい場合（例：オピオイド投与による徐脈を予防するためにアトロピンを筋肉内投与する）や静脈内投与が困難なとき（例：狂暴もしくはハンドリングが効かない動物など）では，あえて静脈内投与以外の経路を用いることもある。薬剤投与後の血中濃度の推移（薬物動態学：pharmacokinetics）と効果（薬力学：pharmacodynamics）を理解することで，薬剤の投与量や投与速度を微調整できるようになり，前述の目標制御注入法を行うことが可能となる。興味のある方は，教育用としての使用に限り，薬物動態シミュレーターを用いて薬物の血中濃度を考察してみると良いだろう（図 2）。

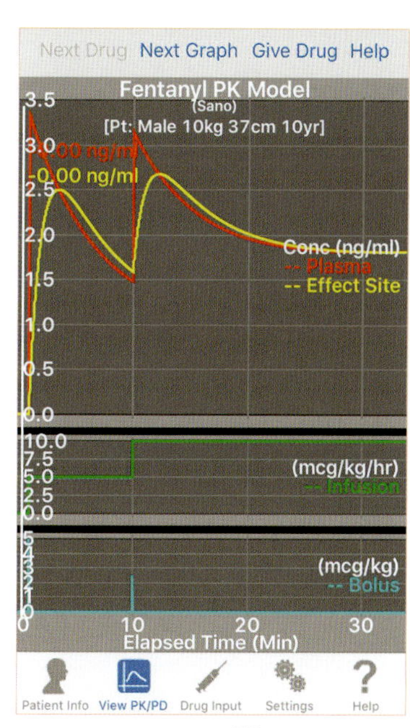

図 2　AnestAssist™ PK/PD
薬物動態シミュレーターを使用することで，適切な血中濃度を予測して投与量もしくは投与速度を算出することができる。写真は，フェンタニルの単回投与時と定量持続静脈内投与（CRI）時を組み合わせた際の薬物動態の予測である。本シミュレーションソフト（App Store より購入可能。販売元：Palma Healthcare Systems LLC）は教育目的に開発されているため，実際の臨床への使用時には各獣医師の責任となる

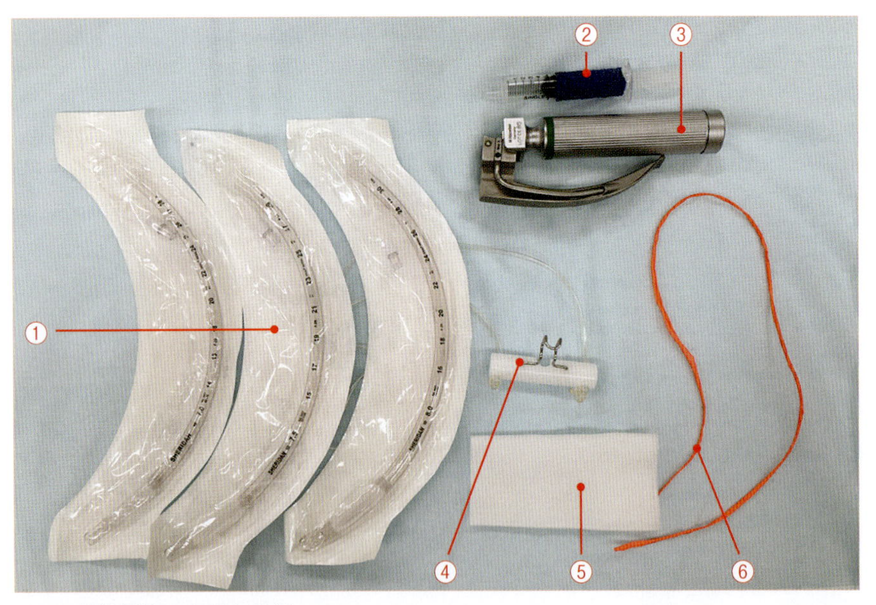

図 3　気管挿管に必要な器材
気管挿管には，①気管チューブ(複数サイズを用意)，②カフシリンジ(注射器)，③喉頭鏡，④バイトブロック，⑤ガーゼ，⑥固定紐が必要である

ココを押さえる！

麻酔薬の投与経路

・周術期に用いられる麻酔薬の投与経路は，静脈内投与，筋肉内投与，皮下投与である
・投与部位から循環血液中への移行が速い(静脈内投与＞筋肉内投与＞皮下投与)ほど，最高血中濃度(Cmax)に達するまでの到達時間(Tmax)は短い

▷ 気道確保の準備

麻酔前投薬と麻酔導入薬を投与すると，動物の呼吸機能は抑制され，しばしば低換気 p.290 もしくは無呼吸の状態となる。したがって，投与前には動物の気道を確保するための器材を準備しておかなければならない。気道確保には，気管チューブ，マスク，声門上器具を用いた方法が挙げられる。

気管チューブ

犬・猫で一般的な気道確保は気管チューブを用いた気管挿管である。気管挿管に必要な器具を図3に示す。気管チューブは近位端(麻酔器側)から遠位端(動物側)まで同じ内腔サイズのチューブであり，近位端は呼吸回路のYピースと接続するコネクタで，遠位端は気管内面と密着するためのカフによって構成されている(図4)。

●サイズの選択

気管チューブの太さは通常ID(内径mm)で表示される。参考までに，気管チューブのサイズ選

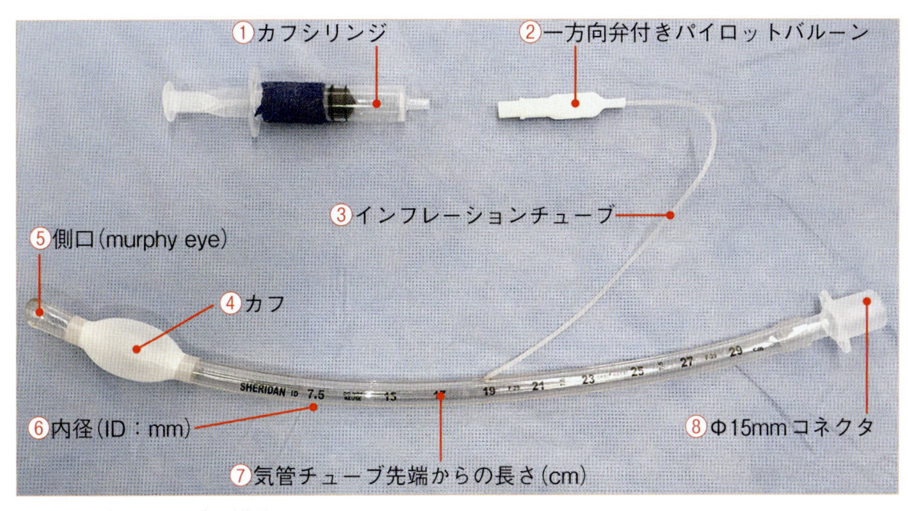

図4　気管チューブの構造

一般的な気管チューブの構造を示す。①カフシリンジを用いて，②一方向弁付きパイロットバルーンから③インフレーションチューブを介して④カフを膨らませる。気管チューブの先端には，⑤側口(murphy eye)が空いており，気管チューブ末端が閉塞しても開存性が確保される仕組みになっている。気管チューブのサイズは⑥内径(ID：mm)をもとに選択し，事前に測定していた胸郭前口までの距離を気管チューブに記されている⑦気管チューブ先端からの長さ(cm)までとなるように固定紐で固定する。気管挿管後には⑧ φ15mm コネクタに蛇管を接続する

択の基準を表に示す。実際には，動物の頚部に触れて気管径を推測する方法や，胸部X線検査から得られた気管径から推測する方法がある。ちなみに，外鼻腔の幅から推測する方法もあるが，この方法は個体差が大きいため筆者は推奨していない。また，実際に動物の気管内腔の太さに該当するのはOD(外径mm)であるため，各社気管チューブの表示を確認すべきである。

表　犬・猫の体重と気管チューブの内径サイズ※

犬の体重(kg)	気管チューブ(ID：mm)	猫の体重(kg)	気管チューブ(ID：mm)
2	5	1	3
4	6	2	4
7	7	3	4
9	8	4	4.5
14	9	5	5
20	10	6	5
30	12	8	5.5
40	14	10	5.5

※実際には触診や胸部X線検査の結果より推測する

気管チューブの呼吸抵抗は内径の4乗に反比例すること(ポアズイユの式)から，細い気管チューブを選択すると気道抵抗が大きくなることが理解できる。喉頭を損傷することなく挿管できる最大径の気管チューブを選択することが望ましい。推測した気管径と実際とが異なったときのために，予備として複数のサイズを用意すべきである。特に，短頭種犬の場合には，他の犬種と比較して気管径が細いため，推測した気管チューブよりもさらに細いサイズを準備しておくことを推奨する。

気管チューブの遠位末端口は約38±8度と傾斜で，末端口が閉塞したときの開存性を確保するための側口(murphy eye)がある。気管チューブの遠位端は胸郭前口付近に位置することが望ましい。気管分岐部を超える深い気管挿管では，片肺挿管となり，低酸素血症 p.290 や低換気の原因となりうる。気管チューブ準備時に鼻先からカフが胸郭前口付近となる距離をあらかじめ測定してお

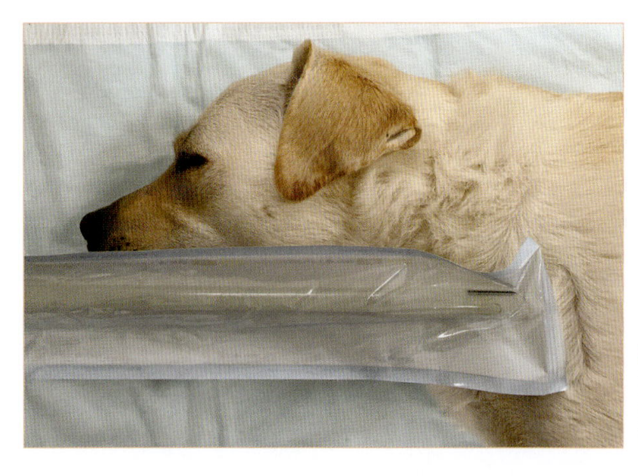

図5　気管チューブの設置位置の確認
気管チューブの準備時に，鼻先からカフが胸郭前口部付近となる距離をあらかじめ測定し，気管挿管後の固定位置を確認しておく

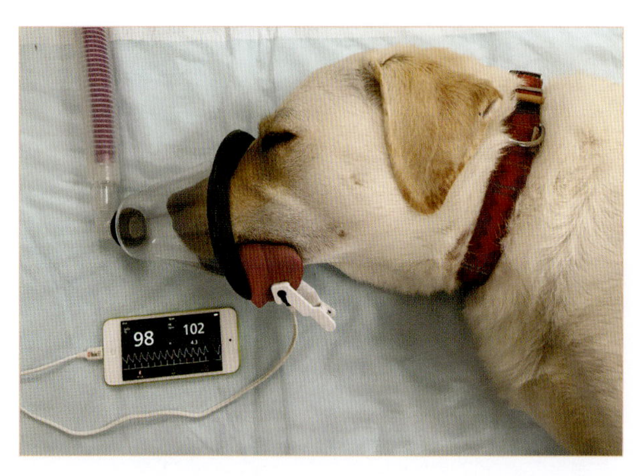

図6　マスク換気
マスクを用いた酸素供給では，ゴム製部分が口鼻をしっかりと覆うサイズを選択する。可視粘膜が確認できるようにし，必要に応じてパルスオキシメータを装着すると良い。筆者はマスク換気は気管挿管を行うまでの一時的な酸素供給のみの使用としている

き，気管挿管後にその距離で固定できるようにする(図5)。通常，気管チューブは単回使用だが，獣医療ではガス滅菌により複数回使用されることがあり，使用前には必ずカフの破損やパイロットバルーンの弁からのリーク(空気の漏れ)がないかを確認すべきである。

マスク

犬・猫のマスク換気では円柱状もしくは円錐状の形状のマスクを用いることが多い。マスクは，動物の酸素化 p.287 が正常に行われているか可視粘膜が視認可能な透明のものとし，ゴム製部分が口鼻をしっかりと覆うサイズのものを選択すべきである。しかしながら，マスク換気では吸入麻酔薬のリークが少なからず生じるうえ，食道や胃内に大量の空気を飲み込んでしまうこと(呑気)による弊害もあるため，筆者は気管挿管を行うまでの一時的な酸素供給でのみ使用している(図6)。

声門上器具(ラリンゲルマスク)

近年，猫では解剖学的形態に基づく形状により，咽喉頭部を目視しながら挿入する必要がなく，自然に咽喉頭部に収まる声門上器具(v-gel®：ドッグスイノベント社)が入手可能となった(図7)。v-gel® は，高い機密性により吸入麻酔薬のリークがごくわずかなことが特長であり，陽圧換気 p.291

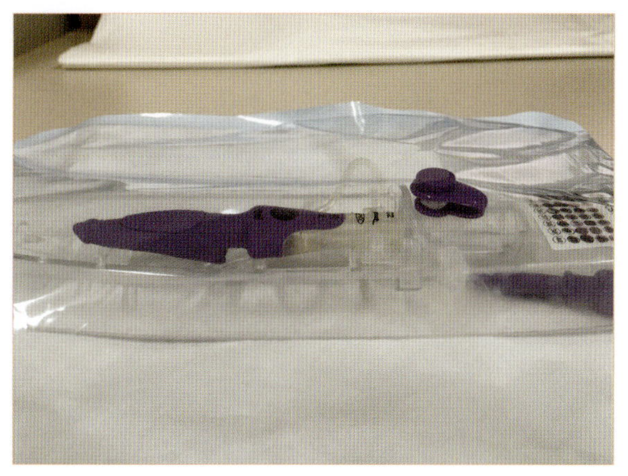

図7　声門上器具
猫とウサギでは解剖学的形態に基づく形状により，咽喉頭部に収まる声門上器具であるv-gel®（ドッグスイノベント社）が入手可能である

を行ってもリークを最小限に抑えられることや，少ない量の麻酔導入薬で気道を確保できるなどの長所が報告されている[29]。

現在，猫用とウサギ用が販売されており，各動物の標準体重を目安にサイズを選択する必要がある。犬では，咽喉頭部の解剖学的形態が犬種により異なるため，専用の声門上器具は発売されていない。

ココを押さえる！

気道確保の準備

- 麻酔前投薬と麻酔導入後には，呼吸抑制の作用によって動物が低換気や無呼吸を起こす可能性があるため，投与前に気道確保の器材を準備しておく
- 短頭種犬は他の犬種よりも気管径が細いため，推測した径よりも細い径の気管チューブを用意しておく

3 麻酔導入

▷ 麻酔導入時の注意点

麻酔によるリスクは飛行機のフライトによく例えられ，離陸時（＝麻酔導入）と着陸時（＝麻酔回復）に麻酔関連偶発症 p.291 の発生が多いとされている。特に，麻酔導入薬には呼吸循環抑制の強い薬剤を用いるため，しばしば無呼吸や低換気 p.290 を生じ，低酸素血症 p.290 に陥りやすい。したがって，速やかな気道確保と酸素化モニタリングが重要となる。麻酔導入時の低酸素血症のリスクを軽減するため，前酸素化を3～5分間行ってから麻酔導入することも有効である。また，気管挿管時の喉頭鏡を用いた喉頭展開や気管チューブによる挿管は動物にとって強い侵害刺激 p.288 となるため[30]，麻酔前投薬で鎮痛作用をもつ薬剤を選択し，気管挿管に関連する侵害刺激を軽減し，呼吸循環抑制の強い麻酔導入薬の投与量を減らすことが重要である。麻酔導入薬の投与量は用意した全量を使用するのではなく，気管挿管が可能となる程度に抑える“to effect（効果が出るまで）”での投与とすべきである。

特に短頭種犬では，特徴的な軟口蓋過長や巨舌により麻酔導入時にしばしば上部気道閉塞を引き起こして低酸素血症に陥る。麻酔導入中に呼吸音が聞こえなくなった場合には，舌を引き出し，喉頭鏡を用いて気道を確保する必要がある。上部気道閉塞の異常音が聴取される動物の場合は，必要に応じて術者と相談して軟口蓋過長の切除や外鼻腔の拡張などの気道抵抗を減らす手術を加える。また，短頭種犬に限らず，呼吸状態が不安定な動物（例：胸水，肥満など）には，前酸素化を3～5分間行ってから麻酔導入すべきである。

麻酔導入時の注意点を以下に示す[31]。

⚠ココに注意　～麻酔導入～

- □ 脱水している動物は，導入前に体液を補正する
- □ 導入中は可視粘膜の色を確認する
- □ 肥満症例では理想体重で薬用量を算出する
- □ 低酸素血症もしくは低血圧のリスクがある動物には前酸素化を3～5分間行う
- □ 麻酔前投薬への反応を確認し，麻酔導入薬の量を調節する（to effect）
- □ 麻酔導入直後に大腿部での脈拍を確認する
- □ 誤嚥するリスクのある動物は挿管してカフを膨らませるまで仰臥位にしない

▷ 気管挿管のタイミングと方法

麻酔導入薬を投与し，動物の眼瞼反射，顎緊張，舌の引き出しへの抵抗が消失したことを確認し

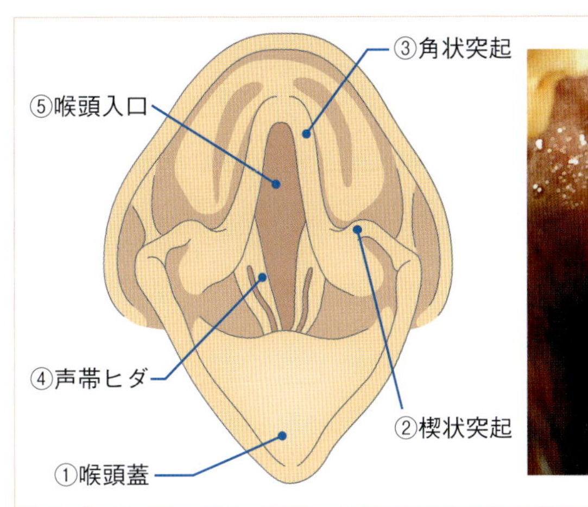

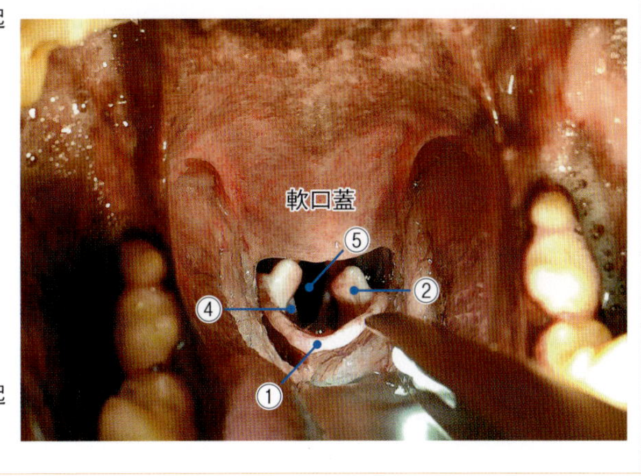

図1　**喉頭の構造**
気管挿管時には，図のように①喉頭蓋，②楔状突起，③角状突起，④声帯ヒダに囲まれる⑤喉頭入口を確認する。写真は，喉頭鏡で舌根部を腹側に押し下げて喉頭蓋を展開したところである。軟口蓋がやや長く角状突起は明瞭に確認できないが，声帯ヒダ(④)が開いており，喉頭入口(⑤)が確認できる

て気管挿管を行う。気管挿管の体位は伏臥位もしくは横臥位で行うことが多く，施設により異なる。筆者の所属する施設では小型犬や猫では伏臥位での挿管が多く，中型犬以上では保定者への負担が大きいことから横臥位での挿管が多い。

挿管方法

挿管時には保定者が動物の口唇をめくりながら上顎犬歯付近を把持し，気道がまっすぐになるように保定する。舌の引き出しは挿管者もしくは保定者のどちらかが下顎両犬歯間をまっすぐに引き出し，開口するように把持する。犬では特に舌が滑りやすいためガーゼなどを用意しておくことが望ましい。

喉頭鏡を用いて，口腔内の構造物を確認し，舌根部を押し下げて，喉頭蓋を腹側に展開する(図1)。この際，軟口蓋の長さ，披裂軟骨の炎症や浮腫，喉頭麻痺や喉頭小嚢の反転の有無を確認し，麻酔回復を円滑に行えるか確認すべきである。左右に存在する声帯ヒダの動きや対称性を確認し，喉頭が閉まっていたり痙攣している場合には，動物の状態を確認しながら麻酔導入薬を追加する。筆者は誤嚥リスクの高い動物を除き，麻酔導入時にはパルスオキシメータを用いて，酸素化 p.287 を評価しながら 3〜5 分間ほどかけてゆっくり麻酔導入薬を投与し，“to effect” で気管挿管へとすすむことが多い。

気管挿管時の注意点

特に猫ではしばしば喉頭痙攣によって気管挿管が難しいことがある。その場合には，局所麻酔薬であるリドカインを喉頭へ滴下もしくはスプレーしたり，オピオイド(フェンタニルやモルヒネなど)といった鎮痛薬の麻酔前投薬を行うなどして，喉頭の侵害刺激が最小となるように工夫すると良い。筋弛緩薬であるロクロニウムを投与することで喉頭痙攣を軽減し，発咳なく挿管できるといった報告もあるが[32]，無呼吸による低酸素血症のリスクもあるため注意が必要である。

ココを押さえる！	・眼瞼反射，顎緊張，舌の引き出しに対する抵抗が消失したことを確認してから気管挿管を行う ・猫では喉頭痙攣によって気管挿管が困難なこともあるため，麻酔前から喉頭の侵害刺激を最小限に抑えられるような工夫を施すと良い
気管挿管のタイミング	

▷ 気道確保/気管挿管の確認

気管挿管の確認

麻酔導入後，気管チューブが正確に気管内に挿入されているかを確認する（Side Note）。正しい位置に気管チューブが設置されたことを確認後，カフを膨らますパイロットバルーンを用いて動物の気管内壁と気管チューブとを密閉させる。気道粘膜の毛細血管灌流圧は 25～35 mmHg 程度であることから，気道粘膜の損傷を最小限とするためにカフ圧が 20～25 mmHg を超えないようにす

Side Note

食道誤挿管を見極める！

食道誤挿管は麻酔に慣れた獣医師であっても，100%起こらないとは言い切れません。挿管後に気管チューブが正確に気管内に挿入されているかを確認する方法を以下に示します。

□動物の呼気時に気管チューブ内が水蒸気で曇るか？（**図**）
□頚部を触診して硬い管が 1 本のみ触れるか？
（→2 本触れたら気管軟骨と食道誤挿管された気管チューブの存在を意味する）
□カプノグラムがしっかりと波形表示されているか？
□再呼吸バッグ使用時に腹部ではなく胸部がしっかり膨らんでいるか？
□再呼吸バッグ使用時に聴診器で両側の肺音が聴取できるか？

全身麻酔薬は呼吸抑制作用が強いので，麻酔導入後に呼吸停止している動物もいます。胸部を押して呼気を誘発しカプノメータで認識することも可能ですが，このとき絶対に腹部を押してはいけません。腹部を押してしまうと，腹腔内圧の上昇により胃液や胃内容物が逆流して誤嚥や食道炎のリスクを増加させてしまいます。また，心肺蘇生時には心臓マッサージ下のため横臥位の体勢で挿管することが多く誤挿管しやすいシチュエーションです。さらに，肺循環が停止しているためカプノグラムがほとんど検出されず，誤挿管状態だと気づけないこともあります。喉頭鏡を用いて確実に気管挿管できているか確認したり，頚部触診による気管挿管の確認法を覚えておくと便利です。

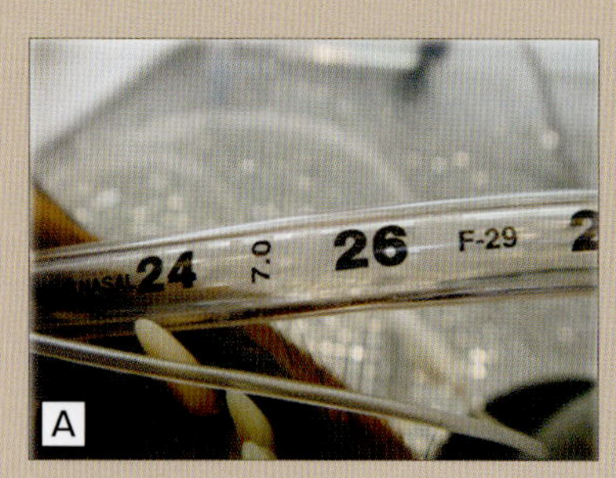

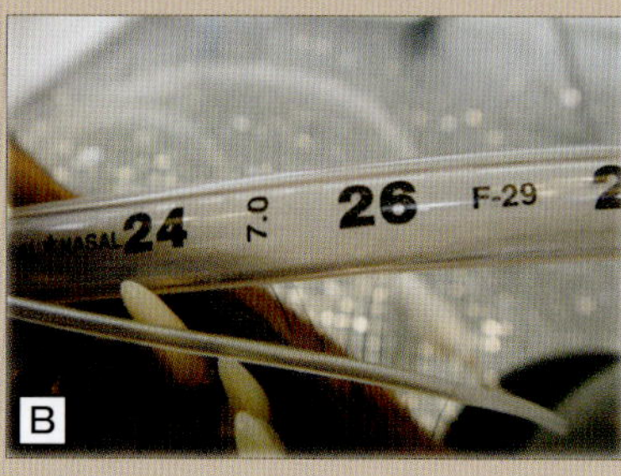

A：呼吸停止もしくは吸気時 p.287 であり，気管チューブ内は透明にみえる
B：呼気時 p.287 であり，気管チューブ内が水蒸気で白く曇ってみえる

る。具体的には，再呼吸バッグを用いて陽圧換気 p.291 を行い，気道内圧を15～20 cmH_2O とした際にリーク（空気の漏れ）が生じない程度にカフ内に空気を注入する[25]。猫では，気管チューブが気管内で回転することやカフの過膨張により気管損傷するといった報告があるため，取り扱いには特に注意すべきである[33]。p.165“カプノメータ Side Note”も参照のこと。

食道誤挿管

食道誤挿管は麻酔に慣れた獣医師であったとしても，100％しないとは言い切れない。前述のとおり麻酔導入薬は呼吸抑制作用が強く，挿管後に無呼吸となることもある。胸部を押して呼気を誘発し気管チューブ内が水蒸気で曇ることや，カプノメータ上で気管挿管が正しく実施できたかを認識することで確認が可能である。

▷ 麻酔導入後の各種モニタの設置

麻酔導入後の各種モニタは緊急性の高いものから設置する。パルスオキシメータは麻酔導入時の低酸素血症をいち早く確認でき，加えて脈波を確認することによって心臓の拍動を評価できることから，はじめに設置すべきモニタである。続いて，カプノメータを設置して自発呼吸の有無を確認する。無呼吸であれば，再呼吸バッグを用いて陽圧換気を行うようにする。その後，心電図，オシロメトリック法による非観血的動脈血圧測定機器，体温計をそれぞれ接続していく。麻酔器，生体情報モニタ p.289，手術室で用いられる機器の一般的な配置を図2と p.46 に示す。各種モニタの詳細は Chapter2 を参照のこと。

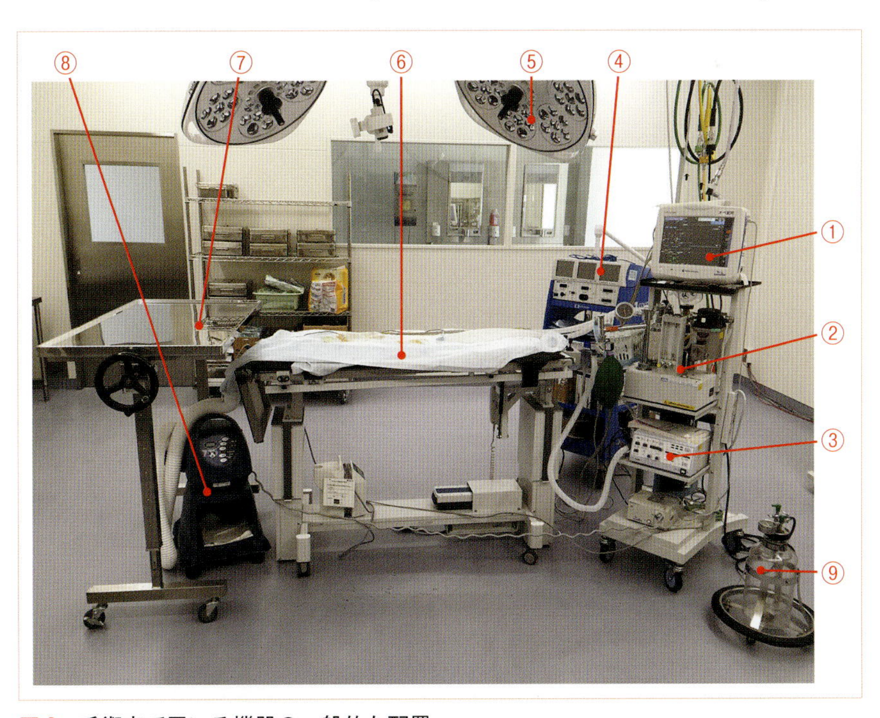

図2　手術室で用いる機器の一般的な配置

手術室には，①生体情報モニタ，②麻酔器，③人工呼吸器，④電子医療機器（電気メスなど），⑤無影灯，⑥手術台，⑦器具台，⑧温風式加温装置，⑨吸引装置などが配置される。麻酔器の前に麻酔担当者が立ち，術者（手術台奥）や助手（手術台手前），器具係，外回りスタッフがチームとなって手術を行う（手術内容により配置は異なる）

Chapter1 参考文献

1) Brodbelt DC, Blissitt KJ, Hammond RA, Neath PJ, Young LE, Pfeiffer DU, Wood JL. The risk of death: the confidential enquiry into perioperative small animal fatalities. *Vet Anaesth Analg*. 2008. 35: 365–373.
2) Brodbelt DC, Pfeiffer DU, Young LE, Wood JL. Results of the confidential enquiry into perioperative small animal fatalities regarding risk factors for anesthetic-related death in dogs. *J Am Vet Med Assoc*. 2008. 233: 1096–1104.
3) Bille C, Auvigne V, Libermann S, et al. Risk of anaesthetic mortality in dogs and cats: an observational cohort study of 3546 cases. *Vet Anaesth Analg*. 2012. 39: 59–68.
4) Bille C, Auvigne V, Bomassi E, et al. An evidence-based medicine approach to small animal anaesthetic mortality in a referral practice: the influence of initiating three recommendations on subsequent anaesthetic deaths. *Vet Anaesth Analg*. 2014. 41: 249–258.
5) Gil L, Redondo JI. Canine anaesthetic death in Spain: a multicenter prospective cohort study of 2012 cases. *Vet Anaesth Analg*. 2013. 40: e57-e67.
6) Itami T, Aida H, Asakawa M, Fujii Y, Iizuka T, Imai A, Iseri T, Ishizuka T, Kakishima K, Kamata M, Miyabe-Nishiwaki T, Nagahama S, Naganobu K, Nishimura R, Okano S, Sano T, Yamashita K, Yamaya Y, Yanagawa M. Association between preoperative characteristics and risk of anaesthesia-related death in dogs in small-animal referral hospitals in Japan. *Vet Anaeth Analg*. 2017. in press.
7) Kawashima Y, Seo N, Morita K, Irita K, Iwao Y, Tsuzaki K, Kobayashi T, Goto Y, Dohi S. Anesthesia-related mortality and morbidity in Japan (1999). *J Anesth*. 2002. 16: 319–331.
8) Newland MC, Ellis SJ, Lydiatt CA, Peters KR, Tinker JH, Romberger DJ, Ullrich FA, Anderson JR. Anesthetic-related cardiac arrest and its mortality: a report covering 72,959 anesthetics over 10 years from a US teaching hospital. *Anesthesiology*. 2002. 97: 108–115.
9) Bille C, Auvigne V, Bomassi E, Durieux P, Libermann S, Rattez E. An evidence-based medicine approach to small animal anaesthetic mortality in a referral practice: the influence of initiating three recommendations on subsequent anaesthetic deaths. *Vet Anaesth Analg*. 2014. 41: 249–258.
10) Alef M, von Praun F, Oechtering G. Is routine pre-anaesthetic haematological and biochemical screening justified in dogs? *Vet Anaesth Analg*. 2008. 35: 132–140.
11) Clarke KW, Hall LW. A survey of anaesthesia in small animal practice: AVA/BSAVA report. *Vet Anaesth Analg*. 1990. 17: 4–10.
12) 東条吉晃ら．麻酔関連偶発症調査パネルディスカッション：一次診療施設におけるデータ．第92回日本獣医麻酔外科学会．講演要旨集．2015．pp.159–161.
13) Gaynor JS, Dunlop CI, Wagner AE, Wertz EM, Golden AE, Demme WC. Complications and mortality associated with anesthesia in dogs and cats. *J Am Anim Hosp Assoc*. 1999. 35: 13–17.
14) Yamashita K, Iwasaki Y, Umar MA, Itami T. Effect of age on minimum alveolar concentration (MAC) of sevoflurane in dogs. *J Vet Med Sci*. 2009. 71: 1509–1512.
15) 日本麻酔科学会．周術期管理チームプロジェクト．術前の検査．*In*：周術期管理チームテキスト．日本麻酔科学会．兵庫．2010．pp.9–14.

16) 土田修一　訳．多川政弘　監訳．麻酔前の身体検査と評価．*In*：小動物臨床麻酔マニュアル．インターズー．東京．2002．pp.1-14.
17) American Society of Anesthesiologists. ASA Physical Status Classification. *In*: ASA Relative Value Guide. American Society of Anesthesiologists, Park Ridge, IL, USA. 2010.
18) 山下和人　訳．若尾義人ら　監訳．周術期のマルチモーダル鎮痛．*In*：スモールアニマル・サージェリー，第三版・上巻．インターズー．東京．2008．pp.151-170.
19) Lascelles BD, Cripps PJ, Jones A, Waterman-Pearson AE. Efficacy and kinetics of carprofen, administered preoperatively or postoperatively, for the prevention of pain in dogs undergoing ovariohysterectomy. *Vet Surg*. 1998. 27: 568-582.
20) American Society of Anesthesiologists Task Force on Acute Pain Management. Practice guideline for acute pain management in the perioperative setting: an updated report by the American Society of Anesthesiologists Task Force on Acute Pain Management. *Anesthesiology*. 2012. 116: 248-273.
21) Romano M, Portela DA, Breghi G, Otero PE. Stress-related biomarkers in dogs administered regional anaesthesia or fentanyl for analgesia during stifle surgery. *Vet Anaesth Analg*. 2016. 43: 44-54.
22) Merry AF, Peck DJ. Anaesthetists, errors in drug administration and the law. *N Z Med J*. 1995. 108: 185-187.
23) Mahajan RP. Medication errors: can we prevent them? *Br J Anaesth*. 2011. 107: 3-5.
24) 原康　訳．多川政弘監訳．麻酔装置．*In*：小動物臨床麻酔マニュアル．インターズー．東京．2002．pp.101-125.
25) 山下和人．全身麻酔．*In*：獣医学教育モデル・コア・カリキュラム準拠　獣医臨床麻酔学．学窓社．東京．2017．pp.49-81.
26) 日本麻酔科学会．周術期管理チームプロジェクト．始業点検．*In*：周術期管理チームテキスト．日本麻酔科学会．兵庫．2010．pp.108-113.
27) Bednarski RM. Dogs and Cats. *In*: Grimm KA, Lamont LA, Tranquilli WJ, et al. eds. Lamb and Jones' Veterinary Anesthesia and Analgesia 5th eds. Willey Blackwell, Ames. 2015. pp.819-826.
28) Costa RS, Raisis AL, Hosgood G, Musk GC. Preoperative factors associated with hypotension in young anaesthetised dogs undergoing elective desexing. *Aust Vet J*. 2015. 93: 99-104.
29) Prasse SA, Schrack J, Wenger S, Mosing M. Clinical evaluation of the v-gel supraglottic airway device in comparison with a classical laryngeal mask and endotracheal intubation in cats during spontaneous and controlled mechanical ventilation. *Vet Anaesth Analg*. 2016. 43: 55-62.
30) Stanski DR and Shager SL. 麻酔深度の測定．*In*：ミラー麻酔科学（武田純三　監修）．メディカル・サイエンス・インターナショナル．東京．2005．pp.953-981.
31) Clarke KW, Trim CM, Hall LW. Anaesthesia of the dog. *In*: Veterinary Anaesthesia. 11th ed. Saunders Elsevier, St Louis. 2014. pp.405-498.
32) Moreno-Sala A, Ortiz-Martínez R, Valdivia AG, Torres-de-Moreno MG, Martínez A. Use of neuromuscular blockade with rocuronium bromide for intubation in cats. *Vet Anaesth Analg*. 2013. 40: 351-358.
33) Hardie EM, Spodnick GJ, Gilson SD, Benson JA, Hawkins EC. Tracheal rupture in cats: 16 cases (1983-1998). *J Am Vet Med Assoc*. 1999. 214: 508-512.

手術室にはこんなモニタがある！

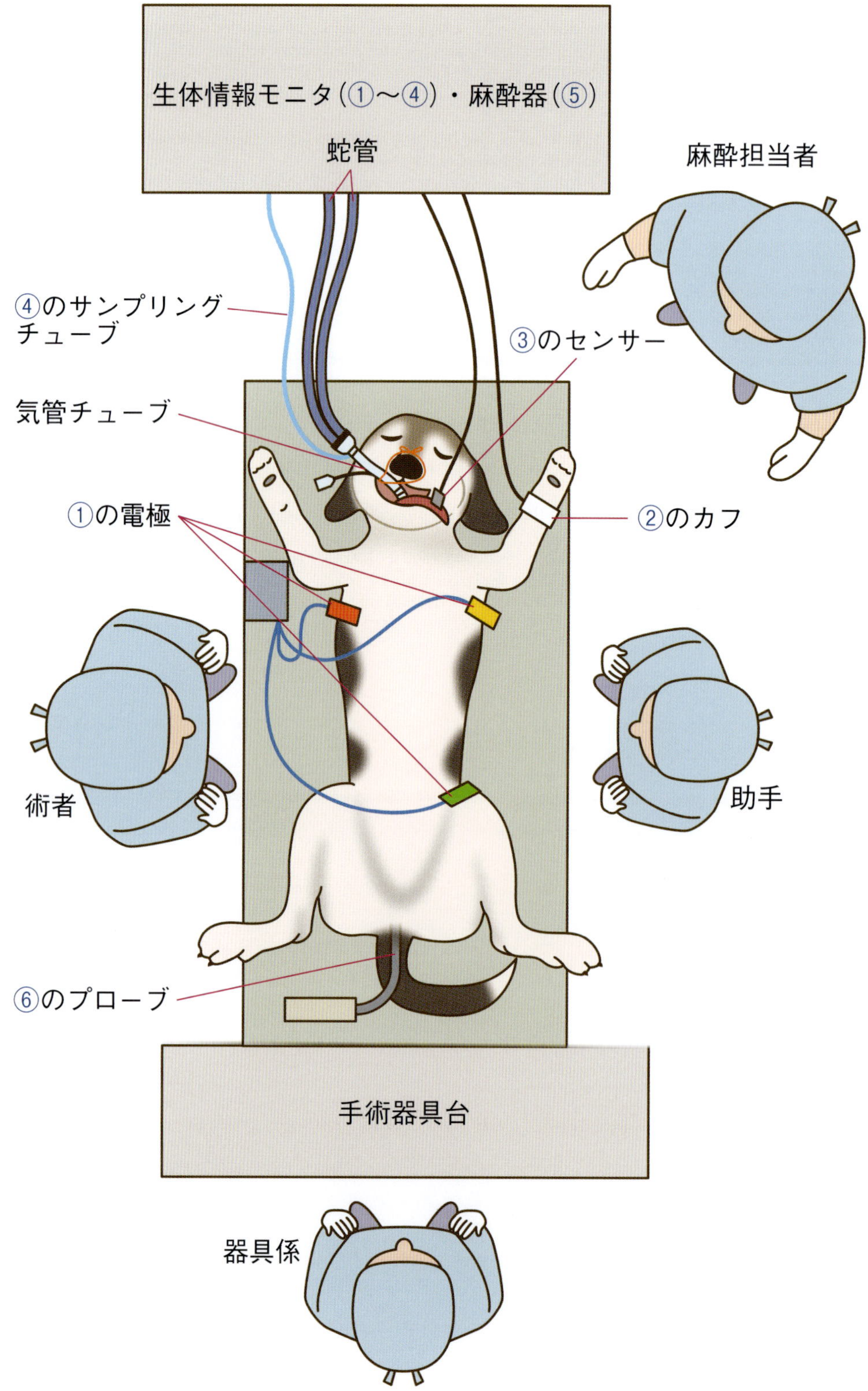

生体情報モニタ（①～④）・麻酔器（⑤）

蛇管

麻酔担当者

④のサンプリングチューブ

③のセンサー

気管チューブ

①の電極

②のカフ

術者

助手

⑥のプローブ

手術器具台

器具係

各種モニタはこのためにある！

①心電図…p.58
心臓の電気的活動を調べる。波形から不整脈などの有無，心拍数が分かる。

②非観血的動脈血圧（NIBP）…p.88
カフを巻いて加圧した後に減圧し，カフに伝わる脈の振動パターンから血圧を測定する。NIBP は後肢，尾根にも巻かれることがある。

③パルスオキシメータ…p.126
舌や粘膜部分にセンサーを装着し，2 波長の光の吸光度から非侵襲的に動脈血酸素飽和度（SpO_2）を測定する。

④カプノメータ…p.144
気管チューブと蛇管の接続部にアダプタを取り付け，回路内ガスをサンプリングして，吸気・呼気の二酸化炭素濃度を測定し，呼吸数と適切な換気が行われているか調べる。

⑤気道内圧と換気量…p.168
気道内圧は，麻酔器の回路圧を測定して気道にかかる圧を推定する。これにより，回路の外れや気道抵抗の変化，肺のコンプライアンスの変化を調べることができる。換気量は動物の一回換気量や呼吸数を測定する。

⑥体温…p.186
直腸または食道に挿入したプローブで体温を測定する。

そのほか，動物の状態に応じて以下のモニタ項目を加えていく。
観血的動脈血圧（IABP）…p.102
動脈にカテーテルを留置し，直接的に血圧を測定する。

尿量…p.116
尿道カテーテルを設置し，尿量を測定することで動物の循環動態と水分バランスを評価する。

筋弛緩…p.201
筋弛緩薬が適切に投与されているか，適切な筋弛緩状態を維持できているかを評価する。

血液ガス分析…p.213
動脈または静脈の血液内のガスを分析して，酸素化，換気，酸-塩基平衡を評価する。

中心静脈圧…p.234
右心系の前負荷の指標や，循環血液量の目安を把握するために測定する。

脳波…p.247
人医療では麻酔深度の推測に用いられている。獣医療では発展途上のモニタ項目。

Chapter 2

麻酔中

1　モニタリングとは

2　五感を用いたモニタリング

3　機器を使ったモニタリング

1 モニタリングとは

麻酔を行ううえで最も重要なことは動物の安全であり，これは手術や処置を含めたすべての獣医療行為において優先される。そして，安全な麻酔を行うために動物の状態を看視することをモニタリングとよぶ。近年，伴侶動物医療の技術と機器の発展とともに，我々獣医師は高齢動物あるいは重篤な疾患をもつ動物への麻酔管理を要求される機会が多くなった。このような動物の麻酔管理では，わずかな生理学的変化も予後に重大な影響を与える場合が少なくない。こうした安全な麻酔管理への要求が高まるなかで，日本獣医麻酔外科学会の麻酔・疼痛管理委員会は，2012年に「犬および猫の臨床例に安全な全身麻酔を行うためのモニタリング指針」を公表した(表)[1]。

▷ 麻酔看視係の定義

表の指針には，麻酔看視係(麻酔担当者)の配置と麻酔記録について“動物の状態が変化した場合には，麻酔看視係は麻酔担当獣医師に警告できるようにする”と記載されており，獣医療施設の規模によって麻酔担当者は，獣医師もしくは動物看護師の役割と考えられる。麻酔担当者を配置して，五感と生体情報モニタ p.289 を用いて動物を絶えずモニタリングすることはもちろん大事であるが，看視係が動物の身に起きている状態の変化を理解していなければ，それは“看視”でなくただ見ているだけとなってしまう。

生体情報モニタはあくまで現時点(および過去)における動物の生体情報を表示することしかできない。生体情報モニタには，状態の未来予測，使用した薬剤の投与量や投与経路，モニタリング機器に示されない内容(輸液量，出血量など)については表示されない。つまり，これら表示されない項目も含め，麻酔担当者には生体情報モニタのみに頼らない，十分な知識をもったうえでの看視能力が求められる。

▷ 麻酔記録の重要性

実際に麻酔管理中に行った獣医療行為は麻酔記録として残しておかなければならない。麻酔記録は単に獣医療記録であるだけでなく，麻酔後にはその他の麻酔管理と比較可能なデータベースとして活用することができる。麻酔管理の良かった点や悪かった点をスタッフ間で共有し，データを集計することで確固たる知識が形成されることになる。そのデータを学術的な場でさらに多くの獣医師や動物看護師で共有することで，獣医療全体の発展に寄与できるはずである(p.304 Appendicesを参照)。

表　犬および猫の臨床例に安全な全身麻酔を行うためのモニタリング指針
文献1より引用・改変

全身麻酔管理の目的は，「全身麻酔下の動物の安全を守る」，「検査や手術が円滑に進行する場を提供する」ことにある。したがって，麻酔を担当する獣医師は，麻酔深度を適切に維持すると同時に，動物の呼吸・循環・代謝などを可能な限り正常範囲に維持することが要求される。獣医麻酔外科学会では，全身麻酔中の動物の安全を維持するために，以下の看視（モニタリング）の実施を推奨する。

1）麻酔看視係の配置と麻酔記録
麻酔看視係を配置し，動物の麻酔深度および呼吸循環状態を五感とモニタリング機器によって絶え間なく看視する。動物の状態が変化した場合には，麻酔看視係は麻酔担当獣医師に警告できるようにする。麻酔看視係は麻酔記録に麻酔実施日時，患者情報，投与したすべての薬物名と投与量，および投与経路，そして使用した麻酔器（回路）とガスの種類および流量を記録するとともに，以下のモニタリング項目を定期的（少なくとも5分ごと）に麻酔開始時から動物が麻酔から回復するまでの間記録する。
2）五感を用いたモニタリング
全身麻酔下の動物の眼瞼および角膜反射，瞳孔の大きさ，心音と呼吸音，脈圧，心拍数または脈拍数，呼吸数および呼吸様式，可視粘膜の色調，毛細血管再充填時間（CRT），筋肉の緊張度などを人の五感を駆使して看視する。
3）循環のモニタリング
心拍数（脈拍数）および動脈血圧の測定を行うこと。必要に応じて観血式動脈血圧※測定を実施する。心電図モニタ，心音，心拍数（脈拍数），動脈の触診，動脈波形，または脈波（プレチスモグラフ）のいずれかを連続的に看視すること。心調律の看視には心電図モニタを用いること。数値の測定と記録は原則として5分間隔で行い，必要ならば頻回に実施すること。また，必要に応じて尿量の測定と記録を30分ごとに行う。
4）酸素化のモニタリング
可視粘膜，血液の色などを看視する。酸素化と脈拍数を同時に把握できるパルスオキシメータの装着を推奨する。
5）換気のモニタリング
呼吸数，呼吸音，および換気様式（胸郭や呼吸バッグの動きなど）を看視する。動物の気道を確保し，カプノメータを装着することを推奨する。換気量モニタを適宜使用することが望ましい。
6）体温のモニタリング
体温測定を行うこと。
7）筋弛緩のモニタリング
筋弛緩モニタは，筋弛緩薬を使用する場合になど必要に応じて行う。
8）麻酔回復期の動物のモニタリング
全身麻酔薬の投与終了後に呼吸循環状態が安定した動物を麻酔看視係が連続的に看視できない場合には，自力で頭を支持できるようになるまで，定期的（少なくとも5分ごと）に動物の状態を確認する。

一般社団法人日本獣医麻酔外科学会　麻酔・疼痛管理委員会より許可を得て掲載
※本書では「観血的動脈血圧」と記す

Chapter2-1　参考文献

1）獣医麻酔外科学会　麻酔・疼痛管理委員会．犬および猫の臨床例に安全な全身麻酔を行うためのモニタリング指針．https://www.jsvas.net/download/COmmittee/anesthanalg/MonitoringGuidance.pdf（2018年1月現在）

2 五感を用いたモニタリング

モニタリング指針[1]では，生体情報モニタ p.289 だけでなく，五感を用いたモニタリングを駆使して動物を看視するよう推奨している。生体情報モニタを用いたモニタリングはきめ細かく状態の変化を追うことができるが，モニタリング機器の異常や接続不良などにより，通常ではありえない数値や波形が生じることがある。このような場合，頼りになるのが麻酔担当者の五感である。しかし，モニタリング機器の発展により麻酔担当者の五感は衰退し，時に全く使用されていないこともある。かくいう筆者も便利なモニタリング機器が普及された後に獣医師になった1人であり，洗練された五感を持ち合わせているわけではない。しかしながら，常に自身には，“モニタを観るのではなく，動物を看る”ことを肝に銘じている。手術中には動物全体が手術ドレープで覆われていることも多く，この場合は五感を使っての生理機能の看視は現実的には難しい。だからといって，動物を看ない理由にはならず，動物の安全を第一に考え可能な限り五感も駆使して，麻酔深度，呼吸，および循環などをモニタリングすべきである。

▷ 麻酔深度の評価

麻酔深度とは「中枢神経系を麻酔薬により抑制する程度」，「脳内における麻酔薬の濃度」という2つの意味をもつ。臨床的には，麻酔深度を看視するためには眼瞼反射，顎緊張，肛門反射，屈曲反射などの反射活性や，四肢の筋緊張などの筋運動を観察すると良い。特に，吸入麻酔での管理には，Guedelが開発したエーテル麻酔 p.286 のステージ分類を犬や猫に応用して，麻酔深度を推測することができる(図)[2]。

ステージⅠ：麻酔導入期

麻酔導入開始から意識消失までの麻酔深度を示し，正常な反射もしくは反射亢進を伴う見当識障害*が最も一般的な徴候であり，換気状態は不規則で頻呼吸(パンティング)や流涎が生じることがある。

ステージⅡ：発揚期(興奮期)

大脳皮質運動領の抑制系が脊髄より先に抑制されることによって，興奮や反射機能亢進などの不随意運動が認められる見かけ上の興奮が起こり，発揚期ともよばれる。換気状態は不規則であり，息をこらえる様子がみられること(息こらえ)もある。交感神経系が緊張するため，眼瞼は大きく開き，瞳孔はやや散大する。発揚期は吸入麻酔薬を用いた麻酔導入(麻酔箱やマスクを用いた麻酔導

＊ 人や物を区別して認識できなくなること，環境変化や方向感覚を失う状態を指す

分類	換気状態			瞳孔	眼球位置	眼瞼反射	顎緊張	肛門反射	外科的操作に対する反応性
	胸式	腹式	呼吸様式						
ステージⅠ			不規則 パンティング			あり	強い	強い	
ステージⅡ			不規則 息こらえ			あり	強い	強い	
ステージⅢ 麻酔深度が浅い （第 1 相）			規則的			あり	強い	強い	
麻酔深度が 中等度 （第 2 相）			規則的 浅い			消失	弱い	弱い	
麻酔深度が深い （第 3 相）			断続的			消失	消失	消失	
ステージⅣ						消失	消失	消失	

図　吸入麻酔管理時の麻酔深度と臨床徴候

Guedel が開発したエーテル麻酔の麻酔ステージの分類は，近年の犬や猫の吸入麻酔による麻酔維持にも応用することができる

文献 2 より引用・改変

入)時に認められる可能性があるが，麻酔前投薬の使用や意識消失が早く発現する麻酔導入薬を用いれば，発揚期の発生は回避できる。

ステージⅢ：外科手術期(外科麻酔期)

手術による侵害刺激 p.288 に対する反応が減弱しはじめる麻酔深度であるため外科的周術期ともよばれ，麻酔深度に応じてさらに第 1〜3 相に分けられる。外科手術時は併用する鎮痛薬や筋弛緩薬にもよるが，第 2 相を維持するようにモニタリングする。

第 1 相では眼瞼反射は弱く存在し，顎緊張は強く残る。換気状態は規則的な呼吸様式を示し，心血管系機能の抑制は最小限である。手術による侵害刺激に対する反応は一部残存しているため，心拍数および血圧の上昇や筋運動が認められることがある。

第 2 相では，侵害刺激に対する反応はほぼ消失する。眼瞼反射は消失し，眼球は内腹側に位置する。顎緊張は弱くなることが多い。換気状態は規則的な呼吸様式であるが，胸壁の呼吸筋(肋間筋など)の抑制が強くなり，横隔膜による腹式呼吸に依存するようになり，低換気 p.290 となることが多い。心血管系機能は抑制され，血圧は低下することがある。

第 3 相では，眼瞼反射は消失し，眼球は再び中央に位置するようになる。心血管系機能も著しく抑制され，多くの動物で血圧や体温は低下する。

ステージⅣ：呼吸停止期

瞳孔は散大し，眼瞼反射や肛門反射などのすべての反射が抑制される。顎緊張は消失し，横隔膜を含む呼吸筋の完全な弛緩によって呼吸運動が停止する。心血管系機能も抑制され，循環虚脱を生

じ，著しく血圧が低下する。ステージⅣでは，呼吸循環系の補助がなければ無呼吸による低酸素血症 p.290 の結果，臓器の機能不全が生じて 5 分以内に死に至る[3]。

ココを押さえる！

麻酔深度の評価

・麻酔深度を把握するには，眼瞼反射，顎緊張，肛門反射，屈曲反射や四肢の筋緊張を看視する

呼吸の評価

呼吸は酸素化 p.287 と換気 p.286 を区別して評価する必要がある。

酸素化の評価

酸素化の評価では，可視粘膜の色調を評価することが重要である。人間の視覚では，還元型(非酸化型)ヘモグロビンが約 5 g/dL 以上でなければチアノーゼ(可視粘膜の青紫色化)を認識できないといわれている[4]。したがって，正常な犬や猫のヘモグロビン値(約 15 g/dL)では，還元型ヘモグロビンがヘモグロビン全体の 1/3 以上となったとき〔パルスオキシメータによる経皮的動脈血酸素飽和度(SpO_2)は約 67％〕に，チアノーゼを生じることになる。

チアノーゼをみつけた場合は，速やかに酸素供給(必要であれば気管挿管)を行うべきである。一方，貧血を認める動物はヘモグロビン値が低いため，重度の低酸素血症であってもチアノーゼを示さないことがあり注意が必要である。このような動物では，SpO_2 は高値であったとしても，酸素供給量は不足しているため，末梢組織の酸素化が損なわれている可能性がある。また，末梢循環不全(ショックの末期や心停止)やメトヘモグロビン血症でもチアノーゼは認められるため，鑑別が必要である。

換気の評価

換気の評価で最も感度が高く信頼性の高い指標は，動脈血の血液ガス分析で得られる動脈血二酸化炭素分圧($PaCO_2$)である。また，生体情報モニタのカプノメータを用いた呼気中 p.287 の二酸化炭素分圧(終末呼気二酸化炭素分圧：$EtCO_2$)も換気の指標とすることができる。残念ながら，五感では換気状態を正確に評価することができないので，呼吸数や呼吸様式，胸郭や再呼吸バッグの動きから分時換気量(呼吸数×一回換気量)を推測して換気状態を推測することとなる。吸入麻酔濃度は用量依存性に呼吸抑制を生じることから[5]，胸壁および横隔膜の動きが弱いときには麻酔深度が深く低換気に陥っている可能性があるため，動物の状態を確認して吸入麻酔濃度を下げるか陽圧換気 p.291 を実施する必要がある。

異常呼吸音

呼吸の評価として，麻酔前，麻酔中，麻酔後の周術期に異常呼吸音を聴取した場合には，呼吸状

表　異常呼吸音の分類

異常音	異常部位と異常音	原因
吸気時連続性		
スターター(stertor)	鼻腔～鼻咽頭(の閉塞) スースー(高調音) ズーズー，ブーブー(低調音)	鼻腔狭窄，鼻腔内腫瘍・異物など 軟口蓋過長，咽頭虚脱など〔睡眠時：いびき(snore)〕
ストライダー(stridor)	喉頭～胸腔外気道(の閉塞) ガーガー，ヒーヒー	軟口蓋過長，喉頭蓋後傾※，喉頭腫瘍，喉頭麻痺・虚脱，頚部気管虚脱
呼気時連続性		
呼気性ストライダー	胸腔内中枢気道 ヒューヒュー(高調音)	気管気管支軟化症，肺気腫，主気管支から気管分岐部の閉塞疾患(腫瘍，炎症，異物など)
呼気性喘鳴音(wheezing)	胸腔内末梢気道 ヒューヒュー(弱め)	気管支拡張症，猫喘息
両相性		
両相性ストライダー	喉頭～気管 ガーヒーガーヒー，ハーヒーハーヒー	喉頭から気管の固定性狭窄・閉塞疾患(重度の喉頭麻痺・虚脱，気管虚脱，腫瘍など)
断続性		
ゴロ音，ゼロ音	気道全域 ゴロゴロ，ブツブツ，プツプツ	気道分泌物の過剰亢進(重症の蓄痰)，心原性肺水腫，肺線維症，末梢気道病変

※吸気時 p.287 に喉頭蓋が後方に曲がり，喉頭入口が部分的に閉塞または閉塞する状態のこと

態の急変が生じる可能性があるため注意が必要である。異常呼吸音は，動物から離れていても聞こえるものから聴診器を用いなければ聞こえない小さなものまで様々である。異常呼吸音は，吸気時連続性，呼気時連続性，両相性，断続性に分類される(表)。術前から異常呼吸音が聴取される場合は，麻酔前投薬もしくは麻酔導入薬の投与後に気道閉塞や呼吸困難を引き起こして低酸素血症を生じる可能性があるため前酸素化を行うべきであり，時に迅速な麻酔導入と気管挿管が必要となる。短頭種犬によくみられる上部気道閉塞のように異常呼吸音の発生部位が鼻腔～喉頭であれば，気管挿管を行うことで気道の開通性を維持でき，その間に原因となる閉塞(もしくは狭窄)を解除する。また，長時間麻酔管理を行った場合には，しばしば気道分泌物による副雑音が認められることがある。この場合には，酸素化や換気に影響するようであれば気管内吸引を行い，分泌物を除去する必要がある。

なお，麻酔関連偶発症 p.291 の多くは呼吸循環器系の異常によって起きるため[5]，異常呼吸音を聴取した場合は，異常を認めた部位とその原因を精査すべきである。

ココを押さえる！

呼吸の評価

- 酸素化の評価では可視粘膜の色調を確認することが重要である。チアノーゼの場合は速やかに酸素供給を行う
- 貧血の動物は重度の低酸素血症であってもチアノーゼを示さないことがある。SpO_2が高値であっても末梢組織への酸素化は損なわれている可能性があるため，酸素供給は必要である
- 換気の評価には血液ガス分析による動脈血二酸化炭素分圧（$PaCO_2$）が最も信頼性の高い指標となる。また，カプノメータを用いた呼気中の二酸化炭素分圧（$EtCO_2$）も換気の指標となる
- 異常呼吸音を術前から聴取した場合は，麻酔導入薬投与後に気道閉塞を起こして低酸素血症を生じることがあるため，前酸素化して速やかに気管挿管を行う
- 長時間にわたる麻酔管理では気道分泌物による異常呼吸音が認められることがあるため，気管内吸引を適宜行い分泌物を除去する

▷ 循環の評価

体表から触知可能な末梢動脈には，主に大腿動脈（臨床では股動脈ともよばれる），足背動脈，舌下動脈などが挙げられる。これらの動脈は，観血的動脈血圧（IABP）測定の際の動脈カテーテル留置部位でもある。末梢動脈の触診は，心臓の収縮期血圧と拡張期血圧の差（脈圧差）を触知するのであって，その強さは動脈血圧とは相関しないことに注意する。例えば，拡張期血圧が低下する動脈管開存症（左右シャント）では，大腿動脈を触診すると反跳脈（bounding pulse，water hammer pulse）とよばれる強く拍動する脈が触知されるが，血圧が高いために起きるわけではない。

生体情報モニタに備え付けられているオシロメトリック法による非観血的動脈血圧（NIBP）測定では，低血圧領域の血圧測定の精度は低く，モニタ上に結果が表示されず再測定を繰り返すこともしばしばある。脈の強さは血圧とは相関しないが，（ケタミンやメデトミジンを除く）麻酔薬の特性を考えると，心収縮力の抑制や血管平滑筋を弛緩させる薬剤がほとんどである。そのため，麻酔導入前に触知できた大腿動脈の拍動が麻酔導入後～維持期に弱い（もしくは細い）と感じた場合には，筆者は循環抑制が生じていると判断し，麻酔深度を評価して可能であれば麻酔濃度を下げるとともに，輸液，強心薬，もしくは昇圧薬で治療するようにしている。その結果，強く拍動する脈が触知されるようになったり，NIBP測定できる程度まで血圧が上昇する症例を多く経験している。このように，モニタリング機器の結果を疑った場合は，動物の状況や使用している薬剤を考慮し，五感を優先して治療を行うことも必要である。もちろん，NIBPだけに頼らずIABPを測定する努力や他のモニタリング機器と動物の臨床徴候をしっかりと評価してからの治療であることはいうまでもない。循環抑制が生じている動物の臨床徴候には，可視粘膜の蒼白，毛細血管再充填時間（CRT）の延長，創部から出血が認められない，腸管蠕動や腸管膜動脈の拍動が弱くなる，四肢冷感，無尿などが挙げられる。

一方，末梢血管の収縮は，ケタミンやメデトミジンの使用やαアドレナリン受容体作動薬（エ

フェドリン，フェニレフリンなど）の投与により生じるが，浅い麻酔深度や疼痛，低体温などが原因となることもあるため，各モニタと動物の臨床徴候を把握しながら鑑別する必要がある。

ココを押さえる！

循環の評価

- 触知可能な末梢動脈（大腿動脈，足背動脈，舌下動脈）を用いて，麻酔導入前に触知できた末梢動脈の拍動が麻酔導入後〜維持期に弱いと感じた場合は，循環抑制が生じている可能性があるため麻酔深度を再評価する必要がある
- 循環抑制が生じている場合，可視粘膜の蒼白，毛細血管再充填時間（CRT）の延長，創部から出血が認められない，四肢冷感などの臨床徴候が認められる
- モニタの情報だけでなく，五感を用いて動物の臨床徴候を把握しながら循環の評価を行うべきである

▷ まとめ

生体情報モニタは我々の視覚・聴覚・触覚といった感覚を代替してくれる道具として発展し，麻酔管理になくてはならないものとなった。実際，モニタリング機器の普及や副作用の少ない麻酔薬の普及などにより，麻酔関連偶発症は減少してきている[6]。しかしながら，モニタが表示する情報を妄信して，動物の観察が疎かになってはいないだろうか？　モニタが発した異常は必ず五感を用いて評価しなければならず，最終的に得られた情報の解釈と治療介入を判断するのは獣医師ではあるが，麻酔担当者を担う獣医師や動物看護師はモニタリング機器が代替してくれる感覚をさらに磨く努力を怠ってはならない。

Chapter2-2　参考文献

1）獣医麻酔外科学会　麻酔・疼痛管理委員会．犬および猫の臨床例に安全な全身麻酔を行うためのモニタリング指針．https://www.jsvas.net/download/COmmittee/anesthanalg/MonitoringGuidance.pdf（2018 年 1 月現在）
2）Clarke KW, Trim CM, Hall LW. Patient monitoring and clinical measurement. *In*: Veterinary Anaesthesia. 11th ed. Saunders Elsevier, St Louis. 2014. pp.19-63.
3）山下和人．周術期管理．*In*：獣医学教育モデル・コア・カリキュラム準拠　獣医臨床麻酔学．学窓社．東京．2017．pp.97-123.
4）Haskins SC. Monitoring Anesthetized Patients. *In*: Grimm KA, Lamont LA, Tranquilli WJ, et al. eds. Lamb and Jones' Veterinary Anesthesia and Analgesia. Willey Blackwell, Ames. 2015. pp.86-113.
5）Steffey EP, Mama KR, Brosnan RJ. Inhalation Anesthetics. *In*: Grimm KA, Lamont LA, Tranquilli WJ, et al. eds. Lamb and Jones' Veterinary Anesthesia and Analgesia. Willey Blackwell, Ames. 2015. pp.297-331.
6）Brodbelt DC, Blissitt KJ, Hammond RA, Neath PJ, Young LE, Pfeiffer DU, Wood JL. The risk of death: the confidential enquiry into perioperative small animal fatalities. *Vet Anaesth Analg*. 2008. 35: 365-373.

3 機器を使ったモニタリング

▷ 心電図

心電図モニタ〔ECG：electrocardiogram（英名），EKG：elektrokardiogramm（独名）〕は心臓の電気的な活動の様子をモニタ上に波形で記録する機器であり，1924年にノーベル生理学・医学賞を受賞した“心電図の父”とよばれるアイントホーフェン（アイントーベン）がその基礎を築いた。診断的な心電図検査では，一般的に6誘導を記録して心臓のベクトル（活動電位の流れ）を把握することで心軸や心負荷の評価を行っている。しかしながら，周術期の心電図測定は手術の内容により電極を取り付ける位置が異なるため心軸などの解釈は困難となる。また，手術操作，振動，もしくは手術機器（電気メスなど）によるアーチファクトを受けるとしばしば測定不能となることがある。そのため，麻酔中の心電図の目的は不整脈の検知のために用いると割り切り，通常1つの誘導のみで行うことが多い。

本項では，周術期の生体情報モニタ p.289 から得られる波形の解釈にとどめ，心電図検査による診断的な解釈は成書を参考にしていただきたい。不整脈の種類は非常に多いため，麻酔中に比較的多く認められる不整脈に焦点を当てる。

▷ モニタリングを始める前に

測定原理

心電図モニタは心拍数と心電図波形を測定・表示し，周術期の心拍数や不整脈の発生を長時間連続的にモニタリングする。心電図は体表に装着した電極を介して，心筋（心房・心室）の活動電位を電気信号として抽出し，表示および記録される。電気信号は差動増幅回路によりノイズ（いわゆるアーチファクト，雑音）が低減され，微小な心電図信号成分を増幅してアナログ信号からデジタル信号に変換される。デジタル化された信号は，ノイズ成分の除去，フィルタ処理，心拍数の演算，および心電図解析され，モニタ上に心拍数および心電図波形として表示される。

周術期に用いる心電図モニタは，パルスオキシメータや動脈血圧測定などを備えた生体情報モニタに合わせて搭載され，動物の状態が急変したときにはアラーム（警報）機能により視覚的にも聴覚的にも確認しやすくなっている（図1）。

電極の装着

一般的な電極リード線の色は赤色，黄色，緑色で構成され*1，装着部位はそれぞれ右前肢付け根，左前肢付け根，左後肢付け根となる。装着部位は付け根以外にも肘や膝としても良い（図2）。

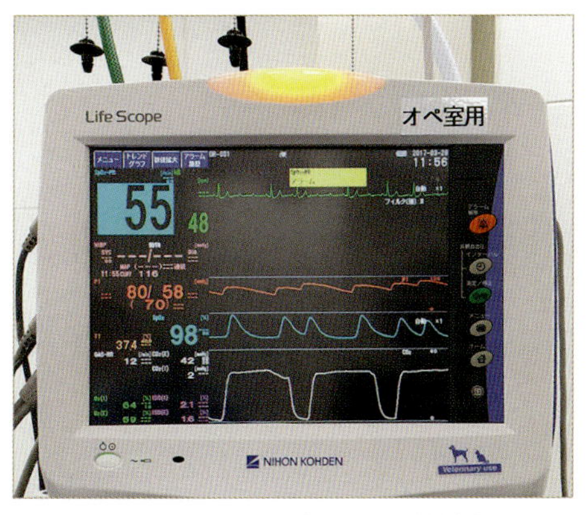

図 1　アラーム機能を搭載した生体情報モニタ
最近の生体情報モニタは，任意に設定した値を外れるとアラーム(警報)機能により視覚的にも聴覚的にも確認しやすくなっている〔Life Scope BSM-3592：日本光電(株)〕

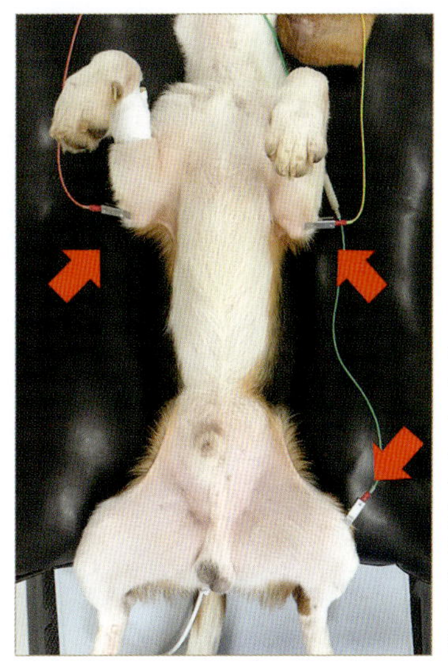

図 2
心電図の電極装着
一般的な電極リード線の色は赤，黄，緑で構成され，装着部位はそれぞれ右前肢，左前肢，左後肢の各付け根となる(赤矢印)。装着部位は付け根ではなく，それぞれ肘や膝としても良い

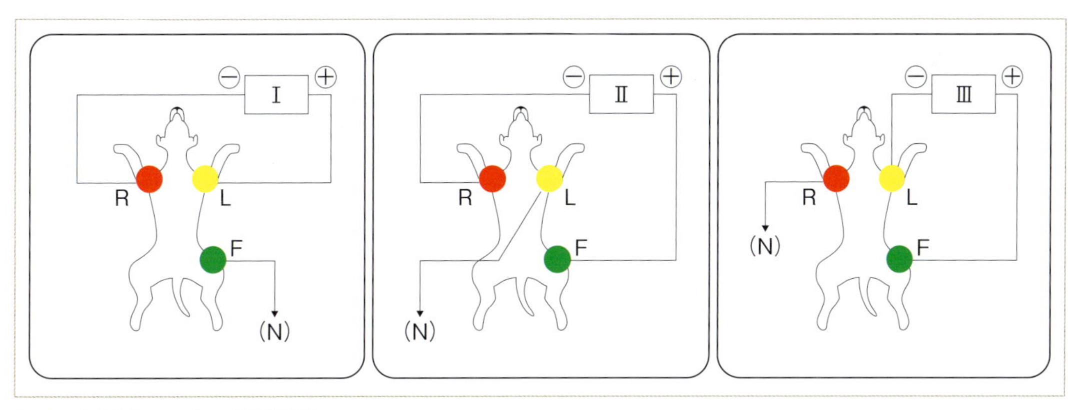

図 3　心電図モニタの誘導選択
周術期の心電図モニタは双極誘導が一般的であり，誘導選択を行うことによって，Ⅰ(赤色→黄色)，Ⅱ(赤色→緑色)，Ⅲ(黄色→緑色)誘導間の心電図波形が表示される。一般的にはⅡ誘導を用いることが多い

周術期の心電図モニタは双極誘導(Ⅰ・Ⅱ・Ⅲ誘導)が一般的であり，誘導法を選択することでⅠ(赤色→黄色)，Ⅱ(赤色→緑色)，Ⅲ(黄色→緑色)誘導間の心筋の活動電位を測定し，心電図波形が表示される(図 3)。

誘導に使用しない残りの電極は不関電極とよび(Ⅱ誘導の場合，左前肢に装着した黄色の電極が不関電極となる)，機器側の基準電位(ゼロ電位)に接続される。獣医療では，P 波，QRS 波，T 波からなる典型的な心電図が観察されるⅡ誘導を主に用いることが多い。

●電極の種類と装着時の注意点

電極には表皮を挟むクリップ型，もしくはパッド(肉球)にディスポ電極を貼り付けるパッチ型がある(図 4)。クッシング症候群など皮膚が菲薄化している動物や，重度の皮膚病の動物にクリップ型の電極を用いると皮膚を損傷する可能性があるため，パッチ型や動物の被毛を挟み固定するタイ

＊1　モニタの種類により電極が赤色，黄色，黒色で構成されるものや，白色，黒色，赤色で構成されるものもある

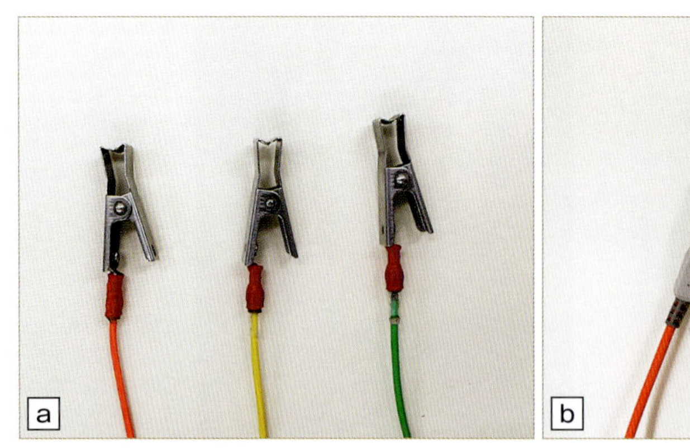

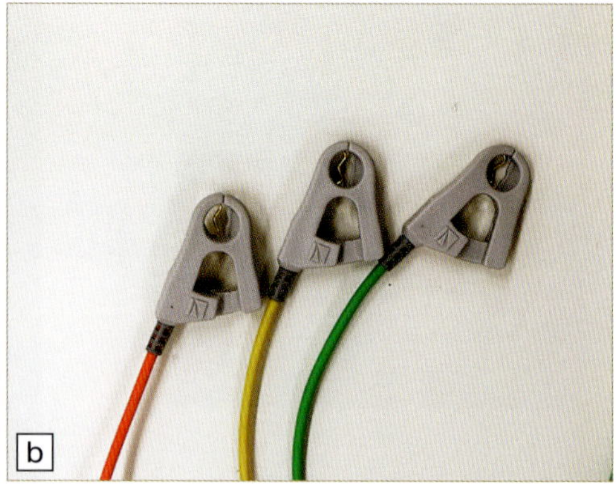

図 4 各種電極の形状
電極には表皮を挟むクリップ型(a)，パッド(肉球)にディスポ電極を貼り付けるパッチ型(b)の電極がある

プの電極を用いると良い。

電極設置部の脂肪分をあらかじめアルコールで拭き取ってから電極を取り付ける。なお，アルコールで皮膚を湿らせ通電することでも心電図波形を得ることは可能だが，この方法でノイズが入るときには心電図用ペーストを使用することが望ましい。

ココを押さえる！
原理と電極装着

- 心電図は心房筋と心室筋の活動電位を記録している
- 周術期の心電図は双極誘導(Ⅱ誘導)によるモニタリングが一般的で，右前肢(赤)，左前肢(黄)，左後肢(緑)に電極を装着して測定を行う

▷ 正常な心電図波形

麻酔中の心電図を評価する場合，まずはP波，QRS波，T波の存在を確認する。P波は心房の脱分極[*2](収縮)を，QRS波は心室の脱分極を表している。T波は心室の再分極[*2]を表し，T波終了後から心室は拡張する。犬や猫では心電図のT波は陽性波[*2]もしくは陰性波[*2]として現れる。陽性波も陰性波も，どちらも正常所見としてありうる。この他にも不整脈の種類を解釈するうえでは，PQ間隔やQRS幅を評価する必要がある。正常な犬・猫のⅡ誘導における心電図波形(図5)と計測値(表1)[1]を示す。

＊2 覚えておきたい心電図用語
脱分極：心筋が電気的に興奮し，活動することを指す
再分極：心筋が興奮から冷めて(脱却)，静止(活動を休止)することを指す
陽性波：基線より上にいく(上向き)波形をいう。陽極の方に向かってくる電気刺激を指す
陰性波：基線より下にいく(下向き)波形をいう。陽極から遠ざかっていく電気刺激を指す
基線：心電図波形のうちPQRST波以外の直線部分をいい，心電図の基準(ベースライン)となる線のこと(図5)。心臓のどの部分も興奮しておらず，心筋細胞が電位を生じないのですべての心筋は静止している状態である

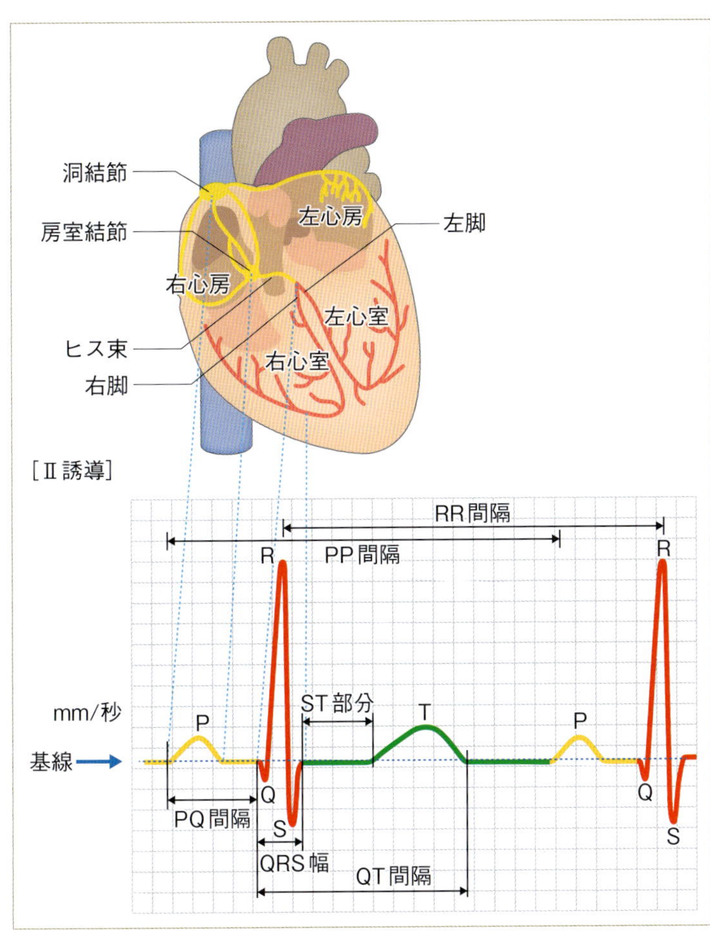

図 5
正常な犬と猫の心電図波形
P 波は心房の脱分極（収縮）を，QRS 波は心室の脱分極を，QRS 波に続く T 波は心室の再分極をそれぞれ表し，T 波終了後から心室は拡張する。また，各波形の名称間の時間をとって PQ 間隔や QRS 幅などとよぶ

表 1　正常な犬と猫の心電図計測値（Ⅱ誘導）
文献 1 より引用・改変

名称：定義	犬	猫
心拍数（安静時）：1 分間に心臓が拍動する回数	成犬：70〜160 回 / 分 大型犬：60〜140 回 / 分 小型犬：80〜180 回 / 分	120〜240 回 / 分
P 波：心房が興奮している時間帯（脱分極）	〈幅※〉 成犬：0.04 秒 大型犬：0.05 秒	〈幅※〉 0.04 秒
	〈高さ※〉 0.4 mV	〈高さ※〉 0.2 mV
PQ 間隔：主に心房・心室間（房室間）を伝導する時間を反映	〈幅※〉 0.06〜0.13 秒	〈幅※〉 0.05〜0.09 秒
QRS 波：心室が興奮している時間帯（脱分極）	〈幅※〉 小型犬：0.05 秒 大型犬：0.06 秒 脚ブロック：>0.07 秒	〈幅※〉 0.04 秒
	〈R 波の高さ※〉 小型犬：3.0 mV 大型犬：2.5 mV	〈R 波の高さ※〉 0.9 mV
T 波：心室の興奮が冷める時間帯（再分極）	〈波形〉 陽性，陰性，二相性	〈波形〉 陽性，陰性，二相性

※幅と高さは正常な犬・猫の心電図波形の上限値を示す

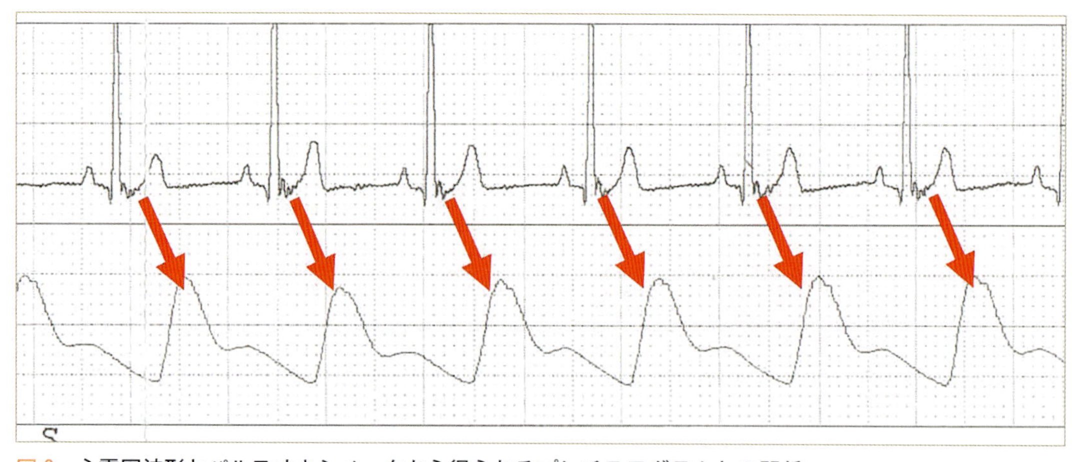

図6 心電図波形とパルスオキシメータから得られるプレチスモグラムとの関係
有効な心拍出量が得られた心電図波形とパルスオキシメータから得られるプレチスモグラムの脈波は1対1対応である

表2 機器による異常な心電図波形の原因と対応

原 因	対 応
電極の装着異常	・アルコールが気化して装着部位が乾燥した場合は，再度アルコールで湿らせるか心電図用ペースト※1の使用を考慮する ・電極の接着不良や断線の場合は，電極の再装着もしくは電極を交換する
ハムの混入	安定した心電図を計測するためにアース※2を接続することで改善できることがある。また，シールドシート※3の使用，他製品の不要な電源コードはコンセントから抜く，電極とつながっている誘導コードを振動の影響を受けないよう束ねるなども試してみると良い。延長コードを用いたタコ足配線では安定した交流電流になっていない場合もあるため，ハム混入時にはその使用を避けるべきである
電極の振動	**〈呼吸運動による場合〉** ・電極を体幹から離れた部位に装着し直す **〈筋運動による場合〉** ・麻酔が浅く小刻みな筋運動が認められる場合には，麻酔深度を適切となるよう深くする ・体温が低く震えている（シバリング）場合には，温風式加温装置やヒートマットなどを用いて加温する **〈手術操作による場合〉** ・手術体位や術式によって装着する電極の位置を微調整する
ダブルカウント	T波の形状が大きく記録されていない誘導法（例：Ⅱ誘導からⅢ誘導へ変更）に変更するか，Ⅱ誘導であれば赤色と緑色の電極装着部位を変更する

※1 心電図用ペースト：心電図用ペーストとは，接触抵抗を下げるために電極をつける部分に塗るクリームのこと。心電図は皮膚から心臓の電気を拾う検査なので，皮膚と電極との抵抗値を低くし，電気が流れやすい状態にしなければならない（電気は抵抗値が低い方に流れる性質がある）
※2 アース：電位のゼロをとる基準となる点。交流電流を除去し，誘導には関与しない電極
※3 シールドシート：絶縁シートともよばれ，環境に流れる電流（交流電流：静電気や電気製品の利用などによる漏れ電流）を遮断するシート

▷ 異常な心電図波形とその対応

機器要因

機器側の要因により生じる異常な心電図波形にはアーチファクトやダブルカウントなどがある。異常な心電図波形を解釈するには，心電図波形だけでなくパルスオキシメータから得られるプレチスモグラムと一緒に評価しなければならない（図6）。機器による異常な心電図波形の原因とその対応法を表2に示す。

●アーチファクト

アーチファクトとは人工産物という意味で，ノイズまたは雑音ともいわれ，心電図に混入する心電図以外の波形成分の総称として使用される。通常の心電図モニタには，筋電図フィルタやハム[*3]フィルタなどの雑音フィルタが内蔵されており，ある程度の雑音を取り除く機能がある。しかし，限度を超えた場合は雑音が入り，モニタ上に正常な心電図波形が表示されなくなるため対策が必要となる。

アーチファクトの多くは，電極の装着異常，ハムの混入，電極の振動(呼吸や筋運動など)によって生じる。アーチファクトの存在は心電図波形が視認しづらくなるだけでなく，誤った解釈につながるため注意が必要である(図7)。

●ダブルカウント

ダブルカウントとは，正常な1拍の心電図波形を2拍と認識してモニタ上に表示されることである。つまり，モニタに表示される心拍数が2倍となり異常な頻脈とみなされてしまう。一般的な心電図モニタでは，QRS波のR波部分を検出して心拍数として演算されているが，R波の振幅に対してT波の形状が大きい場合は心電図モニタがR波だと判断して誤って検出してしまうことがある(図8)。また，電極への振動や電気メスによるアーチファクトによってR波と誤認識される場合もある。

ダブルカウントを解決するには，T波の形状が大きく記録されていない誘導法(例：Ⅱ誘導からⅢ誘導へ変更)に変更することや，Ⅱ誘導であれば心電図波形を確認しながら赤色と緑色の電極装着部位を変更する必要がある。それでも改善しない場合には，パルスオキシメータから得られるプレチスモグラムを用いて脈拍数を看視するようにする。

生体要因

生体要因による異常な心電図波形の解釈は系統立てて評価することが望ましく，評価する際には，徐脈性不整脈と頻脈性不整脈に大きく分ける(図9)。徐脈性不整脈とは脈(波形)の数が少なく，先行するRR間隔と比べて予測するより遅い間隔で波形が出てくる不整脈である。頻脈性不整脈は脈(波形)の数が多く，先行するRR間隔と比べて予測するより早い間隔で波形が出てくる不整脈である。徐脈性不整脈か頻脈性不整脈かを分類した後は，①心拍数，②P波の存在，③P波の形状，④P波とQRS波の関係，⑤QRS波の形状を分類し，図10aまたは図10bに示すフローチャートに従って不整脈の種類を特定していく。

不整脈の種類と原因は数多くあるため，原因と治療を理解するには生理学と薬理学の総合的な知識が必要となる。さらに，不整脈の種類により治療の是非を区別することは難しい。そこで筆者は治療対象とする不整脈は，不整脈に伴う平均動脈血圧(MAP)低下や終末呼気二酸化炭素分圧($EtCO_2$)低下などの循環動態p.288の乱れ(血行動態的不利)があるかどうかを考え判定している。飼い主への問診で座り込む，倒れる，運動不耐性，失神などが聴取された場合や，聴診や脈拍の触知

＊3　ハムとは，交流電流による雑音のことをいう

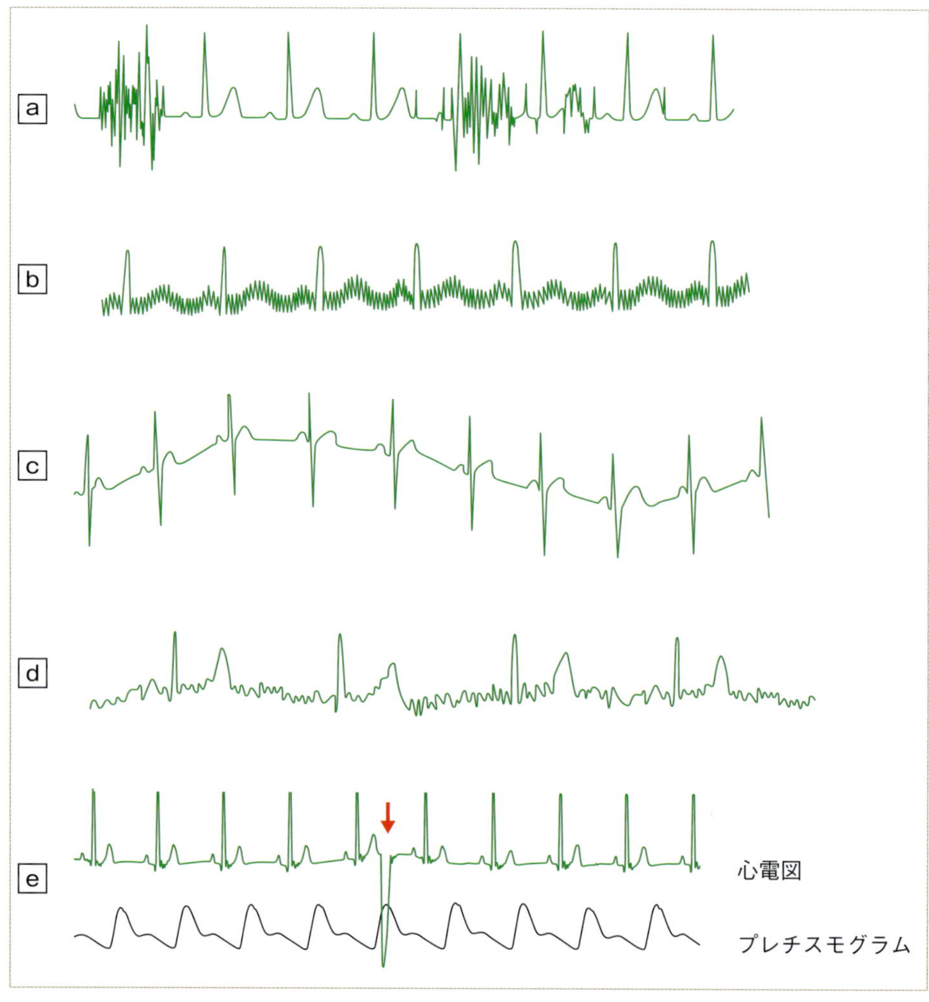

図7　アーチファクト

a：電極の装着異常。通電に用いたアルコールの気化による乾燥や電極の接着不良により生じたアーチファクト

b：ハムの混入。50 Hz・60 Hz の電源干渉によるアーチファクト

c：呼吸運動によるアーチファクト。動物の吸気と呼気に合わせて基線が変動（ドリフト）している

d：筋運動によるアーチファクト。麻酔が浅い，低体温などにより動物の小刻みな筋運動が混入している

e：手術操作によるアーチファクト。術者が電極へ触れたことによって生じたアーチファクト。プレチスモグラムの脈波を確認すると，赤矢印の異常な心電図波形に対応する脈波が存在しないことからアーチファクトであることが分かる

アーチファクトかどうかを見分けるポイントは e のように心電図波形とプレチスモグラム（もしくは末梢の脈の触知）とが 1 対 1 対応になっているかを確認することである

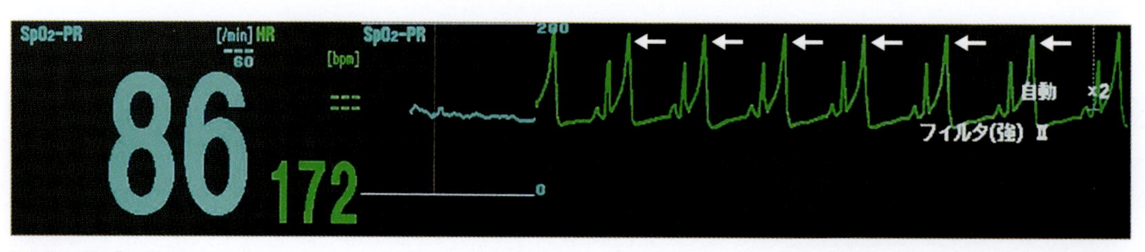

図8　ダブルカウント

T 波の形状が大きくなると（白矢印）モニタ上の心拍数のカウントが 2 倍の数を示す場合があり，ダブルカウントとよばれる（心拍数＝172 回 / 分）。パルスオキシメータから得られる脈拍数と比較することで確認できる（脈拍数＝86 回 / 分）。ダブルカウントがみられたら，モニタ誘導法の変更や電極の位置を変更するなどして，T 波の形状が大きくならないようにする

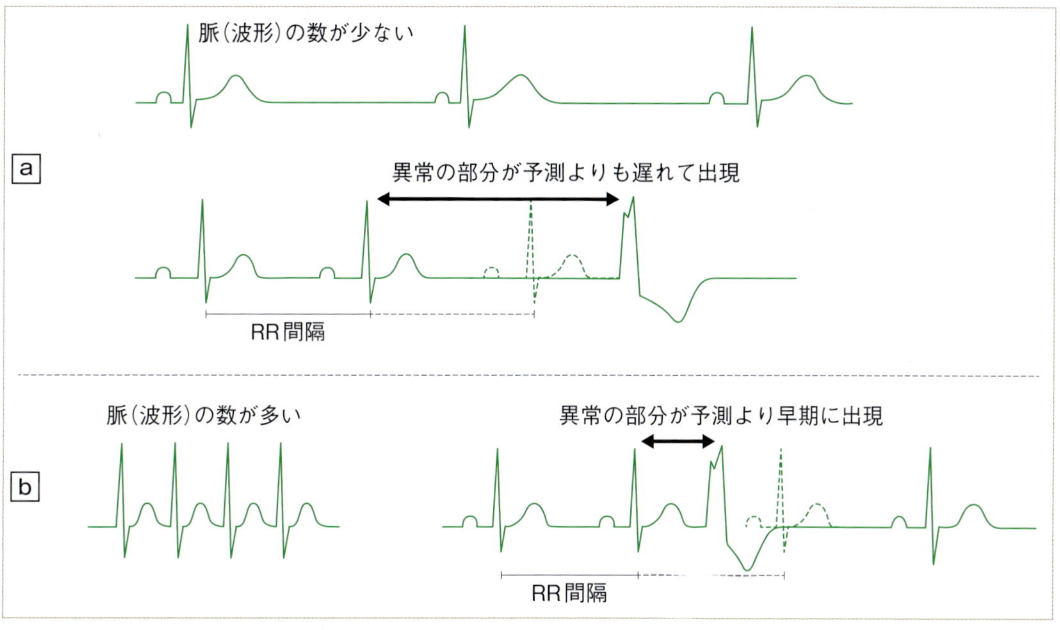

図9 徐脈性不整脈と頻脈性不整脈
徐脈性不整脈(a)とは脈(波形)の数が少なく，先行するRR間隔と比べて予測するより遅い間隔で波形が出てくる不整脈である。頻脈性不整脈(b)は脈(波形)の数が多く，先行するRR間隔と比べて予測するより早い間隔で波形が出てくる不整脈である

で不整脈が疑われるなどの臨床徴候が認められる場合には，麻酔前投薬の前に心電図検査を行う必要がある。また，麻酔前投薬時にも心電図をモニタリングし，投与する麻酔薬1剤ごとの反応を確認すべきである。

ちなみに，犬では吸気 p.287 の後半に心拍数が増加し，呼気 p.287 の後半に心拍数が減少する呼吸性洞性不整脈が正常所見として認められる(ベインブリッジ反射機構[*4]の1つ)。呼吸性洞性不整脈は麻酔中にもしばしば認められ，麻酔深度が深くなると様々な反射機構が抑制されるため，呼吸性洞性不整脈も消失する。なお，呼吸性洞性不整脈はモニタリング中に注視する必要はない生理的な不整脈で，猫では通常認められない。

＊4 心房に入る血液量が増えて心房壁が伸ばされると，反射的に心拍数を増加して心房内の血液を動脈内に早く流し込もうとする反応

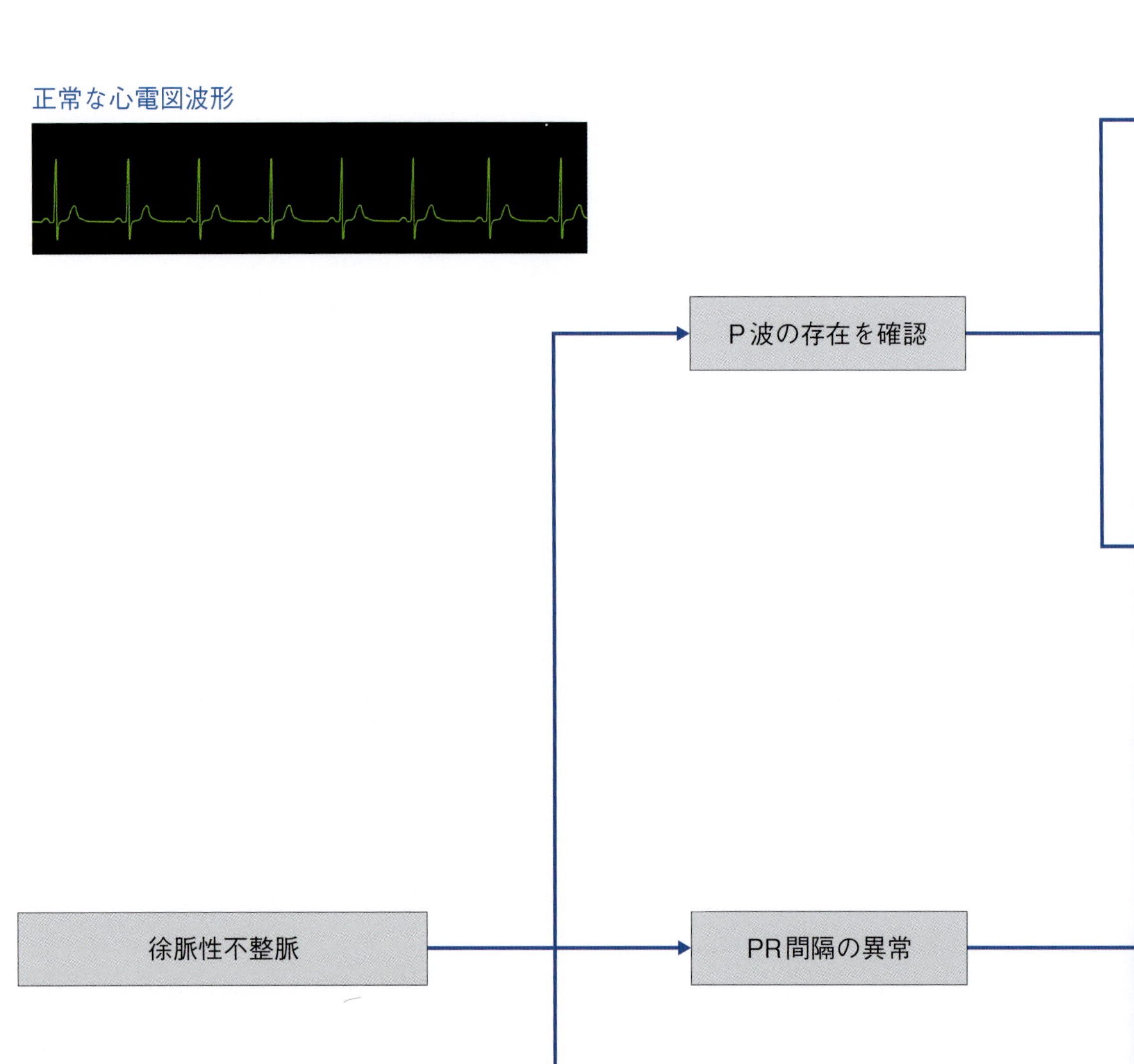

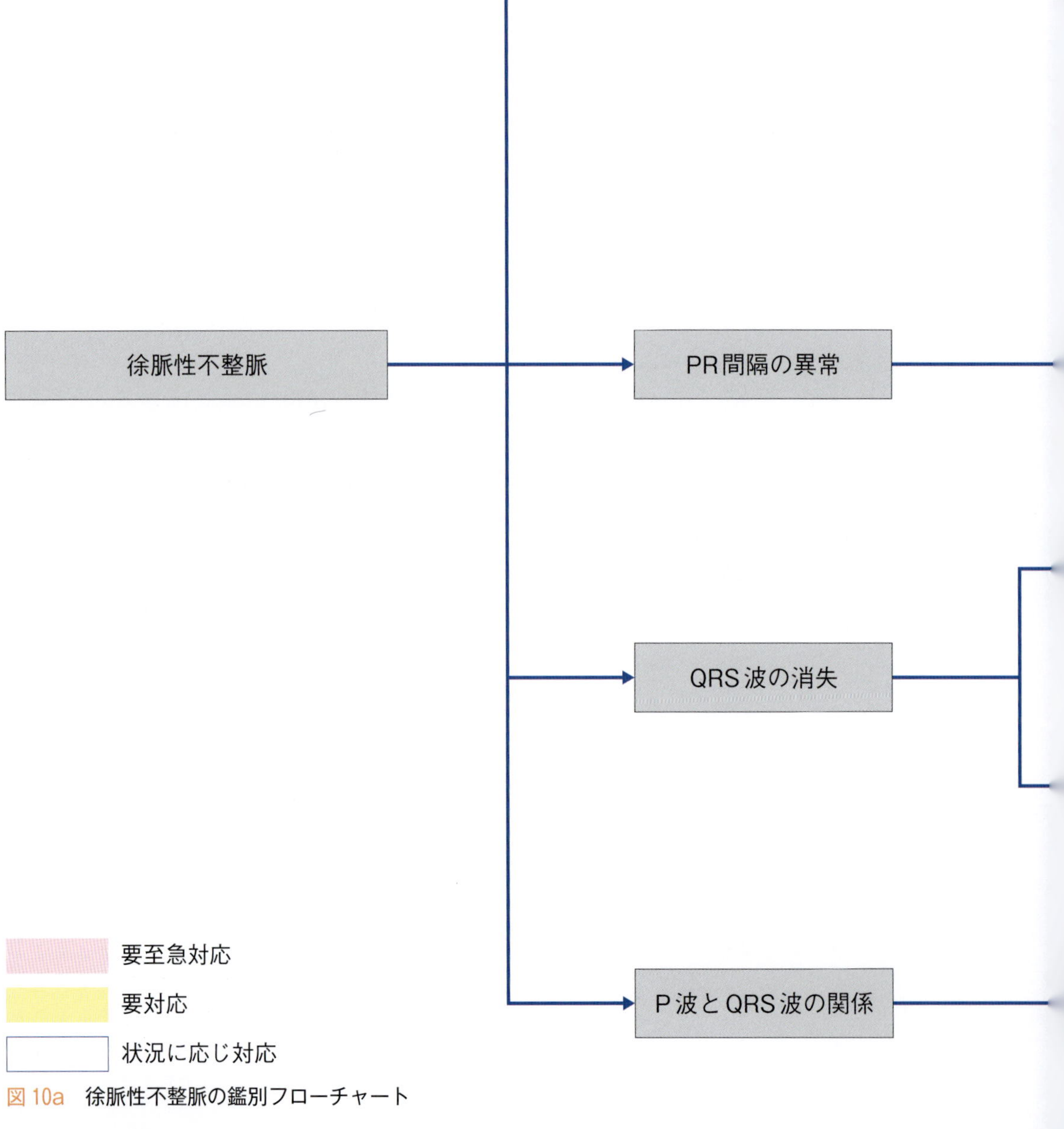

図10a　徐脈性不整脈の鑑別フローチャート

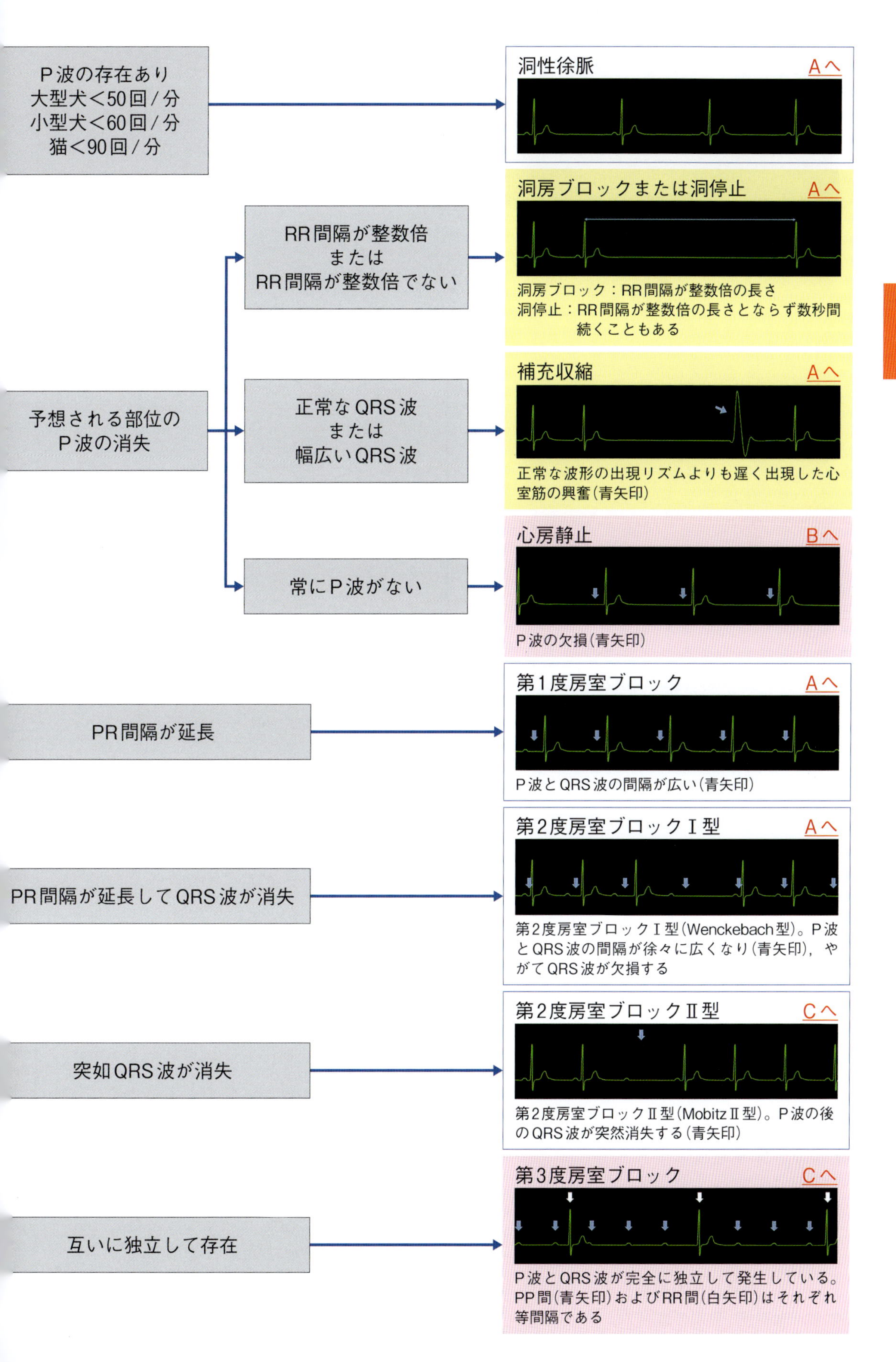
P波の存在あり
大型犬＜50回/分
小型犬＜60回/分
猫＜90回/分
洞性徐脈
Aへ
予想される部位の
P波の消失
RR間隔が整数倍
または
RR間隔が整数倍でない
洞房ブロックまたは洞停止
Aへ
洞房ブロック：RR間隔が整数倍の長さ
洞停止：RR間隔が整数倍の長さとならず数秒間続くこともある
正常なQRS波
または
幅広いQRS波
補充収縮
Aへ
正常な波形の出現リズムよりも遅く出現した心室筋の興奮（青矢印）
常にP波がない
心房静止
Bへ
P波の欠損（青矢印）
PR間隔が延長
第1度房室ブロック
Aへ
P波とQRS波の間隔が広い（青矢印）
PR間隔が延長してQRS波が消失
第2度房室ブロックⅠ型
Aへ
第2度房室ブロックⅠ型（Wenckebach型）。P波とQRS波の間隔が徐々に広くなり（青矢印），やがてQRS波が欠損する
突如QRS波が消失
第2度房室ブロックⅡ型
Cへ
第2度房室ブロックⅡ型（MobitzⅡ型）。P波の後のQRS波が突然消失する（青矢印）
互いに独立して存在
第3度房室ブロック
Cへ
P波とQRS波が完全に独立して発生している。PP間（青矢印）およびRR間（白矢印）はそれぞれ等間隔である

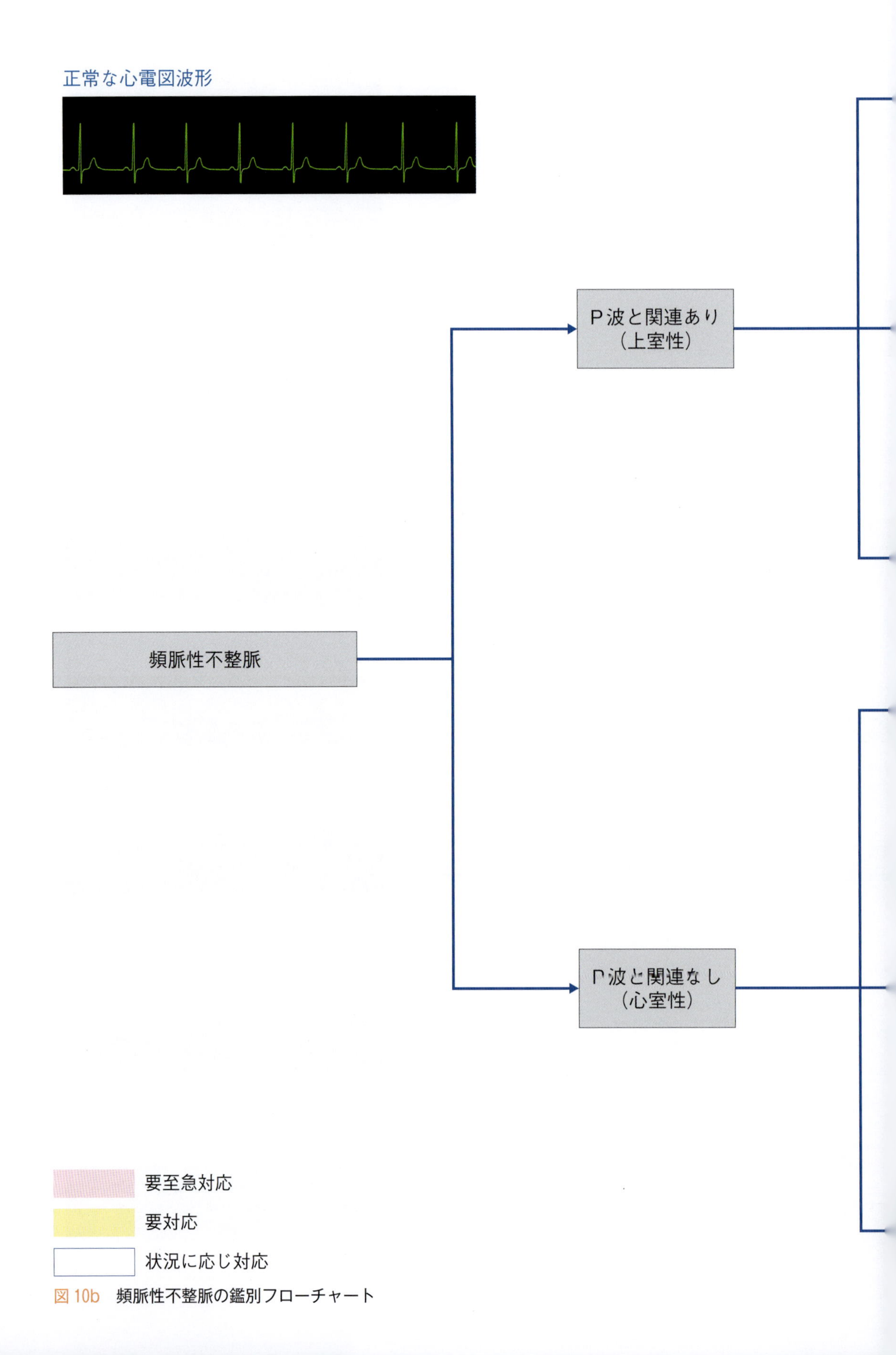

図 10b 頻脈性不整脈の鑑別フローチャート

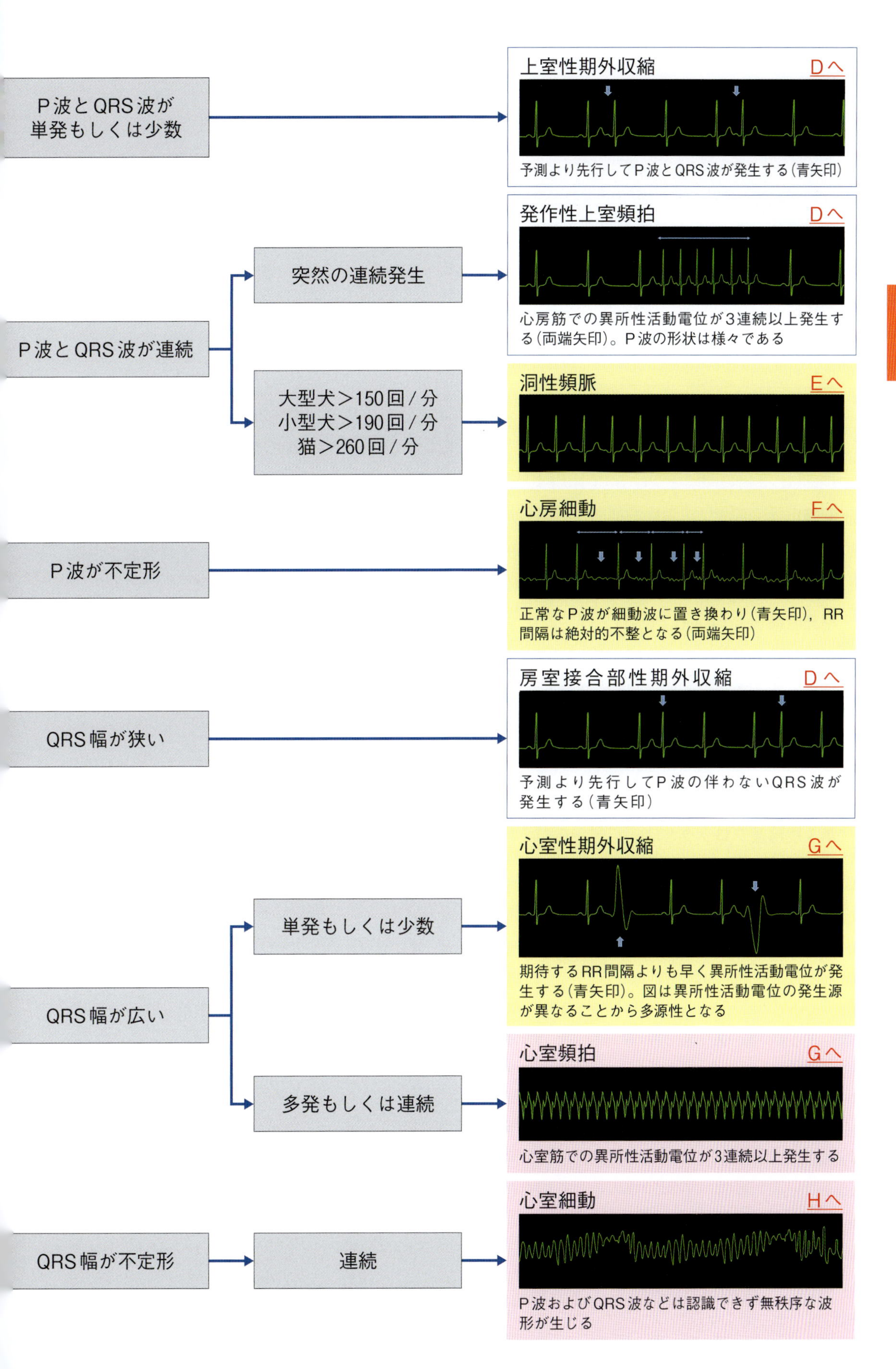
P波とQRS波が
単発もしくは少数
上室性期外収縮
Dへ
予測より先行してP波とQRS波が発生する(青矢印)
P波とQRS波が連続
突然の連続発生
発作性上室頻拍
Dへ
心房筋での異所性活動電位が3連続以上発生する(両端矢印)。P波の形状は様々である
大型犬＞150回/分
小型犬＞190回/分
猫＞260回/分
洞性頻脈
Eへ
P波が不定形
心房細動
Fへ
正常なP波が細動波に置き換わり(青矢印)，RR間隔は絶対的不整となる(両端矢印)
QRS幅が狭い
房室接合部性期外収縮
Dへ
予測より先行してP波の伴わないQRS波が発生する(青矢印)
QRS幅が広い
単発もしくは少数
心室性期外収縮
Gへ
期待するRR間隔よりも早く異所性活動電位が発生する(青矢印)。図は異所性活動電位の発生源が異なることから多源性となる
多発もしくは連続
心室頻拍
Gへ
心室筋での異所性活動電位が3連続以上発生する
QRS幅が不定形
連続
心室細動
Hへ
P波およびQRS波などは認識できず無秩序な波形が生じる

A. 洞性徐脈，洞房ブロック，洞停止，補充収縮，第 1 度房室ブロック，第 2 度房室ブロックⅠ型（図 10a-A）

徐脈を引き起こす不整脈には，洞不全症候群（SSS：sick sinus syndrome）があり，Rubenstein らにより 3 つのタイプ（Ⅰ型：洞性徐脈，Ⅱ型：洞房ブロックまたは洞停止，Ⅲ型：徐脈頻脈症候群）に分類されている[2]。犬・猫の正常な心拍数は成書によって異なり，動物ごとに様々であるが，一般的には徐脈を大型犬＜50 回 / 分，小型犬＜60 回 / 分，および猫＜90 回 / 分と定めて治療を考慮することが多い[3]。以下にそれぞれの定義を示す。

- **洞性徐脈**とは洞結節（心臓をポンプとして動かすための興奮を生む部分で，ペースメーカーともよばれる）で発生する興奮が緩徐となっている状態で，洞調律の状態や心電図波形には変化は認められない。
- **洞房ブロック**とは洞結節で発生する興奮が心房に伝わりにくく（伝達障害），心房や心室の興奮や収縮が一時的に静止してしまう状態であり，心電図上では正常な波形の後に RR 間隔の整数倍の長さ（1，2 倍の間隔を空けて）で出現する。
- **洞停止**は，普段は正常に洞結節から興奮が発生しているが，ときどき興奮が起こらなくなり数秒間心臓が収縮しなくなる状態をいう。洞房ブロックと似た心電図波形であるが，正常な波形の後に RR 間隔の整数倍の長さにはならず，時に数秒続くこともある。
- **補充収縮（escaped beat）**とは，洞房ブロックや房室ブロックなどで興奮が心室に伝わらない場合などに自発的に房室結節（房室接合部），あるいは心室筋が興奮することで出現したものである。後述する心室性期外収縮と同様に不規則な心電図波形となるが，正常な波形の出現リズムよりも早く出現しているか（期外収縮），遅く出現しているか（補充収縮）が見分けるポイントとなる。なお，補充収縮は徐脈性不整脈であるため，リドカインを用いて治療してはならない（**Clinical Point 1**）。
- **第 1 度房室ブロック**とは，心房からの興奮が心室へ伝わる時間（刺激伝導時間）が延長している状態であり，心電図上では P 波と QRS 波の間隔が広くなる。
- **第 2 度房室ブロックⅠ型（Wenckebach 型）**は，房室伝導系の障害により心房から心室への刺激伝導時間が徐々に延長し，ついには伝導が中断され心室興奮が欠損する。心電図上では P 波と QRS 波の間隔が徐々に広くなり，やがて QRS 波が欠損する。

　なお，第 1 度房室ブロックと第 2 度房室ブロックⅠ型では，ほとんど血圧は変化しないことが多い。

この図 10a-A にまとめた不整脈では，迷走神経緊張を引き起こす基礎疾患の有無を確認し，原因追求とその対処を行うことから始める。徐脈により心拍出量が減少する可能性があるため，血圧低下など血行動態的不利が認められる場合はアトロピンやグリコピロレートなどの抗コリン薬を投与することで対応する。

◆原因①：麻酔薬の過剰投与，迷走神経を刺激するような操作

迷走神経性（副交感神経性）徐脈によるもの。全身麻酔薬（プロポフォールやイソフルランなど）の

Clinical Point 1　補充収縮

補充収縮とは，正常なペースメーカーである洞結節の機能が低下するか，洞房ブロックや房室ブロックなどで興奮が心室に伝わらない場合などに，洞結節より下の房室接合部あるいは心室筋が興奮することで心臓のポンプとしての役割を保とうと補充するように収縮したものをいいます。通常，1心拍のみの場合を補充収縮とよび，連続して出現する場合を補充調律とよびます。

多くの補充収縮では房室結節付近(房室接合部性)での興奮によるものが多く，P波を欠損した正常なQRS波に近い波形が認められますが(**図：赤矢印**)，心室筋で発生した興奮はQRS幅が広く，心室性期外収縮と同様の波形となるため注意が必要です(**図：青矢印**)。補充収縮は徐脈性不整脈なので治療はアトロピンの投与となります。心室性期外収縮と同様の波形であるからといって，リドカインを投与してはいけません。期待しているRR間隔より遅れて発生する不整脈であることが鑑別のポイントです。

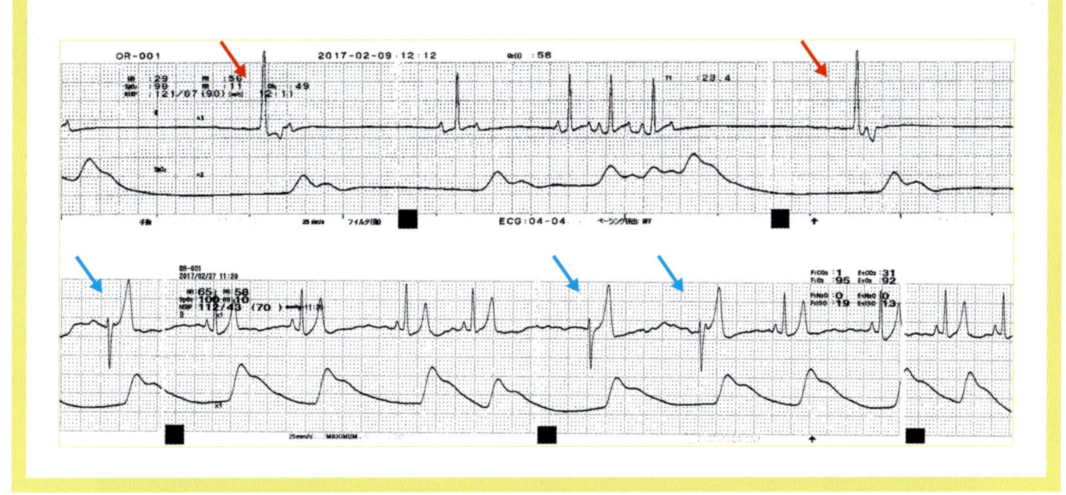

過剰投与により麻酔が深すぎる，鎮静薬および鎮痛薬としてα_2アドレナリン受容体作動薬もしくはオピオイドを投与している，迷走神経を刺激するような低体温または気管挿管時の咽喉頭の刺激，胸腔内・腹腔内臓器の牽引，眼球圧迫などにより生じることがある。迷走神経を直接刺激するような頚部の手術でも注意が必要である(Clinical Point 2)。

◆対応①

麻酔薬によって生じる徐脈は，ほとんどの場合が迷走神経に関連して発生する。

全身麻酔薬の投与が原因の場合には，眼瞼反射・顎緊張の有無，眼球の位置などを確認し，麻酔深度が深すぎるようであれば薬剤を減量する。メデトミジンなどのα_2アドレナリン受容体作動薬による徐脈は，血圧が低下してきた場合にアトロピンによる対応が可能である(Clinical Point 3)。メデトミジン投与後，初期の徐脈で思わしくない循環動態を示した場合は，アチパメゾールで作用を拮抗すべきである。

Clinical Point 2 迷走神経緊張の増大

迷走神経は頚部と胸・腹部内臓に広く分布している神経であり，迷走神経緊張の増大は，神経疾患，咽喉頭疾患，消化管疾患，胸・腹腔内圧の上昇，頚部疾患などで認められます[4]。周術期の迷走神経緊張は時として急に発生することから，しばしば麻酔担当者を悩ませることがあります。特に重症例では交感神経がすでに優位となって生体の循環動態を維持していることが多く，麻酔薬の投与によって今まで優位であった交感神経が抑制され，急激に徐脈を生じることがあります。

また近年では，フレンチ・ブルドッグやパグなどの短頭種を診察する機会が多いと思います。これらの犬種は短頭種気道症候群によって鼻腔や頚部の気道内圧が高く，常に頚動脈洞マッサージ(上室性頻拍を抑える用手的方法)を実施している状態であり，迷走神経緊張の増大に起因すると考えられる徐脈や房室ブロックをしばしば経験します。

頚部椎間板ヘルニアに対するベントラルスロット(頚部腹側減圧術)のアプローチ過程においても，創部展開のための開創器の使用時に迷走神経緊張が生じ，急激な徐脈を呈することがあります。この手術では開創器を取り外す際にも迷走神経緊張が生じることがあり，注意が必要です(**図**)。

この他にも，筆者は麻酔導入時に喉頭鏡を舌根部に押し付け喉頭展開した際に迷走神経緊張によると考えられる心停止(アトロピン投与で改善)をした症例を経験したことがあります。このように麻酔担当者は，迷走神経反射は周術期に常に起こることを意識しておかなければなりません。

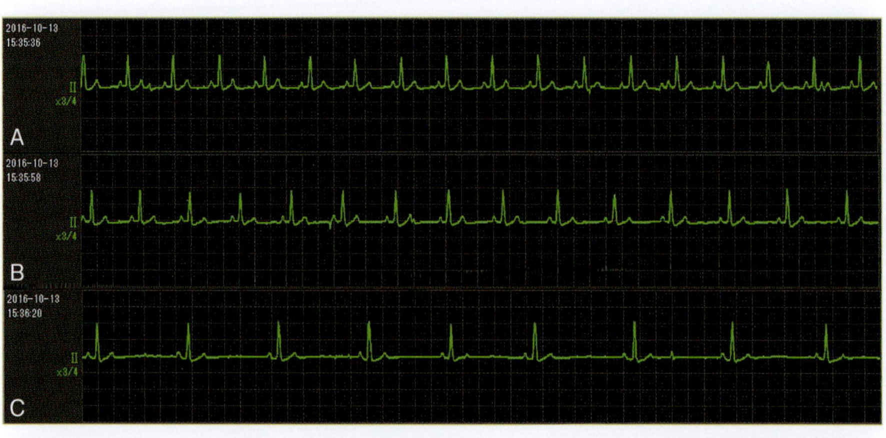

ベントラルスロットに使用した頚部の開創器を外したときに生じた迷走神経緊張の増大による徐脈
A：開創器を外す前(心拍数：105回／分)
B：開創器を外した20秒後
C：開創器を外した40秒後(心拍数：51回／分)

Clinical Point 3

α_2 アドレナリン受容体作動薬とアトロピン

メデトミジンなどの α_2 アドレナリン受容体作動薬を投与すると，末梢血管の血管平滑筋に存在する α_2 アドレナリン受容体へ作用するための全身血管抵抗 p.289 の増大（＝血圧上昇）が投与後初期に認められます。この血圧上昇による圧受容反射 p.286 および中枢神経系の交感神経出力の減少と，副交感神経活性の増大で心拍数は減少（＝徐脈）します（**図①**）。その後，末梢血管の α_2 アドレナリン受容体への効果が消失してくると血圧も徐々に低下していきます（**図②**）。このとき，徐脈がみられても血圧が正常範囲であれば通常無処置でかまいません。しかし，投与後後期には，中枢神経系の交感神経出力の減少による交感神経終末からのノルアドレナリン放出の減少は継続するため，血圧はますます低下し，徐脈も続きます（**図③**）。

このように α_2 アドレナリン受容体作動薬には心血管系への影響に経時的変化がみられるため，徐脈や低血圧を改善させるにはタイミングが重要となります。α_2 アドレナリン受容体作動薬の投与後初期（**図①**）の状況でアトロピンを投与することは異常な高血圧を発生させる可能性があるため禁忌ですが，後期（**図③**）でのアトロピンの投与は徐脈の改善と血圧を正常範囲へと戻すのに効果的です。また，初期（**図①**）の生体反応 p.289 として，徐脈もしくは心拍数の減少は正常な生理学的反応です。逆に，初期（**図①**）に心拍数が上昇した場合は心筋症や弁膜疾患などの疾患を有し，心拍出量が著しく減少している可能性があるため，聴診や心臓超音波検査などを実施すべきです。低血圧などの血行動態の悪化が認められた場合は，α_2 アドレナリン受容体作動薬をアチパメゾールの投与で拮抗することも考慮しましょう。

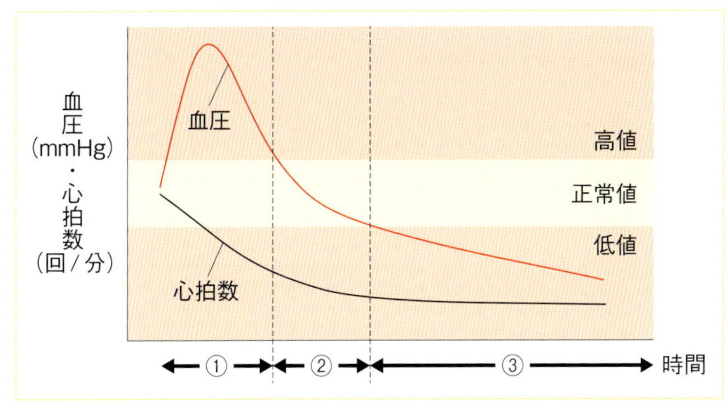

α_2 アドレナリン受容体作動薬投与による血圧と心拍数の経時的変化

オピオイド（特にモルヒネやフェンタニル）による徐脈は，迷走神経緊張の増大により生じる。対応として，抗コリン薬であるアトロピンを投与して打ち消すことが可能である。オピオイドを用いた鎮痛管理ではしばしば麻酔中に徐脈となることから，麻酔前投薬としてアトロピンを投与しておくと，ある程度予防することが可能である。

迷走神経を直接刺激するような処置や手術で発生した徐脈に対しては，術者に手術操作の中断を依頼し，必要に応じてすみやかにアトロピンを投与する。

◆原因②：薬剤投与，重度の疾病，電解質異常

非迷走神経性徐脈によるもの。βアドレナリン受容体遮断薬，カルシウムチャネル拮抗薬，ジギタリスなどの薬剤投与や洞不全症候群のII型以降，重度の甲状腺機能低下症，重度の低体温，電解質異常(特に高カリウム血症)などで生じることがある。

◆対応②

原因薬剤の投与を中断し，加温や電解質補正など各々の原因への対処を行う。非迷走神経性徐脈は，徐脈の治療に用いられる抗コリン薬にしばしば反応しないことがある。交感神経作動薬のうち β_1 アドレナリン受容体作動薬は，洞結節の活動電位(インパルス)の生成数と房室結節への伝導速度をそれぞれ増加させる作用をもつ。つまり，心拍数と心収縮力の増加が期待できる[4]。アトロピン 0.01～0.05 mg/kg をゆっくり静脈内投与(slow IV)しても心拍数が上昇しない場合は，治療の成功率は低いが，βアドレナリン受容体作動薬であるイソプロテレノール 0.01～0.2 μg/kg/ 分もしくはドパミン 5～20 μg/kg/ 分を定量持続静脈内投与(CRI)して心拍数の増加を試みる。

甲状腺機能低下症の場合は，麻酔前より甲状腺ホルモン製剤を補充すべきである。

B. 心房静止(図 10a-B)

心房静止は心房の収縮がなくなり，心室筋の補充収縮による徐脈(50～60 回 / 分)を呈するもので，心電図では P 波の欠損(もしくはごく小さい P 波)と房室接合部性の補充収縮が認められることが一般的である。心臓超音波検査では，心房拡大および心房壁運動の消失が認められることが報告されている[5]。

◆原因：高カリウム血症，心房の病変

人医療では高カリウム血症を原因とすることが多い。筆者も犬においてアシドーシス時の高カリウム血症(K＝8.4 mEq/L)で心房静止となり，高カリウム血症の改善とともに P 波の再出現を経験したことがある。このほか，獣医療では心房へのリンパ球性浸潤，心房の線維化もしくは脂肪変性などが心房静止の病因として考えられている[5]。

◆対応

高カリウム血症による徐脈や不整脈が確認され，緊急的な対応が必要となる場合にはカルシウムの投与により心筋細胞の閾値を上げることができる。カルシウム投与は 10%グルコン酸カルシウム(0.5～1.5 mL/kg)もしくは 10%塩化カルシウム(0.2～0.5 mL/kg)のどちらかを，5～10 分間かけてゆっくり静脈内投与する。そうすることで静止膜電位と閾膜電位の差を広げ，30～60 分ほどではあるが心筋細胞膜を安定化させることができる。

インスリン(レギュラーインスリン 0.5 IU/kg)とグルコース(0.5～1.0 g/kg もしくは 50%グルコース 1～2 mL/kg)も高カリウム血症の治療に用いられる〔グルコース・インスリン・カリウム(GIK)療法〕。

呼吸性もしくは代謝性アシドーシスは高カリウム血症の原因となるため，アシドーシスの原因を

取り除くことでカリウムを細胞内に移動させ，血清カリウム値を下げて徐脈や不整脈の発生を防ぐことができる。

血液 pH＜7.2 の場合には，血液ガス分析によって得られる細胞外液の過剰塩基(BEecf)p.286 不足量を用いて，以下の式で重炭酸イオン(HCO_3^-)の不足量を求め，$NaHCO_3$ 製剤を静脈内投与して体内の HCO_3^-を補正することができる。

補正に必要な重炭酸イオンの求め方($NaHCO_3$ 製剤使用時の初期投与量の計算式)

補正に必要な HCO_3^-(mEq)＝0.3×体重(kg)×BEecf 不足量(mmol/L)

原因が高カリウム血症ではなく，循環動態に影響を及ぼす心房静止の場合には，ペースメーカー埋め込みなどを考慮する。筆者は経験がないが，胸部皮膚の第 5-7 肋間を左右から電極を貼り付けて行う経皮的ペーシング[*5]を行うことで，一時的に心拍数を維持することができると報告されている[6]。

C. 第 2 度房室ブロックⅡ型，第 3 度房室ブロック(図 10a-C)

第 2 度房室ブロックⅡ型(Mobitz Ⅱ型)は，心房から心室へ一定間隔で房室伝導されていたものが突然欠損し，心室の興奮が起こらなくなるものであり，心電図では P 波の後に QRS 波が突然消失する。ブロック頻度の増加とともに P 波と QRS 波の関係により“2：1 ブロック”や“3：1 ブロック”などとも表現される。

第 3 度房室ブロックは，高度な房室伝導障害により，心房からの興奮が心室に全く伝導されないもの(P 波と QRS 波が完全に房室解離したもの)である。心室は心拍を補うために，房室結節もしくは心室筋の刺激中枢の自動能によって自発的に興奮が起きる(心室補充収縮)。しかしながら，これらは下位の刺激中枢の自動能の興奮であるため徐脈となる。

◆原因：迷走神経性徐脈(麻酔薬の過剰投与，迷走神経を刺激するような操作)，
非迷走神経性徐脈(薬剤投与，重度の疾病，電解質異常)

図 10a-A と同様で迷走神経性徐脈のものと非迷走神経性徐脈のものに分かれる。ただし，低血圧など血行動態的不利が起きている可能性があるため，血圧の測定が必須である。

◆対応

図 10a-A と同様に，使用している麻酔薬，手術操作，代謝性および電解質異常によるものなど，原因を排除する。術前より迷走神経緊張に関連して房室ブロックが発生し，易疲労性[*6]や失神などの臨床症状を呈している場合，術前にアトロピン負荷試験を行う。アトロピン負荷試験は，安静時の心拍数を基礎値とし，アトロピン 0.05 mg/kg を静脈内投与した後の心拍数が基礎値の 1.6 倍以上になった場合に陽性(反応あり)と判断する。第 3 度房室ブロックではしばしばアトロピンに

＊5　経皮的ペーシングは症状を伴う重篤な徐脈性不整脈に対して，循環動態改善のために緊急で実施される。電気刺激を発生させ，その電気を胸部に貼布した電極を通して体外から伝えることで，心臓を収縮させ徐脈を改善する
＊6　易疲労性とは，通常より疲れやすい体質のことである。体をあまり使っていないのに疲れを感じやすく，人では仕事や生活における肉体的・精神的負担などで起こる。犬や猫の臨床症状としては，散歩中や運動中のふらつき，倒れる，座り込む，脱力感などが挙げられる

反応せず，β_1 アドレナリン受容体作動薬の投与が必要となる。

これら治療によって改善しない場合には，ペースメーカー埋め込みを考慮する。

D. 上室性期外収縮，房室接合部性期外収縮，発作性上室性頻拍（図 10b-D）

上室性期外収縮とは，洞結節からの刺激より早期に，心房内から活動電位が発生することで心房が興奮するものをいう。心電図波形では，期待する PP 間隔よりも早期の異所性 P 波（正常とは異なる形態の P 波）と，それに伴う QRS 波が認められる期外収縮のことであり，PR 間隔は正常な拍動と同じか，延長していることがある。通常は，QRS 波の形状は正常である。活動電位の生成部位は洞結節以外であり，心房筋線維の自動能の増加，もしくは単一のリエントリー（回帰）*7 回路が発生機序となる。異所性 P 波の形状は活動電位の生成部位によって異なり，陰性，陽性 2 相性，もしくは先行する T 波にしばしば重複する。

房室接合部性期外収縮は，洞結節からの刺激より早期に，房室接合部から電気刺激が発生することで心室が興奮するものをいう。心電図上では，心房へ刺激が逆行して伝導することで陰性の P 波（認められないことが多い），心室へは房室接合部性由来の興奮が発生しているため，正常な QRS 波の波形を示すことが多い。活動電位発生の位置によって脚ブロックや幅の広い QRS 波が示されることもある。なお，接合部付近由来の活動電位が心房由来であることもあり，上室性期外収縮に分類されることもある。

発作性上室性頻拍とは，突然連続して起こる上室性不整脈のことをいう。上室性期外収縮が 3 つ以上連続して認められる場合，上室頻拍とみなす。原因は心房内の異常な自動能による活動電位の発生や，心房と房室接合部の間のリエントリー回路が心房を再び刺激することである。

◆原因：心房拡大

心房拡大（僧帽弁閉鎖不全，心筋症など）が原因となることが多い。また，猫では甲状腺機能亢進症で認められることがある。

◆対応

血行動態的不利のない上室性期外収縮は治療の対象とならないが，電解質異常がみられれば治療する必要がある。犬でうっ血性心不全による心房拡大が原因である場合は，適切な量の利尿薬およびアンギオテンシン変換酵素阻害薬（ACEI）を用いて治療を行う。犬で低血圧を伴うなどの血行動態的不利のある上室性期外収縮や発作性上室性頻拍のときは，β アドレナリン受容体遮断薬のエスモロールやカルシウムチャネル拮抗薬のジルチアゼムをゆっくりと静脈内投与する。猫の肥大型心筋症も同様に，エスモロールやジルチアゼムを用いて心拍数が速くなり過ぎないよう低用量から投

*7 刺激伝導系では洞結節から始まり，最後はプルキンエ線維へと電気刺激（興奮）が伝わる。その間，正常であればその他の部分に電気刺激が伝わることはない。しかし，何らかの原因でその刺激伝導系の刺激が他の部分に伝わってしまうことがあり，伝わらなくて良い部分に伝わってしまった電気刺激が，一部分で同じ回路で繰り返されてしまっている状態をリエントリーという
［補 足］
心臓は外部からの刺激がなくても単体で興奮（心筋の収縮）を繰り返す電気活動を行っている。洞結節で起きた電気的興奮（刺激）が左右の心房筋を伝って房室結節→ His 束→左・右脚→プルキンエ線維を介して左右の心室筋へ伝えられる。このような電気（刺激）の伝わる仕組みを刺激伝導系という

与して管理する[7]。

麻酔前検査で甲状腺機能亢進症と判断された場合は，チアマゾール（メチマゾール）などの抗甲状腺ホルモン製剤で内科管理をしてから麻酔を実施する。

E．洞性頻脈（図 10b-E）

洞性頻脈とは，洞結節からの興奮が多くなった状態を指す。一般的に大型犬＞150 回 / 分，小型犬＞190 回 / 分，および猫＞260 回 / 分を頻脈と定めて治療を考慮することが多い[3]。麻酔管理中に生じる洞性頻脈は，疼痛管理の不足による内因性カテコラミン p.286 の放出が原因となることが多いが，循環血液量減少 p.288 や敗血症 p.290 など全身状態が不良であることも原因となる。

筆者らが調査した日本獣医麻酔外科学会による麻酔関連偶発症 p.291 の調査では，術中に生じた頻脈が周術期の麻酔関連偶発症の発生と関連していることが明らかとなった[8]。これら頻脈を呈した症例では，胆嚢粘液嚢腫の破裂や腸管穿孔などが多く，少なからず敗血症や全身性炎症反応症候群（SIRS）p.289 が生じて循環動態の維持が困難となり，救命できず麻酔関連偶発症に至ったと考えられる。

◆原因①：交感神経の緊張

疼痛や不十分な麻酔深度による交感神経の緊張。

◆対応①

手術侵襲 p.288 により急に心拍数や血圧が上昇する場合は，鎮痛薬の追加投与を考慮する。吸入麻酔薬の濃度を増加させるだけで対応するべきではない。体位変換などを行って同様の上昇が認められる場合は，眼瞼反射や顎緊張を確認して適切な麻酔深度に調節する。

◆原因②：心拍数増加の作用をもつ薬剤の投与

心拍数を増加させる薬剤の投与が原因となることもある。この原因を起こす可能性がある薬剤を以下に記す。

- ケタミン…解離性麻酔薬であるケタミンは，交感神経刺激作用により心拍数増加と血圧上昇が認められる。
- アトロピン…抗コリン薬であるアトロピンは，心筋ムスカリン$_2$（M_2）受容体を遮断することで心拍数が増加する。
- β_1 アドレナリン受容体作動薬（ドブタミン，ドパミンなど）…心筋の β_1 アドレナリン受容体に作用して心拍数の増加と心収縮力を増強する。

◆対応②

原因薬剤の投与を中止する。効果は一時的であることが多く，経過観察で済むことが多い。

◆原因③：循環血液量減少

脱水や出血，敗血症，全身性炎症反応症候群などの循環血液量減少により生じるもの。

◆**対応③**

嘔吐や下痢などで術前から脱水している場合は，輸液療法で補正してから全身麻酔を実施する。

手術中の出血に対しては，出血量に応じて膠質液製剤(ヒドロキシエチルスターチやデキストラン)もしくは輸血製剤(新鮮凍結血漿を含む)を用いて循環動態を安定させる。

敗血症および全身性炎症反応症候群では全身麻酔が適応となることはないが，その原因除去のために全身麻酔せざるを得ない状況であれば抗生剤，輸血製剤および心血管系作動薬などを総合的に用いる必要がある。また，術後に集中治療管理を行う体制へと移行すべきである。

◆**原因④：代謝異常**

高体温，高二酸化炭素血症 p.287，甲状腺機能亢進症，褐色細胞腫など代謝性によるもの。

◆**対応④**

各々の原因を追求して対処する。高体温では氷嚢や冷風などで適宜体を冷やす(クーリング)。

高二酸化炭素血症($PaCO_2$ > 60 mmHg もしくは $EtCO_2$ > 55 mmHg)では用手換気もしくは機械換気の設定を見直す(p.161“カプノメータ”を参照)。

褐色細胞腫からのカテコラミン分泌による高血圧と頻脈では，まずは高血圧を是正すべくαアドレナリン受容体遮断薬(フェントラミン 0.02～0.1 mg/kg をゆっくり静脈内投与など)の治療を優先し，続いて頻脈の治療にβアドレナリン受容体遮断薬(エスモロール 0.05～0.1 mg/kg をゆっくり静脈内投与など)を用いる。

甲状腺機能亢進症は，内科管理をして循環動態の安定化を図ってから全身麻酔管理をすることが望ましいが，術中における頻脈の治療に対してはβアドレナリン受容体遮断薬が必要になることがある。

F．心房細動(図 10b-F)

心房細動では，心電図波形は正常な P 波は細動波[*8]に置き換えられており，心室の拍動(RR 間隔)は不規則(絶対的不整)となる。QRS 波の形状は正常であることが多いが，振幅の変動や QRS 幅が広くなるなど形状は多岐にわたる。

◆**原因：心房拡大または心筋症**

無秩序で多数の活動電位が，心房内で高頻度に発生することで起こる。心房拡大や心筋症に関連することが多い。

◆**対応**

心房拡大がある場合には，根底にあるうっ血性心不全を治療する。エスモロールまたはジルチアゼムを投与し，心拍数<160 回 / 分となるように調節し(レートコントロール)，循環動態の安定化を図る。電気的除細動による心拍数の調節は，薬物でのレートコントロールに反応せず，循環動態が不安定な場合のみ考慮する。

＊8 細動波は基線が細かく動き，揺れていること(動揺)

心筋症が原因の場合は，その心筋症に対して内科管理を行い，循環動態の安定を図ってから全身麻酔管理をすることが望ましい。周術期の心房細動の治療はレートコントロールにより行う。

表 3　Lown 分類

Grade 0	心室性期外収縮なし
Grade 1	散発性（1 個 / 分以内）
Grade 2	散発性（1 個 / 分以上）
Grade 3	多源性（波形の種類が複数あるもの）
Grade 4a	2 連発
Grade 4b	3 連発
Grade 5	R on T 現象（短い連結期※）

※心室性期外収縮の R 波が前の波形の T 波に重なるような短いタイミングで出現する

G. 心室性期外収縮，心室頻拍（図 10b-G）

心室性期外収縮では，期待する RR 間隔よりも早く心室筋で異所性の活動電位が発生するものをいう。心房収縮による心房からの血液の心室流入がない（もしくはわずかな）状態で心室収縮することで，一般的に上室性期外収縮よりも心拍出量は少ないことが多い。心電図所見では，P 波と関連のない幅広い QRS 波の存在と，心室性期外収縮の後には代償性の休止期[*9]が続く。QRS 波の形状に違いが認められるときは，異所性活動電位の発生源が異なること（多源性）を意味しており，致命的な不整脈へと進行することがあるため注意が必要である。

心室頻拍は，心室筋での異所性活動電位の発生が 3 連続以上で異常に発生したものをいい，間欠性（発作性）と持続性に分けられる。発生すると心拍出量は大きく減少し，様々な臓器の障害を引き起こすことから早急な対応が必要となる。心拍数が 150 回 / 分以上であることが多く，心電図上では P 波と QRS 波に関連なく，QRS 波は幅広くなる。心室性期外収縮と同様に，多源性の心室頻拍は致命的な不整脈へと進行することがあるため注意が必要である。人医療では心室性不整脈（心室性期外収縮，心室頻拍）の危険度を把握するために Lown 分類（表 3）が用いられており，グレードが高くなるほど治療が必要になる。

◆原因：心室筋の自動能亢進またはリエントリー

発生機序として，心室筋の自動能亢進やリエントリーが挙げられる。虚血性臓器疾患（臓器捻転，胃拡張-胃捻転など），心筋症や慢性弁膜疾患，外傷性心筋炎などで認められることが多い。

麻酔管理中には，浅い麻酔深度や疼痛により交感神経から分泌される内因性カテコラミンや，β_1 アドレナリン受容体作動薬および心筋のカテコラミン感受性を増大させる薬物（チオペンタール，ハロタン，キシラジンなど）の投与により発生することがある。低カリウム血症もしくは高カリウム血症などの電解質異常でも認められる。

◆対応

認められた心室性不整脈が Lown 分類で低グレードかつ血行動態的不利がなければ経過観察として良い。虚血，循環血液量減少，もしくは電解質異常が原因である場合は，不整脈がコントロールできるまで麻酔を行うべきではないが，虚血臓器の摘出や胃拡張－胃捻転の整復など救命時の緊急

＊9　休止期は，期外収縮の後に正常な波形が出るまでの間隔を指す。心室性期外収縮では，期外収縮の後に休止期があり，期外収縮を含む基本リズムの間隔は基本周期の 2 倍と等しい（代償性休止期）

手術の場合には麻酔のリスクを論じる余地はなく，全身麻酔を行う必要がある。このような場合は，可能な限り循環動態を安定化するために調整された電解質輸液製剤(特にカリウム値)，もしくは必要に応じて輸血を実施してから全身麻酔を行うべきである。

麻酔管理中に発生した心室性不整脈に対しては，犬ではリドカインの静脈内投与を選択し，効果が認められなかった場合はプロカインアミドを静脈内投与する。不整脈が持続し，心拍数が多い場合は，βアドレナリン受容体遮断薬としてエスモロールなどを併用する。猫ではリドカインに対する中毒量が低いため，プロカインアミドやβアドレナリン受容体遮断薬の投与が推奨される。猫に対するリドカイン投与は，持続性の心室頻拍に限り心電図波形や血圧などの循環動態を注視しながら慎重に投与する。

H. 心室細動(図 10b-H)

心室細動は，心室筋が無秩序な状態で脱分極した状態であり，心拍出量は限りなく少なくなり，脈拍は触知できなくなる。心電図では，P 波および QRS 波などは全く認識できず，大小様々で不規則な波形が生じる。末期的な調律(リズム)で心停止が差し迫る緊急事態である。

◆原因：ショック，低酸素血症，心筋症，電解質 / 酸-塩基平衡異常など

ショック，低酸素血症 p.290，心筋症，電解質または酸-塩基平衡異常など様々な原因で生じる。

◆対応

脈拍が触知されない場合は補助的な心臓マッサージを行い，エピネフリンの投与や電気的除細動を行う。除細動成功後は循環動態を維持するために，輸液療法や心血管系作動薬の投与を行う。リドカインは心室細動の再発または心室頻拍の危険性を低くするために投与することがあるが，循環動態を見極めて慎重に用いるべきである。近年，難治性の心室細動や心室頻拍に対して，抗不整脈薬であるアミオダロンが検討されている。

ココを押さえる！

不整脈の見極め方

- 異常な心電図の波形をみつけたときは，異常波形に対してプレチスモグラムの脈波が存在するかを確認する
- 異常波形と対応する脈波が，期待する RR 間隔よりも遅れて出てくる徐脈性不整脈か，早く出てくる頻脈性不整脈かを判断する
- フローチャートに基づき，心拍数，P 波の存在，P 波の形状，P 波と QRS 波の関係，QRS 波の形状を分類して原因の確認と治療を行う

麻酔薬と不整脈の関係

手術中に発生する不整脈の原因には，手術操作，電解質異常，浅麻酔 p.290 など多くの要因が関与するが，麻酔薬も原因となりうる。一般的に多くの麻酔薬は直接的あるいは間接的に心臓の刺激伝導系に作用を及ぼすことが知られている。麻酔薬で誘引される可能性のある不整脈を表 4 に示す[14,15]。

表 4　麻酔薬によって誘発される可能性のある不整脈
文献 14，15 より引用・改変

薬剤名		不整脈の種類
副交感神経遮断薬	抗コリン薬 ・アトロピン　他	逆説的徐脈，(一過性)房室ブロック，洞性頻脈
精神安定薬 (トランキライザー)	フェノチアジン系 ・アセプロマジン	反射性頻脈
	ベンゾジアゼピン系 ・ミダゾラム ・ジアゼパム	なし
鎮静薬	α_2 アドレナリン受容体作動薬 ・メデトミジン　他	徐脈，第 2 度房室ブロック
鎮痛薬	オピオイド ・ブトルファノール ・モルヒネ ・フェンタニル　他	徐脈，第 1 度・第 2 度房室ブロック
麻酔導入薬	バルビツレート ・チオペンタール	徐脈，反射性頻脈，心室性二段脈，心室性期外収縮
	非バルビツレート ・プロポフォール ・アルファキサロン	徐脈(プロポフォール)，反射性頻脈(アルファキサロン)
	解離性麻酔薬 ・ケタミン	洞性頻脈
麻酔維持薬	吸入麻酔薬 ・ハロタン ・イソフルラン ・セボフルラン　他	徐脈，反射性頻脈，カテコラミン感受性増大(ハロタン)
その他	局所麻酔薬 ・ブピバカイン　他	中毒量の投与により心室性不整脈，心室細動

●副交感神経遮断薬

抗コリン薬であるアトロピンやグリコピロレートは，心拍数の増加や気管支の拡張などの作用をもち，麻酔中の気管や唾液の分泌抑制に使用される。投与後に一時的に徐脈や房室ブロックが認められることがある[9]。これは逆説的徐脈とよばれ，特に低用量のアトロピン投与時に認められることが多い(Side Note 1)。

●精神安定薬(トランキライザー)

フェノチアジン系トランキライザーであるアセプロマジン(国内未販売)は α_1 アドレナリン受容体遮断作用により強い鎮静効果を有するが，全身血管抵抗の減少(血管拡張)に対する反射性の頻脈を生じることがある。アセプロマジン投与後の血管拡張による低血圧には輸液療法よりも α_1 アドレナリン受容体作動作用を有するエフェドリンが有効であると報告されており[10]，低血圧の治療により反射性頻脈は管理可能であると考えられる。

ベンゾジアゼピン系トランキライザーであるミダゾラムやジアゼパムは，心血管系に与える影響は最小限である。

●鎮静薬

メデトミジンなどのα_2アドレナリン受容体作動薬による徐脈は，全身血管抵抗の増大(血管収縮)に対する圧受容反射と中枢神経系の交感神経出力(ノルアドレナリン分泌)の減少により生じる[11]。α_2アドレナリン受容体作動薬投与後の徐脈は著しく，なかには心拍数40回/分を下回ることがあるため，投与後に心電図のモニタリングは必須である。血圧が維持されていれば経過観察として良いが，血圧低下など血行動態的不利が認められた場合には，アチパメゾールで拮抗すべきである。

●鎮痛薬

オピオイドであるブトルファノール，モルヒネ，フェンタニルは，中枢性には中枢神経系のオピオイド受容体を刺激して迷走神経緊張を引き起こし，末梢性には洞結節のオピオイド受容体を刺激して陰性変時作用[*10]を引き起こすことで徐脈や第1度および第2度房室ブロックを生じる。特に麻薬性オピオイドであるモルヒネ，フェンタニルで生じやすい。麻酔前投薬に抗コリン薬を加えておくと，ある程度予防が可能である。

Side Note 1

アトロピンによる逆説的徐脈(Paradoxical Bradycardia)

アトロピン投与後に一過性の徐脈もしくは房室ブロックを伴うことがあります(**図**)。これは抗コリン薬の作用機序としては矛盾しているように思えますが，臨床ではしばしば認められることがあります。この現象は自律神経節に存在するムスカリン$_1$(M_1)受容体の遮断によりシナプスのアセチルコリン遊離量が増加し，一時的に副交感神経系優位の状態になるためと考えられています[9]。逆説的徐脈はアトロピンを低用量で用いた際にしばしば認めますが，数分間観察し続けると心筋に存在するムスカリン$_2$(M_2)受容体を遮断することで心筋の興奮が増加して心拍数が増加していきます。徐脈と房室ブロックを認めたからといって，慌ててアトロピンを追加投与するとかえって頻脈を引き起こしてしまうことがあるので，落ち着いて循環動態を見極めることが重要です。筆者は，逆説的徐脈と房室ブロックを認めても，血圧が正常範囲であれば経過観察としています。血圧が正常範囲以下の場合には，P波がQRS波よりも先行して多く出現するので，P波の数を確認しながらアトロピンを少量ずつ静脈内投与して対応しています。

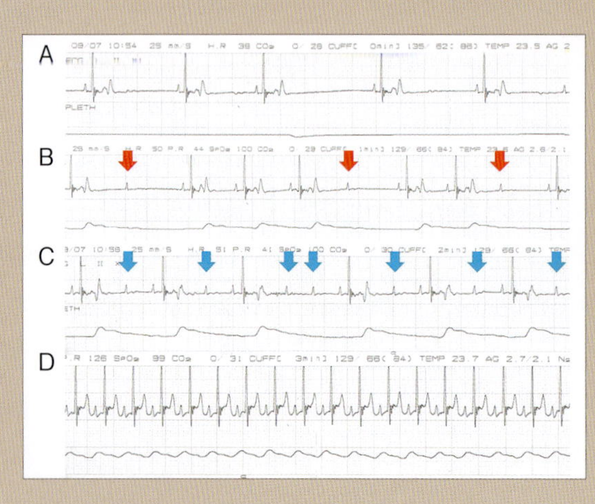

アトロピン投与後に認められた一過性の第2度房室ブロックⅡ型

A：アトロピン投与前(心拍数38回/分)
B：アトロピン0.02 mg/kg 静脈内投与1分後(心拍数50回/分)。QRS波を伴わないP波が発生している(赤矢印)
C：アトロピン投与4分後(心拍数51回/分)。P波の増加を認めるが，第2度房室ブロックが散発している(青矢印)
D：アトロピン投与6分後(心拍数126回/分)。房室ブロックの消失

このように，房室ブロックが観察されても血圧低下などの血行動態的不利がなければ経過観察とする。そのうちP波とQRS波が連動するようになり心拍数が増加する

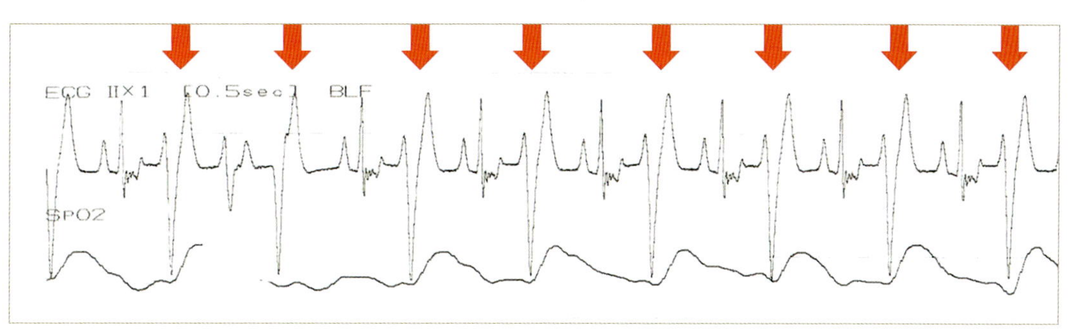

図 11　心室性二段脈
チオペンタールを急速に投与すると，正常な波形と心室性不整脈が交互に認められる心室性二段脈が認められることがある。赤矢印の心電図波形に対応するプレチスモグラムの脈波が小さいことから，有効な心拍出量が得られていないことが分かる

●麻酔導入薬

麻酔導入薬として用いられるプロポフォールとアルファキサロンを比較すると，アルファキサロンの方が心拍数を増加させる作用が強いといった報告がある[12,13]。プロポフォールは，直接的な迷走神経刺激作用と圧受容反射抑制作用をもち，投与すると低血圧に対する頻脈反応（反射性頻脈）*11 を減弱させるため徐脈がみられる。一方，アルファキサロンでは圧受容反射を抑制しないと考えられており，投与後に一時的な反射性頻脈が認められる可能性がある[12]。ケタミンは間接的には交感神経刺激作用により，循環系を刺激するため心拍数増加と血圧上昇が認められる。しかしながら，直接的に心筋の収縮を抑制するため，心疾患のある症例では急性心不全を引き起こすことがある[14]。

バルビツレート系のチオペンタールは，麻酔導入後に一過性の心室性二段脈が認められる場合がある[14]（図 11）。

●麻酔維持薬（吸入麻酔薬）

吸入麻酔薬であるハロタンのアドレナリン誘発性不整脈はよく知られているが[15]，イソフルランやセボフルランでは心室性不整脈を誘発するのに必要なアドレナリン投与量がハロタンと比較して著しく多いことから，臨床的に問題となることはないと考えられる[16]。

●その他（局所麻酔薬）

リドカインをはじめとする局所麻酔薬は，適切な量を適切な部位に投与すれば安全に使用できる。本来，心筋細胞膜が脱分極したときに起こる電位依存性ナトリウムチャネルに作用し（直接作用），細胞の電気的興奮に対する閾値が上昇すると，活動電位の立ち上がり速度が減少して，活動電位の持続時間を短縮する[17]。この作用は，心室性期外収縮などの頻脈性不整脈の治療薬に用いられている。しかしながら，過剰投与や血管内への誤った投与をすると心血管系の副作用が生じる可能性がある。この副作用は，心臓と血管に対する直接作用と自律神経からの心臓と血管への刺激入

＊10　洞結節や房室結節において心臓迷走神経が優位になり心拍数が減少する作用をいう
＊11　頻脈反応（反射性頻脈）は血圧が急激に低下したときに，心拍数や心臓の収縮力が増加し，心拍出量を増大させ，血圧をもとに戻そうとする生体反応のこと。圧受容反射による反応の１つ

力遮断(間接作用：交感神経線維をブロックして心拍数を減少させる)により発現する。これらの効果は，局所麻酔薬の種類により異なり，ブピバカインはリドカインよりも心血管系機能の抑制効果が大きく，心筋のナトリウムチャネル遮断からの回復が非常に遅い[17]。したがって，ブピバカインは徐脈性不整脈を引き起こす可能性(催不整脈作用)が高く，心停止に至った場合には蘇生は困難であると報告されている[18](Side Note 2)。

●不整脈を有する動物への麻酔薬使用

麻酔前検査時から不整脈を有する動物に対して催不整脈作用のある麻酔薬を使用することは避けるべきであるが，推奨される麻酔薬の組み合わせは残念ながら存在しない。検査を目的とした麻酔のように，手術侵襲の加わらない麻酔管理であればプロポフォールやアルファキサロンで麻酔導入し，吸入麻酔で維持するといったプロトコルを用い，適切な麻酔深度に調節することに配慮すべきである。しかしながら，侵襲が加わる外科手術の麻酔管理においては，オピオイド(および局所麻酔薬)の使用は必須であり，鎮静，鎮痛，筋弛緩と自律神経反射などの有害反射 p.291 を抑制するバランス麻酔 p.291 に基づいて麻酔薬を組み合わせるべきである。

Side Note 2

リピッドレスキュー

局所麻酔薬，特にブピバカインの血管内誤投与時の緊急対応の1つとしてリピッドレスキューとよばれる方法があります。これは，脂肪乳剤が血液中のブピバカインを取り込み(リピッドシンク)，血液中濃度を低下させ，結果的には心血管系に作用するブピバカイン濃度を低下させることによって，ブピバカインの心血管系機能の抑制を軽減させる方法です。

実際にWeinbergらはブピバカインを犬に中毒量投与した実験において，心臓マッサージだけでは蘇生できない心肺停止に対し20%脂肪乳剤を用いてリピッドレスキューを行い，自己心拍再開に成功したと報告しています(**図**)[19]。この報告では，20%脂肪乳剤4 mL/kgをゆっくり静脈内投与し，その後0.5 mL/kg/分で定量持続静脈内投与しています[19]。筆者も，ブピバカインの中毒が原因と考えられる重度の徐脈に，リピッドレスキューとアトロピンの投与で改善した犬の症例を経験したことがあります。

ブピバカインは適切な位置に適切な量を投与すれば安全に鎮痛作用を得られますが，血管内誤投与時のリスクマネージメントの1つとしてリピッドレスキューを覚えておくと良いでしょう。

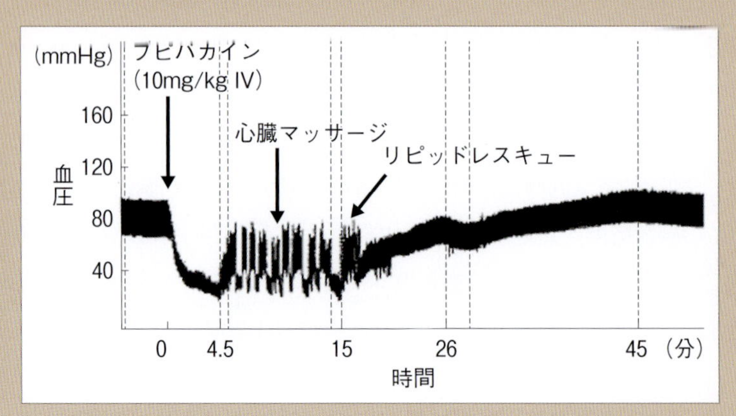

IV：静脈内投与
文献19より引用・改変

▷ 心電図波形の形状変化

心電図波形からは不整脈の情報だけでなく，波形の形状変化から生体情報を読み取ることができる。例えば，Ⅱ誘導のテント状Ｔ波からは高カリウム血症が(図 12)，ST 部分の下降(ST 下降)からは右冠動脈支配の下壁の虚血を疑うことができる。しかし，獣医療では周術期における心電図波形の変化を捉えるのは難しいと考えられている。これは体位変換や電極の付け替えなどでも波形が容易に変化すること(手技的要因)や，モニタリング開始時の波形を記録しておかなければその変化に気づけない可能性があることが理由として挙げられる。

とはいえ，筆者は動脈管開存症の手術中の出血により重度の低血圧に陥り，ST 下降を認めたことから心筋虚血を疑った犬の症例を経験している(図 13)。ただし，ST 下降を認めたからといって心筋虚血だと即断してはならない。ST 部分の変化の原因には，虚血

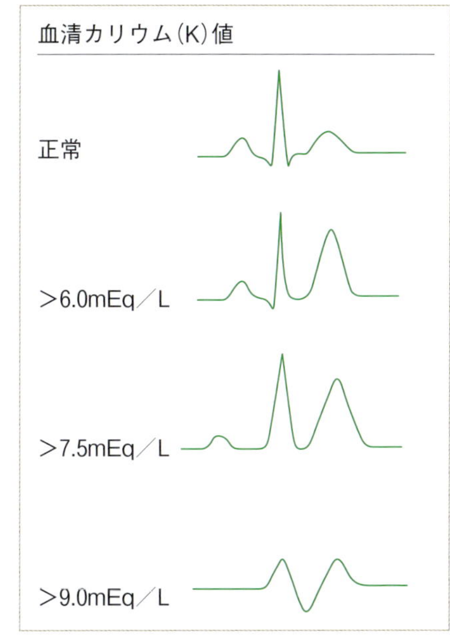

図 12　高カリウム血症の心電図
個々の動物の状態にもよるが，Ｋ値>6.0 m Eq/L でテント状Ｔ波が出現し，Ｋ値>7.5 mEq/L ではPQ 間隔の延長・幅広いQRS波・テント状Ｔ波と心電図形状が変形する。Ｋ値>9.0 mEq/L ではＰ波の欠如と正弦波様の形状となる

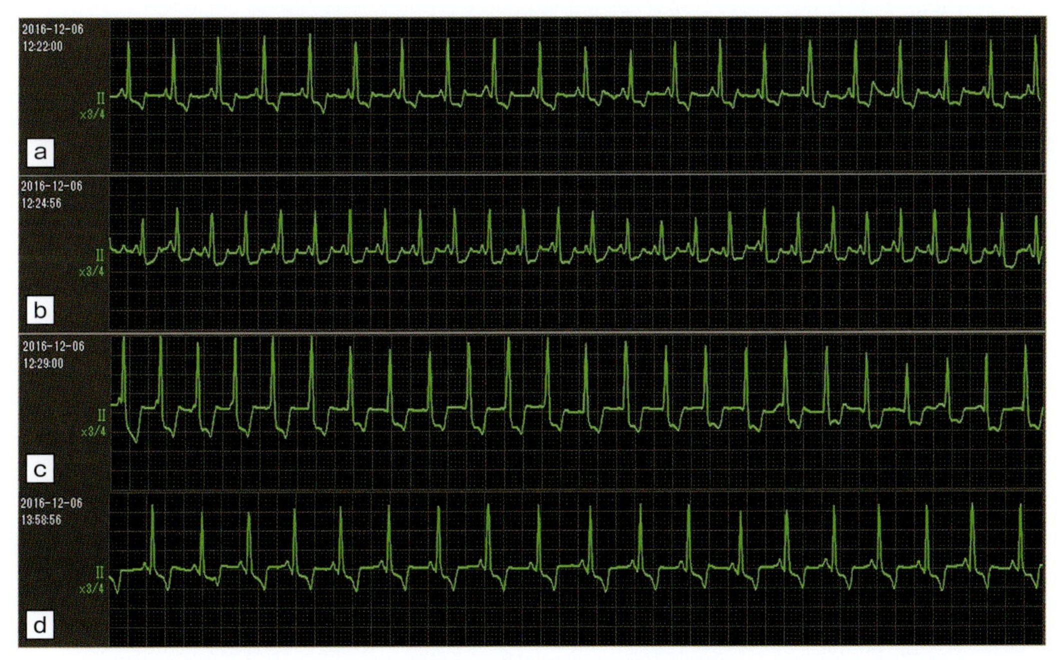

図 13　動脈管開存症手術中の出血による重度の低血圧から心筋虚血を疑った犬の ST 部分の変化
a：出血直前
b：動脈管からの出血 3 分後(平均動脈血圧＝43 mmHg)。ST 下降が認められる
c：動脈管からの出血 7 分後($EtCO_2$＝19 mmHg)。Ｐ波の消失がみられる
d：止血と輸血を同時に行ったところ，出血直前(a)まで ST 部の改善やＰ波が確認された。循環動態が安定したため閉胸した(平均動脈血圧＝90 mmHg)。本症例は後日に再手術を行い，動脈管の結紮を行った

以外にも低カリウム血症もしくは高カリウム血症や心室肥大が挙げられる。したがって，動物の疾患背景と血行動態的不利があるかどうかを総合して判断し，血液検査で電解質異常などを除外したうえで心筋虚血の可能性を疑うべきである。

特に外科手術で重度の出血や循環動態が不安定になると予想される場合は，不整脈の有無だけでなく，こういった波形の形状変化を読み取ることも安全な麻酔モニタリングにおいて重要といえる。そのために，上述したような手技的要因による形状変化の把握と麻酔導入直後から経時的に波形を記録しておくことをおすすめする。

ココを押さえる！

心電図波形の形状変化

- 体位変換や電極の付け替えなどの手技が原因で心電図の波形が変化することがある
- 特に手術によって多量の出血や循環動態が不安定になると考えられる動物の場合に，波形の形状変化を読み取れることは有用
- 麻酔導入直後から心電図を記録しておくことは，生体情報を読み取るために重要

▷ まとめ

本項では心電図モニタから得られる不整脈の原因や対応について述べてきた。その原因には心筋の器質的疾患，代謝性疾患，または自律神経系の乱れなど多くの要因が関与していることが理解できたと思う。周術期に発生する不整脈をできるだけ予防するには，麻酔薬によって誘引される自律神経系の乱れを最小限とし，代謝や循環血液量を正常に維持することがポイントとなる。そのためには，麻酔導入前から動物にストレスをかけず，外科手術時の手術操作を優しく行い，深すぎず十分な麻酔深度と鎮痛が重要となる。

また，体液，循環血液量および電解質を維持するために輸液療法を行うことや体温管理も重要である。麻酔管理中の不整脈には早急な対応が必要となる場合があるため，心電図モニタリングを徹底し，不整脈の判別とその対応をすぐに行えるよう常に準備しておくことが大切である。

Chapter2-3. 心電図　参考文献

1）竹村直行　監訳．本書の利用法と心電図の基礎．*In*：イヌとネコの心電図検査．Tilley LP, Burtnick NK, ed. ファームプレス．2004．pp.2–23.
2）Rubenstein JJ, Schulman CL, Yurchak PM, DeSanctis RW. Clinical spectrum of the sick sinus syndrome. *Circulation*. 1972. 46: 5–13.
3）Haskins SC. Monitoring Anesthetized Patients. *In*: Grimm KA, Lamont LA, Tranquilli WJ, et al. eds. Lamb and Jones' Veterinary Anesthesia and Analgesia. 5th ed. Willey Blackwell, Ames. 2015. pp.86–113.
4）Kittleson DM. Diagnosis and treatment of arrhythmias(dysrhythmias). *In*: Small Animal Cardiovascular Medicine. 1st ed. Kittleson DM. ed., 1988. pp.461–474. Mosby, St. Louis.
5）Thomason JD, Kraus MS, Fallaw TL, Calvert CA. Survival of 4 dogs with persistent atrial standstill treated by pacemaker implantation. *Can Vet J*. 2016. 57: 297–298.
6）Lee S, Nam SJ, Hyun C. The optimal size and placement of transdermal electrodes are critical for the efficacy of a transcutaneous pacemaker in dogs. *Vet J*. 2010. 183: 196–200.
7）竹村直行　監訳．各種心電図波形．*In*：イヌとネコの心電図検査．Tilley LP, Burtnick NK, ed. ファームプレス．2004．pp.27–89.
8）Itami T, Aida H, Asakawa M, Fujii Y, Iizuka T, Imai A, Iseri T, Ishizuka T, Kakishima K, Kamata M, Miyabe-Nishiwaki T, Nagahama S, Naganobu K, Nishimura R, Okano S, Sano T, Yamashita K, Yamaya Y, Yanagawa M. Association between preoperative characteristics and risk of anaesthesia-related death in dogs in small-animal referral hospitals in Japan. *Vet Anaeth Analg*. 2017. in press.
9）Castellanos A, Garcia HG, Rozanski JJ, Zaman L, Pefkaros K, Myerburg RJ. Atropine-induced multilevel block in acute inferior myocardial infarction. A possible indication for prophylactic pacing. *Pacing Clin Electrophysiol*. 1981. 4: 528–537.
10）Sinclair MD, Dyson DH. The impact of acepromazine on the efficacy of crystalloid, dextran or ephedrine treatment in hypotensive dogs under isoflurane anesthesia. *Vet Anaesth Analg*. 2012. 39: 563–573.
11）Rankin DC. Sedatives and Tranquilizers. *In*: Grimm KA, Lamont LA, Tranquilli WJ, et al. eds. Lamb and Jones' Veterinary Anesthesia and Analgesia. 5th ed. Willey Blackwell, Ames. 2015. pp 196–206.
12）Amengual M, Flaherty D, Auckburally A, Bell AM, Scott EM, Pawson P. An evaluation of anaesthetic induction in healthy dogs using rapid intravenous injection of propofol or alfaxalone. *Vet Anaesth Analg*. 2013. 40: 115–123.
13）Okushima S, Vettorato E, Corletto F. Chronotropic effect of propofol or alfaxalone following fentanyl administration in healthy dogs. *Vet Anaesth Analg*. 2015. 42: 88–92.
14）Muir WW, Hubbell JAE, Bednarski RM, et al. Ventilation and mechanical assist devices. *In*: Muir WW, Hubbell JAE, Bednarski RM, et al. eds. Handbook of Veterinary Anesthesia, 5th ed. Elsevier, St. Louis. 2013. pp.139–162.
15）Hayashi Y, Sumikawa K, Tashiro C, Yoshiya I. Synergistic interaction of alpha 1- and beta-adrenoceptor agonists on induction arrhythmias during halothane anesthesia in dogs. *Anesthesiology*. 1988. 68: 902–907.
16）Hayashi Y, Sumikawa K, Tashiro C, Yamatodani A, Yoshiya I. Arrhythmogenic threshold of epinephrine during sevoflurane, enflurane, and isoflurane anesthesia in dogs. *Anesthesiology*. 1988. 69: 145–147.
17）Moller RA, Covino BG. Cardiac electrophysiologic effects of lidocaine and bupivacaine. *Anesth Analg*. 1988. 67: 107–114.
18）Groban L, Deal DD, Vernon JC, James RL, Butterworth J. Cardiac resuscitation after incremental overdosage with lidocaine, bupivacaine, levobupivacaine, and ropivacaine in anesthetized dogs. *Anesth Analg*. 2001. 92: 37–43.
19）Weinberg G, Ripper R, Feinstein DL, Hoffman W. Lipid emulsion infusion rescues dogs from bupivacaine-induced cardiac toxicity. *Reg Anesth Pain Med*. 2003. 28: 198–202.

▷ 非観血的動脈血圧(NIBP)

日本獣医麻酔外科学会の麻酔・疼痛管理委員会は，麻酔管理中の循環モニタリングに動脈血圧を測定することを指針としている[1]。獣医療における循環系モニタには心電図測定，動脈血圧測定，および中心静脈圧測定が挙げられるが，生体に必要な酸素を末梢組織まで送り届けるために重要なパラメータである心拍出量は含まれていない。生体の主要臓器には自動調節能 p.287 が備わっており，心拍出量の測定ができない状況であっても，一定の範囲内に動脈血圧を維持していれば臓器の灌流 p.286 を維持することができる。麻酔管理中に可能な限り動脈血圧を測定し，動脈血圧を維持する理由はここにある。

本項では，今や麻酔モニタリングのなかでは当たり前となっている非観血的動脈血圧(non-invasive arterial blood pressure：NIBP)測定について知識を整理するとともに，実際の麻酔モニタリング中にしばしば起こる低血圧の治療方策について述べる。

▷ モニタリングを始める前に

NIBP 測定の種類と各原理

現在の NIBP 測定はリバロッチ・コルトコフ法，超音波ドプラ法，オシロメトリック法が代表的である。これら測定法は，動脈を体表からカフ(cuff)で圧迫し，カフより末梢側に設置した聴診器もしくは超音波プローブで動脈の開存を検出して動脈血圧を測定する方法，もしくは設置したカフ自体への動脈の拍動を検出して動脈血圧を測定する方法である。NIBP 測定は，動物にとって非侵襲的であるが，徐脈や低血圧領域での信頼性は観血的動脈血圧測定法(IABP)より劣る。IABP の詳細については p.102 を参照のこと。

●リバロッチ・コルトコフ法

リバロッチ・コルトコフ法(コルトコフ法)は，測定部位に巻いたカフを加圧し，動脈の血流を一度遮断した後に，カフを減圧していく段階で心臓の拍動に合わせて血液が断続的に流れ始めたときに発生する血管音(コルトコフ音：K 音)を検出する方法である。

コルトコフ法はコルトコフ音を聴診器やカフに内蔵したマイクロホンで確認する方法であり，コルトコフ音の聴取開始時のカフ圧を収縮期血圧(SAP)，コルトコフ音が消失したときのカフ圧を拡張期血圧(DAP)としている。人医療では現在も行われている方法であるが，獣医療ではコルトコフ音が動物の体動や被毛の影響を強く受けるため不向きである。

●超音波ドプラ法

超音波ドプラ法はコルトコフ法と同様に，カフを加圧して動脈血流を遮断し，カフの減圧時に再開する血流を検出する方法である。この方法を用いる測定機器には，カフより末梢側に圧電気クリスタルを内蔵した小さな超音波プローブが設置されており，そこで動脈血流を検出している。プ

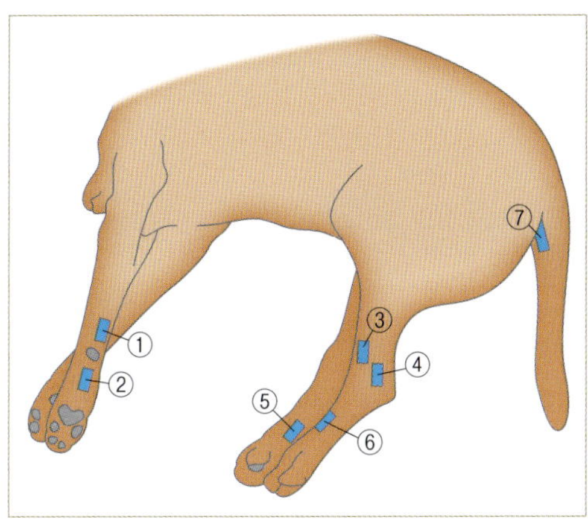

図1　犬における超音波ドプラプローブの適応部位
①・②手根部を走行する尺骨動脈の近位および遠位
③前脛骨動脈
④・⑤伏在動脈の屈筋腱内側面および後肢端の掌側面
⑥足背動脈
⑦尾根腹側の尾骨動脈

ローブから送信された超音波は，血液中の赤血球に遭遇するとプローブ内部後方にある受信素子に反射され，そこで増幅器により聴取可能な音になるまで変換される。血流が再開し，音が聴取され始めるカフ内圧を収縮期血圧として解釈する。平均動脈血圧(MAP)ならびに拡張期血圧の測定値を得ることはできず，コルトコフ法と同様に動物の体動や被毛の影響を強く受けるため，プローブを当てる部位の剪毛とプローブが動脈の上に正しく固定されている必要がある。

犬における超音波ドプラ法で用いられる動脈部を図1に示す。一方，猫では大腿動脈でのIABP測定と比較して，超音波ドプラ法による血圧測定は収縮期血圧に14 mmHgを加算調節すべきとする報告[2]や，得られた結果にばらつきが大きく推奨されないとする報告があり[3]，値の解釈には注意が必要である。

●オシロメトリック法

オシロメトリック(oscillometric)法は最も一般的なNIBP測定法であり，動物専用の機器も販売されている。オシロメトリック法は，カフを収縮期血圧以上に加圧し，カフを徐々に減圧する段階で発生する動脈の拍動を機器本体の圧力センサで検出し，その拍動の振幅をグラフ化したもの(オシログラム)から血圧を測定する方法である。血圧値の決定方法は機種により異なるが，一般的には最大振幅を平均動脈血圧とし，収縮期血圧および拡張期血圧はオシログラムの変曲点もしくは最大振幅との比率から求めている。オシロメトリック法により得られた測定値は，IABPによる測定値と比較して，収縮期血圧は過小評価するが，平均動脈血圧と拡張期血圧は同等であったと報告されている[4]。

リバロッチ・コルトコフ法，超音波ドプラ法，およびオシロメトリック法と動脈拍動との関係を図2にまとめる。本項では，獣医療において一般的に用いられているオシロメトリック法によるNIBP測定について述べる。

▷ オシロメトリック法によるNIBP測定

カフの選択と装着

機器の使用に際して，動物のサイズにあったカフを用意することが重要である。多くの機器のカ

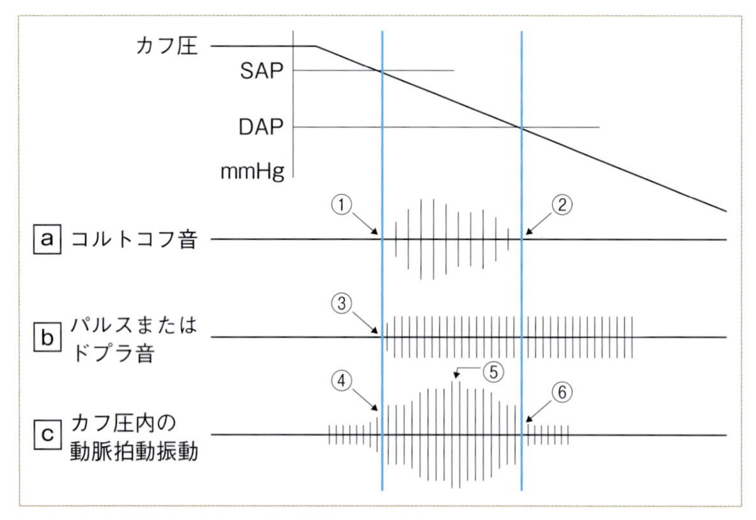

図2 各NIBP測定法と動脈拍動との関係
SAP：収縮期血圧，DAP：拡張期血圧
a：コルトコフ法。コルトコフ音が聴取できた血圧を収縮期血圧(①)，コルトコフ音が消失した血圧を拡張期血圧(②)とする
b：超音波ドプラ法。超音波ドプラで検知し始めた点を収縮期血圧(③)とする
c：オシロメトリック法。拍動が急激に大きくなった点を収縮期血圧(④)，最大振幅を示したカフ圧を平均動脈血圧(⑤)，拍動が急激に小さくなった点を拡張期血圧(⑥)とするものが多い

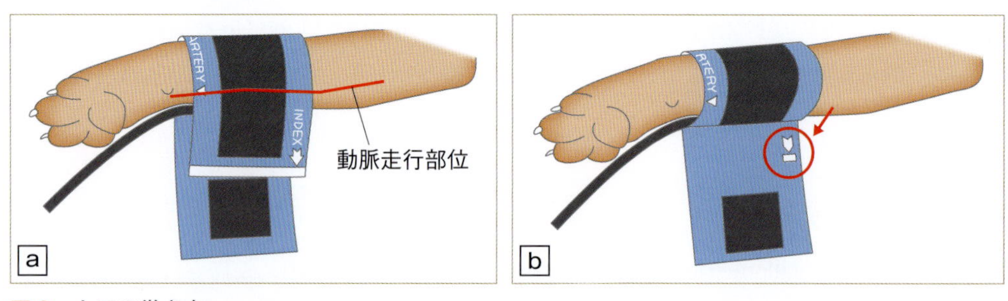

図3 カフの巻き方
機種によっては，カフ膨張部の真ん中もしくはマーカーを動脈の走行に合わせるもの(a)や，カフ幅を指示内に納めることを推奨しているもの(b)がある

フには，巻きつける際に適合したサイズかどうか判別できる表示がある。機器によっては，カフ膨張部の真中もしくはカフのマーカーを動脈の走行に合わせることを推奨するものや，カフ幅をマーカー内に納まるように指示しているものがあるため，使用している機器の取扱説明書を確認すべきである(図3)。カフの幅と長さの比は1：2が標準*1となっており，測定部周囲長に対して幅の狭いカフを使用したり，緩く巻いたりすると実際の血圧値よりも高い値となり，逆に幅の広いカフを使用したり堅く巻くと低く測定される。より信頼性の高い測定結果を得るために適切なカフ幅は，犬では測定部周囲長の40～60%，猫では30～40%[4]とされている。

測定部位はカフがずれ落ちない円柱状の部位が推奨され，前肢(手根－肘関節間)や後肢(足根関節近位もしくは遠位)，尾根部が用いられることが多い(図4)。また，カフを体幹より遠位に装着するほど収縮期血圧は高く，拡張期血圧は低めに計測される。カフは動物の体動の影響を受けないよ

＊1 正確には，外袋をマンシェットとよび，マンシェット内の空気で膨らむ部分のことをカフとよぶ

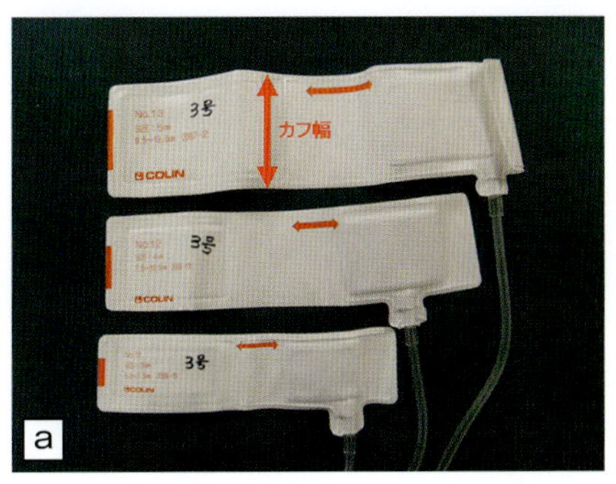

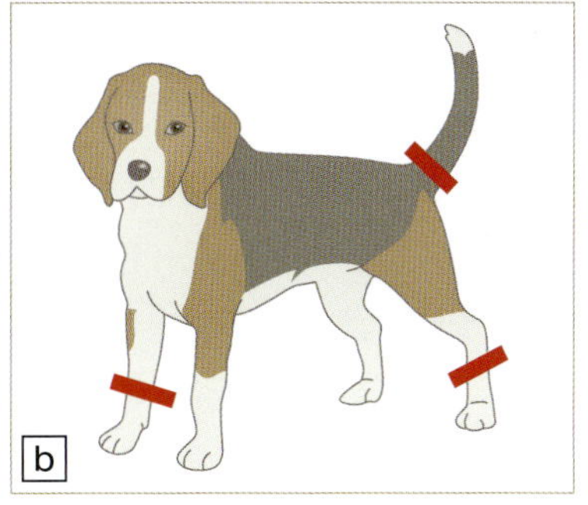

図 4　カフの幅と測定部位
a：適切なカフ幅は，犬では測定部周囲長の 40～60%，猫では 30～40%が推奨されている
b：カフがずれ落ちない円柱状の部位が推奨され，前肢(手根-肘関節間)や後肢(足根関節近位もしくは遠位)，尾根部を用いられることが多い

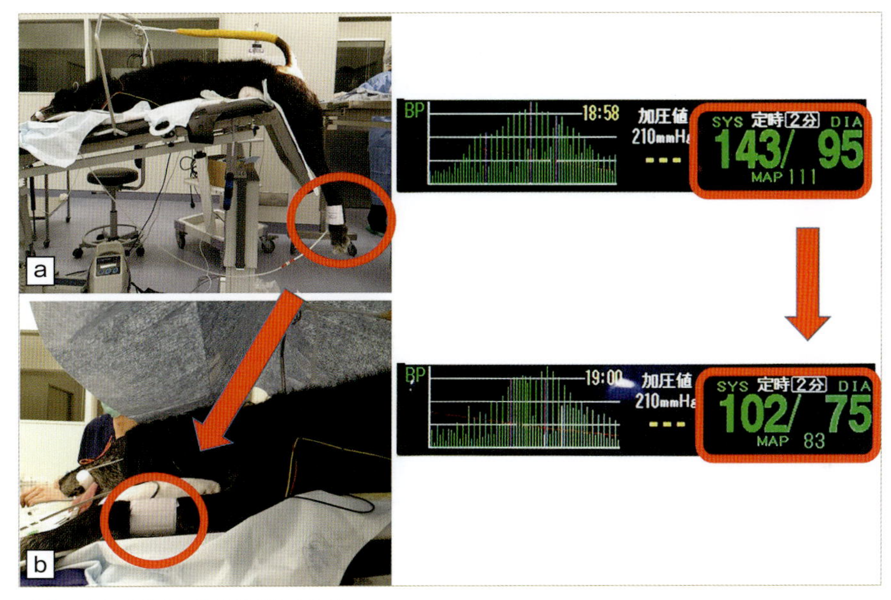

図 5　カフを装着部位位置の高さ
写真はディアハウンドの会陰ヘルニア手術時に，カフを巻く位置を検討したものである。
a：後肢にカフを巻いたときの動脈血圧を測定したものである。収縮期血圧 143 mmHg，拡張期血圧 95 mmHg，および平均動脈血圧 111 mmHg であるが，心臓よりも約 40 cm 低い位置に巻いてある
b：心臓とほぼ同じ高さである前肢に巻きなおしたところ，収縮期血圧 102 mmHg，拡張期血圧 75 mmHg，および平均動脈血圧 83 mmHg であった。このように心臓よりも低い位置にカフを巻くと 10 cm ごとに約 7～8 mmHg 高値を示すことに注意しなければならない

う，体幹には密着させず，カフホースの折れ曲がりにも注意する。測定部位の近位には輸液用の静脈留置が設置してあったり，手術台に保定するための紐が巻いてあったりしてはならない。また，臨床上重要なことは，測定部位となるカフ中心部を心臓(右心房)と同じ高さにすることである。カフが心臓よりも 10 cm 下に位置した場合，表示される測定値は実際より約 7～8 mmHg 高くなる(図5)。逆にカフの位置を心臓よりも高くした場合，測定値は実際より約 7～8 mmHg 低く表示される。つまり，立位の状態で肢端に巻いて測定すると，カフを巻いた位置が心臓よりも低くなり，測定値が高く表示されるため気をつけなければならない。また，オシロメトリック法は，カフ圧を減じる速度に比べて脈拍数が少なすぎると(徐脈)，1 拍ごとのカフ圧差が大きくなり誤差が生じやすくなる。

⚠ココに注意 ～カフ装着時～

- □ 測定部周囲長の 40～60％(犬)，または 30～40％(猫)のカフサイズを選択する
- □ 血流を阻害しない程度にきつく巻く
- □ カフと心臓(右心房)の高さを合わせる
- □ 加圧ホースを折り曲げたり圧迫したりしない
- □ カフと加圧ホースの接続部からの空気漏れがないか確認する
- □ 輸液用の静脈留置に使用している肢にカフを巻かない
- □ 手術時の保定に用いる紐などをカフより近位に結ばない

カフと測定値の確認

カフは消耗品であり，小さな破損や加圧ホースとの連結部分の緩みなどでも加圧や減圧に支障をきたし，測定値に影響を与えることを常に認識しておかなければならない。得られた結果に疑問が残る場合には，カフを新しいものに換えるか，カフの空気漏れ(リーク)の有無を確かめるべきである。カフのリークは小さな穴から漏れることもあれば，カフにつなげるチューブとの接続部から漏れることもある。表示された結果の解釈は麻酔担当者に委ねられるため，常に動物の状況と併せて結果を判断すべきである。測定結果の信頼性の指標には，オシログラムが正規分布様の形状[*2]をしているか確認することや(図 6)，表示された平均動脈血圧が次に示す式と概ね合致するかを確認するようにする。

＊2 裾野の広い釣鐘型の形状のことをいう

Side Note

パルスオキシメータを利用した NIBP 測定法(フォトプレシスモグラフィ法)

オシロメトリック法での NIBP 測定は，低血圧領域の信頼性に乏しく，さらには再計測を繰り返し，モニタ上に結果が表示されないことがしばしばあります。何度もカフを巻き直しては測定ボタンを押す，このような光景を筆者の施設でも見かけます。もちろん，観血的動脈血圧測定が可能であれば問題は解決されますが，観血的動脈血圧測定はどの施設でもできる血圧測定法ではありません。このような状況のとき，筆者はパルスオキシメータを利用した NIBP 測定法(フォトプレシスモグラフィ法)を用いるようにしています。

フォトプレシスモグラフィ法の概念は超音波ドプラ法と同じで，そのプローブの代わりにパルスオキシメータを用いて動脈血圧を測定する方法です。その方法の概要を以下に示します。

①パルスオキシメータのプローブを動物の肢端に取り付け，血圧測定用カフをその近位に設置する(**図 A**)。

②生体情報モニタ p.289 上にプレシスモグラムの脈波形が表示されていることを確認し，血圧測定ボタンを押してカフを加圧すると，動脈血流が遮断されるためプレシスモグラムの脈波形が消失する(**図 B**)。

③生体情報モニタ上のカフ圧の減圧値を確認しながら，プレシスモグラムの脈波形が検出されるのを確認する(**図 C**)。この際，末梢に付けたパルスオキシメータによる経皮的動脈血酸素飽和度(SpO_2)は動脈が遮断されているため測定不能となる。

④プレシスモグラムの脈波形が検出されたときの，カフ圧の数値を読み取る(**図 D**)。この症例では 42 mmHg でプレシスモグラムの脈波形が確認できた。この数値は理論的には収縮期血圧であるが，実際にはプレシスモグラムの圧波形描出のタイムラグにより，実際には平均動脈血圧に近い数値となる。

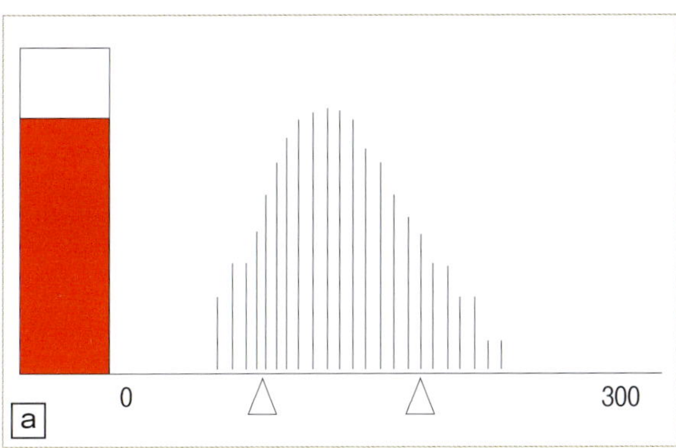

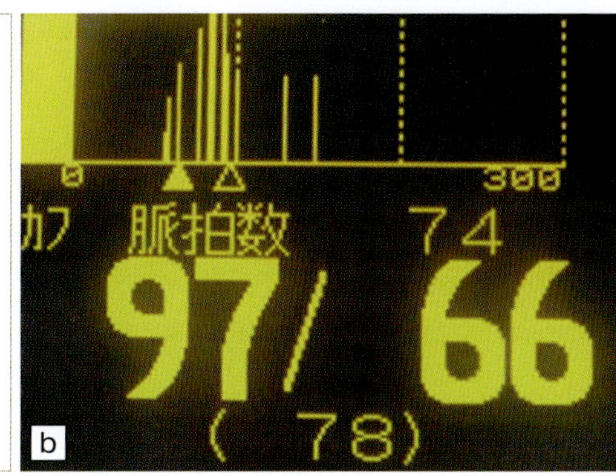

図 6　オシログラムの確認
a：正しく測定されている場合には，オシログラムは山の高い釣鐘型の正規分布様の形状となる
b：左右対称でないものやオシログラムが歯抜けとなった場合，結果の信頼性は低い

平均動脈血圧の求め方
MAP＝(SAP-DAP)÷3＋DAP

例えば，上述した式より収縮期血圧が 120 mmHg で拡張期血圧が 60 mmHg であった場合，平均動脈血圧は 80 mmHg 前後であろうと予測できるにも関わらず，表示された平均動脈血圧が 110 mmHg であった場合などには，結果の信頼性を疑い，カフの装着などを確認すべきである。また，NIBP 測定法は低血圧領域では信頼性が低く，測定不能であることがしばしばある。この際，筆者はオシロメトリック法によるパルスオキシメータを併用したフォトプレシスモグラフィ法とよばれる方法を用いることで，おおよその動脈血圧を把握するようにしている（Side Note）。

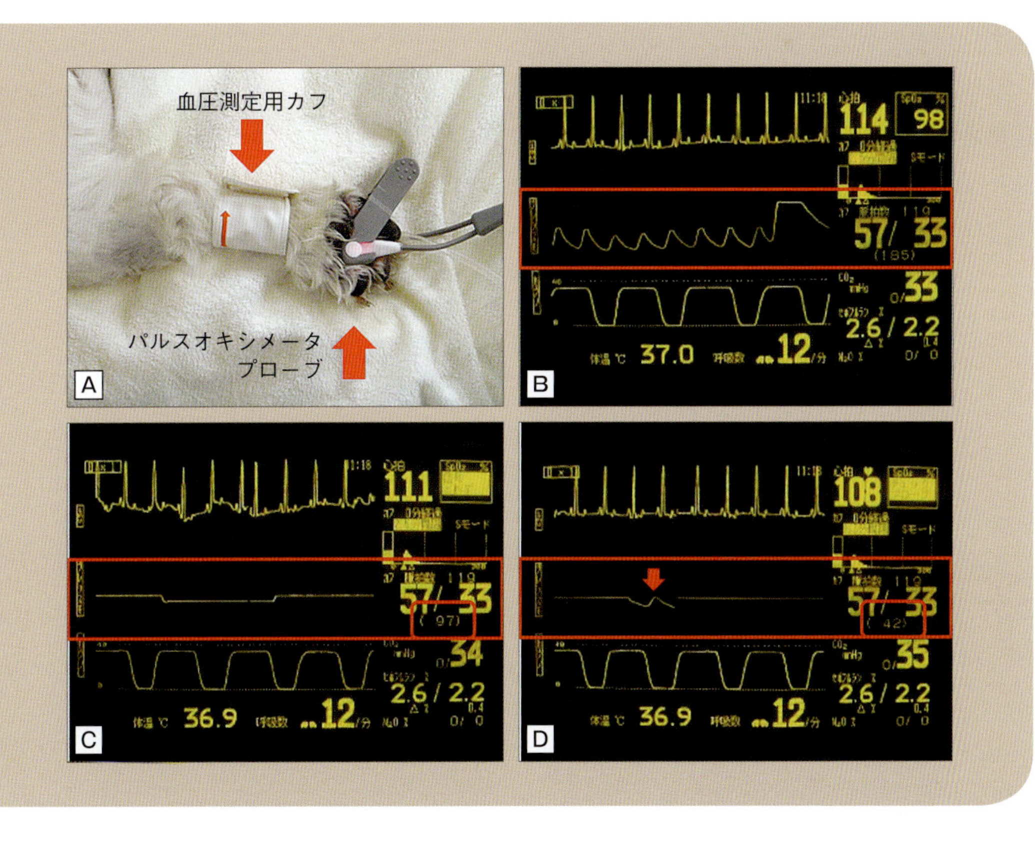

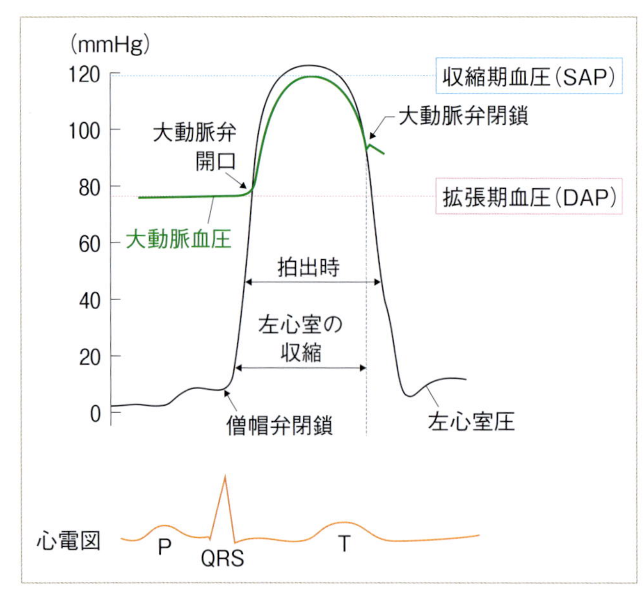

図7
心周期と収縮期血圧，拡張期血圧との関係
大動脈弁が開口すると，心臓から動脈内へ血液が流れ込む。動脈内の圧が一番高くなるときの動脈血圧を収縮期血圧とよび，大動脈弁が閉鎖により動脈内の圧力が低下し，動脈内の圧が一番低くなるときの動脈血圧を拡張期血圧とよぶ

NIBP 測定の間隔と記録

麻酔管理中のモニタリング間隔は，最低でも5分間隔とすることが本項の冒頭に示した指針で推奨されている。これには，心停止や呼吸停止が生命の重要臓器である脳を機能停止に至らしめるまでの時間がおおよそ5分であることから，必要最小限のモニタリング間隔を5分と定めたものである。したがって，動物の循環動態 p.288 に大きく影響すると予想される場合には，5分以内でもモニタリングしなければならない。筆者は，麻酔導入直後は血圧変動が大きいため，連続測定もしくは1分ごとのNIBP測定をしている。同様に，急激な循環変動が予想される開胸術，上腹部開腹術，大量出血などの場合にも，状況に応じて測定間隔を短くするようにしている。

最近の生体情報モニタは，心拍数や動脈血圧などのバイタルサインは一定間隔で記録されていく。しかしながら，麻酔薬の投与時間，出血，および尿量などのイベント記録に関しては自動で記録されないため，自動で記録されるからといって麻酔モニタリングを怠って良い理由にはならない。得られた値の解釈や機械の精度の判断は麻酔担当者が行うのであり，獣医療行為を機械が行うわけではないことはいうまでもない。

▷ 心血管系の生理学

これまでは，NIBP測定から得られた動脈血圧について述べたが，実際の心周期と動脈血圧との時相関係も理解しておかなければならない。心臓からの血液の拍出は，心筋の収縮と拡張が動力となっている。心筋の収縮が起こると，左心室内の圧力が大動脈内の圧力より高くなり，大動脈弁が開口し，血液が心臓から大動脈内へと拍出される。心臓からの血液流入に伴い動脈内の圧力が上昇し，一番圧力が高くなった時点の動脈血圧が収縮期血圧となる。逆に，心筋の拡張が起こると，左心室内の圧力が大動脈内の圧力より低くなり，大動脈弁が閉鎖する。この閉鎖に引き続き，動脈内の圧力が低下し，一番圧力が低くなった時点の動脈血圧が拡張期血圧となる(図7)。

左心室の収縮によって駆出された血液は，収縮期血圧と拡張期血圧の脈圧差により末梢の動脈に脈波として伝搬される。末梢の抵抗血管（細動脈）で脈波は徐々に失われ，平均動脈血圧に収束して，最終的には拍動のない層流となって毛細血管網を灌流し，臓器灌流の指標となる。したがって，麻酔中の循環管理では全身の臓器へ酸素を供給することを目的としているため，平均動脈血圧をモニタリングすることが多い。

脈圧

収縮期血圧と拡張期血圧の差を脈圧とよぶ。犬・猫の脈圧差は，一般的に 40～60 mmHg の範囲である。脈圧は，左心室の駆出パターンと大動脈の柔軟性とのバランスによって決定される前進波の波形と，末梢に伝搬された波形が抵抗血管で反射して動脈内を逆行する反射波から決定される。一般的に，指を使った末梢動脈における脈圧の触診は一回拍出量を反映しており，動脈血圧とは全く相関しない[5]。循環血液量減少 p.288 によって生じる弱く細い脈拍は，一回拍出量が少ないことが原因である。したがって，動脈血圧の指標として触診による脈圧を使用することはできないが，筆者は麻酔導入直前には必ず動物の足背動脈を触診する癖をつけ，麻酔管理中に低血圧が発生した場合には，麻酔導入前の脈圧と比較するようにしている。あくまで脈圧の触診は主観的な評価であるが，NIBP 測定は低血圧領域では測定不能なことが多く，何度もカフを巻き直したり，測定結果に疑いをもちながら麻酔管理を行うよりは，低血圧の原因が一回拍出量の減少であることも多いため，脈圧が弱く細く触知された場合にはモニタ上への測定結果の表示よりも治療を優先することもある。

一方，脈圧差を拡大させる特殊な病態として，動脈管開存症などの動静脈瘻や大動脈弁閉鎖不全症などがあり，これら病態の脈圧差の拡大は収縮期駆出の増大と拡張期血圧の低下より形成され，大腿動脈において水槌脈（バウンディング・パルス：bounding pulse）とよばれる強い脈圧が触知される。

動脈血圧を維持する目的

動物が生きるためには酸素が必要であり，酸素は末梢組織の細胞内ミトコンドリアで生体にとってのエネルギーであるアデノシン 3 リン酸（ATP）の産生に必要不可欠である。したがって，生命維持には気道から取り入れた酸素を細胞内ミトコンドリアまで送り込むことをイメージしながら麻酔管理を行うことが重要である。

酸素は，肺胞でのガス交換によって赤血球中のヘモグロビンと結合し，心臓の収縮と拡張によって末梢組織へと拍出される。脳，心臓，腎臓には自動調節能があり，平均動脈血圧が 60～160 mmHg の範囲にあれば心拍出量に関係なく臓器内の血流を一定に保つことができる（図 8）。したがって，“最低でも”主要な臓器の機能を維持するには平均動脈血圧を自動調節能の範囲内で管理すべきである。

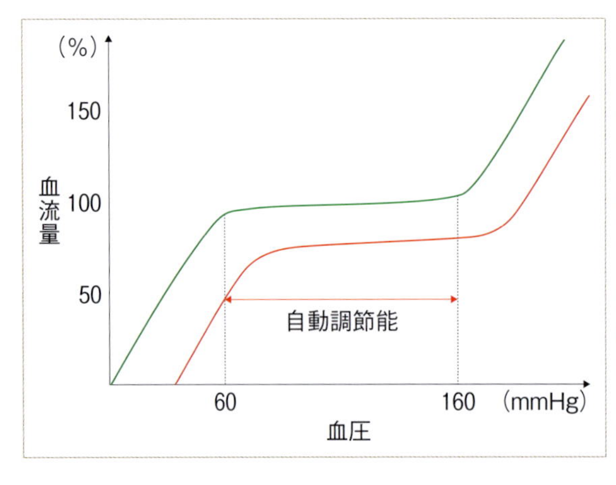

図 8 自動調節能
平均動脈血圧が 60～160 mmHg の範囲にあれば，主要臓器は自動調節能により臓器の血流量を一定に保つことができる。高血圧の動物では，自動調節能の曲線が右下にシフトしている（赤線）

表 1 犬の正常な血圧値
文献 6-9 より引用・改変

測定法	頭数（頭）	収縮期血圧（mmHg）	平均動脈血圧（mmHg）	拡張期血圧（mmHg）
オシロメトリック法[6]	1,782	133	98.6	75.5
オシロメトリック法[7]	102	118±18.7	93.8±15.8	67.4±14.4
オシロメトリック法[8]	73	144±9.5	110±21	91±20
超音波ドプラ法[9]	102	147±27.7	－	－

表 2 猫の正常な血圧値
文献 10-12 より引用・改変

測定法	頭数（頭）	収縮期血圧（mmHg）	平均動脈血圧（mmHg）	拡張期血圧（mmHg）
オシロメトリック法[10]	104	139.4±26.9	99.1±27.3	77.1±25.1
オシロメトリック法[11]	60	115.4±10.1	93.8±15.8	73.7±10.8
超音波ドプラ法[12]	50	132±19	－	－

ココを押さえる！

血圧維持の目的

- 麻酔中の循環管理は，全身の臓器灌流を目的としている
- 主要臓器（脳，心臓，腎臓）の自動調節能により，平均動脈血圧を 60～160 mmHg の範囲に維持すれば，各臓器の機能を維持できると考えられる

▷ 動脈血圧の正常値

犬と猫の動脈血圧の正常値を規定することは難しい。これは測定法により得られた結果に変動が認められることや，犬種や猫種もしくは年齢などにより血圧に差があると報告されているためである（表 1，2）[6-12]。正常な犬・猫の動脈血圧に関する知見から，動脈血圧の正常値は，収縮期血圧＝100～160 mmHg，平均動脈血圧＝80～120 mmHg，拡張期血圧＝60～100 mmHg 程度と考えられて

いる。麻酔モニタリング中の高血圧や低血圧の定義は成書によって異なるが，大まかな指標として，犬や猫の高血圧は収縮期血圧＞160～180 mmHg および拡張期血圧＞90～100 mmHg とされ，低血圧は収縮期血圧＜80 mmHg および平均動脈血圧＜60 mmHg と考えられている[13]。アメリカとヨーロッパの獣医麻酔専門医を対象とした 2015 年の調査報告では，手術中の低血圧を平均動脈血圧＜62±4 mmHg（平均値±標準偏差）とされている[14]。また，2014 年に発刊された獣医麻酔学の成書である Veterinary Anaesthesia（11 版）では，低血圧の定義を平均動脈血圧＜65 mmHg としている[15]。前述したとおり，脳，心臓，腎臓などは自動調節能がよく発達しており，自動調節能の範囲内に血圧を維持することで一定の臓器灌流が確保できる。しかしながら，筋肉や他の臓器では，血圧を維持していても低灌流 p.290 に陥り，障害を受ける場合がある。馬の麻酔において，平均動脈血圧を 60 mmHg 程度に維持した場合と平均動脈血圧＞70 mmHg に維持した場合では，麻酔後の筋肉への障害の程度が異なることが報告されている[16]。つまり，平均動脈血圧を 60 mmHg 程度に維持した場合，自動調節能がよく発達した臓器では問題は生じないかもしれないが，自動調節能が発達していない臓器の場合は，臓器灌流が担保されていない可能性がある。また，自動調節能をもつ臓器のうち，最も自動調節能が弱いのは腎臓であり，平均動脈血圧が 80 mmHg を下回ると腎血流量は減少し始めるといわれている[17]。筆者の施設では平均動脈血圧＜60 mmHg を低血圧として定義し，1 mmHg でも下回った場合には治療するようにしているが，腎機能が低下している動物では，平均動脈血圧＜80 mmHg とならないような麻酔管理を心がけている。

一方，慢性の高血圧を呈する動物においては，臓器灌流の自動調節能の曲線が右下にシフトしていると考えられている（図 8）。残念ながら，筆者の知る限り，獣医療では高血圧症例に対する麻酔管理中の適切な血圧維持範囲を根拠に基づいて記載している知見はない[18]。高血圧の動物に人医療の知見を外挿可能なのであれば，術前の血圧の±20％以内を血圧維持範囲として麻酔管理すべきである[19]。

ココを押さえる！ NIBP 測定における血圧維持	
	・主要臓器の灌流を維持するため，平均動脈血圧は 60 mmHg を下回らないよう血圧を維持することが望ましい ・自動調節能をもつ臓器のうち，腎臓は特に自動調節能が弱く，平均動脈血圧が 80 mmHg を下回ると腎血流量が減少し始める可能性があるので注意が必要である

▷ 血圧治療へのアプローチ

動脈血圧は心拍出量と全身血管抵抗 p.289 によって決定される。つまり，心拍出量もしくは全身血管抵抗の減少（血管拡張）によって動脈血圧は低下する。心拍出量は一回拍出量と心拍数によって決定され，一回拍出量は前負荷（心臓への還流量），後負荷（全身血管抵抗，血液粘稠度，動脈弾性など），心収縮性，および心拡張性で決定される。したがって，これら決定因子を調節することで動脈血圧を維持することが可能となる。動脈血圧の規定因子の関係式を次に示す。

Clinical Point 低血圧治療へのアプローチ

全身麻酔薬，特に吸入麻酔薬は用量依存性の血管拡張作用を有することから[19]，麻酔維持濃度をできるだけ低く保ち，動脈血圧を維持することが麻酔管理を上達させるコツです。そのためには，鎮痛を十分に行うことが重要であり，麻薬性オピオイドの使用や局所麻酔薬を用いた領域麻酔を併用した麻酔管理が必須となります。**図**に筆者が実際に行っている麻酔管理中の低血圧治療の対応フローを示します。ただし，低血圧の原因が明確に分かっているものに関しては，対応フローどおりではなく可能性が高いものを優先して治療することもあります。

①再測定の実施

カフのサイズ，ゆるみなどを確認し，再測定を行う。

②麻酔深度の調節

眼瞼反射や顎の緊張度などを確認して“可能であれば”麻酔を浅くする。

③心拍数の確認

術前安静時の心拍数を目安とし，徐脈であればアトロピンの滴定投与(タイトレーション)を行う(例：大型犬＜50 回 / 分，小型犬＜60 回 / 分，猫＜90 回 / 分など)。

④循環血液量の調整

膠質液であるヒドロキシエチルスターチ(HES)を投与する(犬：2.5〜10 mL/kg，猫 2.5〜5 mL/kg を 5〜20 分かけて)。HES 投与量の上限は 20 mL/kg であるが，必要であればこれ以上投与しても問題ないようである。膠質液がなければ乳酸，酢酸，重炭酸リンゲル液を投与する(犬：2.5〜20 mL/kg,

動脈血圧と規定因子の関係式

動脈血圧＝心拍出量×全身血管抵抗
心拍出量＝一回拍出量×心拍数
一回拍出量＝心収縮性×心拡張性×前負荷÷後負荷

動脈血圧の異常と麻酔薬の影響

麻酔モニタリング中に生じる動脈血圧の異常のほとんどは低血圧である。動脈血圧の決定因子のなかで，生体情報モニタから得られる情報は動脈血圧と心拍数のみであり，低血圧の原因を判断することは容易ではない。しかしながら，得られたデータと麻酔薬の薬理作用(表 3)を組み合わせて考えることで，低血圧の原因をある程度絞り込むことが可能である。例えば低血圧が存在し，心拍数が増加している場合には，全身血管抵抗(≒後負荷)が減少しているか，一回拍出量が減少したことにより心拍出量が減少している可能性が考えられる。吸入麻酔薬のほとんどは用量依存性の心血管抑制作用を有するため，心収縮力の低下や全身血管抵抗を減少させる[20]。したがって，麻酔薬を減量して心収縮力の低下や全身血管抵抗の減少を抑えることで，減少した一回拍出量と全身血管抵抗を改善させることができ，低血圧を改善できる可能性がある。吸入麻酔薬を減量するには，オピオイド(特に麻薬性)などの強力な鎮痛薬の投与が必要である。また，一回拍出量減少の原因として，出血や炎症などの血管透過性亢進 p.287 に起因した血管外漏出による前負荷低下などが考えら

猫：2.5〜15 mL/kg を 5〜20 分かけて）。心臓，肺，脳が正常な動物は，多量の輸液負荷 p.291 によく耐える[5]。また，動物の術前のヘモグロビン値や出血の状況を確認し，必要であれば輸血を行う。このステップは，貧血，低蛋白血症，もしくは心臓弁膜疾患など，動物の状態に応じて省略しても良い。

⑤強心薬の投与

カテコラミン p.286 の投与を行い，心収縮力の増強を図る。エフェドリン〔25〜200 μg/kg，静脈内投与（IV）〕や，ドパミンあるいはドブタミン〔2.5〜10 μg/kg/ 分，定量持続静脈内投与（CRI）〕を行う。ドパミンは高用量で用いると血管収縮作用も期待できる。

⑥血管収縮薬の投与

ここまでの治療で低血圧の改善が十分でなく，生命維持が危ぶまれる場合には，ノルアドレナリン（0.1〜2 μg/kg/ 分，CRI）あるいはバソプレシン（0.001〜0.1 IU/kg/ 分）の投与を行う。しかしながら，これらの薬剤は麻酔担当者（獣医師）に十分な麻酔経験が必要であり，観血的動脈血圧測定を実施することが推奨される。

ここまでの治療を行っても低血圧が改善しない場合には，術者と相談して手術を中断し，麻酔から回復させることを考えるべきです。

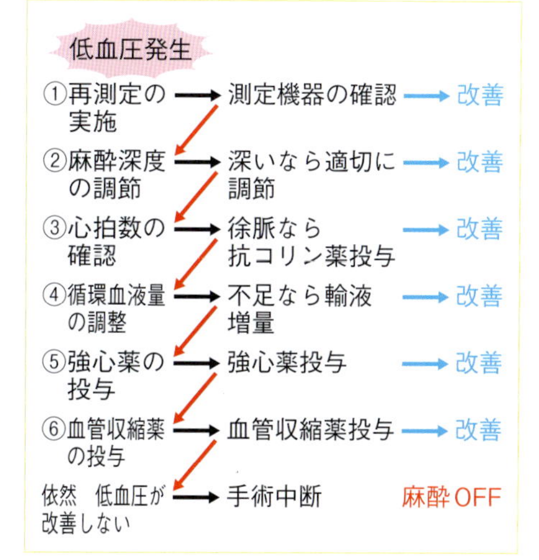

低血圧治療へのアプローチ

表 3　各麻酔薬が心血管系に与える影響

薬剤名	動脈血圧	心拍出量		心収縮性	全身血管抵抗
		心拍数	一回拍出量		
アトロピン	↑	↑	−	−	−
アセプロマジン	↓↓	−	↓	↓	↓↓
ジアゼパム	−	↑	−	−	−
メデトミジン	↑↑	↓↓	↓	−	↑↑
フェンタニル	↓	↓	−	−	−
ケタミン	↑	↑	−	−	−
チオペンタール	↓	↑	−	↓	↓
プロポフォール	↓	↓	−	−	↓
アルファキサロン	↓	↑	−	−	↓
セボフルラン	↓↓	↑	↓	↓	↓

↑↑：大きく上昇，↑：上昇，↓：低下，↓↓：大きく低下

れ，輸血や輸液療法といった前負荷を増やす治療で動脈血圧を改善できる可能性があり，麻酔担当者は術野の確認や基礎疾患などを把握しておく必要がある。筆者は，前述の動脈血圧の決定式を常に意識し，生体情報モニタから得られるバイタルサイン，使用している麻酔薬，外科手術の内容と動物の基礎疾患を総合的に判断して低血圧の治療を行っている（Clinical Point）。参考までに全

表 4 全身麻酔・手術中に生じる低血圧の原因

・前負荷の低下 □循環血液量減少 術前からの脱水 出血，血漿の滲出 □静脈還流量減少 陽圧換気 p.291 手術操作による血流阻害 胃拡張，胃捻転	・全身血管抵抗の減少 □全身麻酔薬 □アンギオテンシン変換酵素阻害薬(ACEI) □麻酔薬(α_1 アドレナリン受容体遮断薬)
・心収縮性の低下 □拡張型心筋症 □全身麻酔薬 □カルシウムチャネル拮抗薬 □ β_1 アドレナリン受容体遮断薬 □不整脈	・心拍数の減少 □麻酔薬(オピオイド，α_2 アドレナリン受容体作動薬) □迷走神経刺激 □低体温
・心拡張性の低下 □肥大型心筋症 □心タンポナーデ □心膜の肥厚，線維化 □頻脈	・拍出障害 □心臓弁膜疾患 □各種心筋症

身麻酔・手術中に生じる低血圧の原因を表 4 に示す。

一方，麻酔中に発生する高血圧はまれであるが，浅すぎる麻酔，疼痛，交感神経刺激薬(カテコラミンや α_2 アドレナリン受容体作動薬)，低酸素血症 p.290，高体温，甲状腺機能亢進症，腎不全，褐色細胞腫，頭蓋内圧亢進症などで起こりうる。これらには麻酔深度の調節，鎮痛薬，もしくは冷却など，個々の原因に対する治療が高血圧の治療となる。カテコラミンを分泌する褐色細胞腫では，カテコラミン遮断薬(α_1 アドレナリン受容体遮断薬もしくは β_1 アドレナリン受容体遮断薬)の使用を検討するが，頭蓋内圧亢進症で認められる高血圧と徐脈は，頭蓋内圧亢進による脳血流の低下に対して血圧を上げることで代償しようとする生理的反応(クッシング反射)であるため，血圧降下処置を不用意に行うと脳虚血を引き起こす可能性があり禁忌である。クッシング反射には，マンニトールや利尿薬などを用いた頭蓋内圧の降下処置を行うべきである。

▷ まとめ

筆者の所属する施設では，外科手術の麻酔管理中の低血圧の発生率は犬 32.7％および猫 55.1％であった。また，国内の二次診療施設において行われた犬 4,310 頭の麻酔関連偶発症 p.291 調査では，CT 検査や MRI 検査などの画像診断の麻酔を含めた麻酔管理中の低血圧の発生率は 25.6％であった[21]。これらの報告より，動物の状態，使用する麻酔薬，もしくは手術内容などによって低血圧の発生率には差が認められるとは思うが，どの施設においても低血圧は一定数発生していると考えられる。麻酔管理中には“最低でも”主要臓器の自動調節能の範囲内に血圧を維持すること，強いてはその他全身臓器の灌流を意識し，末梢の細胞すみずみまで酸素を供給することを目的として麻酔管理を行うことが重要である。麻酔担当者（獣医師）は，麻酔中に低血圧であると判断したのであれば，躊躇せず治療すべきである。

Chapter2-3. 非観血的動脈血圧（NIBP） 参考文献

1） 獣医麻酔外科学会 麻酔・疼痛管理委員会．犬および猫の臨床例に安全な全身麻酔を行うためのモニタリング指針．https://www.jsvas.net/download/COmmittee/anesthanalg/MonitoringGuidance.pdf（2018 年 1 月現在）
2） Grandy JL, Dunlop CI, Hodgson DS, Curtis CR, Chapman PL. Evaluation of the Doppler ultrasonic method of measuring systolic arterial blood pressure in cats. *Am J Vet Res*. 1992. 53: 1166–1169.
3） da Cunha AF, Saile K, Beaufrère H, Wolfson W, Seaton D, Acierno MJ. Measuring level of agreement between values obtained by directly measured blood pressure and ultrasonic Doppler flow detector in cats. *J Vet Emerg Crit Care*. 2014. 24: 272–278.
4） Garofalo NA, Teixeira Neto FJ, Alvaides RK, de Oliveira FA, Pignaton W, Pinheiro RT. Agreement between direct, oscillometric and Doppler ultrasound blood pressures using three different cuff positions in anesthetized dogs. *Vet Anaesth Analg*. 2012. 39: 324–334.
5） 原康．周術期モニタリング．*In*：多川政弘 監訳．小動物臨床麻酔マニュアル．インターズー．東京．2002．pp.143–168.
6） Bodey AR, Michell AR. Epidemiological study of blood pressure in domestic dogs. *J Small Anim Pract*. 1996. 37: 116–125.
7） Mishina M, Watanabe T, Fujii K, Maeda H, Wakao Y, Takahashi M. A clinical evaluation of blood pressure through non-invasive measurement using the oscillometric procedure in conscious dogs. *J Vet Med Sci*. 1997. 59: 989–993.
8） Coulter DB, Keith JC Jr. Blood pressures obtained by indirect measurement in conscious dogs. *J Am Vet Med Assoc*. 1984. 184: 1375–1378.
9） Remillard RL, Ross JN, Eddy JB. Variance of indirect blood pressure measurements and prevalence of hypertension in clinically normal dogs. *Am J Vet Res*. 1991. 52: 561–565.
10） Bodey AR, Sansom J. Epidemiological study of blood pressure in domestic cats. *J Small Anim Pract*. 1998. 39: 567–573.
11） Mishina M, Watanabe T, Fujii K, Maeda H, Wakao Y, Takahashi M. Non-invasive blood pressure measurements in cats: clinical significance of hypertension associated with chronic renal failure. *J Vet Med Sci*. 1998. 60: 805–808.
12） Sparkes AH, Caney SM, King MC, Gruffydd-Jones TJ. Inter- and intraindividual variation in Doppler ultrasonic indirect blood pressure measurements in healthy cats. *J Vet Intern Med*. 1999. 13: 314–318.
13） Stepien RT. Blood pressure assessment. *In*: Ettinger SJ, Feldman EC, eds. Textbook of Veterinary Internal Medicine. 6th ed. Elsevier Saunders, Philadelphia. 2005. pp.470–476.
14） Ruffato M, Novello L, Clark L. What is the definition of intraoperative hypotension in dogs? Results from a survey of diplomates of the ACVAA and ECVAA. *Vet Anaesth Analg*. 2015. 42: 55–64.
15） Clarke KW, Trim CM, Hall LW. Patient monitoring and clinical measurement. *In*: Veterinary Anaesthesia. 11th ed. Saunders Elsevier, St Louis. 2014. pp.19–63.
16） Trim CM, Shepard MK. Horses with Colic. *In*: Grimm KA, Lamont LA, Tranquilli WJ, et al. eds. Lamb and Jones' Veterinary Anesthesia and Analgesia. 5th ed. Willey Blackwell, Ames. 2015. pp.867–885.
17） 日本麻酔科学会・周術期管理チームプロジェクト．循環管理の生理学．*In*：周術期管理チームテキスト．日本麻酔科学会．兵庫．2010．pp.232–247.
18） Congdon JM. Cardiovascular disease. *In*: Snyder LBC, Johnson RA. eds. Canine and Feline Anesthesia and Co-Existing Disease. Wiley Blackwell. Ames. 2015. pp.1–54.
19） 日本麻酔科学会・周術期管理チームプロジェクト．循環管理．*In*：周術期管理チームテキスト．日本麻酔科学会．兵庫．2010．pp.304–340.
20） Steffey EP, Mama KR, Brosnan RJ. Inhalation Anesthetics. *In*: Grimm KA, Lamont LA, Tranquilli WJ, et al. eds. Lamb and Jones' Veterinary Anesthesia and Analgesia. Willey Blackwell, Ames. 2015. pp.297–331.
21） Itami T, Aida H, Asakawa M, Fujii Y, Iizuka T, Imai A, Iseri T, Ishizuka T, Kakishima K, Kamata M, Miyabe-Nishiwaki T, Nagahama S, Naganobu K, Nishimura R, Okano S, Sano T, Yamashita K, Yamaya Y, Yanagawa M. Association between preoperative characteristics and risk of anaesthesia-related death in dogs in small-animal referral hospitals in Japan. *Vet Anaesth Analg*. in press.

▷ 観血的動脈血圧(IABP)

観血的動脈血圧(IABP：invasive arterial blood pressure)測定とは，動脈にカテーテルを直接留置し，圧トランスデューサを用いて動脈血圧と動脈血圧波形を看視する検査である。特に，連続的に動脈血圧のモニタリングが必要な場合や，非観血的動脈血圧(NIBP)測定が困難な場合には，リアルタイムで信頼性の高い動脈血圧の測定として有用である。また，採血が繰り返し必要な場合には，動脈カテーテルを採血ポートとして使用することができる。

アメリカおよびヨーロッパの獣医麻酔専門医の4割は手術症例の麻酔管理にIABP測定を実施していると報告されている[1]。日本の「犬および猫の臨床例に安全な全身麻酔を行うためのモニタリング指針」でも，必要に応じてIABP測定を実施することを提唱しており[2]，飼い主の高度な獣医療への要求に応えるべく，循環管理を精緻に行うために動脈カテーテルの設置の技術と動脈血圧波形を解釈する知識は必須である。本項では，まずIABP測定の原理や測定手技について解説し，続いて得られた動脈血圧の値と動脈血圧波形の解釈について述べる。

▷ モニタリングを始める前に

IABP測定を必要とする場面

NIBP測定は，循環変動が急激なときには実際の血圧と解離が生じたり，重度の低血圧時には血圧が測定できないことすらある。IABP測定は動脈にカテーテルを留置して行う侵襲的方法なため，①連続的に動脈血圧のモニタリングが必要な場合，② NIBP測定が困難な場合，③採血が繰り返し必要な場合では，NIBP測定よりも信頼性が高く非常に有用なモニタリングである。例えば，心臓，胸部・腹部大動脈，後大静脈，門脈などの大血管を手術操作で圧迫する可能性がある開胸術や上腹部手術では，手術中に急激な循環変動を起こし，血圧が乱降下することがある。このとき，IABP測定をモニタリングしていることで，急激な循環変動を連続的に動脈血圧を測定することができ，術者に大血管の圧迫の程度といった手術操作を助言することができる。

また，褐色細胞腫のようにカテコラミン p.286 を分泌する腫瘍では血圧と心拍数が急上昇することがあり，αアドレナリン受容体遮断薬もしくはβアドレナリン受容体遮断薬投与の目安にもなる。血液ガス分析，血糖値，もしくは電解質などのモニタリングにより採血を頻回に行う必要がある場合には，採血ポートとして動脈カテーテルを用いることができる。臨床においてIABP測定が推奨される場面を表に示す。

表　IABP 測定が推奨される場合

連続的に動脈血圧のモニタリングが必要な場合
循環動態 p.288 が不安定となる麻酔導入時や麻酔回復期 心機能が低下している動物の麻酔管理時 大量出血が予想される手術時 開胸術や上腹部手術など大きな太い血管を圧迫する可能性がある手術時 褐色細胞腫など血圧が急上昇する可能性がある手術時 頭蓋内手術など厳密に血圧を管理すべき手術時
NIBP 測定が困難な場合
心肺蘇生時 ショックなどによる重度低血圧時
採血が繰り返し必要な場合
大量輸血が必要な動物 血液ガス分析（酸素化障害や低換気 p.290 など）のモニタリング時 血糖値，酸-塩基平衡異常，電解質異常のモニタリング時

ココを押さえる！

IABP 測定の有用性

- 動脈にカテーテルを留置して直接的に血圧を測定するため，リアルタイムに血圧が表示され，NIBP 測定よりも信頼性が非常に高い
- NIBP 測定が困難な場合（極端な低血圧や高血圧，不整脈を伴う場合など一般状態が不安定な動物）や出血の可能性がある手術（開胸術や上腹部手術など）の際に有用である

IABP 測定の原理

IABP は，動脈に直接留置したカテーテル（血圧ライン）に血液の圧を電気信号に変えるセンサ（圧トランスデューサ）を取り付けて測定を行う。圧トランスデューサを押す血液の力をダイアフラム（受圧面）で測定し，この測定情報は圧トランスデューサ内にある半導体ストレインゲージ[*1]（圧力センサ）で電気信号に変換される。電気信号に変換された情報は，動脈血圧と動脈血圧波形として生体情報モニタ p.289 上に表示される。ストレインゲージは大気圧でゼロバランス（調整）p.289 が行われ，電気信号に変換された血液は大気圧との差を測定していることになる。また，動脈に留置したカテーテルをアネロイド型マノメータに連結することでも動脈血圧を測定できるが，実際の臨床では圧トランスデューサの使用が一般的であるため，本項では圧トランスデューサを用いた IABP 測定法について述べる。

▷ 圧トランスデューサを用いた IABP 測定

IABP 測定に用いる器材

IABP 測定時に必要な器材は次のとおりである。

＊1　血圧による脈拍の強弱に比例した電気信号をホイーストンブリッジ回路という抵抗測定に用いる回路を使用して出力する圧力センサのこと

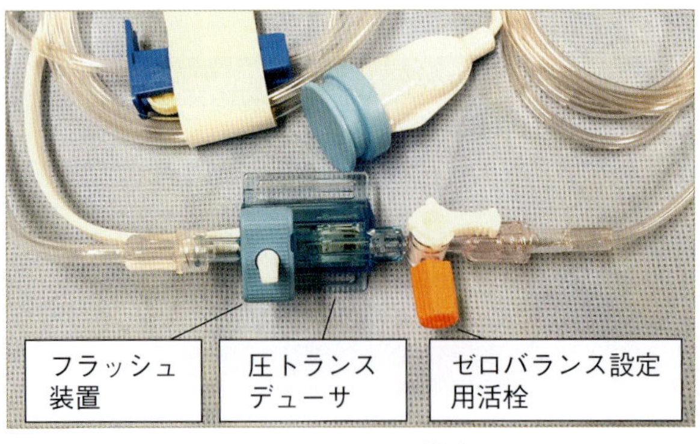

図1 圧トランスデューサキットの構成
圧トランスデューサキットは，フラッシュ装置，圧トランスデューサ，ゼロバランス設定用活栓から構成され，ラインは耐圧性である

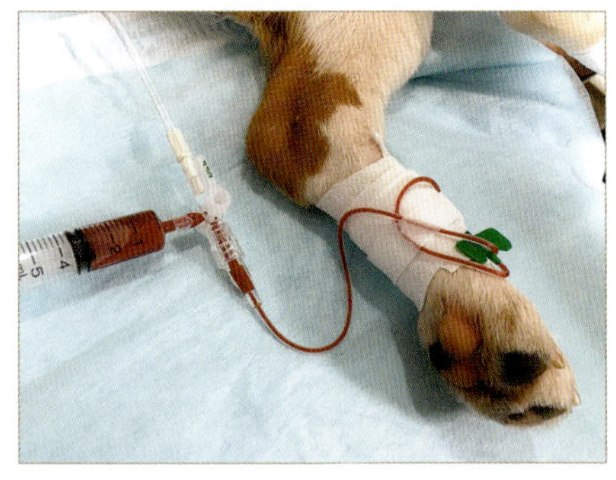

図2 血圧ラインの採血ポート
頻回に採血を行うときには，血圧ラインに三方活栓を用いることで採血ポートとして使用できる。採血時には，血圧ラインを満たしているヘパリン加生理食塩液による希釈を避けるよう留意する

IABP 測定に必要な器材

- □ 圧トランスデューサキット(図1)
- □ 生体情報モニタとインターフェースケーブル
- □ 留置針(小型犬・猫で 24 G，中型犬以上で 20〜22 G)
- □ 留置針固定用テープ
- □ ヘパリン加生理食塩液と加圧バッグ
- □ バリカンと消毒液
- □ 耐圧性の延長チューブ(血圧ラインが短いとき)
- □ 三方活栓(頻回な採血を行うとき)
- □ インジェクションプラグ(麻酔後も動脈カテーテルを維持するとき)

IABP を正確に測定するには，太く短い耐圧性の血圧ラインを用いる必要がある。通常の静脈輸液で用いる延長チューブは耐圧性ではなく，動脈血圧波形の尖りや共振により測定値の正確性を欠くため，耐圧性の延長チューブを用いるべきである。また，頻回に採血を行うときには，血圧ラインに三方活栓を用いることで採血ポートとして使用することができるが(図2)，採血時には血圧ラインを満たしているヘパリン加生理食塩液による希釈を避けるため，留置部から三方活栓までの血圧ライン容積の 3 倍以上の血液を除去してから採血すべきである。また，留置針にインジェクションプラグを接続しておくことで，術後しばらくの間は動脈留置を維持することができる。

圧トランスデューサのセットアップ

1. 500 mL 生理食塩液にヘパリンを添加[*2]し，圧トランスデューサキットを接続して，キットの血圧ラインをヘパリン加生理食塩液で充填(プライミング)する。キットではなく，圧トランスデューサのみの製品もあり，その場合は気泡除去フィルター付きのマイクロドリップ輸液セッ

＊2 生理食塩液に加えるヘパリン量は統一されておらず，人医療の救急施設への調査でも 500 mL の生理食塩液にヘパリン 500〜5,000 単位を加えると各施設により異なっている。筆者の施設では 500 mL の生理食塩液に 2,500 単位(5 単位 /mL)のヘパリンを添加するようにしている

Clinical Point　IABP 測定時の注意点

IABP 測定時に用いる圧トランスデューサキットには，持続微量輸液ラインおよび急速フラッシュを行うためのフラッシュ装置が内蔵されています。ヘパリン加生理食塩液の持続的な流量は加圧バッグと動脈血圧の差で異なりますが，多くの製品では 300 mmHg(40 kPa)で加圧すると，3 mL/ 時の流量となるため，体重の軽い動物ではこの点も輸液量として考慮しなければなりません。また，加圧バッグを用いるのではなく，シリンジポンプを用いることで設定した流量を維持でき，体重の軽い動物や厳密に輸液量を管理したい場合には有用です。なお，持続微量輸液ラインではなく通常の輸液ラインを用いると，想定よりも多くの輸液量となり，圧トランスデューサにも圧が加わるため，動脈血圧が高く表示されることがあり注意が必要です。気泡除去フィルター付きの微量輸液セットを使用することが推奨されます。

ゼロバランスは，圧トランスデューサおよび血圧ライン内の圧力を大気圧と同じ圧力にするために行い，血圧測定の基準を決定する重要な手順で，心臓(右心房)の高さを基準点(ゼロ点位置)として行います。ゼロバランスでは，血圧ラインの大気開放点(ゼロバランス設定用活栓)とゼロ点位置(右心房)を同じ高さに合わせることがポイントとなります。両者を同じ高さに合わせずに血圧を測定すると，実際とは異なった測定値が生体情報モニタに示されます。例えば，大気開放点の活栓が右心房より低い位置にあると，高低差の水柱に相当する分だけ正しい血圧値よりも高い値を示します。

血圧の物理的な単位には，mmHg(水銀柱ミリメートル)が一般に用いられています。国際単位系では，Pa〔(パスカル)＝N/m^2〕となりますが，臨床現場では mmHg が使用されています。厳密には，水柱ではなく血液の高低差を用いるべきですが，血圧に関しては血液の比重を 1 と考えて差し支えありません。例えば，水銀の比重は 13.6 であることから，圧トランスデューサが心臓から 10 cm 低い位置にあるとすると，表示される血圧は正しい血圧値より約 7 mmHg 高くなります〔100(mm)÷13.6(水銀の比重)≒7.4(mmHg)〕。この差は臨床的には非常に重要になるため，注意しましょう。

なお，ゼロバランスは以下の場合でも行う必要があります。

・動物の体位が変わり，心臓の高さが変わったとき
・大気開放点(ゼロバランス設定用活栓)の高さを変えたとき
・長時間の測定，または周囲温度の変化により測定値の変動が予想されるとき(大気開放時の圧力値でチェックする)

トや耐圧性の延長チューブなどを用いて同様に血圧ラインを作製する。

2. ヘパリン加生理食塩液を加圧バッグにセットし，加圧バッグを 300 mmHg(40 kPa)に加圧する。
3. 圧トランスデューサと生体情報モニタをインターフェースケーブルで接続する。
4. 測定開始前にゼロバランスを行う。通常，この基準点には心臓(右心房)の高さが用いられ，基準点とゼロバランス設定用活栓を同じ高さに合わせてゼロバランスを行う(Clinical Point)。

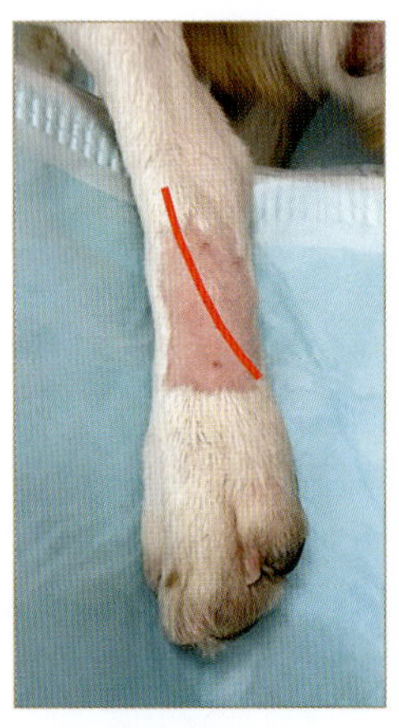

図3 足背動脈の走行
足背動脈は足根関節の中央から肢端に向けてやや内側へと斜行する浅在性の動脈である

IABP 測定に用いる動脈

犬と猫でアプローチが可能な動脈は，足背動脈，前脛骨動脈，大腿動脈，正中動脈，尾骨動脈，舌動脈，耳介動脈などの体表を走行する動脈が挙げられる。筆者は麻酔管理中に最もアプローチしやすい足背動脈を用いているが(図3)，足背動脈にカテーテルを留置できなかった場合には，必要に応じて大腿動脈をカットダウン(皮膚を切開して露出させた動脈に小さく切れ込みを入れる手技)してカテーテルを直接留置するようにしている。動脈留置は血管の穿刺に一度失敗してしまうと，血管周囲に血液が溢れ出て血腫を形成するため，再穿刺が難しくなる。したがって，静脈留置と異なり1カ所につき複数回の穿刺が難しいという点で，やや熟練した技術が必要ではあるが，基本的な技術は静脈留置と大きく変わらない。

測定手技

1. 任意の動脈部の皮膚を剪毛し，消毒する(図4a)。
2. 脈拍を触知し，動脈の走行をイメージする(図4b)。
3. 動脈の走行に向かって留置針を進める。動脈留置では駆血は必要ない。筆者は動脈とほぼ平行となるよう留置針を寝かせて，ゆっくりと針先を進めるようにしている(図4c)。
4. 留置内針が動脈内に挿入されると，動脈血圧により血液が急速に内針の内腔に流入してくるが，慌てずライディスタンス分[*3]さらに内針を進め，留置外套が動脈内に入ったら外套を動脈内に進める。
5. 動脈留置針の外套にセットアップした圧トランスデューサの血圧ラインを接続する(図4d)。この際，動脈血圧によってカテーテルから勢いよく血が飛び出すため，出血を少なくするためにカテーテル先の近位を圧迫し，動脈血流を一時的に遮断すると良い。
6. 生体情報モニタの動脈血圧と動脈血圧波形が表示されているか確認する(図5)。

ココを押さえる！
IABP 測定の実施ポイント

- 測定には，足背動脈などの体表を走行する動脈を用いる
- 測定時には，太く短い耐圧性の血圧ラインが必要。静脈輸液で用いる延長チューブは耐圧性ではないので使用してはならない
- 血圧ラインを利用した採血は，留置部から三方活栓までの血圧ラインの3倍以上もの血液を除去してから行う

＊3 留置針の刃面基部からカテーテルまでの距離を指す

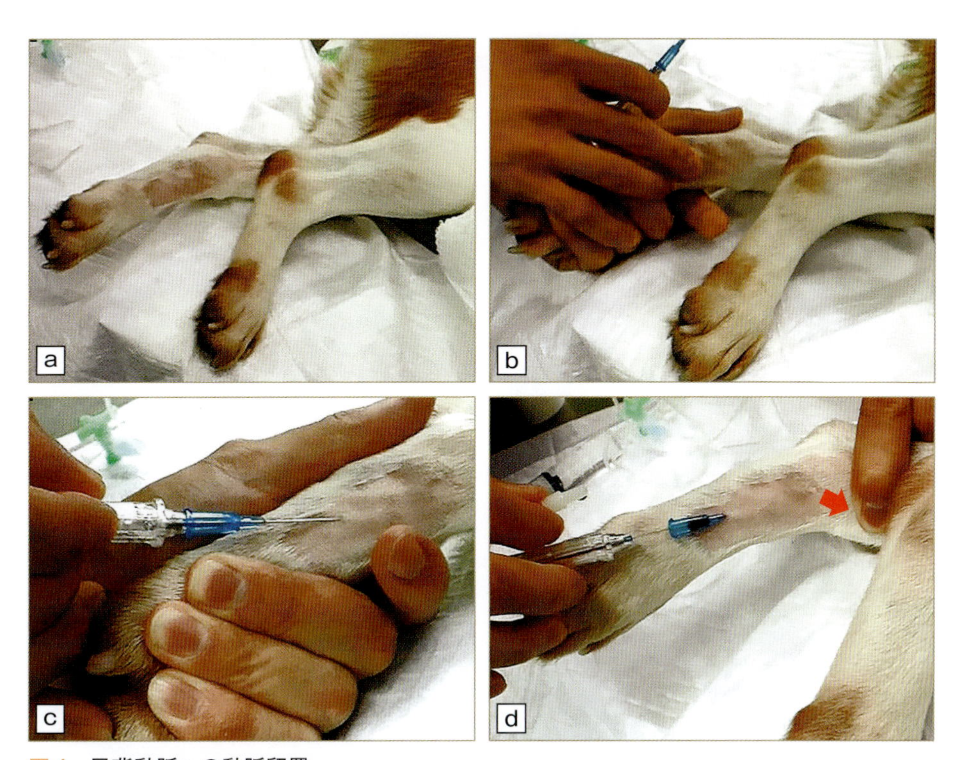

図4　足背動脈への動脈留置

a：足背動脈部の被毛を剪毛し，消毒する
b：動脈の脈拍を触知し，動脈の走行をイメージする。駆血は必要ない
c：動脈とほぼ平行となるよう留置針を進める
d：留置カテーテルと圧トランスデューサの血圧ラインを接続する。この際，留置部より近位を圧迫することで出血を少なくできる(赤矢印)

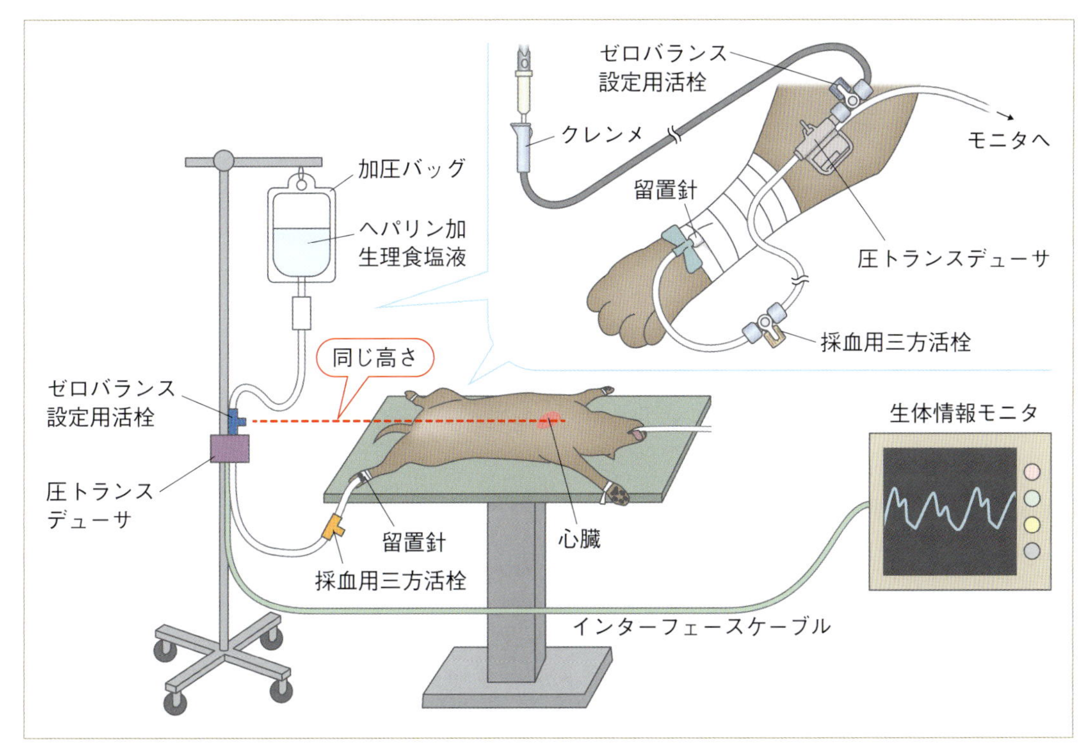

図5　IABP 測定時の全体像

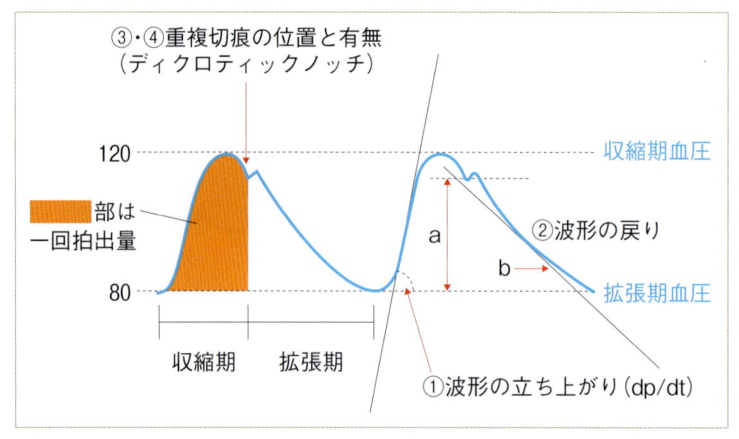

図6　一般的な動脈血圧波形

動脈血圧波形をみるポイントは，①波形の立ち上がり，②波形の戻り，③重複切痕の位置，④重複切痕の有無である

①波形の立ち上がり：波形の立ち上がり角度（dp/dt）が急峻なほど左室機能が良い（心収縮性の評価）

②波形の戻り：a が低く，b が急峻なほど血管抵抗が小さい（全身血管抵抗の評価）

③重複切痕の位置：波形の立ち上がりから重複切痕までが収縮期に相当し，その波形下の面積は一回拍出量と相関している。重複切痕の位置が低いときは，血管抵抗の減少（血管拡張）や回路内の気泡混入などが考えられる

④重複切痕の有無：敗血症性ショックなどのように血管抵抗が小さい場合には，傾斜が緩やかで丸みを帯びた波形となる。重複切痕が消失することもある

▷ 動脈血圧と動脈血圧波形の解釈

電気信号に変換された血圧は，生体情報モニタによってデジタル変換され，フィルターでノイズカット処理された後，血圧解析アルゴリズムで収縮期血圧（SAP），拡張期血圧（DAP），平均動脈血圧（MAP）が算出される。収縮期血圧は一回拍出量，駆出速度，および動脈血管壁の伸展性によって決定され，拡張期血圧は全身血管抵抗 p.289 と心拍数によって決定される。平均動脈血圧は，動脈血圧波形の面積から平均の高さを算出したもので，求め方については p.93“非観血的動脈血圧（NIBP）”を参照のこと。

一般的な動脈血圧波形

IABP 測定によって得られる動脈血圧波形は，大動脈弁の開放とともに急峻に立ち上がり，大動脈弁の閉鎖時にできる重複切痕（ディクロティックノッチ，dicrotic notch）の後から下降していく。IABP 測定で得られる一般的な動脈血圧波形を図6に示す。動脈血圧波形をみるときは，①波形の立ち上がり，②波形の戻り，③重複切痕の位置，④重複切痕の有無を確認すべきである。また，動脈留置部が心臓より遠位末梢側になるほど収縮期血圧が高く測定され，NIBP との差が大きくなる[3]（図7）。

動脈血圧波形の変化とその原因

動脈血圧波形の変化は，前述したとおり心血管系機能の変化を反映するが，測定機器の異常に

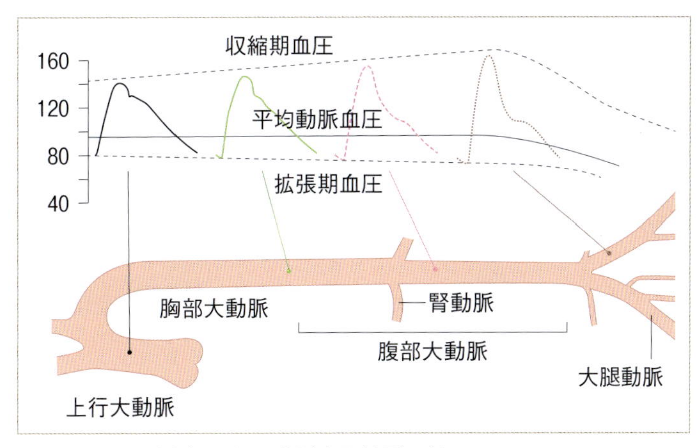

図 7　IABP 測定部による動脈血圧波形の違い
動脈血圧波形は心臓から離れるにつれて収縮期血圧が高く尖った形となる

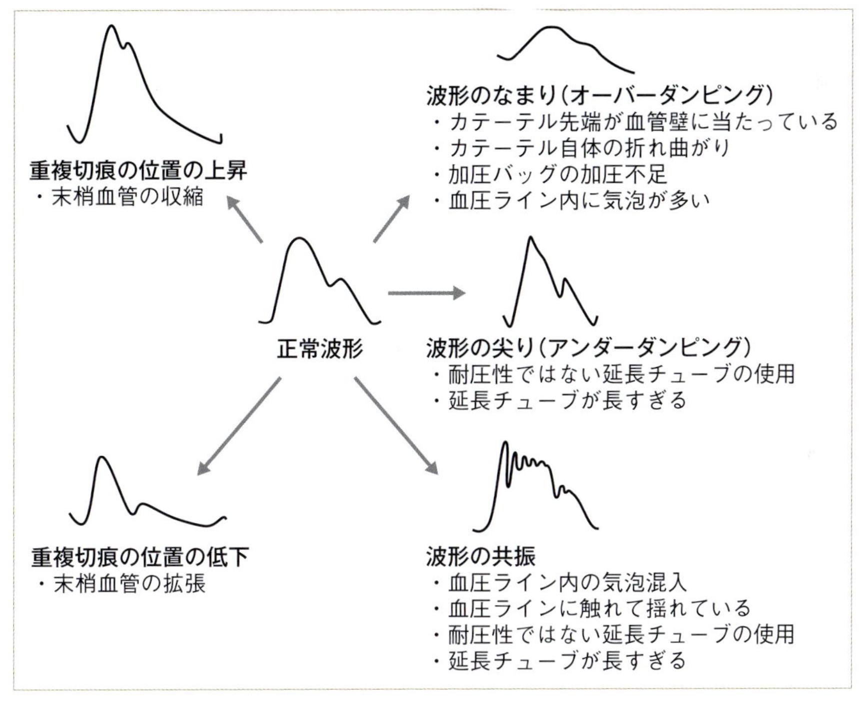

図 8　動脈血圧波形の変化とその原因

よっても引き起こされる。特に，波形の“なまり”や“尖り”などは心収縮性や血管緊張度の変化，もしくは圧トランスデューサキットや血圧ライン内の気泡の存在などの異常を反映している可能性があり，生体側と測定機器側との両方の異常を確認すべきである。動脈血圧波形の変化とその原因を図 8 に示す。

▷ IABP 測定の信頼性の確認

IABP 測定の結果を正しく反映するためには，圧トランスデューサキットの周波数特性(ダイナ

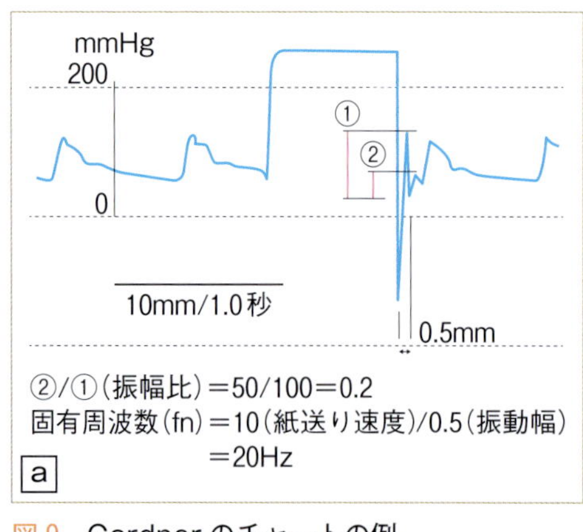

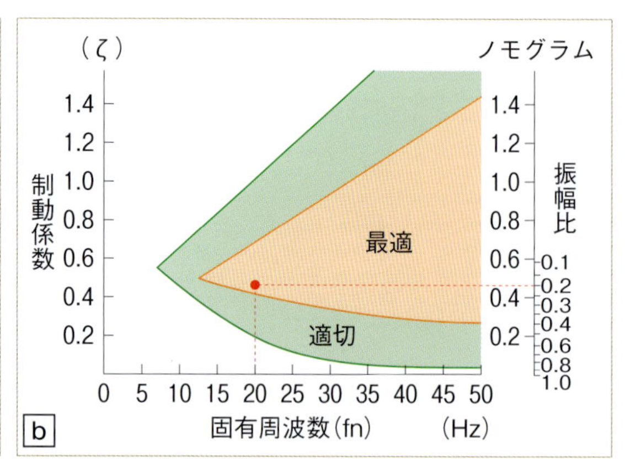

図9 Gardnerのチャートの例
急速フラッシュテスト後の振幅波形から制動係数と固有周波数を得て(a), Gardnerのチャートにプロットすると(b), 適切な位置にあるかIABP測定の信頼性の確認ができる

ミックレスポンス)を確認することが重要である。臨床現場ではフラッシュ装置を用いた制動係数と固有周波数による確認法がGardnerにより報告されている[4]。その方法は，動脈血圧をモニタリングしながらフラッシュ装置を約1秒間圧迫し，急速フラッシュテストを実施するというものである。モニタ上に矩形波[*4]が観察された後，適切なカテーテル留置と血圧ラインを使用していれば3回程度の振幅の後にもとの動脈血圧波形に戻る(図9a)。そのときの振幅波形から振幅比と固有周波数を計算し，Gardnerのチャートにあるノモグラム[*5]を用いて制動係数を得て，チャート上にプロットするとIABP測定の信頼性を確認することができる(図9b)。臨床で使用される一般的な輸液用ラインを用いると固有周波数が低く，制動係数も低くなることが多く，“尖り”の状態であることが多い。理想的な太く短い動脈血圧測定用の耐圧ラインは，固有周波数が15 Hz以上あり，制動係数は0.7に近いものが良いとされる。

▷ 臨床における血圧の定義と異常波形

NIBPの項でも述べたが，動物には平均動脈血圧60～160 mmHgの間で臓器灌流 p.286 を一定に維持する自動調節能 p.287 があり，麻酔管理中は平均動脈血圧をこの範囲内に維持する必要がある。自動調節能の強さは臓器によって大きく異なるが，麻酔中の臓器灌流を適切に保つために一般的には平均動脈血圧≧60 mmHgを維持する必要がある。一方，アメリカとヨーロッパの獣医麻酔専門医を対象に，犬における低血圧の定義を調査した報告では，手術中の低血圧を平均動脈血圧<62±4 mmHg(平均値±標準偏差)としている[1]。また，最近の獣医療における麻酔の成書では，低血圧<65 mmHgと定義しているものもある[5]。このように，低血圧の定義は麻酔を管理する者により異なると考えられるが，低血圧の治療介入が60 mmHg以下と定義していた以前より，早期に開始されるようになってきているのではないかと筆者は考えている。低血圧60 mmHg以下と定義してい

＊4 矩形とはすべての角が直角の四辺形のこと。長方形を指すことが多い
＊5 関数の計算をグラフィカルに行うために設計された二次元の図表であり，複雑な方程式の計算結果をグラフ上から読み取るために使用される

大動脈弁狭窄症

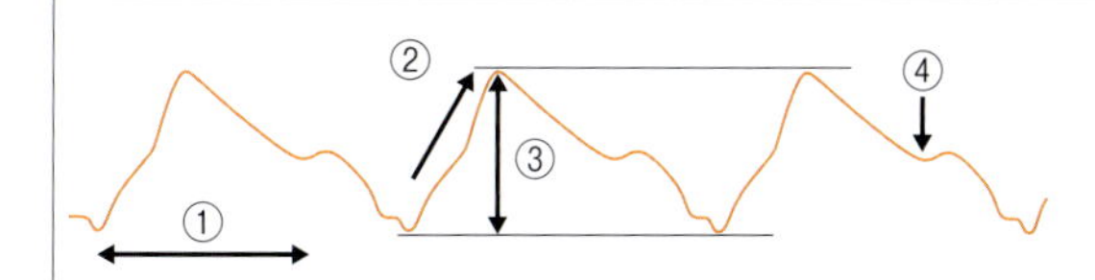

大動脈弁狭窄症では左室の駆出が妨げられるため，①駆出時間が延長し，②立ち上がりが緩やかな波形となり，③脈圧差（収縮期血圧と拡張期血圧の差）は小さくなる。また，④重複切痕の形状が不明瞭化する

大動脈弁閉鎖不全症

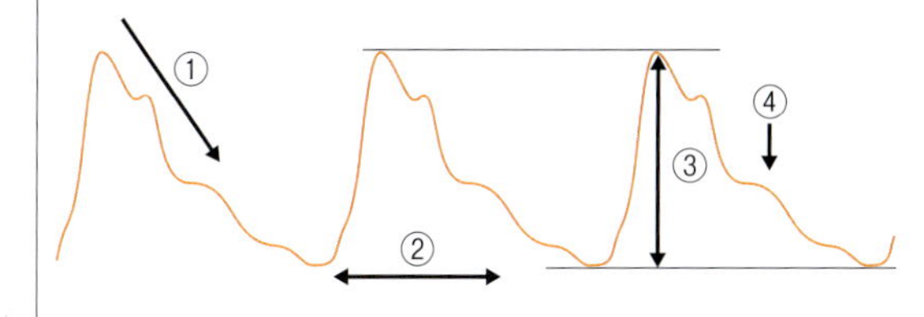

大動脈弁閉鎖不全症では，拡張期に左室へ血液が逆流するため，①波形の下降は急峻となる。また，左室容量の増加により一回拍出量が増加するため，②駆出時間が延長し，③脈圧差が拡大する。また，④重複切痕は不明瞭になることがある

心筋拡張障害

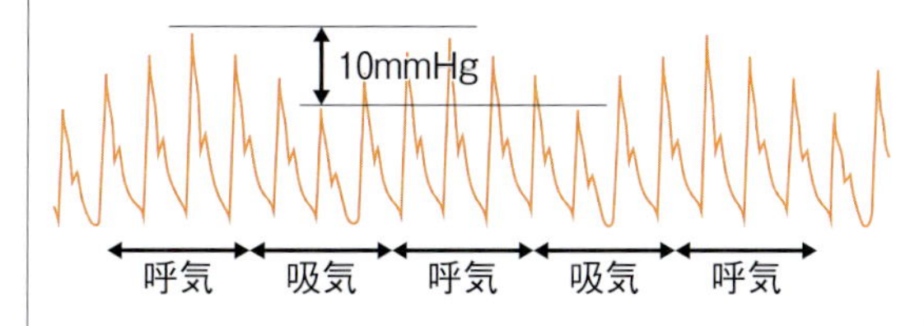

心タンポナーデなど心筋拡張障害があると，奇脈が認められる。自発呼吸下で吸気時 p.287 に収縮期血圧が大きく低下し，呼気時 p.287 との収縮期血圧差が 10 mmHg 以上であった場合（奇脈），左室拡張不全が生じていると判断する。犬の心タンポナーデの診断は心臓超音波検査が必須であるが，ゆっくりとした呼吸で横臥位であれば心タンポナーデの診断を奇脈の存在と脈波形のゆらぎから推測することが可能である[8]

循環血液量の不足

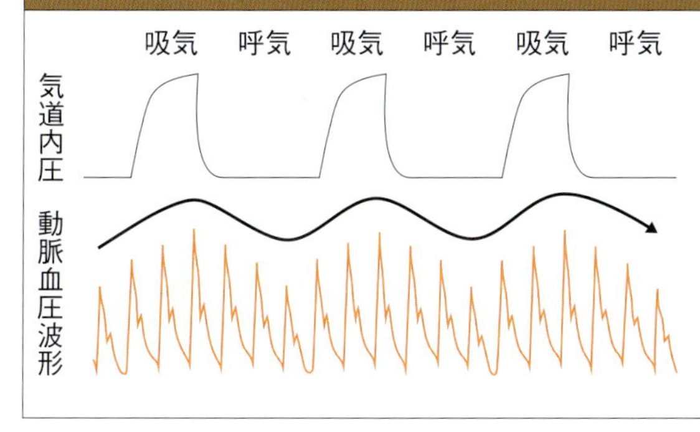

循環血液量の不足時（出血や血管内脱水など）には，しばしば呼吸性変動により“ゆらぎ”のある動脈血圧波形になる。これは，循環血液量が不足すると一回拍出量，収縮期血圧，脈圧が胸腔内圧の変化の影響を受けやすくなることが原因である。人工呼吸器管理下では，吸気時に胸腔内圧が上昇して肺血管や左心系の血液が押し出され，全身への血流が増加し，血圧が上昇する。これが動脈血圧波形に呼吸性変動として反映される

図 10　動脈血圧波形の異常と推測できる病態

る施設では，平均動脈血圧が 55 mmHg 前後であった場合，“誤差の範疇だし，治療しなくても良いか”とつい考えてしまいがちだが，低血圧と判断したのであればしっかりと治療することが麻酔を担当した者の仕事だと考えている。

動脈血圧波形の解釈により，人医療では重複切痕の位置や形状から全身血管抵抗，大動脈弁狭窄，大動脈弁閉鎖不全を推測することができると報告され[6]，筆者らも猫の肥大型心筋症の動的左室流出路閉塞において重複切痕の不整を認めたことを報告した[7]。しかしながら，動脈血圧波形だけでこれら病態を確定するのではなく，その他の循環モニタや超音波検査などを組み合わせて解釈すべきである。また，人工呼吸器管理下では動脈血圧波形を用いて呼吸性変動とよばれる循環血液量 p.288 を推測することも可能であるため，モニタに表示される血圧の数値だけではなく，動脈血圧波形の確認も怠ってはならない。図 10 に動脈血圧波形の異常から推測できる病態を示す。

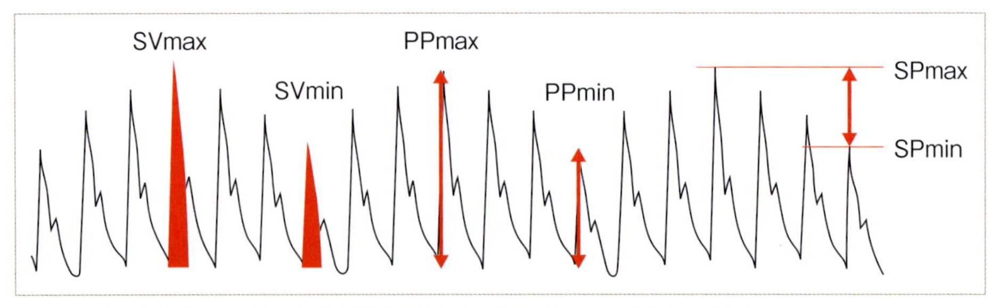

図 11 動的指標としての一回拍出量変動，脈圧変動，収縮期血圧変動
呼吸サイクル(1 回あるいは数十秒間)において，一回拍出量変動(SVV)，脈圧変動(PPV)，収縮期血圧変動(SPV)はそれぞれ以下の項目の値と式から算出する
- 一回拍出量変動(SVV)：最大一回拍出量(SVmax)，最小一回拍出量(SVmin)，平均一回拍出量(SVmean)
  SVV＝(SVmax－SVmin)÷SVmean
- 脈圧変動(PPV)：最大脈圧(PPmax)，最小脈圧(PPmin)，平均脈圧(PPmean)
  PPV＝(PPmax－PPmin)÷PPmean
- 収縮期血圧変動(SPV)：最大収縮期血圧(SPmax)，最小収縮期血圧(SPmin)，平均収縮期血圧(SPmean)
  SPV＝(SPmax－SPmin)÷SPmean

これら動的指標で得られた算出値が大きい場合，循環血液量の不足が推測される

▷ 動脈カテーテルの合併症

動脈カテーテルの合併症には，出血と末梢循環不全が挙げられる。動脈穿刺時やカテーテル抜去時の出血は，圧迫止血を 5 分間以上行うことでほとんどが対応できる。大腿動脈をカットダウンする場合には，血管縫合を行うか 30 分以上は圧迫止血すべきである。凝固異常を認める動物への動脈カテーテルは原則禁忌である。また，動脈カテーテル挿入部より遠位では循環障害が起きる可能性がある。筆者は幸い出血や末梢循環不全は経験していないが，猫で足背動脈への動脈カテーテルに起因した虚血性壊死と感染が報告されており[9]，どの動脈部位から挿入したとしても，その末梢側の血流障害が起きる可能性があるため，常に注意を払う必要がある。

⚠ココに注意 ～IABP 測定における合併症～

- □ 動脈に直接カテーテルを留置する侵襲的方法であり，感染，出血，疼痛，血栓，炎症など様々な合併症の可能性を伴う
- □ 上記のリスクを伴うことから，有用性がリスクを上回る状況でのみ使用する(一般状態が良好な動物に対する手術時には必須ではない)

▷ 最新の循環モニタの紹介

動脈血圧波形から得られる情報を用い，循環血液量の不足を呼吸性変動から推測することができる。脱水や出血性ショックなどの循環血液量が少ない状態では，動脈血圧波形は陽圧呼吸の呼吸周期と連動して呼吸性変動が生じる。従来は，静的指標(中心静脈圧や肺動脈楔入圧)をもとに循環血液量の推測を行っていたが，最近では，人工呼吸管理下における呼吸性変動を客観的に解析して数値化するモニタリング機器も存在し，一回拍出量変動(SVV)，脈圧変動(PPV)，収縮期血圧変動

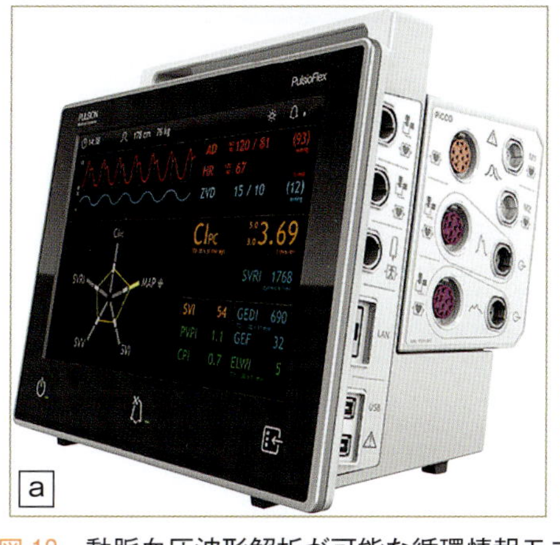

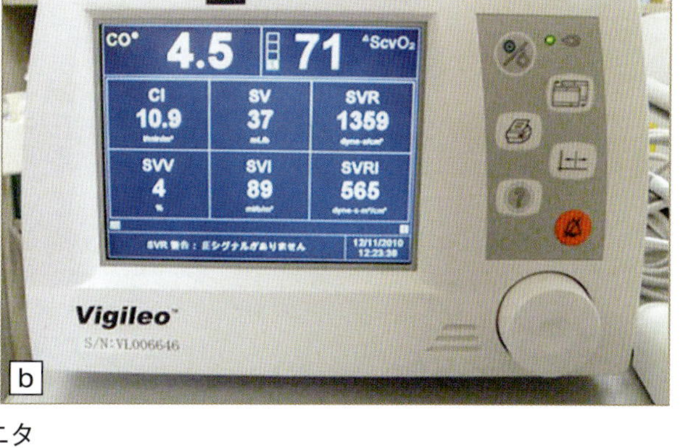

図 12　動脈血圧波形解析が可能な循環情報モニタ
動脈血圧波形を解析することで心拍出量の測定や循環血液量を推定する循環動態モニタ。両機器は人用医療機器である
a：Pulsio Flex®〔フクダ電子(株)〕画像提供：フクダ電子(株)
b：Flo Track/Vigileo®〔エドワーズライフサイエンス(株)〕

(SPV)といった動的指標(ダイナミックパラメータ)を参考に循環血液量を評価した方が，輸液療法への反応性(輸液反応性 p.291)に対する感度・特異度が高いと報告されており[10]，犬を用いた輸液負荷 p.291 モデルや出血性ショックモデルにおいて循環血液量の有用な指標となると報告されている[11]。動脈血圧波形の呼吸性変動によって算出される動的指標を図 11 に示す。

なお，これら動的指標の評価は，通常の生体情報モニタではなく，専用の循環情報モニタが必要である(図 12)。残念ながら，これらの動的指標は犬・猫における正常値やカットオフ値 p.286 が明らかとなっていないためすぐに臨床応用することはできないが，出血による循環血液量不足などの特定の条件下では有用であったと報告されていることから[12]，今後の検討が期待されている。

呼吸性変動による“ゆらぎ”は主観的な判断で循環血液量の不足と確定してはならないが，筆者は人工呼吸管理下で IABP 測定を実施し，低血圧を認めた場合には呼吸性変動が認められるかを確認している。麻酔深度，心拍数，血圧などを総合的に判断し，低血圧の原因の 1 つとして呼吸性変動が起きている場合には循環血液量の不足を疑うようにしている。その場合，輸液反応性を評価するために Mini-fluid challenge(低容量輸液負荷試験：3 mL/kg 程度の輸液剤を 1 分程度で投与[13])を試み，呼吸性変動の改善が認められれば輸液量を増やす目安としている。

▷ まとめ

筆者も IABP 測定を開始するようになってから，循環動態が急激に変化する可能性のある手術にも自信をもって循環管理を行えるようになった。IABP 測定は麻酔管理だけでなく，低血圧や呼吸管理の対応に難渋する敗血症 p.290 や重症呼吸器疾患などの集中治療管理においても重要であることはいうまでもない。IABP 測定をまだ実施したことがない方は，ぜひ動脈カテーテルを設置して，積極的に IABP 測定を麻酔管理に取り入れていただきたい。IABP 測定は NIBP 測定と比較して動物の循環動態を正確に評価し，治療反応を精緻に行うことが可能なため，さらに安全な麻酔管理が実施できるようになるはずである。

症例紹介　猫の肥大型心筋症の動的左室流出路閉塞

筆者が動脈血圧波形を確認しながら循環管理を行った1例を紹介する。

・概要

猫の動的左室流出路閉塞にIABP測定を用いて動脈血圧波形を確認しながら循環管理を行った[7]。

・経過

①症例はスコティッシュフォールド(11歳齢，去勢雄)であり，ストラバイト結晶による複数回の尿道閉塞の解除により尿道狭窄を招いたため，会陰尿道造瘻術を依頼された。

②術前の身体検査にて，左側胸壁心尖部より収縮期雑音(Levine Ⅲ / Ⅳ)が聴取され，心臓超音波検査にて拡張末期心室中隔壁厚が6.7 mmに肥大し，左室流出路血流速4.1 m/秒(推定圧較差62.27 mmHg)，収縮後期加速(ダガーシェイプ)が認められたため，肥大型心筋症の動的左室流出路閉塞と診断した(図13)。

③全身麻酔管理中に循環動態の不安定が予想されたため，麻酔導入直後からIABP測定を実施することを計画した。実際には，麻酔導入直後からオシロメトリック法によるNIBP測定では測定不能であったため，全身血管抵抗を増大させる目的でドパミンの投与を開始した。

④その後，足背動脈で行ったIABP測定による平均動脈血圧は36 mmHgと重度の低血圧であった。動脈血圧波形を確認したところ重複切痕の不整が認められたため(図14)，動的左室流出路閉塞が生じ，前方拍出量が減少したことにより低血圧を起こしたと判断し，全身血管抵抗をさらに増大させるためにエフェドリンをto effect(効果が出るまで)で投与した。

⑤動脈血圧波形を確認しながらエフェドリンを投与することで，重複切痕の不整の消失と低血圧を改善させることができ，手術を無事終了させるまで麻酔管理を維持することができた。

Chapter2-3. 観血的動脈血圧(IABP)　参考文献

1) Ruffato M, Novello L, Clark L. What is the definition of intraoperative hypotension in dogs? Results from a survey of diplomates of the ACVAA and ECVAA. *Vet Anaesth Analg*. 2015. 42: 55-64.
2) 獣医麻酔外科学会　麻酔・疼痛管理委員会．犬および猫の臨床例に安全な全身麻酔を行うためのモニタリング指針．https://www.jsvas.net/download/COmmittee/anesthanalg/MonitoringGuidance.pdf (2018年1月現在)
3) Muir WW. Cardiovascular physiology. *In*: Grimm KA, Lamont LA, Tranquilli WJ, et al. eds. Lamb and Jones' Veterinary Anesthesia and Analgesia. 5th ed. Willey Blackwell, Ames. 2015. pp.417-472.
4) Gardner RM. Direct blood pressure measurement — dynamic response requirements. *Anesthesiology*. 1981. 54: 227-236.
5) Clarke KW, Trim CM, Hall LW. Patient monitoring and clinical measurement. *In*: Veterinary Anaesthesia. 11th ed. Saunders Elsevier, St Louis. 2014. pp.19-63.
6) 作田由香，藤田喜久．動脈圧．*In*：廣田和美　専門編集．麻酔科医のための周術期のモニタリング．中山書店．pp.138-147.
7) 伊丹貴晴，高木哲，武内亮ら．猫の動的左室流出路閉塞に観血的動脈血圧測定を用いて全身麻酔管理を行った1例．日本獣医麻酔外科学雑誌．2016．47：13-19.
8) Shaw SP, Rush JE. Canine pericardial effusion: diagnosis,treatment, and prognosis. *Compend Contin Educ Vet*. 2007. 29: 405-411.

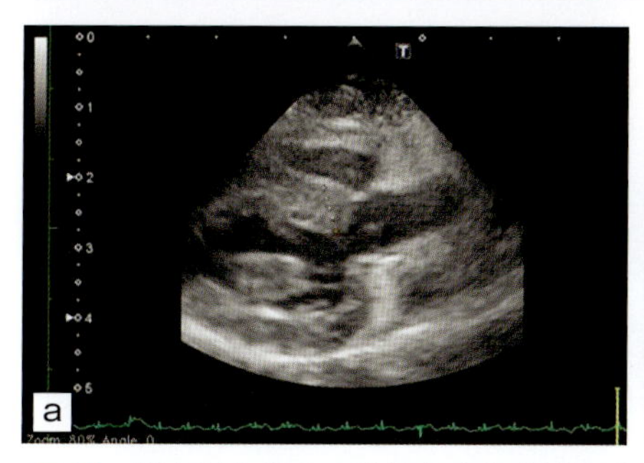

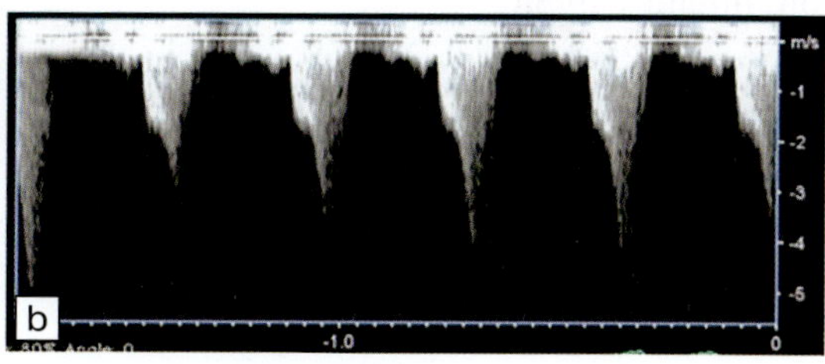

図 13　**肥大型心筋症で動的左室流出路閉塞の猫における心臓超音波検査**
拡張末期心室中隔壁厚は 6.7 mm と肥大(a)し，左室流出路血流速は 4.1 m/ 秒(推定圧較差 62.27 mmHg)で，収縮後期加速(ダガーシェイプ)が認められた(b)

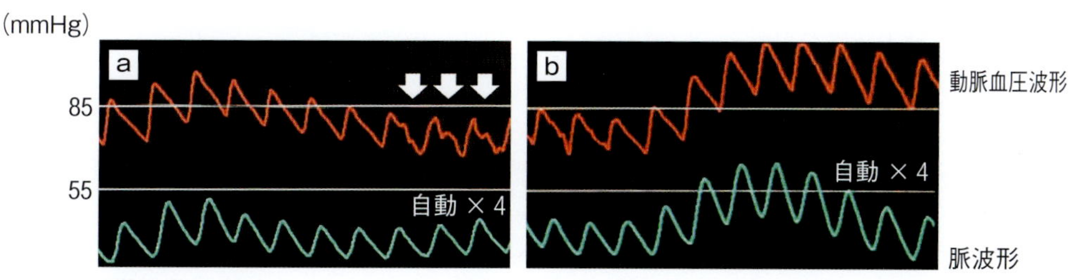

図 14　**重複切痕の不整**
上段赤波形は，IABP 測定による動脈血圧波形(上実線は 85 mmHg，下実線は 55 mmHg)を示す。下段青波形は，パルスオキシメータによる脈波形を示す。血圧低下時に動脈血圧波形の重複切痕の不整(白矢印)が認められた(a)。また，ときおり 30 mmHg ほどの平均動脈血圧の大きな変動が認められた(b)

・考察

猫の肥大型心筋症の麻酔管理ではドパミンやフェニレフリンといった全身血管抵抗を増大させる循環作動薬が有用であると報告されている[13]。筆者の施設にはフェニレフリンがなかったため，全身血管抵抗を増大させる目的でエフェドリンを使用し，動脈血圧波形を確認しながら to effect での投与を行うことにより，重複切痕の不整の消失と低血圧を改善させることができた。

NIBP 測定は，重度低血圧時にはしばしば測定不能となる。本症例では，動脈血圧と動脈血圧波形を IABP 測定で評価しながら循環作動薬の反応性をリアルタイムに評価できたことから，猫の左室流出路閉塞の循環管理には IABP 測定が有用であったと考えられた。

9) Bowlt KL, Bortolami E, Harley R, Murison P, Wallace A. Ischaemic distal limb necrosis and Klebsiella pneumoniae infection associated with arterial catheterisation in a cat. *J Feline Med Surg*. 2013. 15: 1165-1168.
10) Cannesson M, Desebbe O, Rosamel P, Delannoy B, Robin J, Bastien O, Lehot JJ. Pleth variability index to monitor the respiratory variations in the pulse oximeter plethysmographic waveform amplitude and predict fluid responsiveness in the operating theatre. *Br J Anaesth*. 2008. 101: 200-206.
11) Taguchi H, Ichinose K, Tanimoto H, Sugita M, Tashiro M, Yamamoto T. Stroke volume variation obtained with Vigileo/FloTrac™ system during bleeding and fluid overload in dogs. *J Anesth*. 2011. 25: 563-568.
12) Ricco C, Henao-Guerrero N, Shih A, et al. Pulse pressure variation in a model of hemorrhagic shock in mechanically ventilated dogs. *In*: Proceedings of the 18th International Veterinary Emergency and Critical Care Society Meeting. 2012. 732.
13) Rabozzi R, Franci P. Use of systolic pressure variation to predict the cardiovascular response to mini-fluid challenge in anaesthetised dogs. *Vet J*. 2014. 202: 367-371.
14) Wiese, A. J., Barter, L. S., Ilkiw, J. E., Kittleson, M. D. and Pypendop, B. H. Cardiovascular and respiratory effects of incremental doses of dopamine and phenylephrine in the management of isoflurane-induced hypotension in cats with hypertrophic cardiomyopathy. *Am. J. Vet. Res*. 2012. 73: 908-916.

▷ 尿量

「犬および猫の臨床例に安全な全身麻酔を行うためのモニタリング指針[1]」では，循環のモニタリングとして“必要に応じて尿量の測定と記録を30分ごとに行う”ことを推奨している。尿量が認められるということは，腎臓に血液が灌流 p.286 しているという間接的な証拠である。したがって，心拍数や動脈血圧のモニタリングと同様に，周術期の循環動態 p.288 の指標として尿量はモニタリングされる。しかしながら，尿道カテーテル設置の手間や尿路感染症の危険性と比較して，得られる情報が少ないことから尿量は日常的に行われているモニタリング項目とはいいがたい。

そのような背景があるが，本項では尿量のモニタリングの意義とその評価法を解説するとともに，臨床でしばしば生じる尿量減少への対応について紹介したい。

▷ モニタリングを始める前に

尿量モニタとは

周術期における尿量のモニタリングの意義は，循環動態と水分バランスの評価である。

●循環動態の評価

尿量のモニタリングが循環動態の評価として重要な理由は，循環管理を必要とする動物すべてに中心静脈圧の測定や肺動脈カテーテルの挿入がなされているわけではなく，加えて手術中には心臓超音波検査も容易に行えないためである。この場合，腎臓の自動調節能 p.287 の観点から尿量のモニタリングが循環動態を評価するうえで有用である。腎臓は自動調節能の下限が他の臓器に比べて高いことも評価に適している(表1)[4]。

尿量のモニタリングでは，糸球体ろ過率(GFR)も重要であり，腎動脈血圧が80 mmHg前後でGFRは低下し，60 mmHg前後で尿の流出が確認できなくなる(図1)[2]。したがって，周術期の尿量の減少は循環動態の悪化を意味する間接的な指標となる。

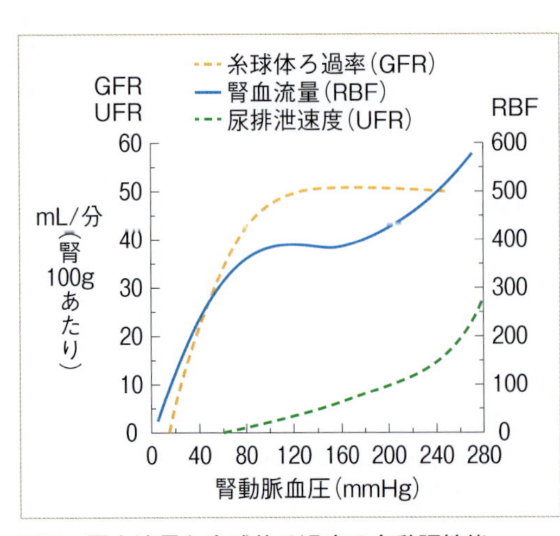

図1 腎血流量と糸球体ろ過率の自動調節能
犬の腎動脈血圧を20 mmHgから280 mmHgに変化させたときの腎血流量，GFR，尿排泄速度と平均動脈血圧との関係を示す。腎血流量とGFRの自動調節能は80～180 mmHgで認められる
文献2より引用・改変

表1 各臓器の自動調節能の範囲
文献4より引用・改変

臓器	自動調節能の範囲(mmHg)
腎臓	80～180
脳	60～160
小腸	30～125
骨格筋	20～120
冠動脈	60～180

表2　尿比重の分類と定義

分類	尿比重		定義
	犬	猫	
濃縮尿もしくは浸透圧製剤の使用	>1.030	>1.035	尿細管で濃縮尿が生成できている 浸透圧製剤の使用 ・膠質液製剤（デキストラン，ヒドロキシエチルスターチなど） ・マンニトール
わずかな濃縮尿	1.013～1.029	1.013～1.034	輸液によるもの
等張尿（原尿）	1.008～1.012	1.008～1.012	腎機能低下の可能性がある
低張尿もしくは希釈尿	<1.007	<1.007	尿細管で濃縮尿が生成できていない ・副腎皮質機能亢進症 ・尿崩症 ・子宮蓄膿症 ・高カルシウム血症 ・薬剤（利尿薬，ステロイドなど）

●水分バランスの評価

周術期の循環管理において水分バランスを考えることは重要であり，フランク・スターリングの法則（p.235“中心静脈圧”を参照）を意識しながら輸液量や輸血量を考えていかなければならない。周術期の水分喪失は，出血，輸液量不足，もしくは炎症や敗血症 p.290 などの血管透過性亢進 p.287 による血管外への体液漏出によって生じる。その結果，循環血液量 p.288 が減少するため尿量も減少し，尿比重が上昇する。

周術期の尿量減少は，腎前性あるいは腎性 p.288 の問題であることが多い。尿比重の変化のみで必ずしも腎前性と腎性とを明確に分けることはできないが，腎前性の尿量減少は一般的に尿比重や浸透圧が高くなるのに対して，腎性の場合には尿比重や浸透圧が低下することが多い。また，腎前性の尿量減少ではGFRの低下に伴う二次的なものであり，脱水，循環血液量減少，低血圧などが原因となる。腎性の尿量減少では，腎毒性のある薬剤の投与〔アミノグリコシド系抗生物質，非ステロイド系消炎鎮痛剤（NSAIDs），造影剤など〕，感染，腎臓の虚血（灌流の低下）などが原因となる。

尿比重は使用する輸液剤や薬剤に影響を受けるため，解釈に注意が必要である（表2）。また，犬や猫で尿比重を測定する場合には，動物専用の尿比重計を用いるべきである。日本製の人用尿比重計を使用する場合には過大評価（0.005～0.010程度）されると報告されており[3]，以下の補正式を用いて補正する。

真の尿比重の補正式

犬：尿比重＝$-2.1257\times$（日本製屈折計の比重）$^2+5.2153\times$（日本製屈折計の比重）-2.0899
猫：尿比重＝$0.8674\times$（日本製屈折計の比重）$^2-1.019\times$（日本製屈折計の比重）$+1.1519$

表3 尿道カテーテルの設置や尿量モニタが有用な動物の条件

- 循環動態が不安定である
- 手術侵襲による出血が予想される
- 長時間の手術が予想される
- 炎症や敗血症により血管透過性が亢進している
- 泌尿生殖器の手術である
- 術後に排尿が期待できない
  例1：動物の性格によりケージ内で排尿しない
  例2：麻酔薬(オピオイドや硬膜外麻酔など)により排尿反射が抑制されている

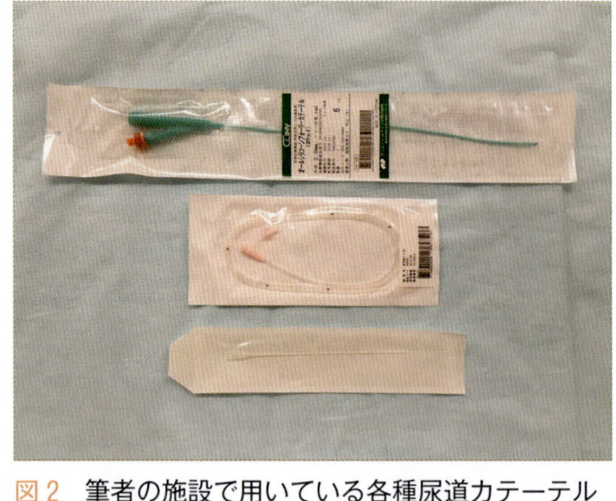

図2 筆者の施設で用いている各種尿道カテーテル
上から膀胱バルーンカテーテル6Fr〔クリエートメディック(株)〕，栄養カテーテル8Fr〔アトムメディカル(株)〕，PPカテーテル猫用〔富士平工業(株)〕。尿道カテーテルの設置期間および動物の尿道の太さと膀胱までの距離に応じて尿道カテーテルの種類を選択する

ココを押さえる！ 尿量モニタとは

- 尿量モニタは循環動態の評価と水分バランスの評価に有用である
- 尿量のモニタリングは，腎臓の自動調節能から循環動態を評価する
- 腎動脈血圧が80 mmHg前後で糸球体ろ過率(GFR)は低下し，60 mmHg前後で尿の流出が確認できなくなる＝周術期の尿量減少は循環動態悪化の間接的な指標となる
- 尿比重は必ず動物専用の比重計を用いる(人用では過大評価につながるため補正する必要がある)

▷ 測定法

尿量モニタの適応動物と合併症

集中治療下での尿道カテーテル設置による下部尿路感染症の発生率の調査では，設置した初日だけであれば約95%の犬は下部尿路感染症を引き起こさないと報告されている[5]。しかしながら，適切な消毒が行われたにも関わらず，5%の犬では何らかの下部尿路感染症を引き起こしたとも読み取れる。また同調査では，尿道カテーテルを4日間以上設置したままだと下部尿路感染症のリスクが増大した。したがって，尿道カテーテルを設置する動物は選択すべきであり(表3)，目的なく尿量モニタを行うことは動物に害をもたらす可能性があることを認識しておかなければならない。

尿道カテーテルの種類と設置方法

尿道カテーテルとしてバルーンカテーテル，栄養カテーテル，もしくは猫用導尿カテーテルなどが用いられる(図2)。尿道カテーテルの種類は，尿道カテーテルの設置期間や動物の尿道の太さと膀胱までの距離に応じて選択する。適切な位置に設置されているか確認できるよう，X線透視可能

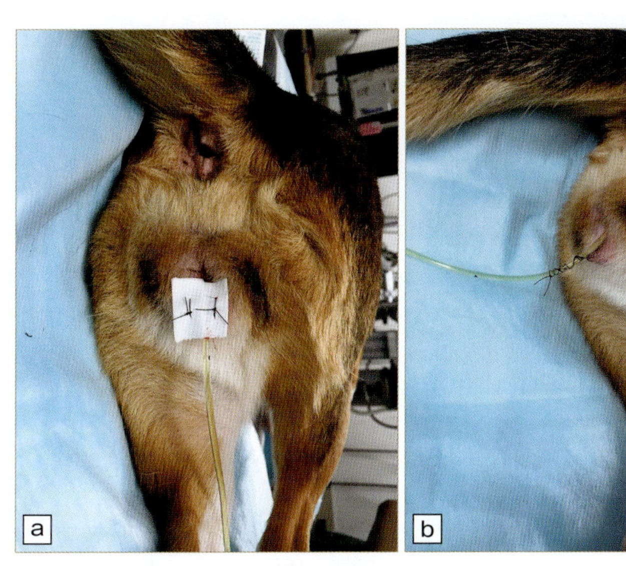

図 3　尿道カテーテルの固定法(雌犬)
動物の体型や活動性に合わせて保定法を選択する
a：テープを用いて羽をつくり，外陰唇に固定している
b：チャイニーズフィンガートラップ縫合で直接外陰唇に固定している

な造影ライン入りカテーテルの使用が便利である。

尿道カテーテルを挿入する際は，雄の犬・猫は包皮内および陰茎を消毒し，雌の犬・猫は陰唇および膣内を消毒する。適切な消毒後，潤滑剤を塗布してから尿道カテーテルを挿入する。膀胱は伸縮性と可動性を有する臓器であることを意識して，筆者はカテーテル先端が尿道から膀胱内に入り，尿の流出が確認された部位からさらに 1～3 cm ほど進めた部位で固定している。カテーテルの固定方法は，バルーンカテーテルでは不要であるが，栄養カテーテルを用いた場合には，テープを用いて羽をつくり皮膚に固定するか，包皮や陰唇に直接チャイニーズフィンガートラップ縫合して固定する(図 3)。

尿量のモニタリングでは，小型犬や猫はシリンジを用いて尿量を測定し，中型犬以上では輸液ラインおよび輸液バッグを再利用して定期的に尿量を測定する(図 4)。

▷ 尿量の正常値

犬と猫において周術期の尿量の正常値は 0.5～1 mL/kg/ 時とされており，0.5 mL/kg/ 時以下の尿量の減少を乏尿と定義する成書が多い。しかしながら，筆者の知る範囲では，周術期の尿量の妥当性の根拠を示す報告はほとんどなく，成書に示されている正常値は，おそらく腎臓における尿の最大濃縮率と尿中に排泄される浸透圧物質から算出された値であろうと考えている。周術期の尿量はこの正常範囲をしばしば外れることがあるが，人医療の多くの研究から急性尿細管壊死，GFR，クレアチニンクリアランス，手術前後の血中尿素窒素(BUN)およびクレアチニン(CRE)値の変動と尿量には相関がないことが示されている[6]。さらに，平均尿量や時間あたりの最低尿量が術後腎不全の予測因子にならないことも示されている[7]。したがって，尿量減少自体は直接的な腎障害を示すわけではなく，尿流出がある場合には単に糸球体ろ過と尿生成があることを意味しており，最低

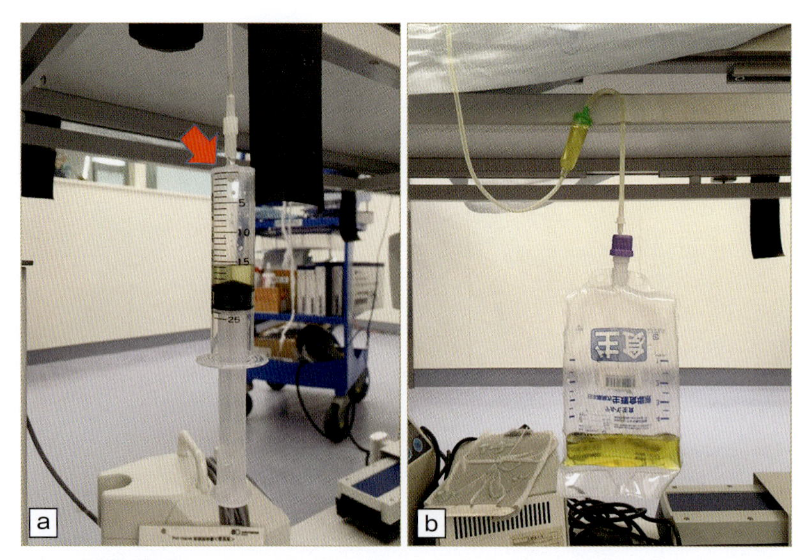

図4 尿量の測定
a：小型犬や猫では尿の絶対量が少ないため，シリンジ(写真は 20 mL シリンジ使用)を利用して尿量を測定する。この際，シリンジ先端部に空気孔を作成する必要がある(赤矢印)
b：中型犬以上では使用済みの輸液袋を再利用している。厳密な尿量は溜まった尿をメスシリンダーなどで測定し直す必要がある。また，使用済みの輸液袋であっても溜まった尿の尿成分に影響することがあるため注意する(例：糖液加リンゲル液の輸液袋による尿糖の偽陽性など)

限は血液が腎臓へ灌流していると解釈すべきである。

ちなみに人医療の報告ではあるが，術後のクレアチニン値の上昇は麻酔関連偶発症 p.291 と関連していることが報告されていることは興味深い知見である[8]。

▷ 尿量の異常とその対応

尿量の増加

尿量の増加は，輸液過多による循環血液量が多いときや利尿薬の投与により認められる(表4)。糖尿病の動物や脳浮腫軽減を目的としたマンニトールの投与で，血漿浸透圧が上昇し，浸透圧利尿作用により尿量は増加する。また，メデトミジンなどの α_2 アドレナリン受容体作動薬は，膵臓のシナプス前に存在する α_2 アドレナリン受容体を刺激してインスリン分泌を抑制し血糖値を増加させることや，抗利尿ホルモン(バソプレシン)の分泌抑制と心房性ナトリウムペプチド因子の分泌増加によって水分とナトリウム排泄を増加させることから，尿量が増加する。

●尿量増加への対応

尿量増加の原因の1つは，輸液過多に対応する生理的現象である。輸液の過剰投与は，循環血液量の推測を見誤ったいわゆる医原性のトラブルであり，腎臓や腸管といった様々な臓器の浮腫を助長し，術創治癒に悪影響を及ぼすためすみやかに輸液量を減らすべきである。

利尿薬や α_2 アドレナリン受容体作動薬といった薬剤の投与も尿量増加の原因となり，循環血液

表 4　尿量に影響を与える因子

尿量の増加	尿量の減少	尿流出の低下
□循環血液量が多い ・輸液過多 □尿細管再吸収の低下 ・利尿薬の投与 ・高浸透圧血症（糖尿病，マンニトール投与，高ナトリウム血症） ・尿崩症 ・α_2 アドレナリン受容体作動薬の投与	□循環血液量が少ない ・出血 ・輸液不足 ・血管透過性亢進 □低血圧 ・腎血流量の減少 □腎不全 □交感神経系の緊張 □オピオイドの投与	□尿管，膀胱の損傷および閉塞 □尿道カテーテルの閉塞や屈曲 □オピオイド，硬膜外麻酔の使用

量の減少や電解質異常を引き起こす。薬剤投与の目的により，尿量のモニタリングとともに循環動態への影響や電解質異常の有無を確認すべきであり，周術期を通じて脱水の有無および体重の変化などを注視すべきである。動物の麻酔からの覚醒状態や一般状態にもよるが，筆者は脱水を疑う動物には口渇感がないか調べるために飲水を促し，その状況を勘案して輸液量の目安としている。

尿量の減少

尿量の減少は，全身麻酔や手術侵襲 p.288 が主に関連している（表 4）。全身麻酔に用いる薬剤の多くは心拍出量や全身血管抵抗 p.289 を減少させることから，周術期には腎臓の自動調節能を超えた低血圧にしばしば遭遇する。頻回採血でのヘモグロビン測定による輸液動態学を用いた解析では，手術中には乳酸リンゲル液などの晶質液の排泄クリアランスが減少すること[9]や，正常な人へのイソフルラン麻酔時に生理食塩液を輸液した研究でも，腎血流量と腎灌流圧の低下により生理食塩液の排泄能力（クリアランス）が 50％低下して尿量の減少が認められた[10]と報告されている。また，開腹などの手術侵襲が加わることで出血や炎症により血管透過性が亢進し，水分が血管外へ漏出して循環血液量が減少し，非機能的細胞外液（サードスペース）が形成されるために尿量が減少することもある（Clinical Point）。

手術侵襲による疼痛によって交感神経系が活性化すると，抗ストレスホルモンであるバソプレシンが分泌されることも尿量減少の一因である。犬でも麻酔薬と外科手術は血漿バソプレシン濃度の増加と関連し，尿量が減少したと報告されている[11,12]。モルヒネなどのオピオイドは，バソプレシンの分泌を増加させ尿量を減少させる。さらに，オピオイドは排尿反射を抑制することから，排尿せずに膀胱容量を増加させることがある[13]。硬膜外麻酔を実施したときにも排尿反射が抑制されることから，膀胱容量が増加する。したがって，これらオピオイドや硬膜外麻酔を使用したときには，術後の尿量（最低でも排尿の有無）をモニタリングし，必要に応じて超音波検査や触診による蓄尿の有無を確認する必要があり，時には尿道カテーテルの設置も考慮すべきである。

●尿量減少への対応

周術期に尿量減少が認められたら，まず心拍数，血圧，呼吸数，体重のモニタリングを行う。可能であれば，循環血液量の指標として中心静脈圧を測定しても良い。その後，十分な輸液投与を開

Clinical Point サードスペース形成とリフィリング期

生体は外傷や手術などの侵襲を受けると，炎症反応によって血管透過性が亢進します。血管透過性が亢進すると，通常は血管内にとどまっているはずの水やナトリウムが血管外へ漏出し，細胞内でも血管内でもない細胞間質とよばれる部分に水分(体液)がとどまる現象が起こります。この現象により周術期に形成されたスペースをサードスペース(third space)とよびます。手術侵襲が大きいほど，サードスペースに貯留する水分量は増加していき，循環血液量の減少と組織浮腫が生じます。サードスペースが形成される原因として，以下の2つが考えられています。

①手術侵襲の生体炎症反応により血管内皮表面にあるグリコカリックスとよばれる糖蛋白質や多糖類の層が欠損して血管透過性が亢進すること

②アルブミンなどの蛋白質が消費されて膠質浸透圧の低下が生じること

この結果，循環血液量の減少が認められるため，術中～術後は原則として細胞外液(等張液)を輸液します。輸液療法により循環血液量が一定期間(24～72時間程度)十分に維持されると，炎症が緩和し，血管透過性が正常化することで血管外へ漏出していたサードスペースの水分が，血管内に再度戻ってきます(リフィリング期もしくは利尿期)。リフィリング期に入り，バイタルサインの安定と尿量の増加が認められたら維持液(低張液)に切り替えて，輸液量を減らしていきます。この期間に，心機能や腎機能の低下がみられる動物は，リフィリング期による循環血液量の増加により肺水腫などのうっ血性心不全を合併するおそれがあります。これらの動物では，手術直後だけでなく，術後24～72時間までバイタルサインや尿量を厳重にモニタリングすべきです。

また，この期間に退院する場合には，飼い主にも安静時呼吸数 p.286 の確認を指導し，必要であれば再来院を促すことも重要です。リフィリング期による循環血液量過多には利尿薬(フロセミドなど)を使用し，体外へと水分を排泄させることも必要となります。次にリフィリング期に肺水腫を認めた症例の概要を示します。

〈症例紹介〉

過去に2回の肺水腫歴のあるチワワ(13歳齢，未去勢雄，1.84 kg)が，胆石および胆嚢炎のため

始するが，使用する輸液剤は電解質や酸-塩基平衡の状態により決定する。一般的には，生理食塩液や乳酸リンゲル液などが用いられる。輸液の投与量は動物の状態にもよるが，筆者はMini-fluid challenge(低容量輸液負荷試験，p.113 “観血的動脈血圧(IABP)” を参照)を行い，ある程度の輸液量を短時間に投与(3～10 mL/kgを5分間で投与[*1])し，尿量が増えるかを確認している。一時的でも尿量が増加するようであれば，p.124に示す犬・猫の維持輸液量を1.5倍量[*1]で投与して，30

＊1 これらの投与量は筆者の経験によるものである

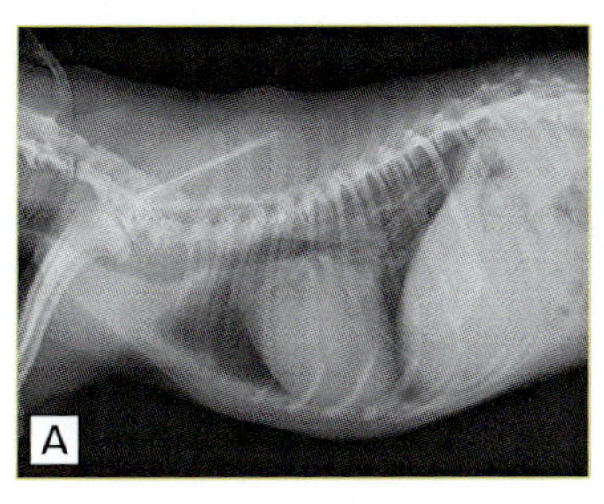

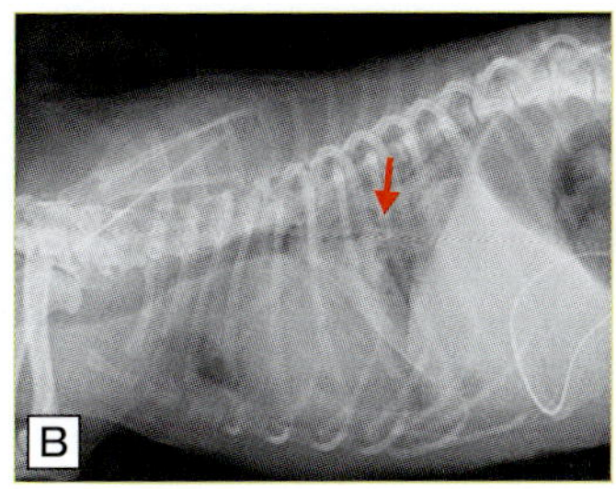

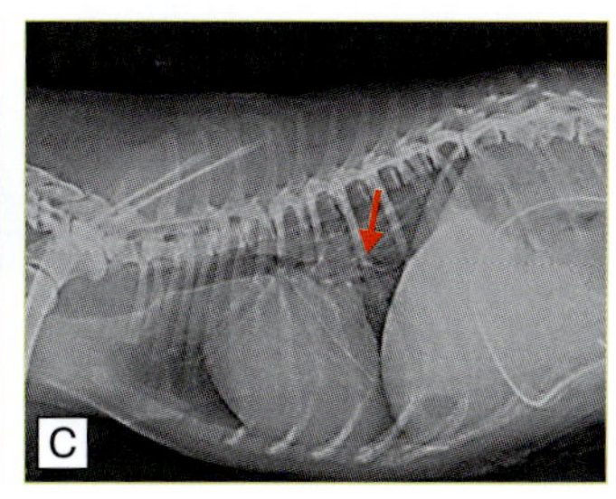

術後リフィリング期の肺水腫
A：術前の胸部 X 線検査。椎骨心臓サイズ（VHS）＝11.2 と心拡大および左房拡大が認められた
B：術後 36 時間の胸部 X 線検査。VHS＝12.3 とさらに心拡大を認め，肺門部の肺胞パターンから肺水腫が疑われた（赤矢印）
C：術後 48 時間の胸部 X 線検査。VHS＝11.7 と依然心拡大を認めるものの，肺門部の肺胞パターンはやや改善した（赤矢印）
＊いずれも LR（ラテラル）像であるが撮影条件はわずかに異なる

胆囊摘出を実施した（**図 A**）。本症例では，術中に尿量は確認されず，手術侵襲と炎症による血管透過性亢進でサードスペースが広範に形成され，心拍数の増加および平均動脈血圧の低下から循環血液量の減少が考えられた。術中と術後に循環血液量を維持するために乳酸リンゲル液（3 mL/kg/ 時）に加えて新鮮凍結血漿（50 mL＝約 27 mL/kg）の投与および輸血（100 mL＝約 54 mL/kg）を実施したところ，乏尿（0.3 mL/kg/ 時）ではあるが尿量を確認することができ，術後 14 時間には食餌の匂いを嗅ぐなどの行動を示し一般状態も安定していた。

リフィリング期の肺水腫を懸念し，頻回に尿量，体重測定および呼吸数を確認していたところ，術後 30 時間頃から尿量の増加（2.5 mL/kg/ 時）が認められ，術後 36 時間に呼吸数の増加と肺野聴診による水泡音が聴取されたため胸部 X 線を撮影した（**図 B**）。肺水腫を疑いフロセミド（2 mg/kg）の静脈内投与と 0.6 mg/kg/ 時での定量持続静脈内投与（CRI）により，術後 48 時間には呼吸数の減少と水泡音は聴取されなくなり，術後 6 日に退院した（**図 C**）。

このように，弁膜疾患などの心機能が低下した症例の外科手術において，広範にサードスペースが形成されたと考えられた場合には，術後 24〜72 時間のリフィリング期の尿量を含めたバイタルサインの変化に注意すべきである。

分〜1 時間ごとに尿量と前述した項目のモニタリングを評価し，循環血液量が過多とならないよう輸液量を調節するようにしている。

輸液によっても利尿が得られない場合には，利尿薬の投与を行う。この利尿薬の効果にはまだ議論の余地があるが，マンニトール，ループ利尿薬（フロセミド），もしくはドパミンが用いられる。

マンニトール

腎皮質の血流を増加させ，腎臓の GFR が上昇する。また，内皮細胞の膨化を防ぎ，浸透圧利尿作用をもつ。研究ではフリーラジカルを取り除く作用もあるといわれている[14]。0.5〜1.0 g/kg を 30

分ほどかけてゆっくり静脈内投与する。追加投与やすでに輸液過多となっている動物，高浸透圧血症(糖尿病，高ナトリウム血症など)の動物には使用してはならない。

ループ利尿薬(フロセミド)

よく用いられる利尿薬であるが，動物実験の検証によるとマンニトールほど効果はないとされている。人医療でも，臨床試験で予防的にフロセミドを用いても，急性腎不全患者の透析導入を減らしたり予後が改善することはなかったと報告されている[4]。しかしながら，フロセミドはカリウム排泄作用をもつため，併発する高カリウム血症の治療として用いることができる。主に循環血液量が多いときに用いられ，通常は 1〜4 mg/kg で静脈内投与するが，0.1〜1.0 mg/kg/ 時で定量持続静脈内投与(CRI)しても良い。

ドパミン

犬では低用量(1〜3 μg/kg/ 分)で用いると腎血管が拡張し，腎血流量を増加させ，尿量が増加する。高用量で用いると β，続いて α アドレナリン受容体へと作用し，心筋への陽性変力作用や全身血管抵抗が増大し，逆に腎血流量を減らしてしまうため注意が必要である。また，猫ではドパミン受容体活性の関係から低血圧や心拍出量の改善という効果以外に腎臓への効果は期待できない。

現時点では尿量減少に対する第一選択薬はマンニトールの使用であり，腎灌流圧低下を避けるために血圧を下げないことが腎保護戦略となる。これらの治療にも反応しない動物には，腹膜透析あるいは血液透析を考える必要があるが，腹膜透析あるいは血液透析の目標は腎臓を治療するものではなく，腎臓が治癒するまでの間，腎毒性物質を排泄させながら動物の循環動態を維持することである。重度の炎症性疾患や敗血症の動物には，手術時に腹膜透析用カテーテルを設置することも考慮すべきである。

犬および猫の維持輸液量[15]

犬：維持輸液量(mL/ 時)＝132×体重(kg)$^{0.75}$÷24 *2
猫：維持輸液量(mL/ 時)＝80×体重(kg)$^{0.75}$÷24

▷ まとめ

尿量のモニタリングは 0.5〜1.0 mL/kg/ 時という正常値が設定されているが，麻酔中には麻酔薬と手術侵襲によって尿量はしばしば減少する。尿量の減少は必ずしも術後の腎不全と関連しているわけではないという現状と，尿道カテーテルの設置は下部尿路感染症を発生させる可能性があるため，尿量モニタは必要に応じて行うべきである。特に心機能や腎機能が低下している動物に対して，大きな手術侵襲が加わった際にサードスペース形成とリフィリング期との関係を見極めるうえで，尿量のモニタは循環血液量の良い指標となりうる。このような動物に対しては，心拍数や血圧だけでなく，尿量も循環動態のモニタリング項目にぜひ加えていただきたい。

＊2 体重(kg)$^{0.75}$ を電卓で計算する場合は，体重(kg)を 3 乗してから 2 回平方根する

Chapter2-3. 尿量　参考文献

1) 獣医麻酔外科学会　麻酔・疼痛管理委員会．犬および猫の臨床例に安全な全身麻酔を行うためのモニタリング指針．https://www.jsvas.net/download/COmmittee/anesthanalg/MonitoringGuidance.pdf(2018 年 1 月)
2) Hemmings HC. Anesthesia, adjuvant drugs and the kidney. *In*: Malhotra V ed. Anesthesia for renal and genitourinary surgery. New York, Mc Graw-Hill, 1996. pp.18.
3) Miyagawa Y, Tominaga Y, Toda N, Takemura N. Development of correction formulas for canine and feline urine specific gravity measured using a Japanese refractometer. *J Vet Med Sci*. 2011. 73: 679-681.
4) 日本麻酔科学会・周術期管理チームプロジェクト．循環管理の生理学．*In*：周術期管理チームテキスト．日本麻酔科学会．兵庫．2010．pp.232-247.
5) Smarick SD, Haskins SC, Aldrich J, Foley JE, Kass PH, Fudge M, Ling GV. Incidence of catheter-associated urinary tract infection among dogs in a small animal intensive care unit. *J Am Vet Med Assoc*. 2004. 224: 1936-1940.
6) Aronson S．腎機能モニタリング．*In*：ミラー麻酔科学．第 6 版．武田純三監修．メディカル・サイエンス・インターナショナル．東京．pp.1155-1177.
7) Alpert RA, Roizen MF, Hamilton WK, Stoney RJ, Ehrenfeld WK, Poler SM, Wylie EJ. Intraoperative urinary output does not predict postoperative renal function in patients undergoing abdominal aortic revascularization. *Surgery*. 1984. 95: 707-711.
8) Kork F, Balzer F, Spies CD, Wernecke KD, Ginde AA, Jankowski J, Eltzschig HK. Minor Postoperative Increases of Creatinine Are Associated with Higher Mortality and Longer Hospital Length of Stay in Surgical Patients. *Anesthesiology*. 2015. 123: 1301-1311.
9) Hahn RG. Volume kinetics for infusion fluids. *Anesthesiology*. 2010. 113: 470-481.
10) Norberg A, Hahn RG, Li H, Olsson J, Prough DS, Børsheim E, Wolf S, Minton RK, Svensén CH. Population volume kinetics predicts retention of 0.9% saline infused in awake and isoflurane-anesthetized volunteers. *Anesthesiology*. 2007. 107: 24-32.
11) Boscan P, Pypendop BH, Siao KT, Francey T, Dowers K, Cowgill L, Ilkiw JE. Fluid balance, glomerular filtration rate, and urine output in dogs anesthetized for an orthopedic surgical procedure. *Am J Vet Res*. 2010. 71: 501-507.
12) Hauptman JG, Richter MA, Wood SL, Nachreiner RF. Effects of anesthesia, surgery, and intravenous administration of fluids on plasma antidiuretic hormone concentrations in healthy dogs. *Am J Vet Res*. 2000. 61: 1273-1276.
13) 山下和人．周術期管理．*In*：獣医学教育モデル・コア・カリキュラム準拠　獣医臨床麻酔学．学窓社．東京．2017．pp.97-123.
14) Stewart JR, Blackwell WH, Crute SL, Loughlin V, Greenfield LJ, Hess ML. Inhibition of surgically induced ischemia/reperfusion injury by oxygen free radical scavengers. *J Thorac Cardiovasc Surg*. 1983. 86: 262-272.
15) DiBartola SP, Bateman S. Introduction to fluid therapy. *In*: Fluid Therapy in Small Animal Practice. 3rd ed. Saunders Elsevier. St. Louis. 2005. pp.325-344.

▷ パルスオキシメータ

パルスオキシメータは，粘膜や皮膚などにプローブを装着することで非侵襲的かつ連続的な酸素化 p.287 の指標である経皮的動脈血酸素飽和度(SpO_2：percutaneous oxygen saturation[*1])をモニタリングすることができる。また，モニタに表示されるプレチスモグラムという脈波形を評価することで，循環の指標である脈拍数をモニタリングすることができる。現在，パルスオキシメータは麻酔管理中だけでなく救急・集中治療管理時にも低酸素血症 p.290 の早期検出や末梢循環状態の推測に使用されている。

本項では，動物病院で広く用いられているパルスオキシメータの原理や測定法を今一度確認し，得られた値と脈波形の解釈についてピットフォール(落とし穴)を交えながら解説する。また，最近のトピックであるプレチスモグラムを用いた灌流指標と脈波変動指標について解説する。本項を読み進めるにあたり，血液ガス分析(p.213)も参考のこと。

▷ モニタリングを始める前に

測定原理

パルスオキシメータが医療用として市販化されたのは 1970 年代で，その基礎を開発したのは日本人の青柳卓雄氏である。パルスオキシメータの基本原理は，分光光度法(spectrophotometry)と容積脈波法(plethysmography)の 2 つからなっている。

●分光光度法

分光光度法とは，物質に当てた光が物質を通過する際に，対象の物質にどのくらい光が吸収されたか(吸光度)を測定することで物質の濃度を定量的に測定する方法である。パルスオキシメータでは，赤外光(IR，波長 940 nm)と赤色光(R，波長 660 nm)の 2 種類の光[*2]を交互に発光させている。これは，対象の物質である酸素と結合した酸化型ヘモグロビン(O_2Hb)は赤外光を多く吸収し，酸素と結合していない還元型ヘモグロビン(Hb)は赤色光をよく吸収するという吸光特性を利用したもので，その 2 種類のヘモグロビンの比率から SpO_2 を演算している(図 1)。

●容積脈波法

容積脈波法とは，物質に吸収される光の量は物質の濃度・容積に影響されるという特性を利用し，脈波として描出する方法である。プローブ装着部位には動脈だけでなく静脈や組織も含まれているにも関わらず，動脈血の酸素飽和度が測定できるのは，組織や静脈は急激な容積の変化がなく吸収される光の量(吸光度)は一定であると考え，動脈のみが拍動を伴うため吸光度が変化すること

＊1　oxygen saturation by pulse oximetry や oxygen saturation of peripheral artery の略ともいわれる
＊2　機器によって赤外光(850～1,000 nm)および赤色光(600～750 nm)の波長は異なる

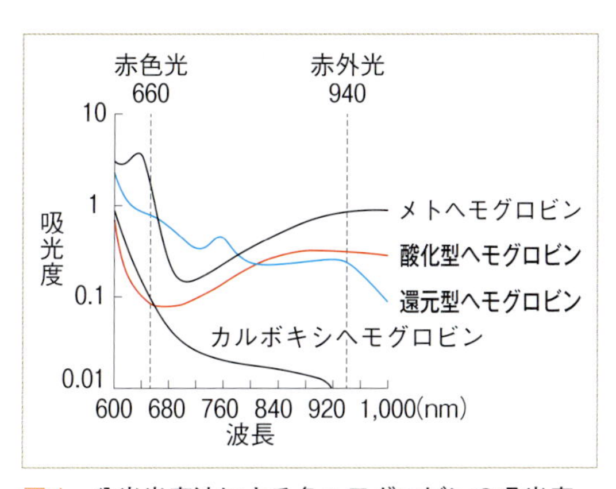

図1　**分光光度法による各ヘモグロビンの吸光度**
血液では，酸化型ヘモグロビンと還元型ヘモグロビンがそれぞれ波長の異なる光を吸収する〔酸化型ヘモグロビンは赤外光(波長 940 nm)，還元型ヘモグロビンは赤色光(波長 660 nm)〕。この特性を利用し，赤外光と赤色光を交互に発光させ，吸光度を測定することで 2 種類のヘモグロビンの比率を求め SpO_2 を演算している

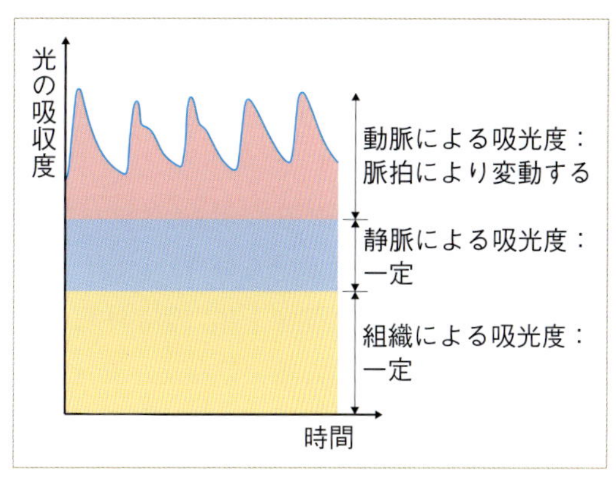

図2　**容積脈波法により得られたプレチスモグラム**
組織や静脈は急激な容積の変化がなく吸収される光の量(吸光度)は一定であるという考えから，プレチスモグラムは動脈のみが拍動を伴い吸光度が変化することを利用し，動脈成分を抽出して脈波形として描出したものである

を利用して動脈成分を抽出しているためである。得られた動脈成分を脈波形(プレチスモグラム)として描出し(図2)，脈拍数はプレチスモグラムの変化によって算出されている。プレチスモグラムは動脈血圧波形に類似しているが，動脈血圧ではなく動脈血の拍動の容積を示している。

そのため，血圧の変化とプレチスモグラムの変化が一致するわけではない(血圧の変化と関連性はない)ことを押さえていただきたい。

ココを押さえる！
測定原理

- SpO_2 は酸化型ヘモグロビンと還元型ヘモグロビンの吸光特性を利用し，その比率から算出される
- プレチスモグラムは，吸収される光の量が物質の濃度と容積に影響されるという特性を利用して動脈の容積の変化から描出される

測定部位

パルスオキシメータのプローブには種類があり，クリップ型，フラットプローブ型，テープ型などが一般的に用いられている(図3)。獣医療で最も使用されているのはクリップ型であり，平坦で色素の薄い部位にプローブの発光部を上にして装着する。実際には，舌，口唇，指間，耳介，包皮(雄)，外陰部(雌)といった部位がプローブの装着によく用いられる(図4)。パルスオキシメータで正確な値を得るためには，次の点に気をつける。

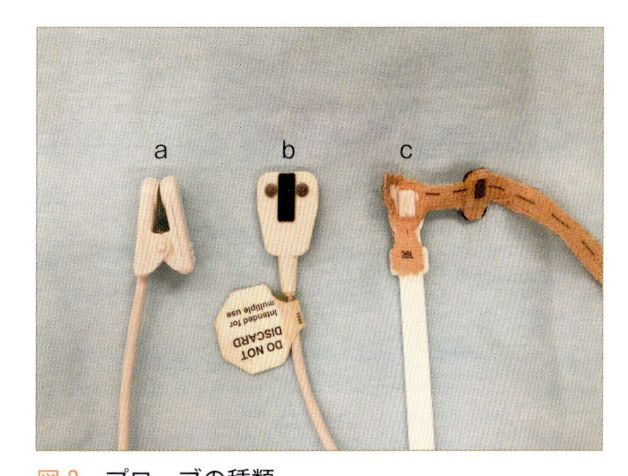

図3　**プローブの種類**
a：クリップ型，b：フラットプローブ型，c：テープ型

⚠ココに注意 ～プローブの装着～

- □ 体動や振動がない部位に装着する
- □ 色素が沈着していない部位に装着する
- □ 被毛がない部位に装着する(必要であれば剪毛し，アルコールで清拭する)
- □ プローブには周囲の光を当てない
- □ プローブの発光部を上側に装着する
- □ 最初に表示された値ではなく，安定化した後の数値を記録する
- □ プレチスモグラムによる脈拍数と，動物の心拍数が一致していることを確認する
- □ 表示された値が臨床徴候と一致しない場合には，動脈血液ガス分析を実施する

従来のセンサは体動やプローブの不適切な装着部位，低血圧や低体温などの低灌流状態 p.290 だと検出感度が低く，信頼性の高い値を得ることができなかった。しかし，近年では体動や低灌流に強いパルスオキシメータ〔Masimo-SET®：Masimo 社〕が発売され，筆者も麻酔回復後の低酸素血症が予測される動物に対しては，Masimo-SET® のテープ型(もしくはフラットプローブ型)のパルスオキシメータを尾根部に装着して術後の管理を行うようにしている(**Side Note**)。術後早期は，呼吸循環器系の合併症により麻酔関連偶発症 p.291 の発生が多い時期であると報告されている[1]。最近では，携帯用パルスオキシメータが手に入るようになったことから，術後に酸素化の看視が必要な動物に対しては頭部を自力で挙上し，安定した酸素化状態が維持できるようになるまで看視を続けるべきである(図5)。

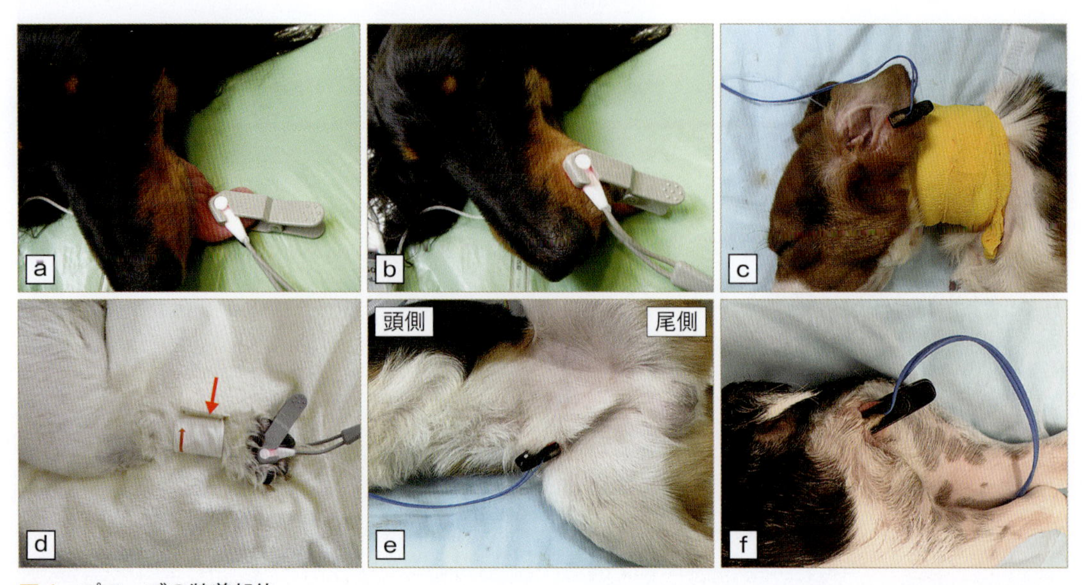

図4 プローブの装着部位
色素の薄い粘膜や皮膚にプローブの発光部を上にして装着する。舌(a)，口唇(b)，耳介(c)，指間(d)，包皮(e：雄)，陰唇(f：雌)などが用いられる。dのように，プローブ装着部位の近位には血流を阻害する静脈留置や血圧測定用のカフ(赤矢印)を巻いてはいけない

▷ 正常値とその評価

SpO_2 の評価と正常値

パルスオキシメータに表示される SpO_2 の数値は，動脈血酸素飽和度(SaO_2)と強く相関している(≒ SpO_2)[2]。SaO_2 とは，血液中のヘモグロビンの何％が酸素と結合しているかを示したものであり，以下の式で求めることができる。

動脈血酸素飽和度の求め方

$$SaO_2(\%) = \frac{\text{酸化型ヘモグロビン}}{\text{酸化型ヘモグロビン} + \text{還元型ヘモグロビン}} \times 100$$

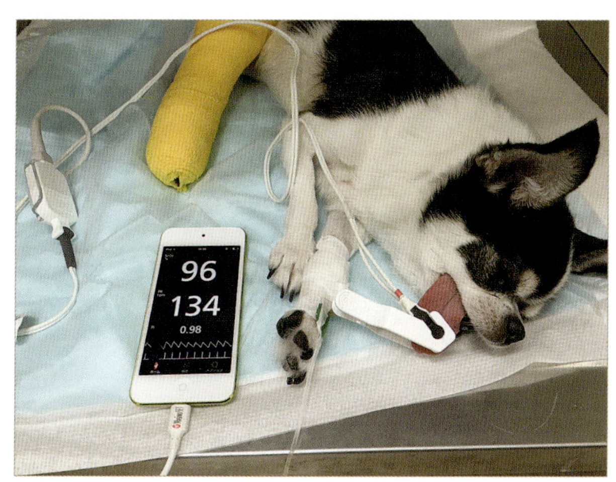

図 5　携帯用パルスオキシメータ
術後に酸素化の看視が必要な動物に対しては，頭部を自力で挙上し，安定した酸素化状態が維持できるようになるまで看視を続けるべきである。術後管理に便利な小型化された携帯用パルスオキシメータも発売されている(i-SpO_2® パルスオキシメータ：Masimo 社)

Side Note

体動や低灌流状態に強いパルスオキシメータ(Masimo-SET®)

従来のパルスオキシメータは，体動や低灌流が生じると信頼性の高い酸素化状態を評価することができませんでしたが，1998 年に Masimo 社が静脈血信号を特定して分離し，適応型フィルターでノイズを除去して動脈血信号を抽出する Masimo-SET®(signal extraction technology：信号抽出技術)をもとにした体動に強いパルスオキシメータを製品化しました。

この技術では，①体動ノイズによる影響は動脈よりも太く柔らかい静脈の方が大きい，②静脈血の酸素飽和度は動脈血より低い，という 2 つを前提にノイズフィルターとアルゴリズムを工夫し，信号出力強度のピークを拾い，SpO_2 が低い方のピークを静脈，高い方のピークを動脈として検出する離散式酸素飽和度変換(DST：discrete saturation transform)技術を応用しています。この技術革新により，麻酔回復期や意識下での体動や集中医療での低灌流が生じやすい状況でも SpO_2 を測定することが可能となりました。筆者の施設でも，抜管後の酸素化状態に不安が残る動物や集中治療管理を行っている動物には，尾根部にテープ型のプローブを装着し，酸素化状態を常に看視するようにしています。

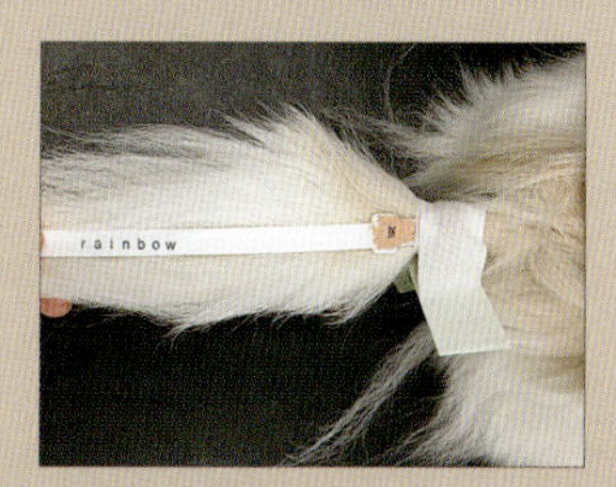

周術期における低酸素血症のモニタリングに体動や低灌流状態に強い Masimo-SET® のテープ型プローブを尾根部に巻いているところ。意識下の動物や多少の体動があったとしてもモニタリングが可能である

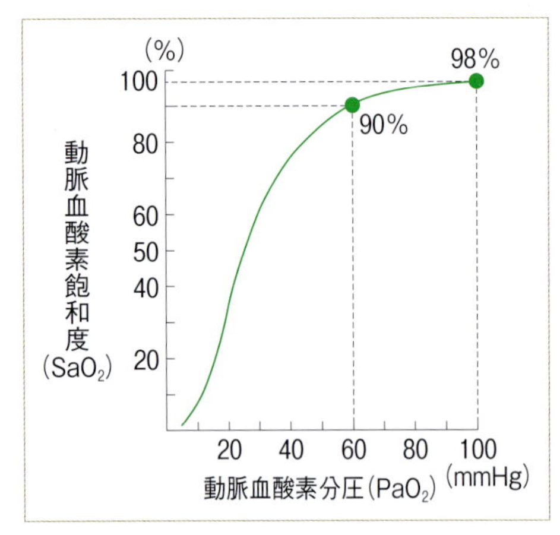

図6 酸素–ヘモグロビン解離曲線
酸素–ヘモグロビン解離曲線は，縦軸に動脈血酸素飽和度(SaO_2)，横軸に動脈血酸素分圧(PaO_2)をとるシグモイド状(S字形)の曲線である。正常時のPaO_2は100 mmHg(SaO_2は約98%)で水平に近い曲線を描き，低酸素血症時のPaO_2は60 mmHg(SaO_2は約90%)以下となり，曲線は急勾配を示す

生体が生きるためには酸素が必要であり，酸素は気道から肺胞に到達して血液中に拡散する。拡散した酸素は，ヘモグロビンと結合するか動脈中に溶存するかして末梢組織へと運搬される。SaO_2の正常値は95%以上であり，高濃度の酸素を供給している動物では100%となることもある。

● SaO_2とPaO_2の関係

動脈血中に溶存した酸素量を動脈血酸素分圧(PaO_2：arterial oxygen pressure)とよぶ。PaO_2とSaO_2との関係性を示した曲線は酸素–ヘモグロビン解離曲線とよばれ，図6のようなシグモイド[*3]状の曲線(S字曲線)を描く。これは，酸素が多い部位(肺)ではより酸素と結合しやすく，酸素が少ない部位(末梢組織)では酸素を放出するというヘモグロビンの性質による。酸素–ヘモグロビン解離曲線は一定ではなく，pH，$PaCO_2$，体温，あるいは2, 3-ジホスホグリセリン酸(2, 3-DPG)の変化により左右に移動する。この移動でPaO_2に対するSaO_2(≒SpO_2)の値は変化するため，注意が必要である(p.218“血液ガス分析”を参照)。

低酸素血症時の値

一般的に，軽度の低酸素血症は$SpO_2 \fallingdotseq SaO_2 < 95\%$($PaO_2 < 80$ mmHg)の状態を指し，重度の低酸素血症は$SpO_2 \fallingdotseq SaO_2 < 90\%$($PaO_2 < 60$ mmHg)の状態を指す。低酸素血症が確認されたときには，すみやかに酸素供給を行う必要がある。低酸素血症の動物をみるときには，鼻腔の閉塞や狭窄を引き起こす鼻腔内腫瘍や上部気道閉塞，気管の狭窄を引き起こす気管虚脱といったような，鼻腔→気管→気管支→肺胞→肺毛細血管→赤血球→ヘモグロビン→末梢組織→細胞内ミトコンドリアといった生体内における酸素供給に必要な経路に障害がないかを1つずつ確認していく必要がある。

酸素化率の求め方

肺の酸素化率はPaO_2を吸入酸素濃度(FiO_2)で除した値(PaO_2/FiO_2比＝P/F比)で求めることができ，正常値は約500である。しかしながら，PaO_2は血液ガス分析装置がないと測定できない項目のため，血液ガス分析装置がない施設では表と酸素–ヘモグロビン解離曲線を利用してPaO_2を推測するのも1つの手である。例えば，室内気〔FiO_2＝21%(0.21)〕でSpO_2が95%であった場合，PaO_2は80 mmHgと推測できるため，P/F比＝80÷0.21≒380となる。同様に，吸入酸素濃度が40%(0.4)でSpO_2が95%であった場合には，P/F比＝80÷0.4≒200となる。獣医療において，急性肺障害(VetALI)[*4]はP/F比が300未満，急性呼吸窮迫症候群(VetARDS)[*4]はP/F比が200未満

＊3 シグモイドとはギリシア文字シグマ(σ)の語末形(ς)に似た形のこと。S字形ともいう

を1つの定義としている[3]。酸素-ヘモグロビン解離曲線に関するより詳細な情報は，p.218“血液ガス分析”を参照のこと。

正常なプレチスモグラム

正常なプレチスモグラムの脈波は，心電図の波形と1対1で対応していることを覚えておくと良い（図7）。p.62“心電図”も併せて参照のこと。

ココを押さえる！

正常値とその評価

- SaO_2 とは，血液中のヘモグロビンの何％が酸素と結合しているかを示したものである
- 軽度の低酸素血症は $SpO_2 \fallingdotseq SaO_2 < 95\%$（$PaO_2 < 80$ mmHg），重度の低酸素血症は $SpO_2 \fallingdotseq SaO_2 < 90\%$（$PaO_2 < 60$ mmHg）の状態を指す
- 肺の酸素化率は PaO_2/FiO_2（P/F 比）で求めることができ，正常値は約500である

▷ 異常とその対応

市販されている一般的なパルスオキシメータの精度は機器により若干異なるが，$SpO_2 > 70\%$ の領域では誤差は±2％程度である。低酸素状態では測定精度（SpO_2 の数値の信頼性）はやや低下するが，使用に際して臨床的な問題は生じない。

パルスオキシメータの異常は，① SpO_2 が測れない，② SpO_2 の低下，③振幅の狭小，④振幅の拡大，⑤間隔の不定に大きく分けられる。パルスオキシメータの異常をフローチャート（図8）に示し，原因の詳細と対応をそれぞれ記す。

表　SpO_2 と PaO_2 との関係

SpO_2（%）	PaO_2（mmHg）
98	100
97	90
95	80
90	60

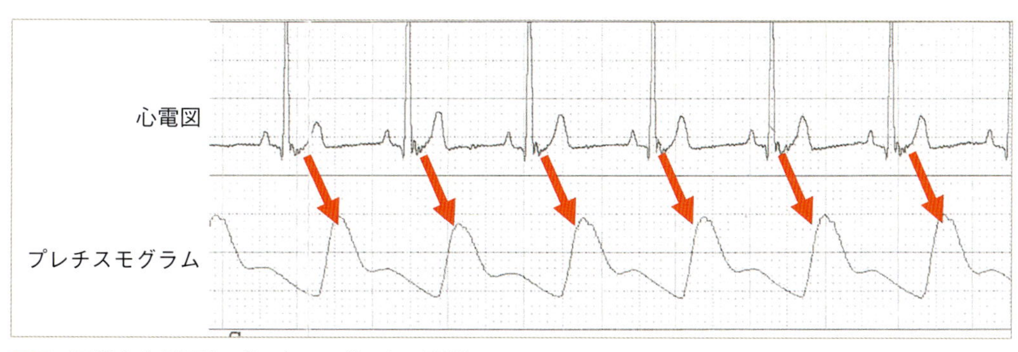

図7　正常な心電図とプレチスモグラムの関係
正常な心電図とプレチスモグラムは1対1で対応している

＊4　VetALI と VetARDS は，急性の重篤な呼吸困難を示す疾患である

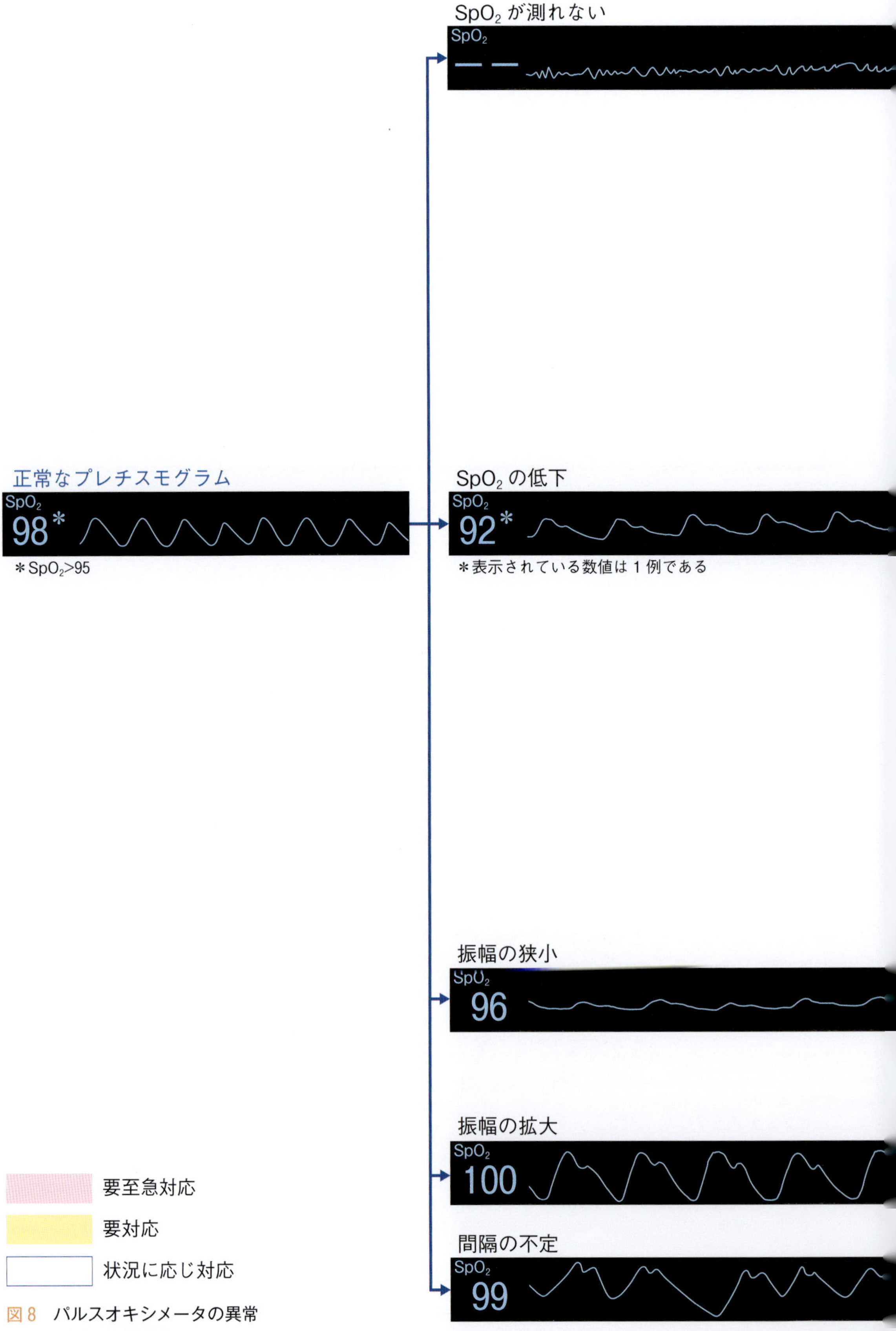

図 8　パルスオキシメータの異常

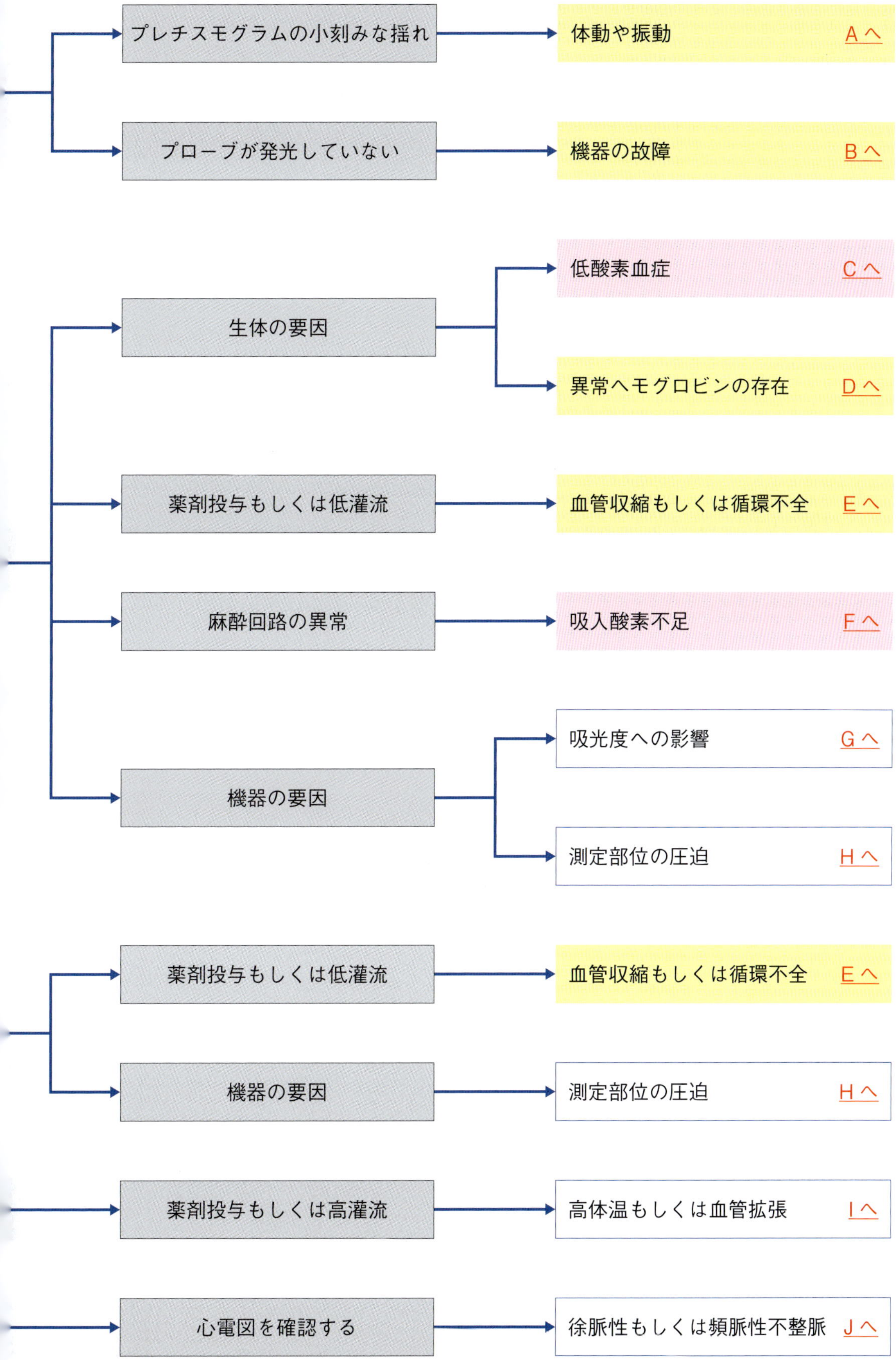

プレチスモグラムの小刻みな揺れ → 体動や振動 A へ

プローブが発光していない → 機器の故障 B へ

生体の要因 → 低酸素血症 C へ
生体の要因 → 異常ヘモグロビンの存在 D へ

薬剤投与もしくは低灌流 → 血管収縮もしくは循環不全 E へ

麻酔回路の異常 → 吸入酸素不足 F へ

機器の要因 → 吸光度への影響 G へ
機器の要因 → 測定部位の圧迫 H へ

薬剤投与もしくは低灌流 → 血管収縮もしくは循環不全 E へ

機器の要因 → 測定部位の圧迫 H へ

薬剤投与もしくは高灌流 → 高体温もしくは血管拡張 I へ

心電図を確認する → 徐脈性もしくは頻脈性不整脈 J へ

A. 体動や振動(図 8-A)

◆原因

動物の体動やシバリング(p.188 “体温” を参照)などによる振動は動脈の拍動成分に干渉するため，SpO_2 が測定できなくなることがある。モニタ上ではプレチスモグラムが小刻みに揺れていることが多い。

◆対応

体動を受けにくい部位にプローブを付け直す。そのほか，体動の干渉を受けにくいパルスオキシメータ(Masimo-SET® など)を使用する。

B. 機器の故障(図 8-B)

◆原因

パルスオキシメータの断線やプローブの発光部の故障などにより SpO_2 が測定できないことがある。モニタ上ではプレチスモグラムが平坦か表示されないことが多い。

◆対応

自身の指にプローブを装着してみて，測定不能であれば新しいプローブに交換する。

C. 低酸素血症(図 8-C)

◆原因

プレチスモグラムに十分な拍動があるにも関わらず SpO_2 が低下している場合は，低酸素血症が疑われ，その原因として吸入酸素濃度の低下，右左シャント，肺胞低換気 p.290，換気-血流比不均等，拡散障害などが考えられる。実際の臨床では，これらは混合して発生していることが多い。

◆対応

低酸素血症の改善の基本は，吸入酸素濃度の上昇と陽圧換気 p.291 の実施(呼気終末陽圧を含む)である。肥満や腹腔内圧が上昇している動物では，手術台を傾けて頭側を高くすることで横隔膜の圧迫を軽減することができ，低酸素血症が改善できることがある。また，気胸や胸水など胸腔内を占拠する疾患でも低酸素血症が発生するため，術前に(もしくは術中でも)胸部 X 線検査や超音波検査を適宜実施すべきである。

D. 異常ヘモグロビンの存在(図 8-D)

2 波長型[*5] パルスオキシメータでは，酸化型ヘモグロビンと還元型ヘモグロビンを対象に吸光度を用いて SpO_2 を測定しているため，カルボキシヘモグロビン(COHb：一酸化炭素ヘモグロビン)血症あるいはメトヘモグロビン(MetHb)血症などの非機能性ヘモグロビンの存在は，SpO_2 の測定値に影響を与える。

＊5 現在普及しているパルスオキシメータは大半が 2 波長型だが，一酸化炭素ヘモグロビンおよびメトヘモグロビンを検出する多波長型パルスオキシメータも発売されている

◆原因①：カルボキシヘモグロビン血症の疑い

カルボキシヘモグロビン血症は，火災，タバコ，もしくはセボフルランと二酸化炭素吸収剤（ソーダライム）との反応により発生した一酸化炭素が原因となる。一酸化炭素は酸素と比較して240倍もヘモグロビンと結合しやすいため，少量であったとしても酸素がヘモグロビンに結合できなくなり，低酸素血症を引き起こす。カルボキシヘモグロビンと酸化型ヘモグロビンは660 nm付近の波長だと吸光度が同程度のため，パルスオキシメータで識別することができない（図1）。したがって，見かけのSpO_2は高いままとなるが動物は呼吸困難を示すことが特徴である[4]。また，一酸化炭素中毒では動物の血液および可視粘膜色は鮮紅色を示す。

◆対応①

SpO_2が高いにも関わらず臨床徴候と合致せず，飼い主への問診や動物の状態よりカルボキシヘモグロビン血症が疑わしい場合には，高濃度の酸素を供給すべきである。人医療では，カルボキシヘモグロビン血症に対する特異的な治療として高圧酸素療法が用いられているが，獣医療での治療報告は筆者の知る限りない[5]。

◆原因②：メトヘモグロビンの存在

メトヘモグロビンとは，ヘモグロビンの二価鉄が酸化して三価鉄となり，酸素と結合できない非機能性ヘモグロビンとなった状態である。ニトログリセリンなどの亜硝酸薬やサルファ剤の中毒，アニリンなどの化学物質により誘発される可能性があり，リドカインやベンゾカインなどの局所麻酔薬の代謝産物によりメトヘモグロビン血症が生じ，ハインツ小体を形成（猫やエキゾチックアニマルなど）して溶血性貧血を示すことがある。血中にメトヘモグロビンが1～2％を超えて存在する状態をメトヘモグロビン血症とよび[4]，酸素化の状況に関わらずSpO_2は85％前後に収束することが報告されている[6]。

◆対応②

他に症状がみられない単独のチアノーゼ状態は，メトヘモグロビン血症を示唆する所見とされている。動脈血の血液色がチョコレート色（もしくは暗赤色）で，SpO_2は低いにも関わらずPaO_2が正常値に近い場合にはメトヘモグロビン血症を強く疑う。薬剤により誘発されたメトヘモグロビン血症であれば，原因薬剤の投与を中止し，動物に高濃度の酸素を供給する。

先天性メトヘモグロビン血症の犬において，メチレンブルーを1 mg/kgで静脈内投与して治療を行った報告がある[7]。また，先天性のメトヘモグロビン還元酵素欠損症の犬を麻酔した症例報告では，モニタリング開始時のSpO_2は94％であったにも関わらず，切皮時の血液はチョコレート色であり，粘膜色チアノーゼが認められた。麻酔開始5分後のSpO_2は90％であったが，医療ガス供給源や麻酔回路に異常はなく，動脈血液ガス分析でのPaO_2は489 mmHgであり，SaO_2は100％とSpO_2との乖離が認められたと報告されている[8]。

E．血管収縮もしくは循環不全（図8-E）

◆原因①：交感神経の緊張

交感神経の緊張により血管が収縮すると，動脈の拍動成分が減少するため正確な測定が困難とな

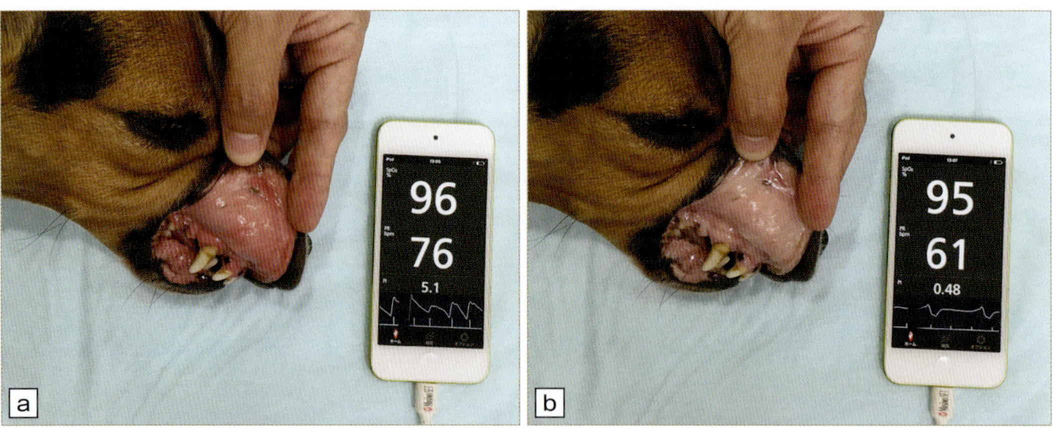

図 9　メデトミジン投与後の血管収縮
a：メデトミジン投与前，b：メデトミジン投与後
α_2 アドレナリン受容体作動薬であるメデトミジンは血管収縮作用があるため，投与後に可視粘膜が蒼白しているようにみえて SpO_2 の測定が困難となることがある。メデトミジン投与後に灌流指標（PI：後述）が低下している（5.1 → 0.48）ことからも血管が収縮していることが分かる

り，SpO_2 が低下することがある。同様に，血管収縮作用を有する強心薬や麻酔薬（α_1 および α_2 アドレナリン受容体に作用するエフェドリン，フェニレフリン，ノルアドレナリンなどの強心薬やメデトミジンなどの麻酔薬）などによっても正確な測定が困難となることがある（図 9）。

◆**対応①**

交感神経緊張の原因が疼痛である場合は，鎮痛薬の投与が有効である。低血圧の治療に血管収縮作用のある強心薬を使用している場合には，プローブ装着部位の体表温度，毛細血管再充填時間（CRT），必要であれば動脈血液ガス分析を行い低酸素血症の有無を確認し，異常がなければ経過観察とする。筆者の経験では，血管収縮作用のある薬剤投与後の SpO_2 低下は，一時的であることが多い（投与直後のみ SpO_2 は低下するがすぐに上昇してくる）。

◆**原因②：プローブ装着部位の低灌流状態**

プローブ装着部位が低灌流となると，動脈の拍動成分が抽出できなくなるため，SpO_2 が低下することがある。

◆**対応②**

プレチスモグラムの振幅は測定部位の拍動成分の容積を示しているため，末梢の循環を評価するうえで有用である。動物が低血圧であり，プレチスモグラムが低い振幅であった場合には，循環不全を考慮し，輸液療法や強心薬などを考慮した循環の改善を行うべきある。最近の生体情報モニタ p.289 のプレチスモグラムは，波形を視認しやすくするために自動的に感度（もしくは表示スケール）を補正する機器が多いため，プレチスモグラムの波形の解釈には注意すべきである。

F．吸入酸素不足（図 8-F）

◆**原因**

全身麻酔下の動物では高濃度の酸素を供給しているため，吸入酸素が不足となることはまれであるが，空気を混合している場合や酸素ボンベから動物までの麻酔回路の不備により吸入酸素濃度が低下している場合には，SpO_2の低下が認められる。

◆**対応**

空気を混合しているのであれば吸入酸素濃度を上昇させる。正常な肺ならば，肺胞換気量が半分に減少しても吸入酸素濃度が30％以上であれば低酸素血症となることはまれであるため，気道や肺疾患など他の要因も考慮する必要がある(p.222“血液ガス分析　図7”を参照)。酸素ボンベから動物への酸素供給のラインに不備がないかを確認し，不備があれば適切に接続する。

G．吸光度への影響(図8-G)

◆**原因①：測定部位外からのプローブの受光**

パルスオキシメータの発光部は赤く点灯しているようにみえるが，実際には赤色光の発光，赤外光の発光，発光しない，の3段階を1サイクルとして，毎秒数十回から数百回の発光を繰り返し，その吸光度をキャリブレーションカーブ[*6]に当てはめることでSpO_2を算出している(各機器によって異なる)。そのため，プローブの受光部と測定部位に隙間があると，蛍光灯や手術室の無影灯などの外部の光が受光部に干渉し，測定値に誤差が生じる原因となる。

◆**対応①**

測定結果が不安定な場合は，プローブを遮光することを考慮すべきである。

◆**原因②：プローブの発光部と受光部のズレ**

プローブの発光部と受光部の位置がずれることでノイズが発生し，測定値の信頼性が損なわれる。特に，発光部が出力した光の一部が生体組織を通過せずに受光部に入る光学的シャント(ペナンブラ効果[*7])という現象が発生すると，受光部における赤外光と赤色光の強さの比が1.0に近づき，キャリブレーションカーブによる補正の結果，SpO_2は81～85％に収束する。つまり，光学的シャントが生じた場合，正常時はSpO_2が実際よりも低く表示されるが，低酸素血症時ではSpO_2が実際よりも高く表示されることがあるため注意が必要である[9]。

◆**対応②**

発光部と受光部が正対するよう装着する。プローブが装着部位からずれる場合には，白色のガーゼなどを装着すると良い[10]。

◆**原因③：プローブ装着部位の色素が濃い，または被毛が厚い**

プローブ装着部位の皮膚や粘膜が黒色である場合や被毛に厚く覆われている場合には，光が吸収されてしまうためSpO_2は測定不能もしくは低値を示す。また，重症なメトヘモグロビン血症の治療に用いるメチレンブルーや肝機能検査で用いるインドシアニングリーンなどの色素製剤の静脈内投与でもSpO_2が低く表示される[4]。一方，ビリルビンが高値(<20 mg/dL)を示す状態でパルスオ

＊6　赤色光と赤外光の各波長における物質濃度と吸光度の検量線のこと
＊7　ペナンブラとは半影を意味し，光が漏れのぞく状態を月食になぞらえてペナンブラ効果とよぶ

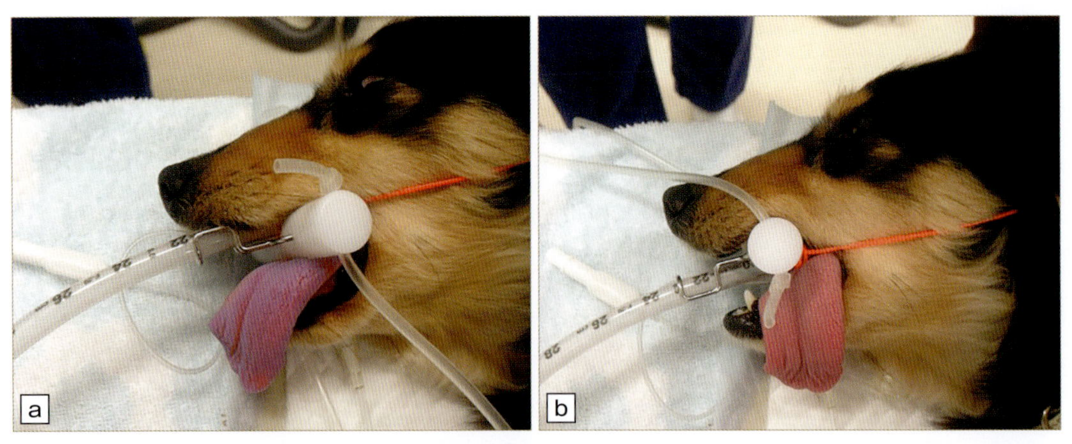

図 10 血流が阻害されたことによる舌の粘膜色の異常
a：気管チューブが咬み切られないよう防止するバイトブロックを挟むことにより，舌根が圧迫され血流が阻害されている
b：バイトブロックの位置を調節したことで舌の血流が改善した

キシメータを測定しても SpO_2 に影響はない[11]。

◆対応③

プローブ装着部位を色素が薄い部分に変更する。色素製剤の使用の有無を確認し，臨床徴候に異常がなければ経過観察とする。

H. 測定部位の圧迫（図 8-H）

◆原因

プローブ装着部位の圧迫により静脈拍動が生じると，静脈成分を抽出されてしまうため SpO_2 が低く表示されることがある。したがって，クリップ型のプローブでは装着部位の厚さや圧迫の強さが誤測定の原因となる。特に舌が薄い小型犬や猫などの舌にプローブを装着する際は，この影響を強く受けることがある。

◆対応

プローブと舌の間に白色のガーゼを挟むことで，SpO_2 が安定することが報告されているため試してみる[10]。また，プローブ装着部より近位に血流を阻害するような障害物（静脈留置や血圧測定用カフなど）がある場合には障害物となっているものの装着位置を変更する（図 10）。

I. 高体温もしくは血管拡張（図 8-I）

◆原因

体温上昇や血管拡張作用のある薬物の投与により血管が拡張すると，プレチスモグラムの振幅が拡大する。また，心拍出量が増加した場合にも振幅は拡大する。

◆対応

体温上昇が原因であればクーリング（体を冷やす）処置を行う。悪性高熱による体温上昇には，ダントロレンの投与を行う（p.194“体温”を参照）。治療目的で血管拡張作用のある薬物を投与している場合は経過観察とする。

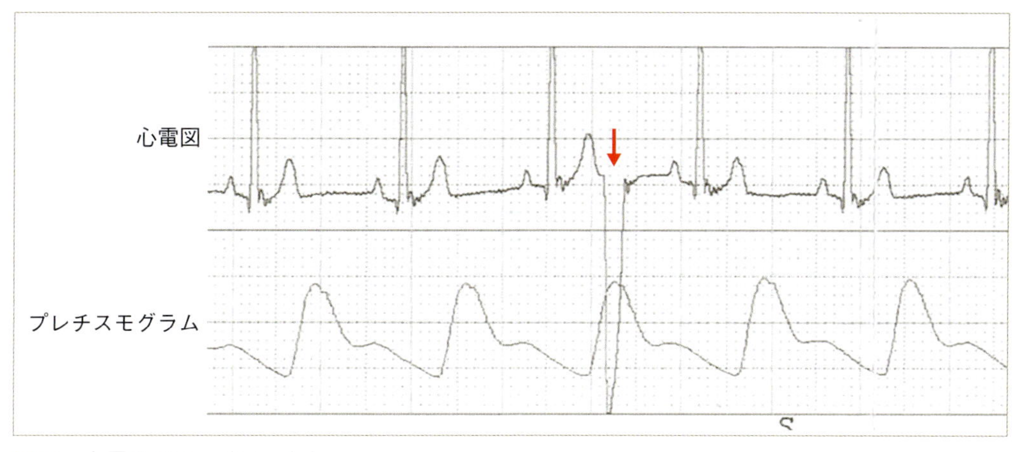

図 11　心電図のアーチファクト
赤矢印の心電図の波形に対応する脈波が存在しないことから，アーチファクトであると判断できる

J. 徐脈性もしくは頻脈性不整脈(図 8-J)

◆原因

前述のとおり，正常なプレチスモグラムの脈波は心電図の波形と 1 対 1 で対応している(図 7)。プレチスモグラムの個々の波は心臓からの一回拍出量と血管の伸展性(緊張度)と関係しているため，頻脈や期外収縮など十分な心室充満が得られない状態で心収縮が起きると，脈波の振幅は低下もしくは消失する。上室性期外収縮(APC)と心室性期外収縮(VPC)とを比較すると，心室の充満度にもよるが，心室性期外収縮は心房収縮(atrial kick)がない分，脈波の振幅が低くなる。このように，心電図上で不整脈が認められた場合はプレチスモグラムの振幅を評価することで，有効な心拍出が得られているかどうかを推測することができる。また，アーチファクトやノイズの判断にも用いることができる(図 11)。

◆対応

心電図，動脈血圧，カプノメータを確認し，血圧低下や $EtCO_2$ の低下など循環動態 p.288 に影響のある不整脈をみつけた場合は，原因に応じた抗不整脈薬を投与する(p.63“心電図”，p.298 Appendices を参照)。

▷ パルスオキシメータ使用時の落とし穴

パルスオキシメータの使用時に注意すべき点を以下に述べる。ここで述べることはピットフォール(落とし穴)になりやすいので，念頭に置いて日々の麻酔管理に臨んでいただきたい。

長時間にわたるプローブの装着

ここまでで，パルスオキシメータは非侵襲的かつ連続的に生体の酸素化状態を評価することができると解説してきたが，実際にはパルスオキシメータのプローブが侵襲的 p.288 になりうる場面がある。特に，獣医療で汎用されているクリップ型のプローブを長時間同じ部位に装着していると，圧迫により血流が途絶え，プローブ発光部の発熱(通常 2〜3℃上昇する)で低温熱傷を生じる可能性がある[11]。組織灌流が悪い動物は定期的に測定部位を変更し，SpO_2 が 95%以上で酸素化が安定しているのであれば測定時のみ装着するなど考慮すべきである。

貧血の動物の SpO_2

貧血の動物の酸素化を評価する場合は，SpO_2 の値だけでなく，組織への動脈血酸素供給量(DaO_2)を意識する必要がある。動脈血酸素供給量は動脈血酸素含量(CaO_2)と心拍出量の積で表され，動脈血酸素含量はヘモグロビン，SaO_2，PaO_2 に依存し，以下の計算式より算出される。

組織への酸素供給を規定する因子

動脈血酸素供給量(DaO_2：mL/ 分)＝動脈血酸素含量×心拍出量
動脈血酸素含量(CaO_2：mL/dL)＝1.34×Hb(g/dL)×SaO_2(%)＋PaO_2(mmHg)×0.003

式中の定数 1.34 はヘモグロビン 1 g に結合できる酸素含量(mL)であり，0.003 は 37℃における血漿中の酸素溶解定数である。動脈血酸素含量は血液 1 dL あたり酸素をどのくらい含むかを示したもので，その正常値は 16～20 mL/dL である。この式より，ヘモグロビン濃度が動脈血の酸素濃度に重要な役割を果たしていることが理解できる。貧血の動物では動脈血酸素含量の減少によって動脈血酸素供給量が減少していても呼吸器疾患がなければ SpO_2 は正常値を示すため，結果として間違った安心感を与えかねない(Clinical Point)。

▷ 灌流指標と脈波変動指標

最近のパルスオキシメータは酸素化状態の把握だけでなく，測定部位の血流評価の指標となりうる灌流指標(PI)や，プレチスモグラムの呼吸性変動を解析して輸液反応性 p.291 の指標となりうる脈波変動指標(PVI)などが表示されるようになった。犬・猫ではこれらの指標に関してまだ報告は少ないが，人医療の現状と対比しつつ紹介する。

灌流指標(PI：perfusion index)

灌流指標は表示されているプレチスモグラムの脈波の大きさに基づいて算出されており，以下の式で拍動成分と無拍動成分の比率を数値化したものである(図 12)。PI 値は末梢組織の血液灌流量と相関することから，末梢循環状態を観察するのに有用な指標であると考えられている。

灌流指標の求め方

$$灌流指標(PI)=\frac{拍動成分}{無拍動成分}\times 100$$

PI 値は，モニタリング部位によって大きく左右され，現時点では獣医療では正常値が定められていない。したがって，単時点での評価は誤った解釈につながる可能性があるが，時間経過を追った傾向(トレンド)を評価することで，麻酔や鎮痛，輸液療法への治療介入などの情報をフィード

Clinical Point チアノーゼ

麻酔導入時に手間取ってしまい動物がチアノーゼになり，慌てて気管チューブを挿管して酸素供給したことは誰もが経験したことがあるのではないでしょうか。チアノーゼは可視粘膜が青紫色である状態を示し，低酸素血症であることを意味します(図A)。人間の色覚認識では，還元型ヘモグロビンが5 g/dL を超えたときにチアノーゼを認識できるといわれています。しかし，重度の貧血状態ではそもそもヘモグロビン量が少ないため，チアノーゼが生じにくいことになります(図B)。したがって，貧血の動物ではチアノーゼを認識することが難しく，麻酔導入中の視覚による酸素化の評価項目を失うことになります。貧血の動物ではチアノーゼがないからといって安心してはいけません。

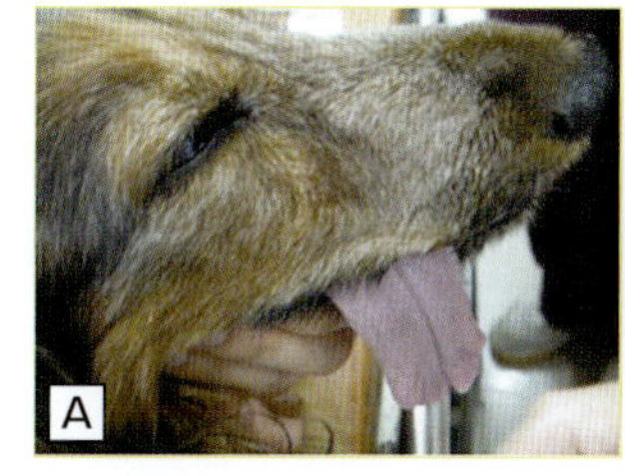

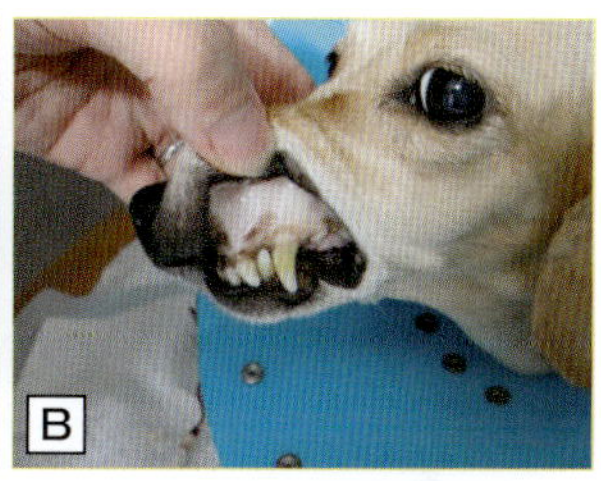

A：チアノーゼは還元型ヘモグロビンが5 g/dL を超えたときに認識できる
B：可視粘膜が蒼白となる貧血時にはチアノーゼが生じにくい

バックすることができる。

PI 値の上昇

一般的に，PI 値の上昇は血管拡張を示唆している。例えば，局所麻酔法の１つである硬膜外麻酔は，効果部位の体性神経(知覚神経と運動神経)を遮断して鎮痛を得ることを目的に実施されるが，交感神経も遮断するため支配部位の末梢血管の拡張を引き起こす。したがって，硬膜外麻酔に成功した場合，麻酔効果の発現時に末梢血管の拡張が生じてPI 値が上昇する[12]。獣医療でも，坐骨および大腿神経ブロックの効果判定にPI 値を用いた同様の報告がされている[13]。

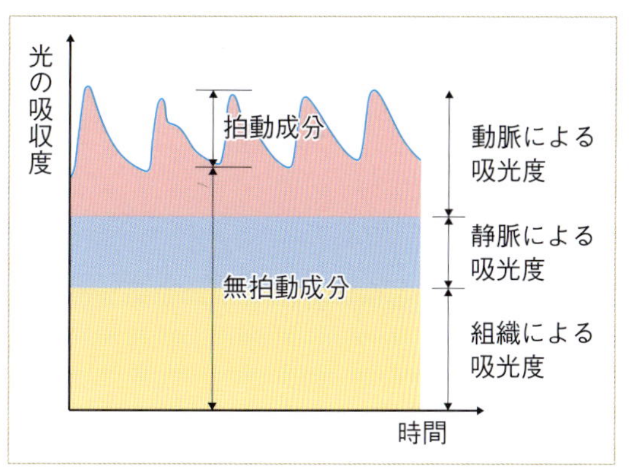

図12　灌流指標(PI)
PI 値は拍動成分と無拍動成分の比率を数値化したものであり，末梢組織の血液灌流量と相関することから末梢循環状態を観察するのに有用な指標であると考えられている

PI 値の低下

PI 値の低下は血管収縮を意味しており，血管収縮薬，低体温，もしくは末梢灌流の低下など様々な生理学的要因によって左右される。また，拍動成分から算出される値であるため，人工心肺を実施しているような動物では，灌流 p.286 は良くても，脈拍がないためPI 値はほぼゼロに等しくなる。

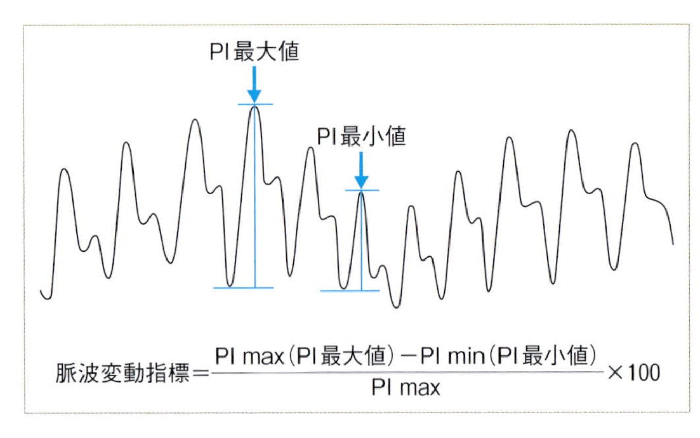

図 13 脈波変動指標（PVI）
PVI は Masimo 社製パルスオキシメータによって得られる指標であり，PI 値の呼吸性変動から輸液反応性の指標として注目されている

脈波変動指標（PVI：pleth variability index）

脈波変動指標は Masimo 社製パルスオキシメータによって得られる指標であり，輸液反応性の指標や前負荷のモニタリングに利用できる可能性がある。昔から，呼吸による胸腔内圧の変化（呼吸性変動）により，一回拍出量，収縮期血圧，もしくは脈圧などが周期的に変動し，これらは循環血液量減少 p.288 の状態では増加することや，これらが輸液の指標として有用であることなどが経験的に知られていた。人医療では，一回拍出量，収縮期血圧，脈圧の呼吸性変動はそれぞれ一回拍出量変動（SVV），収縮期血圧変動（SPV），脈圧変動（PPV）とよばれ，輸液反応性の指標として実際に麻酔管理や集中治療管理で臨床的に使用されている[14]（p.112 “観血的動脈血圧（IABP）” を参照）。

近年，脈波変動指標でも同様の呼吸性変動を捉えられることが報告されており[15]，非侵襲的な輸液反応性の指標として注目されている（図 13）。PVI 値は PI 値の呼吸性変動から以下の式から算出される。

PVI 値の求め方

$$\text{脈波変動指標(PVI)} = \frac{\text{PI max(PI 最大値)} - \text{PI min(PI 最小値)}}{\text{PI max}} \times 100$$

●獣医療での有用性

獣医療では，血液を体外へ抜いた出血モデル犬での脈波変動指標の有用性について，脱血時と返血時で脈波変動指標の傾向を追うことが可能であったと報告されている[15]。麻酔中の輸液反応性のカットオフ値 p.286 は 20％であり，それ以上は輸液反応性があると考えられているが[16]，プローブ装着部位[17]，人工呼吸器の換気条件，血管収縮薬の使用[18] などにより輸液反応性の感度や特異度が影響を受けるため，臨床での応用に否定的な意見もある。

しかしながら，人医療における脈波変動指標のシステマティック・レビュー＊8 では，脈波変動指標は自発呼吸，不整脈，末梢灌流の低下などでは限界があるものの，人工呼吸器管理下で不整脈がなければ輸液反応性を予測できうると結論づけている[19]。今後，獣医療においても様々な状況下

＊8 システマティック・レビューとは，文献をくまなく調査し，データの偏りを限りなく除き，ランダム化比較試験のような質の高い研究データを分析すること

で検討が期待されている。

▷ まとめ

パルスオキシメータから得られたSpO_2が95%以上だと安心してしまうかもしれない。しかしながら，貧血や低灌流を生じている動物に対してはパルスオキシメータの原理を十分に理解したうえで，数値だけでなく生体やプレチスモグラムの振幅などを評価すべきである。生体にとって必要不可欠な酸素が末梢組織のすみずみまで運ばれていく過程を想像しながら，SpO_2の値とプレチスモグラムの脈波を看視することが，動物の状態の変化をいち早く捉えるためには重要である。

Chapter2-3. パルスオキシメータ　参考文献

1) Brodbelt DC, Blissitt KJ, Hammond RA, Neath PJ, Young LE, Pfeiffer DU, Wood JL. The risk of death: the confidential enquiry into perioperative small animal fatalities. *Vet Anaesth Analg*. 2008. 35: 365-373.
2) Grosenbaugh DA, Muir WW 3rd. Accuracy of noninvasive oxyhemoglobin saturation, end-tidal carbon dioxide concentration, and blood pressure monitoring during experimentally induced hypoxemia, hypotension, or hypertension in anesthetized dogs. *Am J Vet Res*. 1998. 59: 205-212.
3) Wilkins PA, Otto CM, Baumgardner JE, et al. Acute lung injury and acute respiratory distress syndromes in veterinary medicine: consensus definitions: The Dorothy Russell Havemeyer Working Group on ALI and ARDS in Veterinary Medicine. *J Vet Emerg Crit Care*. 2007. 17: 333-339.
4) Hill E. Update in Anaesthesia. 2000. 11: 11-15. Acceessed Feb 13, 2017. https://smiletrain.org.uk/sites/default/files/medical/medical-research-library/search/pdfs/uia/2000/Update_11_2000.pdf（2018年1月現在）
5) Weaver LK: Carbon monoxide poisoning. *In*: Hyperbaric Oxygen Therapy Indications. 13ed. Weaver LK chair and editor. Undersea and Hyperbaric Medical Society, North Palm Beach, Best Publishing Company, 2014. pp.93-123.
6) Barker SJ, Tremper KK, Hyatt J. Effects of methemoglobinemia on pulse oximetry and mixed venous oximetry. *Anesthesiology*. 1989. 70: 112-117.
7) McKenna JA, Sacco J, Son TT, Trepanier LA, Callan MB, Harvey JW, Arndt JW. Congenital methemoglobinemia in a dog with a promoter deletion and a nonsynonymous coding variant in the gene encoding cytochrome b5. *J Vet Intern Med*. 2014. 28: 1626-1631.
8) Love L, Singer M. Anesthesia case of the month. Methemoglobinemia. *J Am Vet Med Assoc*. 2013. 242: 753-756.
9) Kelleher JF, Ruff RH. The penumbra effect: vasomotion-dependent pulse oximeter artifact due to probe malposition. *Anesthesiology*. 1989. 71: 787-791.
10) Mair A, Martinez-Taboada F, Nitzan M. Effect of lingual gauze swab placement on pulse oximeter readings in anaesthetised dogs and cats. *Vet Rec*. 2017. 180: 49.
11) 日本呼吸器学会．Accessed Feb 13, 2017.
https://www.jrs.or.jp/uploads/uploads/files/guidelines/pulse-oximeter_medical.pdf（2018年1月現在）
12) Xu Z, Zhang J, Shen H, Zheng J. Assessment of pulse oximeter perfusion index in pediatric caudal block under basal ketamine anesthesia. *Scientific World Journal*. 2013. 2013: 183493.
13) Gatson BJ, Garcia-Pereira FL, James M, Carrera-Justiz S, Lewis DD. Use of a perfusion index to confirm the presence of sciatic nerve blockade in dogs. *Vet Anaesth Analg*. 2016. 43: 662-669.
14) Cannesson M, Desebbe O, Rosamel P, Delannoy B, Robin J, Bastien O, Lehot JJ. Pleth variability index to monitor the respiratory variations in the pulse oximeter plethysmographic waveform amplitude and predict fluid responsiveness in the operating theatre. *Br J Anaesth*. 2008. 101: 200-206.
15) Klein AV, Teixeira-Neto FJ, Garofalo NA, Lagos-Carvajal AP, Diniz MS, Becerra-Velásquez DR. Changes in pulse pressure variation and plethysmographic variability index caused by hypotension-inducing hemorrhage followed by volume replacement in isoflurane-anesthetized dogs. *Am J Vet Res*. 2016. 77: 280-287.
16) Muir WW. A new way to monitor and individualize your fluid therapy plan. Accessed Feb 20, 2017. http://veterinarymedicine.dvm360.com/new-way-monitor-and-individualize-your-fluid-therapy-plan（2018年1月現在）
17) Hood JA, Wilson RJ. Pleth variability index to predict fluid responsiveness in colorectal surgery. *Anesth Analg*. 2011. 113: 1058-1063.
18) Monnet X, Guérin L, Jozwiak M, Bataille A, Julien F, Richard C, Teboul JL. Pleth variability index is a weak predictor of fluid responsiveness in patients receiving norepinephrine. *Br J Anaesth*. 2013. 110: 207-213.
19) Chu H, Wang Y, Sun Y, Wang G. Accuracy of pleth variability index to predict fluid responsiveness in mechanically ventilated patients: a systematic review and meta-analysis. *J Clin Monit Comput*. 2016. 30: 265-274.

▷ カプノメータ

日本獣医麻酔外科学会の麻酔・疼痛管理委員会では，全身麻酔中の換気モニタリングを提唱している[1]。カプノメータで得られた情報は，換気 p.286 の状態だけではなく，肺血流量などの循環状態も示すことから The most vital of vital signs（きわめて重要な生命徴候）とよばれる。本項では換気モニタリングの1つであるカプノメータについて解説する。

▷ モニタリングを始める前に

カプノメータとは

呼吸は外呼吸と内呼吸とに大きく分けられる（図 1）。外呼吸とは，大気中に存在する約 21％の酸素（O_2）を気道から肺胞へと取り込み，酸素分圧の較差から毛細血管を流れる血液へと拡散し，その酸素が赤血球内のヘモグロビンと結合し，体内を循環して末梢組織の細胞内ミトコンドリアへと供給する一連の流れのことをいう。内呼吸とは，外呼吸によってミトコンドリアへ供給された酸素が，グルコース，蛋白，もしくは脂肪とともに基質となり，ミトコンドリア内で生体エネルギーであるアデノシン 3 リン酸（ATP），二酸化炭素（CO_2），水を生成する一連の流れのことをいう。産生

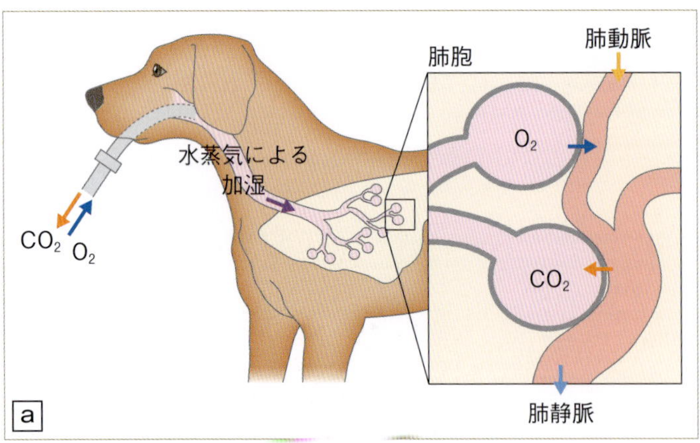

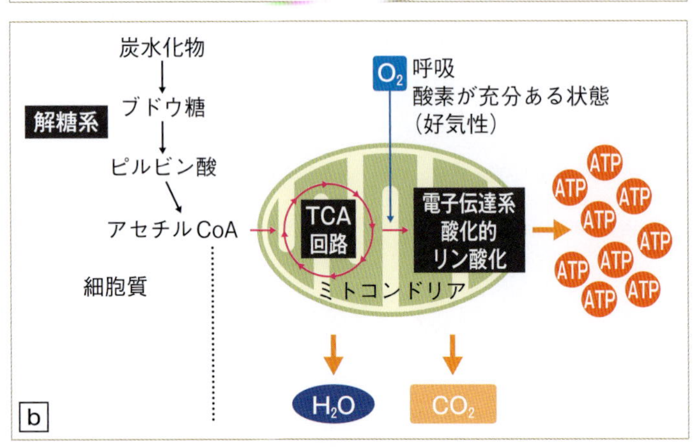

図 1 呼吸
a：外呼吸。外呼吸とは呼吸器官から酸素を取り入れ，体内循環を経て二酸化炭素を放出する過程である
b：内呼吸。内呼吸とは酸素と基質から細胞内代謝により ATP，水，および二酸化炭素を産生する過程である

された二酸化炭素は再び肺に還流p.286し，呼気p.287として体外へと排泄される。この呼気中の二酸化炭素を測定する機器がカプノメータである。また，測定した呼気中の二酸化炭素を連続的にグラフ化したものをカプノグラムとよび，呼気相最後の二酸化炭素分圧を終末呼気二酸化炭素分圧（$EtCO_2$*1）とよぶ（図2）[2,3]。カプノグラムは縦軸に二酸化炭素分圧（mmHgもしくは%），横軸に時間を示し，1呼吸ごとの換気様式，代謝状況，および循環に関連する様々な情報を提供する。

特徴

カプノメータの長所は，五感で感じることのできない無色透明無臭の二酸化炭素を測定できることである。また，気管挿管した気管チューブにセンサもしくはサンプリングアダプタを接続することで，非侵襲的かつ連続的に動物の呼吸状態をモニタリングできるため，麻酔中の呼吸管理の重要なモニタとなる。

呼吸停止などの換気異常が起こると，二酸化炭素の排泄だけでなく酸素の吸入も停止し，臓器は低酸素状態に陥る。一般的に，脳は無呼吸の状態が4～5分間持続すると不可逆的なダメージを負い，脳死に至る。カプノメータはその呼吸停止などの換気異常をいち早く教えてくれるモニタとして有用である（図3）。このように，カプノメータは生体の換気状態を表示するが，二酸化炭素は組織

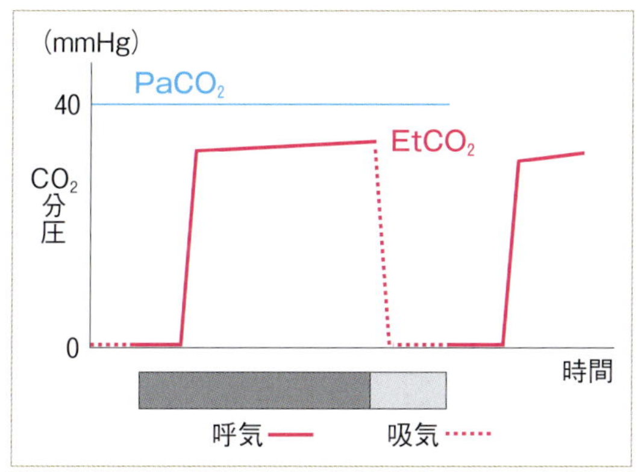

図2　正常なカプノグラム
縦軸に二酸化炭素（CO_2）分圧（mmHgもしくは%）を，横軸に時間を示す。呼気相の最後における二酸化炭素分圧を終末呼気二酸化炭素分圧（$EtCO_2$）とよぶ

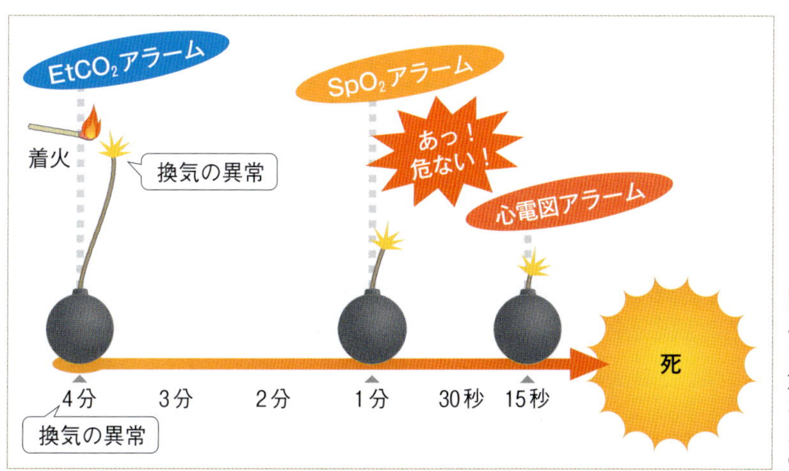

図3　カプノメータの有用性
心停止などの異常を心電図は15秒前に，経皮的動脈血酸素飽和度（SpO_2）は1分前にならないと知らせてくれないが，カプノメータは4分前に生体の異常を知らせてくれる

＊1　$PEtCO_2$とよぶこともある

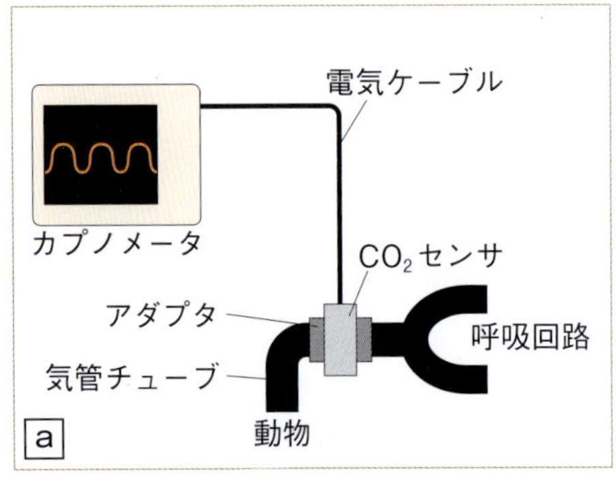

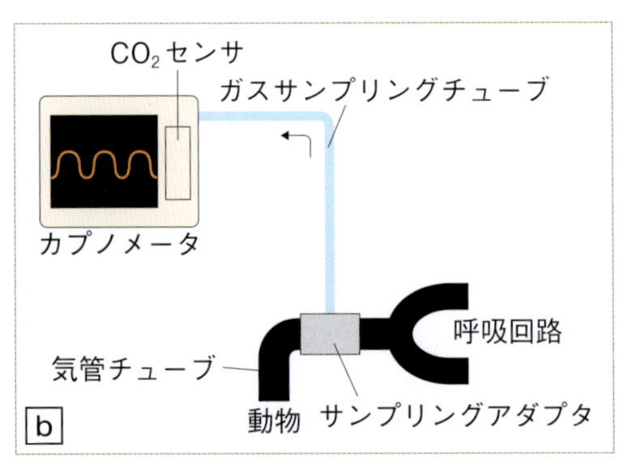

図 4 カプノメータの種類
a：メインストリーム方式。動物の気管チューブに接続したセンサ内を流れる呼気ガスより，直接二酸化炭素分圧を測定する方式
b：サイドストリーム方式。動物の気管チューブに接続したサンプリングアダプタより，呼気ガスの一部を吸引して二酸化炭素分圧を測定する方式

代謝の結果生じる産物であるため，二酸化炭素の検出は末梢組織へ酸素を供給し，肺循環へと血液が還流したことを示している。つまり，カプノメータは換気状態だけでなく，循環状態を反映するモニタでもあり，心肺蘇生時の心臓マッサージが適切に実施されているかどうかの評価としても有用である。心臓マッサージ中の $EtCO_2$ 値が高いほど，自己心拍再開(ROSC)の確率が高まることが報告されている[4]。

ココを押さえる！ カプノメータの特徴	・$EtCO_2$ を連続的に測定し，モニタ上にカプノグラムとして動物の換気状態を表示する ・動物の換気能力を評価し，適切な換気状態へと導く指標とする ・循環状態も反映し，心拍出量の減少や心臓マッサージの評価にも有用である

カプノメータの種類と測定原理

●カプノメータの種類

カプノメータは，測定方式によりメインストリーム方式とサイドストリーム方式に分けられる。メインストリーム方式は動物の口元に設置したセンサで測定し，サイドストリーム方式は動物の口元に設置したサンプリングアダプタから呼気ガスを一部吸引して測定する(図 4)。

メインストリーム方式とサイドストリーム方式には表 1 に示す長所と短所があるが，獣医療ではイソフルランやセボフルランといった吸入麻酔薬の濃度を同時に測定でき，全身麻酔下の呼吸管理に適しているサイドストリーム方式が一般的に使用されている[5]。したがって，本項ではサイドストリーム方式のカプノメータについて解説する。

表1　メインストリーム方式とサイドストリーム方式の違いと特徴

測定方式	メインストリーム方式	サイドストリーム方式
測定法	回路内の呼気ガスを直接測定	呼気ガスの一部を吸引して測定
挿管	必須	非挿管の動物にも一部適用可能
測定ガス	二酸化炭素	二酸化炭素，麻酔ガスなど
長所	応答が速い 精度が高い 加湿時にも安定	アダプタが軽い 麻酔ガスも測定可能
短所	アダプタが大きく，重い	チューブが水滴，分泌物で閉塞しやすい 新鮮ガスの吸引により波形が歪む 応答が遅い
使用場面	主に救急領域	主に麻酔領域

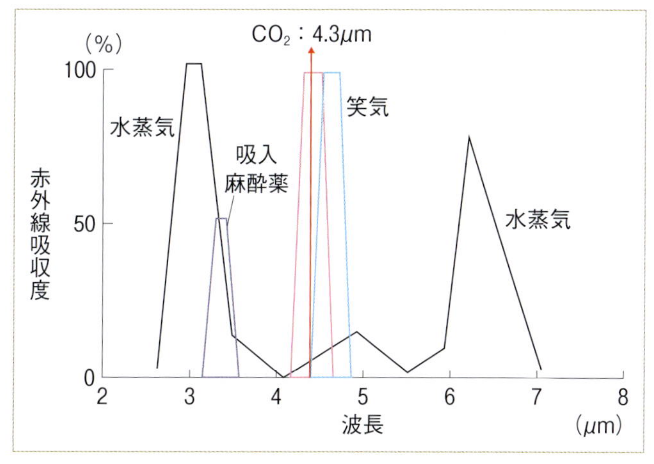

図5　赤外線吸収法による二酸化炭素の検出
二酸化炭素分子は4.3 μmの赤外線を吸収し，その吸収量は二酸化炭素分圧に比例する。したがって，測定する気体に4.3 μmの赤外線を照射して吸収量を測定することで，二酸化炭素分圧が測定できるようになる

●カプノメータの測定原理

呼気中の二酸化炭素を測定する方法には，質量分析法，Raman分光法，比色法，赤外線吸収法などの方法があるが，医療用モニタとして最も普及しているのは赤外線吸収法である。二酸化炭素分子は4.3 μmの赤外線を吸収し，その吸収量は二酸化炭素分圧に比例する。したがって，測定する気体に4.3 μmの赤外線を照射して吸収量を測定することで二酸化炭素分圧が測定できるようになる（図5）。一方，麻酔ガスとして併用することのある笑気（亜酸化窒素）は4.5 μmの赤外線を吸収するため，二酸化炭素分子の吸収ピークと近接している。赤外線吸収法に用いるフィルターが笑気ガス吸収領域も含む波長を通過すると，笑気も検出してしまい過大評価（Collision-broadening effect）となることがあるため注意が必要である。モニタの異常な測定値や波形から過大評価を疑う場合には，血液ガス分析で動脈血二酸化炭素分圧（$PaCO_2$）と $EtCO_2$ との差を確認する必要がある。

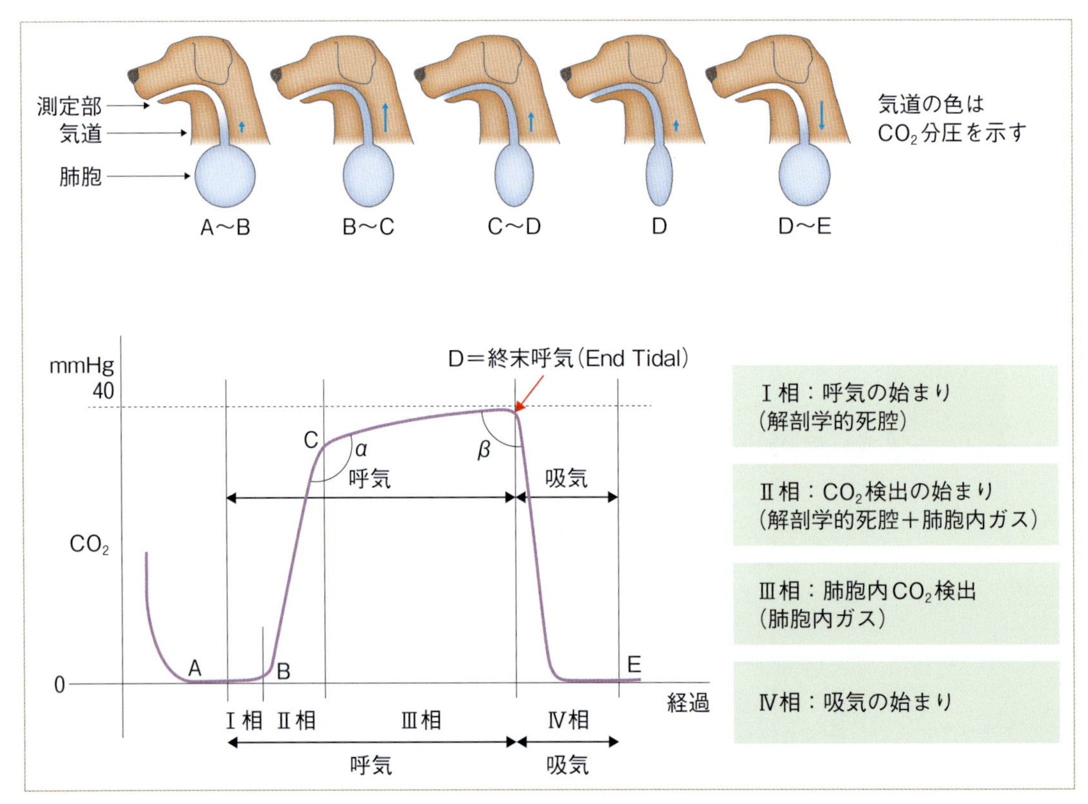

図6　カプノグラムの構成
正常なカプノグラムの波形は急峻な上昇－平坦部分－急峻な下降を示す台形波形を示し，吸気と呼気の時相でⅠ相（呼気の始まり），Ⅱ相（CO_2検出の始まり），Ⅲ相（肺胞内CO_2検出），Ⅳ相（吸気の始まり）に分けられる。Ⅲ相はプラトー（平坦）を形成し，プラトー最後の値は$EtCO_2$としてモニタ上に表示される。正常な呼吸様式でのⅡ相とⅢ相の間のα角は約100～110°であり，Ⅲ相とⅣ相の間のβ角は約90°である

▷ 正常波形と正常値

正常波形

正常なカプノグラムの波形は，急峻な上昇－平坦部分－急峻な下降を示す台形波形である。この波形は吸気と呼気 p.287 の時相で，以下のⅠ～Ⅳ相に分けられる（図6）。

Ⅰ相：呼気の始まり。二酸化炭素の存在しない解剖学的死腔であるため，二酸化炭素分圧は変化しない。

Ⅱ相：二酸化炭素検出の始まり。肺胞内ガスが気道を通過し，気管チューブに設置したアダプタから呼気ガスをサンプリングし二酸化炭素を検出し始める。したがって，もともと気道に存在している二酸化炭素を含まない吸気ガスと混じり合い，次第に肺胞内のガスに移行していくため急激に二酸化炭素分圧が上昇する。

Ⅲ相：肺胞内二酸化炭素の検出。気道に存在している二酸化炭素を含まない吸気ガスがほぼ呼出され，肺胞内ガスがセンサに到達するため，肺胞気二酸化炭素分圧（$PACO_2$）を反映する。Ⅲ相では二酸化炭素分圧はなだらかに上昇し，プラトー（平坦）を形成する。このプラトーの最後の値がモニタ上に$EtCO_2$として表示される。プラトーが認められないときの$EtCO_2$の値は，肺胞気二酸化炭素分圧を過小評価している可能性がある[6]。プラトーがなだらかに上昇

表2　カプノメータの正常値(参考値)

パラメータ	正常値
呼吸数(RR)	8～16回/分(陽圧換気時 p.291), 12～24回/分(自発呼吸時)
一回換気量(TV)	10～20 mL/kg
分時換気量(MV)	150～250 mL/kg/分
終末呼気二酸化炭素分圧($EtCO_2$)	犬＝30～40 mmHg, 猫＝25～35 mmHg

する理由は，体内循環によって持続的に二酸化炭素が血液中に産生され，肺胞内に取り込まれて徐々に上昇するためである[7]。

Ⅳ相：吸気の始まり。Ⅱ相の逆で，気道に存在していた肺胞内二酸化炭素が二酸化炭素を含まない吸気ガスと混じり合い，急激に二酸化炭素分圧が0(基線)まで低下する。

正常な吸気：呼気時間比(I：E)は1：1～1：4程度であり，人工呼吸器を使用するときも同様の吸気：呼気時間比とし，呼気時間はⅢ相がプラトーとなるよう設定する。

正常値

カプノメータで得られるパラメータの正常値を表2に示す。この正常値はあくまで参考値であり，意識下，麻酔下(麻酔深度にもよる)，あるいは犬・猫の体格などによって異なる。正常値範囲内であるからといって，十分な酸素化 p.287 と換気状態が達成されているとは限らないことを意識し，動物の全身状態を総合的にモニタリングすることが重要である。また，換気量計を搭載している機器では一回換気量と分時換気量が測定できる(p.168“気道内圧と換気量”を参照)。

▷ 臨床現場でみられるモニタの解釈

$PaCO_2$と$EtCO_2$の関係

$PaCO_2$は組織代謝で産生された二酸化炭素が動脈血液中にどれだけ溶存しているかを示しており，動物の換気状態を評価するうえで重要な因子である。$PaCO_2$の正常値は犬で31～43 mmHg，猫で25～37 mmHgである[8]。理論的には正常な肺胞では拡散の原理から「$EtCO_2$ ≒ $PACO_2$ ≒ $PaCO_2$」となるため，$EtCO_2$をモニタリングすることは換気状態を判断する有効な指標であるといえる。しかしながら，実際の臨床現場では後述する死腔の存在により，$EtCO_2$は$PaCO_2$よりも3～6 mmHg程度低い[5]。また，$PaCO_2$は生体の二酸化炭素産生量と肺胞換気量で規定され，以下の関係式で表される。

$PaCO_2$の求め方

$$PaCO_2(mmHg) = (0.863 \times 二酸化炭素産生量) \div 肺胞換気量$$

式中の0.863は1気圧下での“0℃(乾燥状態での気体体積)”を“37℃(生体の水蒸気飽和状態での気体体積)”に変換する定数である。この式より，$PaCO_2$は組織代謝(内呼吸)によって生じた二

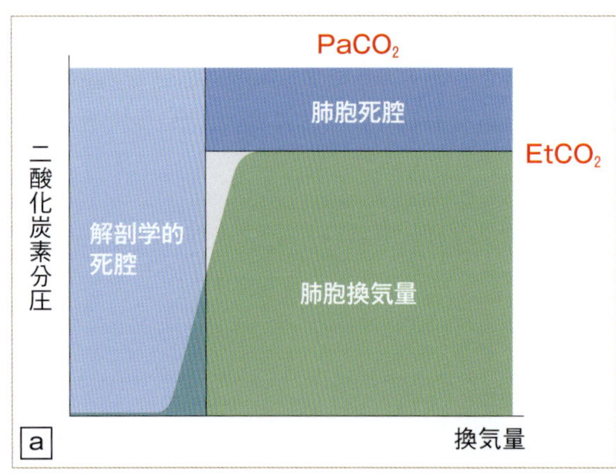

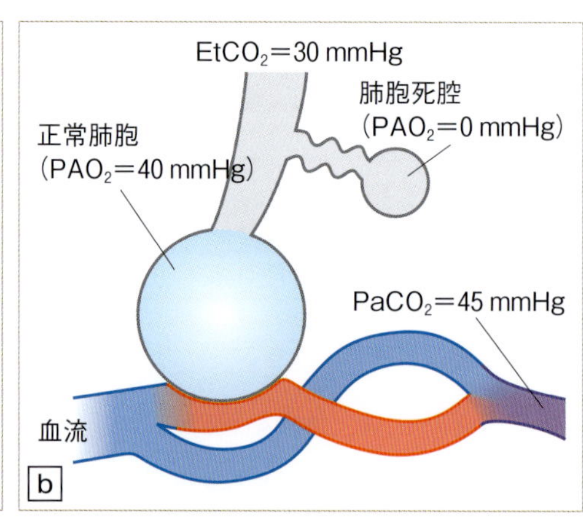

図 7 ボリュームカプノメトリ*2 を用いた死腔の評価

a：生理学的死腔は解剖学的死腔と肺胞死腔を合わせたものであり，通常，解剖学的死腔は一定であるため，$PaCO_2$ と $EtCO_2$ の較差を測定することで肺胞死腔を推測することができる

b：肺胞死腔の例。麻酔により肺胞死腔が増加すると，生理学的死腔率が増加し，$EtCO_2$ が低下する。図では並列に位置した肺胞死腔の存在により，$EtCO_2$ が低下し，$PaCO_2$ と $EtCO_2$ との較差が開大する。肺胞死腔の存在を疑う場合は，血液ガス分析で確認するべきである（PAO_2：肺胞気酸素分圧）

酸化炭素の産生量に比例し，肺胞換気量に反比例することが理解できる。二酸化炭素の産生量が一定と仮定すると，$PaCO_2$ は肺胞換気量の変化に依存することになる。また，肺胞換気量と関係する動物の一回換気量と分時換気量は次の式で表される。

一回換気量と分時換気量の求め方

一回換気量（TV）＝肺胞換気量（VA）＋死腔換気量（VD）
分時換気量（MV）＝一回換気量（TV）×呼吸数（RR）

この式より，人工呼吸器の一回換気量もしくは呼吸数を増やすと分時換気量を増加させることができると分かる。したがって，分時換気量を増加させると $PaCO_2$ および $EtCO_2$ を低下させることができる。逆に，分時換気量を減少させると，$PaCO_2$ および $EtCO_2$ は増加する。

死腔の存在と $PaCO_2$ および $EtCO_2$ の関係

肺胞換気量とは，肺胞でのガス交換に関与できる換気量であり，前述の式より一回換気量と死腔換気量との差であることが分かる。死腔とは，気道の中で血液とガス交換を行わない部分のことであり，解剖学的死腔と肺胞死腔に分けられる。解剖学的死腔とは，呼吸器系のうちガス交換を行う肺胞以外の部分（鼻腔から終末気管支まで）を指し，犬では 5.9 mL/kg といわれており，個体により一定である[5]。肺胞死腔とは，肺胞と毛細血管との関係異常の 1 つで，肺胞での二酸化炭素および酸素の拡散が障害されてガス交換が行われない部分のことをいう。生理学的死腔とは，この解剖学的死腔と肺胞死腔とを合わせたもので（図 7a），正常な犬・猫の自発呼吸であれば肺胞死腔はわず

＊2 ボリュームカプノメトリは，換気量と呼気二酸化炭素分圧との関係から，間接的に二酸化炭素産生量を推測するモニタ。このモニタと血液ガス分析から得られた動脈血二酸化炭素分圧（$PaCO_2$）によって様々な死腔の状態の評価が可能となる。一見，カプノグラムと酷似しているが，横軸が「時間」ではなく「換気量」となっているところが異なる

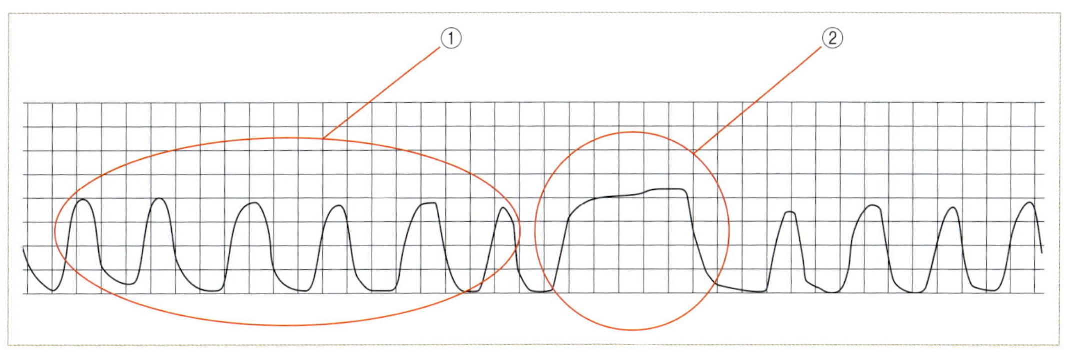

図 8　小型犬および猫のカプノグラムの 1 例（自発呼吸管理下）
プラトーが十分に形成されていない場合には，モニタ上には $EtCO_2$ が低く表示されていることがある（①）。呼気時に胸郭を軽く押して呼気時間を延長させると，カプノグラムのⅢ相にプラトーを得られることがある（②）

かなため，解剖学的死腔とほぼ同じとみなされる。

カプノグラムへの影響は，解剖学的死腔と肺胞死腔で異なる。解剖学的死腔は呼気の流れに対して直列に位置するため，カプノグラムⅠ－Ⅱ相（立ち上がり）に影響を与えるが $EtCO_2$ に与える影響はわずかである。一方，肺胞死腔に入った吸気はガス交換に関与できないため，体内の二酸化炭素を呼出することはできない。肺胞死腔は正常肺胞と並列に位置するため，カプノグラムⅢ相は肺胞死腔と正常肺胞からの混合ガス値となり，$EtCO_2$ は死腔の割合に応じた低値を示す（図 7b）。したがって，$PaCO_2$ と $EtCO_2$ の較差は，生理学的死腔を推定するのに適している。その生理学的死腔率は次の計算式で算出できる。

生理学的死腔率の求め方

$$\text{生理学的死腔率} = \frac{PaCO_2 - EtCO_2}{PaCO_2} \times 100$$

正常な犬の生理学的死腔率は 35％以下であると報告されており[5]，解剖学的死腔は個体により一定であることから，生理学的死腔の増加は肺胞死腔の増加に関連する。麻酔下では，無気肺形成および心拍出量減少などの要因によって肺胞死腔が増加するため，麻酔中に $EtCO_2$ や経皮的動脈血酸素飽和度（SpO_2）の低下がみられるなど肺胞死腔の増加を疑う場合は，動脈血の血液ガス分析で確認すべきである。

サイドストリーム方式のカプノメータでは，機種により異なるが一般的に 50～250 mL/ 分の速度で呼気ガスをサンプリングしている。小型犬や猫では換気量が少ないために，麻酔回路内の新鮮ガスを同時にサンプリングして希釈されることで $EtCO_2$ が低値を示すことがある。また，小型犬や猫は体重に比べて一回換気量が少ないため呼吸数が大型犬よりも多く，プラトー部分が認められないことがある。この場合は動物の呼気時に合わせて胸郭を手で軽く押し，一回換気量を増やして呼気時間を延長させることで，努力呼気を人為的に行う方法を試してみると良い。これによりⅢ相のプラトーが形成されるようになり，より肺胞気二酸化炭素分圧に近い $EtCO_2$ 値を測定することができる（図 8）。この方法で得られた $EtCO_2$ の値が通常よりも高くなるときは，生体内で二酸化炭素が蓄積している可能性があるため，用手換気などを用いて定期的に陽圧換気を行う必要がある。

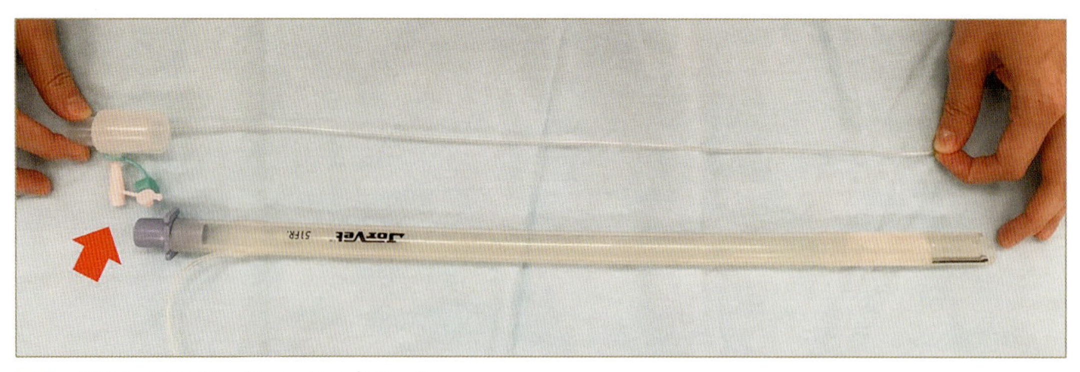

図 9　肺胞に近い呼気ガスのサンプリング法
アダプタと気管チューブ内に栄養チューブなどを通すと，肺胞気により近い気管チューブ先端の呼気ガスをサンプルできるようになる

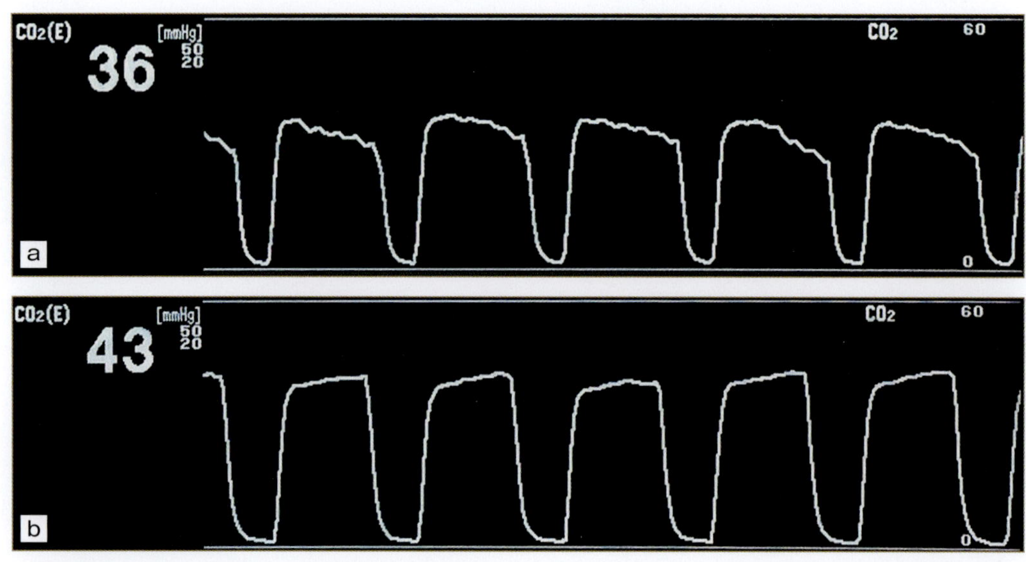

図 10　サンプリング精度による $EtCO_2$ 値の違い
a：Ⅲ相のプラトーが右下がりとなり，新鮮ガスによる希釈を疑う
b：a を示した動物に栄養チューブを用いて肺胞により近い呼気ガスをサンプリングしたところ，プラトーが右上がりの正常波形となり希釈が軽減された（$EtCO_2$ の値の違いに注目）

さらに，より精度の高い$EtCO_2$を得る方法として，栄養カテーテルなどを用いてサンプル部位を気管チューブ先端に設置させる方法がある(図9)。これにより，新鮮ガスのサンプリングによる希釈を避け，肺胞にできるだけ近い呼気ガスのサンプリングを行うことができるようになり，より肺胞気二酸化炭素分圧に近い値を得ることができる(図10)。栄養カテーテルなどを用いたこの方法は，より正確な値が求められる動物実験などでしばしば用いられる方法である[9]。

換気量が適切かどうかは，最終的には動脈血の血液ガス分析(p.213“血液ガス分析”を参照)で判断する必要があるが，$EtCO_2$は換気量の妥当性を推測する根拠として臨床現場では使用することができる。

ココを押さえる！

モニタの解釈

- $EtCO_2$は肺胞気二酸化炭素分圧と$PaCO_2$に相関する
- $EtCO_2$は死腔の存在により，$PaCO_2$よりも3～6 mmHg低い
- $EtCO_2$を低下させるには，一回換気量もしくは呼吸数を増加させる
- 小型犬や猫では，新鮮ガスも呼気ガスと一緒にサンプリングされるために$EtCO_2$が低く示されることがある
- 死腔の存在はカプノメータだけでは判断できず，必要に応じて血液ガス分析を行う

▷ 異常とその対応

カプノグラムの異常は，大きく分けると①波形欠損，②波形異常，③ $EtCO_2$上昇，④ $EtCO_2$低下に分けられる。カプノグラムの波形の変化をフローチャート(図11)に示し，その原因と対応をそれぞれp.156から記す。

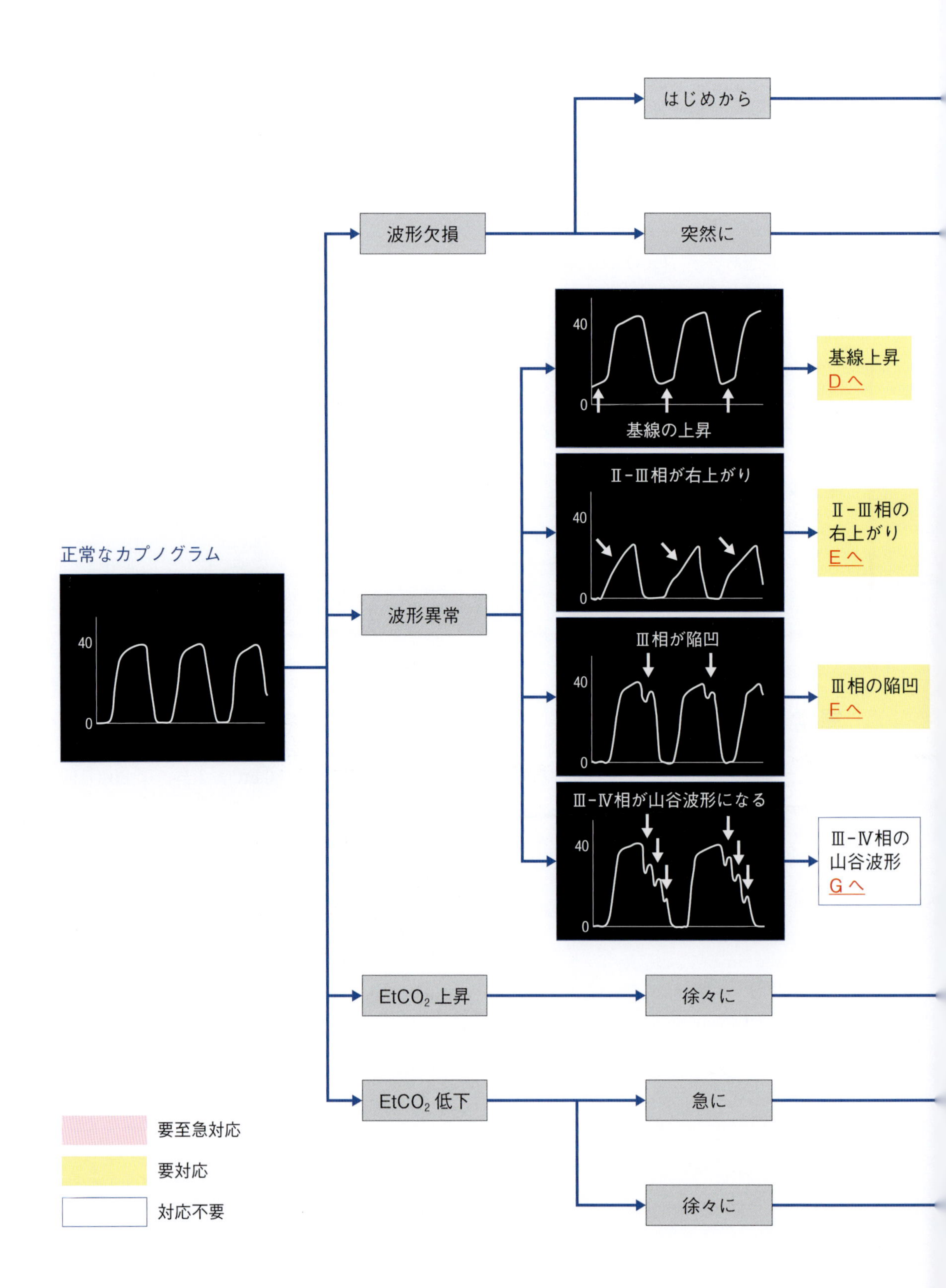

図11 カプノグラムの波形の変化

カプノグラムの異常は①波形欠損，②波形異常，③ $EtCO_2$ 上昇，④ $EtCO_2$ 低下からなり，その発生状況により原因と対応が異なる。波形は縦軸に $EtCO_2$ を横軸に時間を示す

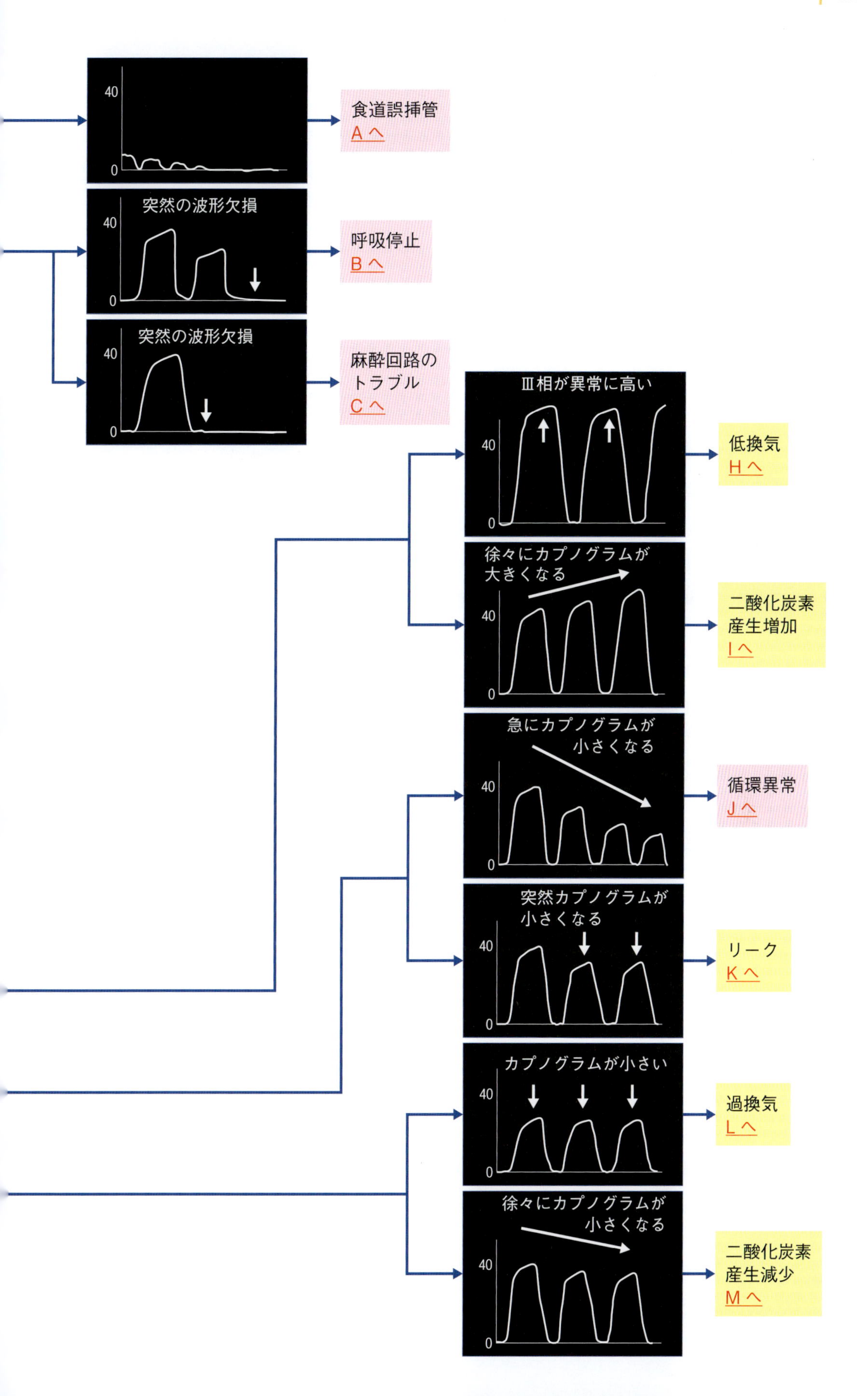

40
0
食道誤挿管
A へ
突然の波形欠損
40
0
呼吸停止
B へ
突然の波形欠損
40
0
麻酔回路の
トラブル
C へ
Ⅲ相が異常に高い
40
0
低換気
H へ
徐々にカプノグラムが
大きくなる
40
0
二酸化炭素
産生増加
I へ
急にカプノグラムが
小さくなる
40
0
循環異常
J へ
突然カプノグラムが
小さくなる
40
0
リーク
K へ
カプノグラムが小さい
40
0
過換気
L へ
徐々にカプノグラムが
小さくなる
40
0
二酸化炭素
産生減少
M へ

A. 食道誤挿管(図 11-A)

◆**原因**

挿管後にカプノグラムが確認できない場合，食道への誤挿管を疑う。食道への誤挿管直後は食道内や胃内に存在する二酸化炭素によりカプノグラムが若干検出されるが，すぐに基線まで低下する。

◆**対応**

すぐに気管内に再挿管する。

> **⚠ココに注意**
> 麻酔導入時に循環虚脱を起こし，心拍出量の過度な減少や心停止を起こすとカプノグラムが検出されないことがあるため，食道誤挿管を疑うだけでなく必ず循環状態も確認する。

B. 呼吸停止(図 11-B)

◆**原因**

それまで検出されていたカプノグラムが急に検出されなくなった場合，呼吸停止を疑う。呼吸停止は麻酔薬(特に全身麻酔薬やオピオイド)や筋弛緩薬の投与といった薬剤投与によっても発生する。

◆**対応**

換気補助のために陽圧換気(用手呼吸や機械換気)を行う。麻酔薬による影響であると判断した場合，眼瞼反射や顎緊張を確認して，可能であれば麻酔深度を浅くすることで自発呼吸を回復できることがある。

C. 麻酔回路のトラブル(図 11-C)

◆**原因①：気管チューブの閉塞**

それまで検出されていたカプノグラムが急に検出されなくなった場合，気管チューブの閉塞(折れ曲がりなど)を疑う。細い気管チューブでは，体位変換や頚部屈曲などにより気管チューブが折れ曲がったり，分泌物により閉塞したりするため，気管チューブの取り扱いには注意すべきである。

◆**対応①**

らせん状ワイヤー入り気管チューブを用いると，折れ曲がりによる閉塞を予防することができる(図 12)。分泌物による閉塞の場合，吸引処置で分泌物を取り除くか，気管チューブの交換を考慮する。

◆**原因②：計画外抜管**

術者が麻酔回路にもたれかかった場合や，意図せず動物が体動した場合には，計画外抜管が起こることがある。

◆**対応②**

陽圧換気中であれば，気道内圧が上昇しないことや再呼吸バッグを握っても抵抗感がないことから計画外抜管は気づきやすい。麻酔導入時に気管チューブが抜けないように，あらかじめ固定紐な

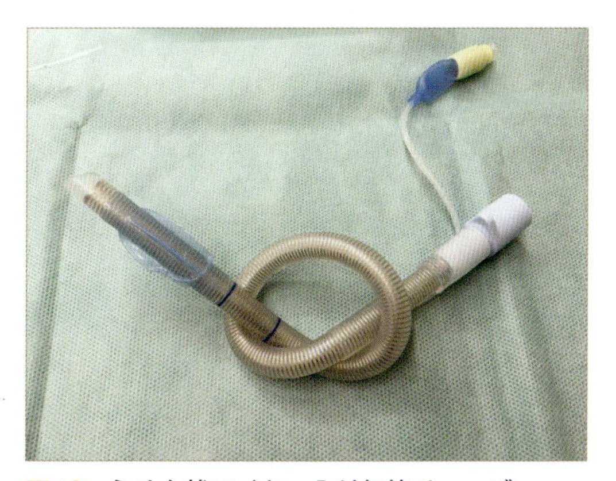

図 12　らせん状ワイヤー入り気管チューブ
らせん状ワイヤー入り気管チューブは屈曲による閉塞に強い気管チューブであり，頚部を強く屈曲する手術などでは有用である。一方，CT・MRI 検査で使用するとアーチファクトが認められるため，使用する動物を選択すべきである

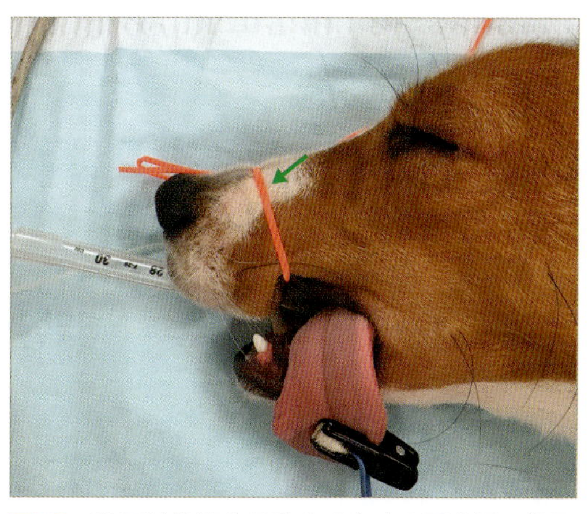

図 13　計画外抜管を予防するための固定紐の使用
術者の麻酔回路への寄りかかりや動物の意図せぬ体動による計画外抜管を予防するために，固定紐（緑矢印）を用いるべきである。固定紐の固定部位は上顎，下顎，もしくは後頭部などを選択できるが，犬・猫種差や手術内容に応じて適宜変更する。口腔外科などの場合は，口唇や口角などに気管チューブを縫合することも考慮する

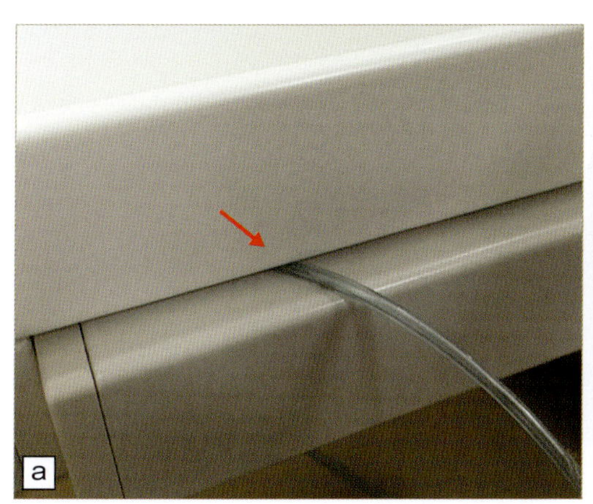

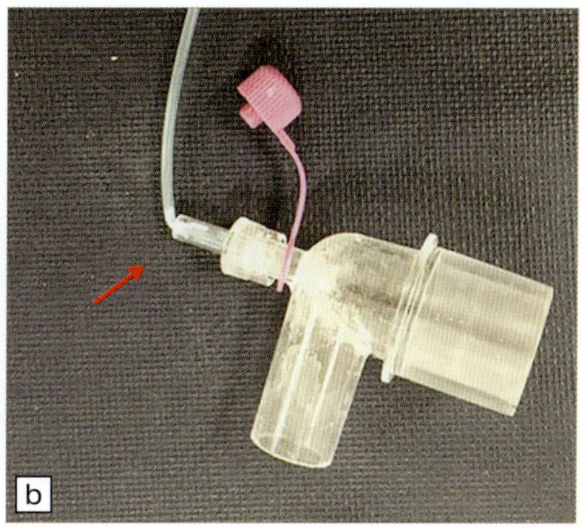

図 14　サンプリングチューブの閉塞および断裂
サイドストリーム方式のカプノメータの場合，サンプリングチューブの麻酔器や踏み付けによる閉塞（a：赤矢印）や断裂（b：赤矢印）が原因でカプノメータが検出できなくなる

どを用いてしっかり動物を固定すべきである（図 13）。

◆原因③：サンプリングチューブの断裂や閉塞

サイドストリーム方式の場合，サンプリングチューブの断裂や閉塞が考えられる。また，気道で温められた呼気ガスには水蒸気が存在するために，呼吸回路内に水滴が生じる。この水滴がセンサ部の光路（メインストリーム方式）やアダプタのサンプル口（サイドストリーム方式）を塞ぐことで，安定した二酸化炭素が測定できなくなる。

◆対応③

サンプリングチューブが断裂もしくは閉塞していないかを確認し，異常があれば交換する（図 14）。水蒸気による測定誤差の改善には，アダプタの向きに注意すると水滴による閉塞予防ができ

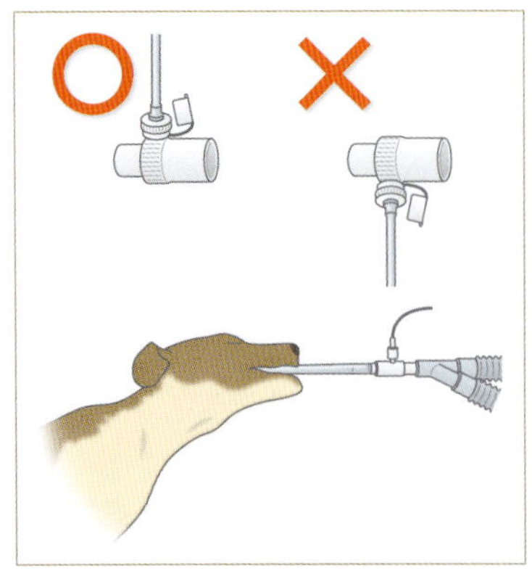

図 15 サンプリングアダプタの向き
サイドストリーム方式のサンプリングアダプタは，水滴の影響を受けないよう上向きで気管チューブに取り付ける

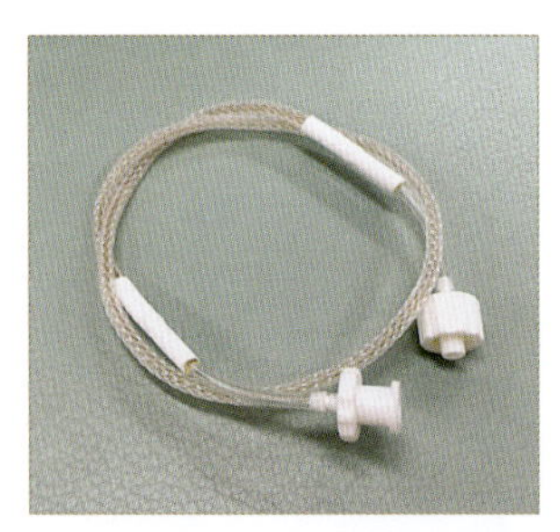

図 16 ナフィオンチューブ
サンプリングチューブ内の水蒸気をチューブ外に排出できるチューブ

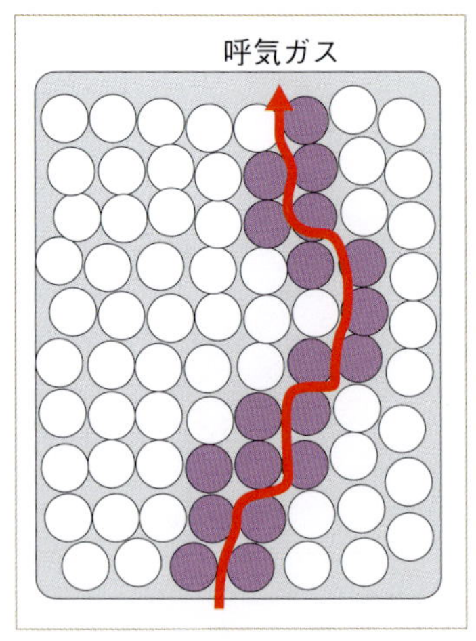

図 17 チャネリング現象
白丸はまだ未使用のソーダライムを示し，紫丸は CO_2 を吸収したソーダライムを示している。ソーダライムを“敷き詰める”と，呼気ガスは抵抗の小さい充填が粗な部位への通過が偏るため(赤矢印)，CO_2 吸収効率が著しく落ちてしまう

(図 15)，サンプル口の起始部にナフィオンチューブを挿入するとサンプルガス内の水蒸気をチューブ外に排出できるため有効である(図 16)。

D. 基線上昇(図 11-D)

◆原因①：ソーダライムの消耗

紫色に変色したソーダライムは，二酸化炭素を吸収できないくらい消耗しているサインである。ソーダライムは呼気中の二酸化炭素を吸収し除去する役目を担っている。ソーダライムの二酸化炭素吸収能がなくなると，呼気中の二酸化炭素を除去できなくなるため動物は二酸化炭素を再呼吸してしまい，カプノグラムの基線が上昇する。

◆対応①

ソーダライムを定期的に交換する。ソーダライムは，二酸化炭素を吸収して炭酸カルシウムをつくり，熱と水蒸気を放出する。pH 感受性の色素(エチルバイオレット)が紫色に変化することでソーダライムの消耗度を把握できる。

人医療における日本麻酔科学会の指針では，ソーダライム内容の 25～50％が変色した時点での交換を推奨している[10]。ソーダライム交換時には，接触性の皮膚障害や粉塵による呼吸器障害を避けるため，手袋やマスクなどを装着することが推奨される。また，ソーダライム充填時に，キャニスターに敷き詰めようとトントンと叩く行為を見かけるが，これはチャネリング現象とよばれる抵抗の小さい充填が粗な部位にばかり二酸化炭素の吸収が偏る原因となる。ソーダライムの充填は，単純にキャニスターにパラパラと足すだけで良い(図 17)。

二酸化炭素を吸収して紫色になったソーダライムを放置すると，時間とともに白色に戻るが二酸化炭素は吸着できないため再利用はできない。

◆**原因②：呼気弁の異常**

一方向弁である呼気弁の異常もしくは呼気側の蛇管の外れにより，呼気ガスの一部を再呼吸するため基線が上昇する。

◆**対応②**

蛇管の外れを確認する。呼気弁が呼気ガスの水蒸気によって壁面に張り付いている場合は，水滴や湿気を清拭する（図 18）。

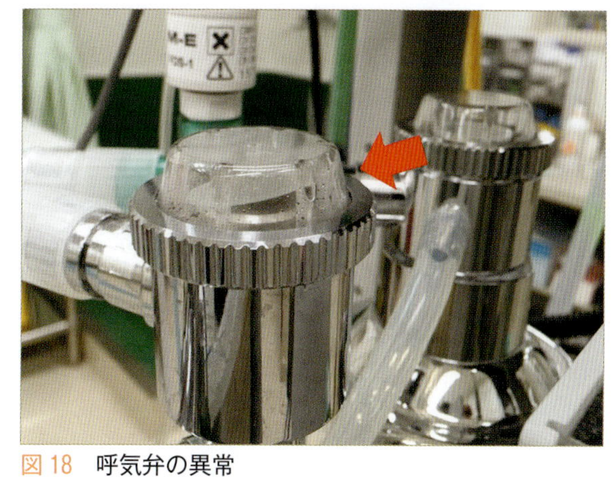

図 18　呼気弁の異常
呼気ガスに含まれる水蒸気により呼気弁が壁面に張り付き（赤矢印），一方向弁として機能しなくなるため呼気ガスを再吸収することになる。すみやかに清拭して水滴を取り除く

◆**原因③：非再呼吸回路の使用**

小型犬や猫などで用いるジャクソンリース回路やベイン回路のような非再呼吸回路は，新鮮ガスの流量が少ないと再吸収が生じ，基線の上昇や $EtCO_2$ の高値が認められる。

◆**対応③**

新鮮ガスの流量を増やす。

E. Ⅱ－Ⅲ相の右上がり（図 11-E）

◆**原因：気道狭窄**

気道の狭窄がある場合，Ⅱ－Ⅲ相が右上がりとなり，プラトーに達する前に吸気が始まることがある。長時間にわたり気管チューブを設置していると，気管チューブ内に液性もしくは粘性物質が蓄積して，チューブ内が狭窄した場合にも認められることがある。気管径が細い小型犬や猫などでも認められる。

◆**対応**

頚部の聴診を行い，水泡音や狭窄音が聴取された場合には，気管チューブ内を吸引するか，気管チューブを交換する。呼気が十分に呼出される前に末梢気道が閉塞した場合，$EtCO_2$ が低く表示され，$PaCO_2$ との較差が開大していることがあるため，必要に応じて血液ガス分析を行い確認する。

また，猫喘息や気管気管支軟化症では β_2 アドレナリン受容体作動薬の使用を検討するが，低血圧に注意すべきである。狭窄の程度により $EtCO_2$ は高値もしくは低値を示すため，状況に応じて対応しなければならない。

F. Ⅲ相の陥凹（図 11-F）

◆**原因**

人工呼吸器管理下で自発呼吸が潜在すると，Ⅲ相のプラトーにクラーレ陥凹（curare cleft）という窪み波形が混在する（＝ファイティング p.291）。これは自発呼吸の潜在により，吸気時にセンサ部に新鮮ガスが流入し，二酸化炭素分圧が低下するため起こる波形の変化である。

⚠ココに注意

手術操作により横隔膜や胸壁が圧迫された場合も同様の所見が得られるため，ファイティングとの鑑別をしっかり行わなければならない。

◆対応

眼瞼反射や顎緊張を確認し，麻酔深度が浅いと判断すれば麻酔薬を追加投与する。疼痛が原因と判断した場合は，オピオイドなどの鎮痛薬を追加投与する。

また，低換気 p.290 による二酸化炭素の蓄積により，呼吸中枢が刺激されてファイティングが出現することがある。分時換気量を増やすことでファイティングを消失できることがあるが，気道内圧の上昇に気をつけなければならない。

G. Ⅲ－Ⅳ相の山谷波形（図 11-G）

◆原因

Ⅲ－Ⅳ相に細かい山谷波形が階段状に重なる波形を心原性オッシレーションといい，心臓や大動脈の拍動が肺胞内ガスの移動を惹起したときに認められる。換気量や呼吸数が少ないときや，呼気時間が長いときに発生しやすい。

◆対応

異常所見ではないが，このような波形がみられたら術者に報告する。心臓の拍動と同期して山谷波形が出現しているか確認する。ファイティングと鑑別するために，麻酔深度のモニタリングを行う。

心原性オッシレーションは換気量や呼吸数を増加させるか，呼気時間を短くすることで改善できる。一般的に正常な波形に戻すための対応は不要である。

H. 低換気（図 11-H）

◆原因①：麻酔薬による呼吸抑制作用

全身麻酔薬やオピオイドなどの鎮痛薬の呼吸抑制作用によって低換気となり，$EtCO_2$ が高値を示す。自発呼吸管理時の低換気として最も頻度が高い。

◆対応①

対応策の 1 つとして換気補助が挙げられるが，麻酔下の犬・猫はある程度の $PaCO_2$ の上昇にはよく耐え，酸－塩基平衡異常，電解質異常，もしくは頭蓋内疾患を疑う動物でない場合は，換気補助は一般的に $PaCO_2$ が 60 mmHg を超えるまで不要と考えられている[11]。筆者も $EtCO_2$ は $PaCO_2$ より 3〜6 mmHg 低いという報告[5] をもとに，SpO_2 や循環状態などを総合的に判断して $EtCO_2$ の値が犬で 55 mmHg，猫で 50 mmHg となるまでは換気補助は様子をみるようにしている。また，吸入麻酔薬は用量依存性の呼吸抑制作用を示す（図 19）[12]。麻酔薬の呼吸抑制による低換気状態になってから陽圧換気に切り替えることも選択肢の 1 つだが，眼瞼反射や顎緊張を確認し，麻酔深度が深いと判断したら，吸入麻酔濃度を下げるだけで低換気を解決できることもある。

◆**原因②：人工呼吸器の換気設定が弱い**

人工呼吸器の換気設定で一回換気量もしくは呼吸数が少ないことにより，分時換気量が足りずに高二酸化炭素血症 p.287（$PaCO_2$＞60 mmHg もしくは $EtCO_2$＞55 mmHg）となる。

◆**対応②**

人工呼吸器の換気設定を強める。一回換気量もしくは呼吸数を増加して，分時換気量を増加させる。

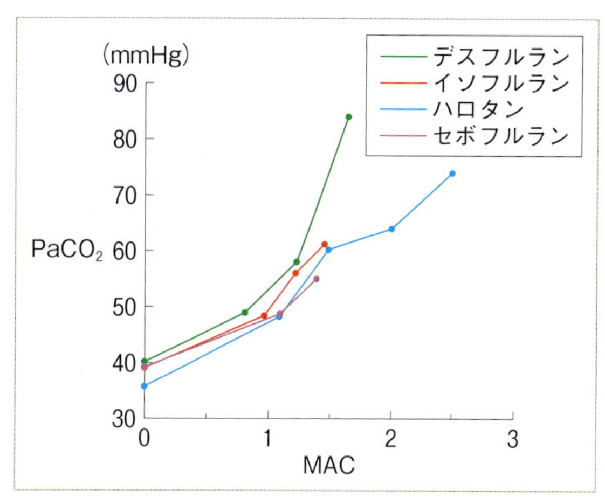

図 19　**吸入麻酔薬による呼吸抑制の程度**
縦軸に $PaCO_2$ を，横軸に最小肺胞濃度（MAC）p.287 を示す。吸入麻酔濃度を増加させるに伴い，呼吸抑制が強くなり $PaCO_2$ が上昇することが理解できる
文献 12 より引用・改変

> ⚠**ココに注意**
> 陽圧換気の使用やその換気設定を強めると血圧が低下するおそれがあるため，血圧が低い場合には循環動態 p.288 を安定化させることも重要である。

◆**原因③：肺虚脱性疾患または胸腔内占拠性疾患の存在**

肺が虚脱する無気肺形成，胸腔内を占拠する気胸，胸水，もしくは横隔膜ヘルニアなどの疾患により，肺胞換気量が減少することで $EtCO_2$ が高値となる。

◆**対応③**

原疾患の改善を試みる。無気肺を形成した部位の肺胞再疎通処置*3 を行う。無気肺形成を予防するには，吸入ガスに空気を混ぜることや呼気終末陽圧（PEEP）を使用する方法がある。気胸や胸水が原因の場合は，麻酔導入前に可能な限り抜去する。麻酔導入後に気胸が生じた場合は，胸腔ドレーンを設置する。

> ⚠**ココに注意**
> 緊張性気胸やブラ・ブレブ（気嚢胞）などの気胸を引き起こす危険がある動物に，強い陽圧換気は禁忌である。

＊3　肺胞再疎通処置（Recruitment maneuver）：麻酔中の無呼吸時には無気肺が形成される。無気肺領域は肺胞死腔となるため，$PaCO_2$ の上昇と動脈血酸素分圧（PaO_2）の低下が認められ，重度であった場合には SpO_2 の低下がみられる。肺胞再疎通処置は形成された無気肺を再び膨らますことにより，肺胞換気を改善する手段として使用される。獣医療において適切な処置法は示されていないが，筆者は 20～30 cmH_2O の気道内圧を 5 秒間×3 回の目安で行っている。ただし，この処置は胸腔内圧が上昇することで一時的に血圧が低下するおそれがあるため，低血圧など循環動態が不安定な動物に対しては使用してはならない

I. 二酸化炭素産生増加(図 11-I)

◆原因①：高体温

二酸化炭素産生量は代謝に影響を受けるため，高体温では EtCO$_2$ が高値となる。また，甲状腺機能亢進症や悪性高熱でも代謝が亢進するため EtCO$_2$ が高値となる。

◆対応①

温風式加温装置(ベアーハガー™：3 M など)を室温もしくは冷風で送気する。動物の体表は氷嚢で冷却する。高体温の原因が悪性高熱であると判断した場合，ダントロレン 2.5 mg/kg を静脈内投与し，速やかに麻酔から回復させる。p.192“体温”も参照のこと。

◆原因②：疼痛や痙攣の管理不足

疼痛や痙攣の管理が不十分な場合，麻酔中であっても筋振戦による発熱によって二酸化炭素産生量が増加する。

◆対応②

オピオイドなどの鎮痛薬の適正使用や，痙攣が原因であれば静脈内投与が可能な抗痙攣薬(ベンゾジアゼピンやバルビツレートなど)の投与を考慮する。

◆原因③：代謝性アシドーシス

代謝性アシドーシスの治療薬である重炭酸ナトリウム(NaHCO$_3$)製剤〔メイロン®：大塚製薬(株)〕は，生体内で炭酸脱水酵素により二酸化炭素を生じるため EtCO$_2$ が高値となる。

◆対応③

基礎疾患である代謝性アシドーシスの治療として，輸液や強心薬などを用いて末梢組織への酸素供給を改善する。また，NaHCO$_3$ 製剤の投与中断も考慮し，人工呼吸器の換気設定を強める。

◆原因④：気腹

腹腔鏡・胸腔鏡手術時の気腹には二酸化炭素が用いられる。気腹した漿膜面から吸収された二酸化炭素が呼気として呼出されるため，EtCO$_2$ が上昇する。

◆対応④

人工呼吸器の換気設定を強める。

J. 循環異常(図 11-J)

◆原因①：心拍出量の減少

ショック，循環血液量減少 p.288，心収縮力低下，もしくは重度の徐脈時には，心拍出量が減少した結果，肺血流量が減少するため肺胞からの二酸化炭素の呼出が減少して EtCO$_2$ が低下する。

◆対応①

輸液剤による循環血液量の維持，強心薬による心収縮力の増加，もしくは抗コリン薬の投与による心拍数の増加を行い，心拍出量を増加させる(Clinical Point 1)。

Clinical Point 1　カプノメータは循環モニタでもある

換気条件が一定であるときには，$EtCO_2$ の変化で心拍出量（1 分間に心臓から送り出される血液量）の変化を推測できます。**図**は人医療での報告ですが，例えば換気条件が一定にも関わらず $EtCO_2$ が 40 mmHg から 34 mmHg まで低下した場合には，縦軸の $EtCO_2$ 減少率が 15％なので，心拍出量が約 45％減少したことが推測できます[16]。このグラフの数字を獣医療に直接当てはめることはできませんが，筆者も今までの経験から心拍出量と $EtCO_2$ との変化は相関性があると感じています。輸液剤や強心薬を使用すると心拍出量が増えることから，$EtCO_2$ が上昇してきた経験はありませんか？　このように，カプノメータは換気モニタだけでなく循環モニタとしても評価できることを覚えておくと便利です。

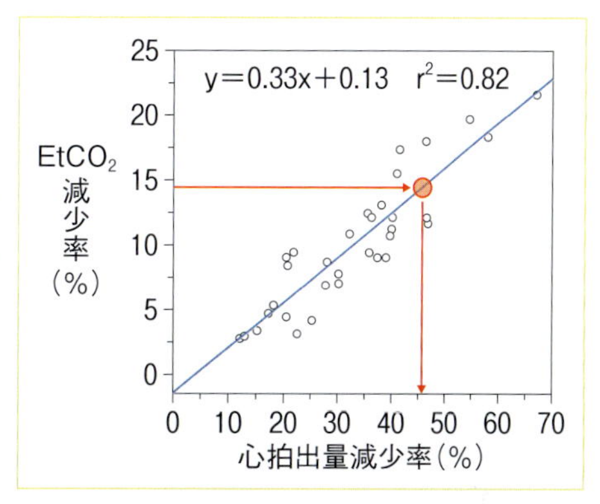

$EtCO_2$ と心拍出量の関係。人医療では，$EtCO_2$ と心拍出量に相関性があると報告されている
文献 16 より引用・改変

◆原因②：塞栓症による肺血流の消失

血栓，腫瘍栓，脂肪栓，もしくは空気栓による塞栓症により閉塞部以降の肺血流が消失するため，その血管支配の肺胞領域は肺胞死腔となり，二酸化炭素が呼出されず $EtCO_2$ が低下する。肺動脈左右主幹が広範囲に塞栓した場合には致命的となる。

急激な $EtCO_2$ と SpO_2 の低下は塞栓症を疑う必要がある。塞栓症では $PaCO_2－EtCO_2$ 較差が増大するため，血液ガス分析の実施が診断の助けとなる[13]。

◆対応②

吸入酸素濃度（FiO_2）を 100％に上げる。心拍出量を上げて肺循環を維持するために強心薬などの使用による支持療法を行う。原疾患である塞栓物の除去が必要となるが，心臓カテーテルなどを用いる必要があり現実的には困難である。

◆原因③：心停止

心停止では肺血流が消失するため，二酸化炭素の呼出が消失する。

◆対応③

すぐに心臓マッサージと循環作動薬による心肺蘇生を開始する。獣医療における心肺蘇生のガイドラインである RECOVER（Reassessment Campaign on Veterinary Resuscitation）では，心臓マッサージの評価にカプノメータを用いることと，施術者を 2 分ごとに交代することを推奨している[14]。心臓マッサージ中の $EtCO_2$ 値が高いほど自己心拍再開の確率が高まることが報告されていることから[4]，心臓マッサージの強弱や施す位置などが適切に行われているかを，カプノメータを用いて評価することが蘇生率を上

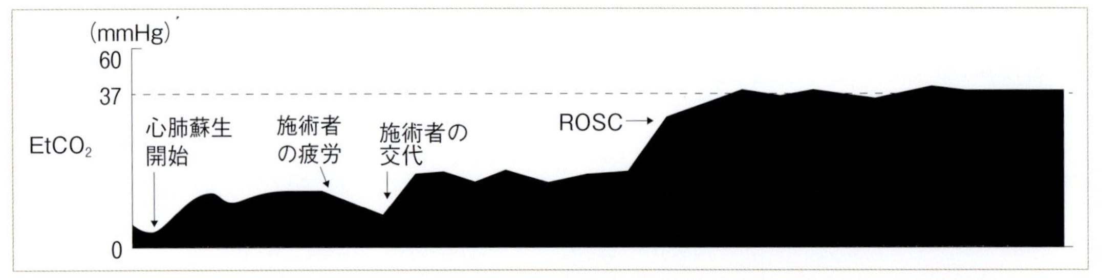

図 20 心臓マッサージを施し，自己心拍再開(ROSC)に成功した例の一連のカプノメータの状態
図は縦軸に $EtCO_2$ を，横軸に心臓マッサージをしている時間を示している。途中，心臓マッサージ施術者の疲労により $EtCO_2$ が低下していることから心臓マッサージの質が低下していることを示しており，施術者を交代した後には再び $EtCO_2$ が上昇し，最終的には ROSC に成功している
文献 15 より引用・改変

げるポイントとなる(図 20)[15]。

K. リーク(図 11-K)

◆原因

サンプリングチューブにリーク(漏れ)があると，大気混入による呼気ガスが希釈されて $EtCO_2$ が偽低値を示す(図 21)。また，気管チューブのカフ圧が低いときや気管チューブが細すぎると，カフ周囲を呼気が通過し，センサおよびガスサンプル部を迂回するため $EtCO_2$ が低下する。

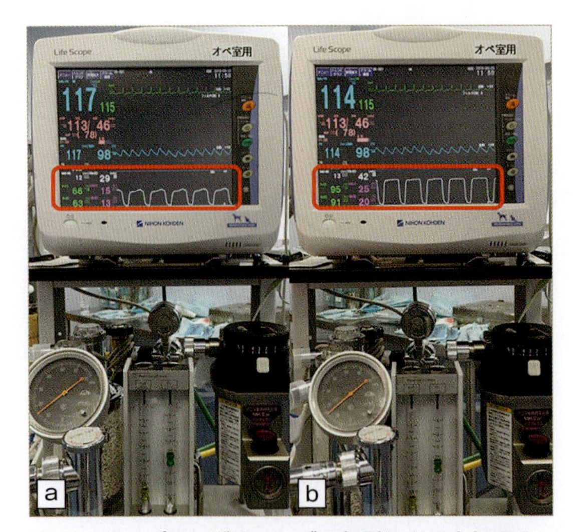

図 21 サンプリングチューブの亀裂による大気吸入
a：サンプリングチューブの亀裂により，大気を吸入して $EtCO_2$ が偽低値を示した例。この症例では酸素 100%とイソフルラン 2.5%を吸入していたが，表示されている吸入酸素濃度が 66%，吸入イソフルラン濃度が 1.5%であったことからリークの存在と大気吸入による希釈が疑われた
b：サンプリングチューブを新品に交換後，数値は改善した。サンプリングチューブの先端を指で塞ぎ，モニタ上に「閉塞(機種により異なる)」アラームが表示されれば，サンプリングチューブにはリークがないことが確認できる

◆対応

サンプリングチューブ先端を指で閉塞することで，モニタ上に「閉塞」などのアラームが出ればサンプリングチューブにはリークがないことが確認できる。リークしていれば，サンプリングチューブを交換する。また，陽圧換気時に喉頭部よりリーク音が聴取される場合は，気管チューブのカフ圧を調整するか，気管チューブを適切な位置に修正する(Side Note)。

L. 過換気(図 11-L)

◆原因①：麻酔深度が浅い，不十分な鎮痛

自発呼吸下で麻酔深度が浅くなった場合や鎮痛が不十分な場合には，換気量が増加して過換気となるため $EtCO_2$ は低下する。パンティング(頻呼吸)＊4 時にはカプノグラムの波形がより小刻みとなり鋸状となる。このとき，解剖学的死腔領域での換気となると，吸気ガスが肺胞まで達すること

＊4 パンティング(頻呼吸)：速い呼吸回数を示すが，必ずしも過換気となるわけではなく，CO_2 排泄がうまくいかず $PaCO_2-EtCO_2$ 較差が開大して，逆に低換気に陥ることもあるので注意する。詳細は p.189 "体温" を参照のこと

ができずに SpO_2 が低下することがある。

◆対応①

麻酔深度が浅いのであれば麻酔薬を，疼痛であれば鎮痛薬を投与する。パンティング時も同様に対応する。パンティング時に SpO_2 が低下する場合は，肺胞に酸素を送り込むよう陽圧換気を用いてしっかりと酸素供給を行う（Clinical Point 2）。

◆原因②：人工呼吸器の換気設定が強い

人工呼吸器管理時に一回換気量もしくは呼吸数の設定が多く，分時換気量が増加している場合に $EtCO_2$ が低下する。

◆対応②

人工呼吸器の換気設定を弱める。

⚠ココに注意

人工呼吸器の初期設定の時点から $EtCO_2$ が低値である場合は，循環異常（前述 J を参照）や麻酔回路のトラブル（前述 C を参照）である可能性も考えられるため，心拍数や血圧などの循環状態や麻酔回路の異常の有無を確認すべきである。

Side Note

気管チューブの適切なカフ圧とは

気管チューブのカフ圧を上げるとき，都市伝説的にパイロットバルーンを耳たぶと同じ硬さにすると習っている人は要注意です。耳たぶの硬さといっても個人差があり，筆者の施設で実際にパイロットバルーンを耳たぶと同じ硬さとなるよう数名に調節してもらったところ，カフ内圧を測定したら 100 mmHg を超える圧をかけていた人もいました。気道粘膜の毛細血管灌流圧は 25～30 cmH_2O 程度であり，これより高いカフ圧を長時間かけると粘膜の圧迫や虚血により，糜爛もしくは潰瘍などを起こしてしまいます。また，猫では気管裂傷の原因の 1 つとなります。

圧外傷を避けるためには，①カフ内圧計を利用する（**図 A**）か，②麻酔回路の気道内圧計（圧マノメーター）を確認しながら再呼吸バッグで加圧し，20～25 cmH_2O の気道内圧でリークしない量をパイロットバルーンに注入する（**図 B**）ことで代用できます。気道内圧計を用いてカフ圧を確認するときには，吸入麻酔薬を使用する前に行い，くれぐれもスタッフが吸入麻酔薬に曝露しないよう注意してください。

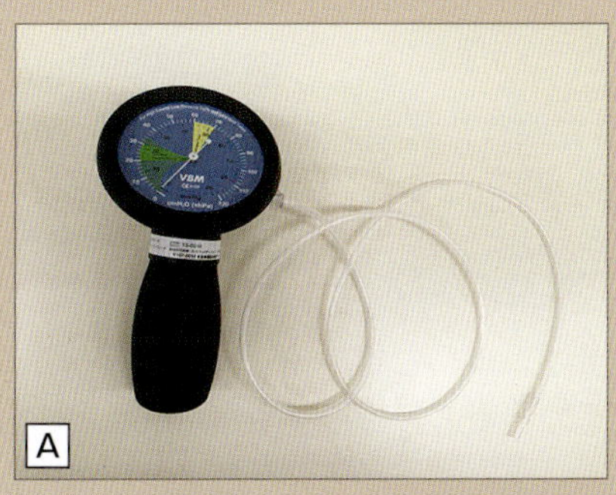

A：カフ内圧計。気管チューブのパイロットバルーンに適切なカフ圧を送ることができる

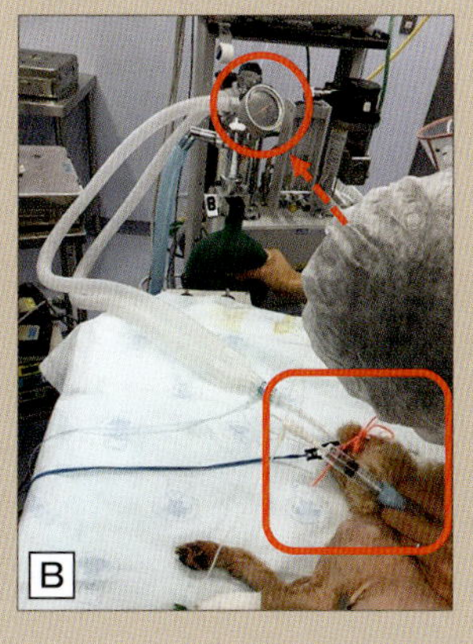

B：気道内圧計を確認しながら，気管チューブのパイロットバルーンを適切な圧になるよう調節している様子

Clinical Point 2 パンティング

動物が疼痛を感じたとき，麻酔深度が浅い(もしくは深すぎる)とき，もしくは無気肺形成のときなどに発生する頻呼吸をパンティングとよびます。パンティングによる一回換気量の減少と解剖学的死腔の存在により，実際の肺胞換気量は総分時換気量の20%程度まで減少するといわれています。動物の解剖学的死腔は一定であるため，パンティングのような呼吸は，肺胞まで吸気ガス(吸入麻酔や酸素)が届かない状態となり，麻酔が浅くなるとともに低酸素血症 p.290 となります[5]。パンティングを落ち着かせるには，鎮痛薬や麻酔薬の追加投与と同時に，換気と酸素化を維持するために肺胞換気量を適切にしなければならず，しばしば陽圧換気を実施する必要があります。パンティング時には，努力時呼吸 p.290 が強く協調的な呼吸とならないため，人工呼吸器を用いた管理下では呼気時に気道内圧が高くなってしまったり，逆に吸気時には陰圧になってしまうことに注意が必要です。

パンティング発生時には，筆者はまず人工呼吸器から用手換気に切り替えて，静脈内投与が可能な鎮痛薬や麻酔薬の追加投与を行い，パンティング状態を落ち着かせます。投与量は心拍数や血圧の状態をみながら to effect(効果が出るまで)とし，その後，気道内圧が高くなり過ぎないように気道内圧計を確認しながら，できるだけ協調的に肺胞へ吸気ガスを送り込むように用手換気を行っていきます。それでも落ち着かないようであれば，ベクロニウムもしくはロクロニウムといった筋弛緩薬を投与することもあります。

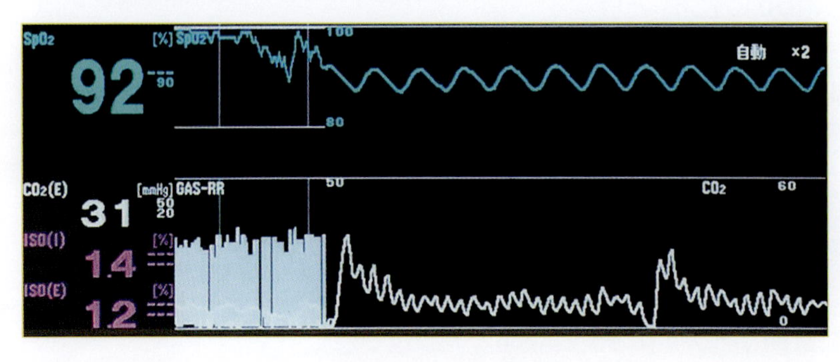

パンティングにより低酸素血症を呈した症例のカプノグラム。この症例は有効な肺胞換気量が確保できていないため肺胞まで酸素が届いておらず，SpO_2 が92%まで低下している

◆原因③：代謝性アシドーシスの呼吸性代償

代謝性アシドーシスでは，自発呼吸下では過換気により呼吸性に代償することで $EtCO_2$ が低値を示すことがある。ただし，全身麻酔薬によって呼吸抑制が生じると，呼吸性代償が損なわれることがあるため，動物の状態を確認すべきである。

◆対応③

血液ガス分析を行い，代謝性アシドーシスであれば原疾患の治療として輸液や強心薬などを用いて循環動態を改善する(p.228“血液ガス分析”を参照)。人工呼吸器の換気設定を弱めて $EtCO_2$ を増加させ，正常値(40 mmHg)に戻すことは問題の解決とはならない。

M. 二酸化炭素産生減少（図 11-M）

◆原因

麻酔中に進行する低体温では，代謝の低下により二酸化炭素産生量が減少し，$EtCO_2$ が徐々に低下する。

◆対応

温風式加温装置や加温した輸液剤，湯たんぽなどを使用し，熱傷に注意しながら動物を加温する。

▷ まとめ

現在の獣医療において，カプノメータは麻酔モニタリングに必須の機器となっている。カプノメータによって麻酔管理の安全性が向上したことは疑いの余地もない。しかしながら，カプノメータの解釈には動物の生理学的変化や麻酔回路の異常など様々な要因が考えられることから，モニタを看視する獣医師または動物看護師に多くの知識が求められる。知識と経験が備わった際には，五感で感じることのできないカプノメータはまさしく The most vital of vital signs であると感じることができるはずである。

Chapter2-3. カプノメータ　参考文献

1）獣医麻酔外科学会　麻酔・疼痛管理委員会．犬および猫の臨床例に安全な全身麻酔を行うためのモニタリング指針．https://www.jsvas.net/download/committee/anesthanalg/MonitoringGuidance.pdf（2018 年 1 月現在）
2）Sorrell RL. Blood gas and oximetry monitoring. *In:* Silverstein D, Hopper K, eds. Small animal critical care medicine. WB Saunders, Philadelphia. 2009. pp.878-882.
3）Pypendop B. Capnograpy. *In:* Silverstein D, Hopper K, eds. Small animal critical care medicine. WB Saunders, Philadelphia. 2009. pp.875-877.
4）Brainard BM, Boller M, Fletcher DJ. RECOVER evidence and knowledge gap analysis on veterinary CPR, Part 5: Monitoring. *J Vet Emerg Crit Care.* 2012. 22: 65-84.
5）Haskins SC. Monitoring anesthetized patients. *In:* Grimm KA, Lamont LA, Tranquilli WJ, et al. eds. Lamb and Jones' Veterinary Anesthesia and Analgesia. Willey Blackwell, Ames. 2015. pp.86-113.
6）山下和人，佐々木康，泉澤康晴ら．吸入麻酔犬の動脈血炭酸ガス分圧の指標としての終末呼気炭酸ガス分圧．日獣会誌．1999．52：27-31.
7）Eskaros SM, Papadakos PJ, Lachmann B. Respiratory monitoring. *In:* Miller RD, ed. Miller's Anesthesia. 7th ed, Churchill Livingstome Elsevier, Philadelphia. 2010. pp.1411-1441.
8）Brunson DB, Johnson RA. Respiratory disease. *In:* Snyder LBC and Johnson RA. ed. Canine and Feline Anesthesia and Co-existing Disease. Wiley Blackwell. Ames. 2015. pp.55-70.
9）Itami T, Kawase K, Tamaru N, et al. Effects of a single bolus intravenous dose of tramadol on minimum alveolar concentration (MAC) of sevoflurane in dogs. *J Vet Med Sci.* 2013. 75: 613-618.
10）日本麻酔科学会・周術期管理チームプロジェクト．始業点検（麻酔器，モニター）．*In:* 周術期管理チームテキスト．2nd ed. 日本麻酔科学会，兵庫．2011．pp.108-113.
11）Kerr CL. Perioperative fluid, electrolyte, and acid-base disorders. *In:* canine and feline Anesthesia and Co-existing Disease. Willey Blackwell, Ames. 2015. pp.129-150.
12）Steffey EP, Mama KR, Brosnan RJ. Inhalation Anesthetics. *In:* Grimm KA, Lamont LA, Tranquilli WJ, et al. eds. Lamb and Jones' Veterinary Anesthesia and Analgesia. Willey Blackwell, Ames. 2015. pp.297-331.
13）Raffa M. End tidal capnography. *In:* King LG, ed. Textbook of respiratory disease in dogs and cats. WB Saunders, Philadelphia. 2004. pp.198-201.
14）Fletcher DJ, Boller M, Brainard BM, et al. RECOVER evidence and knowledge gap analysis on veterinary CPR. Part 7: Clinical guidelines. *J Vet Emerg Crit Care.* 2012. 22: 102-131.
15）http://www.resuscitationcentral.com/ventilation/capnography-end-tidal-co2/（2018 年 1 月現在）
16）Shibutani K, Muraoka M, Shirasaki S, et al. Do changes in endotidal PCO_2 quantitatively reflect changes in cardiac output? *Anesth Analg.* 1994. 79: 829-833.

▷ 気道内圧と換気量

「犬および猫の臨床例に安全な全身麻酔を行うためのモニタリング指針[1]」では，換気 p.286 のモニタリングを提唱している。そのうち換気量計については“適宜使用することが望ましい”との位置づけであるが，飼い主のニーズと獣医療の発展に伴い，獣医師は高度な麻酔管理と集中治療管理が求められるようになってきた。そこで，本項では呼吸機能のモニタリングである気道内圧計および換気量計を取り上げ，その概要を説明する。なお，これらモニタに関連する人工呼吸器の設定などは，同一の機能であっても機器によって使用する用語が異なるため，省略せずに簡易な用語を用いるよう配慮した。

▷ モニタリングを始める前に

気道内圧と換気量とは

気道内圧とは，麻酔回路と気道内にかかる圧のことであり，通常 cmH_2O（もしくは hPa）で表示される。陽圧換気 p.291 を行うと気道内が陽圧となるが，気道内に高圧がかかると気道や肺胞に圧外傷をきたすおそれがあるため，気道内圧の管理が重要となる。気道内圧計は麻酔回路内に搭載されているものと，生体情報モニタ p.289 や人工呼吸器に搭載されているものとがある。

換気量とは，呼吸によって吸入または呼出される気体量のことであり，1 回の呼吸における気体量を一回換気量（TV），1 分間の呼吸における気体量を分時換気量（MV）とよび，分時換気量は一回換気量と呼吸数の積となる。一回換気量と分時換気量は，それぞれ mL や L/ 分で表示されることが多い。換気量計は気管チューブに取り付けたフローセンサから測定するものと，蛇管に取り付けるものとがあり，一回換気量，呼吸数，流量を測定することができる。

特徴

気道内圧計と換気量計は，呼吸器疾患の動物に対する麻酔管理および集中治療管理時に有用である。特に気道内圧が上昇する疾患（閉塞性肺疾患）と肺コンプライアンス*1 の低い疾患（拘束性肺疾患）などのモニタとして有用であり，人工呼吸器の設定条件などの調節を詳細に行うことができる。

気道内圧計は陽圧換気中の麻酔回路内の異常な圧を反映する。最近の人工呼吸器では最高気道内圧（PIP）の下限および上限アラーム機能が付いているため，異常への早期対応が可能となってきた。

換気量計は獣医療ではまだ一般的ではないが，2013 年より換気量計を搭載した動物用生体情報モニタが発売されたことから，今後は換気量計を搭載したモデルが普及していくと考えられる（図1）。換気量をモニタリングすることで，個々の動物の換気量の妥当性を把握することができ，カプノメータと併せて過換気や低換気 p.290 を評価することができる。

＊1　肺の柔らかさ（伸展性）のこと。肺コンプライアンスが低いとは，肺が硬いことを意味する

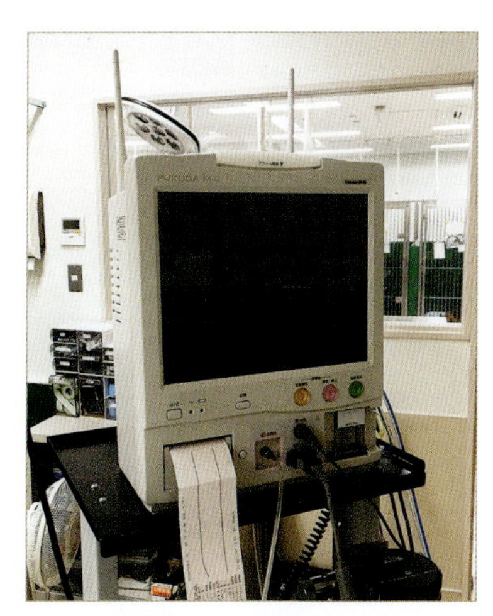

図 1　**換気量計を搭載している生体情報モニタ**
換気量計を搭載した動物用生体情報モニタ〔AM130 Type E® もしくは Type F®：フクダ エム・イー工業(株)〕

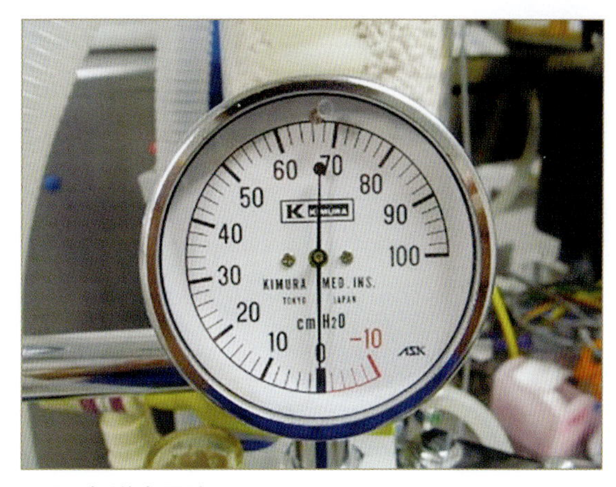

図 2　**気道内圧計**
麻酔回路に搭載されているアナログ式の気道内圧計

ココを押さえる！

気道内圧と換気量とは

- 気道内圧とは，麻酔回路と気道内にかかる圧のことを指す
- 換気量とは，呼吸によって吸入または呼出される気体量のことを指す
- 閉塞性肺疾患や拘束性肺疾患などのモニタとして有用である

測定原理

●気道内圧計

麻酔回路に搭載されているアナログ式の気道内圧計(図 2)は，大気開放された回路内を基準圧(＝0 cmH_2O)として，陽圧換気時の回路内圧を測定する。回路内圧が上昇すると，片端が塞がれている円型に曲げられたパイプに圧が伝達されてパイプが伸び，これが盤面の針に連動して回路内圧が表示される。人工呼吸時には，気道内圧は人工呼吸器に搭載したデジタル表示の気道内圧計で評価が可能だが，用手換気時では麻酔回路に搭載しているアナログ式の気道内圧計を評価する必要がある。

●換気量計

換気量計は，気管チューブに取り付けた差圧式フローセンサによる測定法が一般的であり，フローセンサを通過する呼気ガスを測定機器の圧センサ(大気圧との差圧)で測定する。フローセンサには管内に固定オリフィス(障害物)を設けることで差圧を大きくし，測定をより容易にしている機器もある(図 3)。差圧式フローセンサの場合，ガスの種類，濃度，大気圧，温度，および湿度に対する補正が必要となる。また，単体で換気量をモニタするデバイスとして，エクスハローメータ®〔コーケンメディカル(株)〕やハロースケール®〔アイ・エム・アイ(株)〕がある。エクスハロー

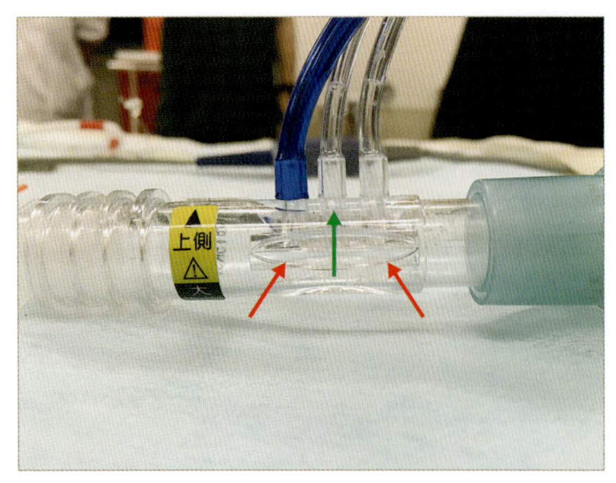

図 3　差圧式フローセンサ
気管チューブに差圧式フローセンサを取り付け，通過する呼気ガスを測定機器の圧センサ（大気圧との差圧）で測定する。このフローセンサは管内に固定オリフィス（障害物：赤矢印）を設けることで差圧を大きくし，測定を容易にしている。真ん中のチューブはカプノメータのサンプリングチューブである（緑矢印）

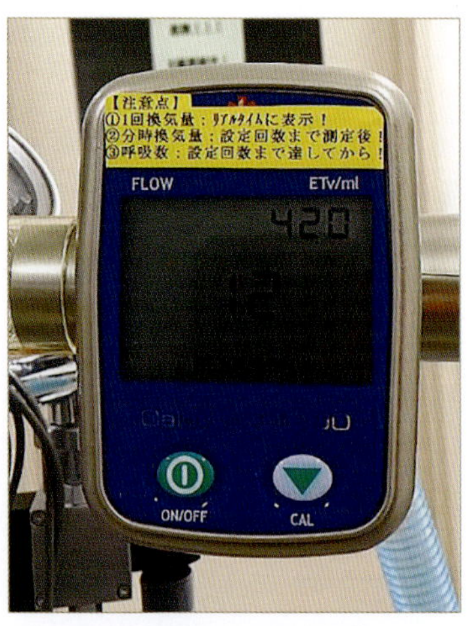

図 4　エクスハローメータ®
単体の差圧式換気量計であるエクスハローメータ®。本来は人工呼吸器の精度評価のために使用するものであり，麻酔回路に接続するにはコネクタを自作しなければならない

メータ® は差圧式換気量計で，人工呼吸器の精度評価のための機器ではあるが，麻酔回路に組み込むことで動物の換気量を測定することができる。また，麻酔回路の汎用コネクタと合わないためコネクタを自作しなければならないが，精度が良いのが特徴である（図 4）。翼車式流量計であるハロースケール® は，差圧式換気量計と比べると精度はやや劣るがコネクタなどの自作の必要はなく，簡便に換気量を確認することができる（図 5）。換気量計にはその他にも，熱線式流量計，超音波流量計などがある。

人医療で使用されている最新の人工呼吸器では，換気量を呼吸ガス流量から算出している（図 6）。呼吸ガス流量は，人工呼吸器の吸気側と呼気側の両方でガス流量を測定した差で，これを時間積分することで患者の換気量を計算している。蛇管などの死腔も始業点検時に計算され，非常に精度が高くなっている。

呼吸生理学で知っておくべきこと

通常の生活をしている犬・猫は，安静時呼吸の呼気と吸気 p.287 を狭い範囲で繰り返している。その安静時呼吸に，努力性の予備呼気量と予備吸気量を加えたものを肺活量という。予備呼気量の後に肺内に残存するガス量を残気量といい，予備呼気量と合わせて機能的残気量（FRC）とよぶ（図 7）。

機能的残気量は麻酔中の酸素化 p.287 にとって重要な概念であり，肺の構造の維持や肺胞内ガス組成が急激に変化するのを防ぎ，低酸素血症 p.290 の発生を予防する役割を担っている。機能的残気量は肺の弾性で縮もうとする内向きの力と，胸壁の拡張に合わせて広がろうとする外向きの力のバランスで決定される。したがって，間質性肺疾患のように肺が外に広がりにくく（＝縮みやすく）なる病態では機能的残気量は減少する。また，胸腔内を占拠する疾患（気胸，胸水，腫瘍など）や腹圧が高く横隔膜越しに胸腔を圧迫する疾患（胃拡張，肝腫大など），肥満時にも機能的残気量は減少

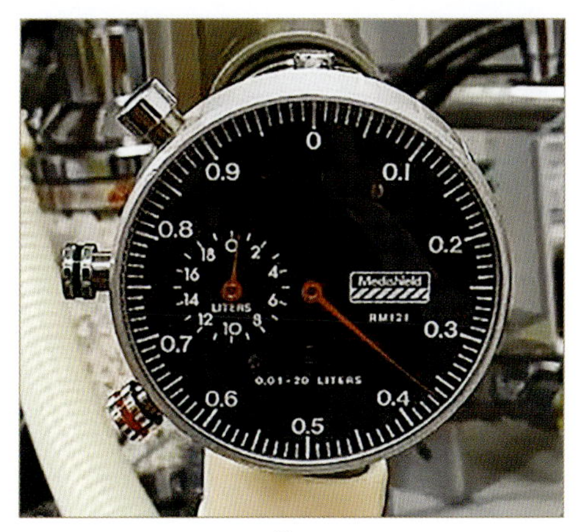

図5　ハロースケール®
翼車式流量計であるハロースケール®。精度はやや劣るがコネクタを自作することなく簡便に換気量を確認することができる

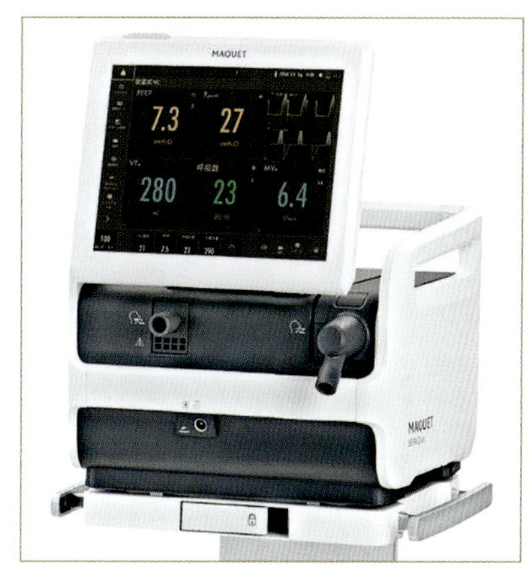

図6　人工呼吸器に搭載された換気量計
最新の人工呼吸器では人工呼吸器の吸気側と呼気側の両方でガス流量を測定し，その差を呼吸ガス流量として測定できる〔Servo air®：フクダ電子(株)〕
フクダ電子(株)より許可を得て掲載

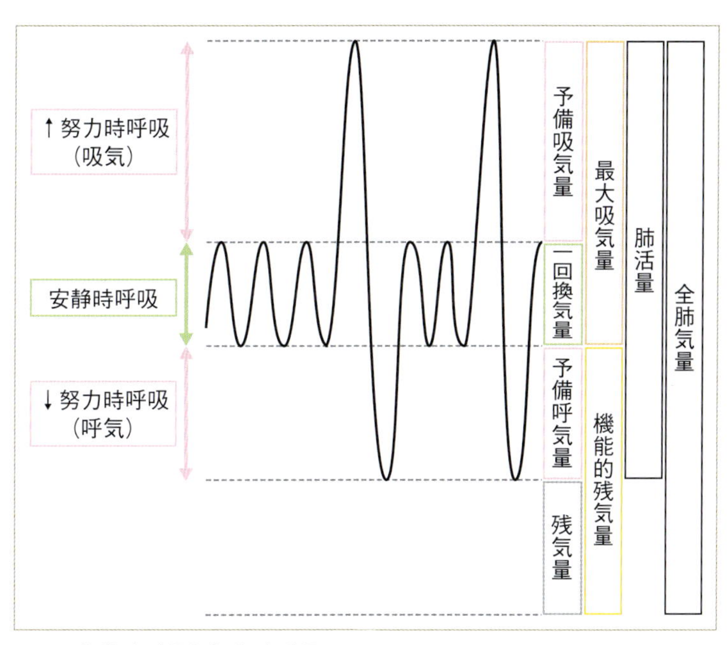

図7　安静時呼吸と努力時呼吸
呼吸生理学の基本である安静時呼吸 p.286 と努力時呼吸 p.290 の換気量の関係を示す。安静時換気の呼気後に肺内に残るガス量を機能的残気量(予備呼気量＋残気量)とよび，肺の構造の維持や急激に肺胞内ガス組成が変化するのを防ぎ，低酸素血症の発生を予防する役割を担っている

しており，これら病態では麻酔導入時に低酸素血症となりやすいため前酸素化が重要である。

さらに，前述したような機能的残気量が減少する病態を改善せずに抜管すると，抜管後に低酸素血症が生じる。詳細は p.265 Chapter3-3 を参照のこと。

表1 犬および猫の自発呼吸時の換気量
文献4より引用・改変

項目	犬※	猫※
一回換気量(mL/kg)	13～16.9	7.9～9.2
呼吸数(回/分)	13～16.5	22～30
分時換気量(mL/kg/分)	205～264	174～310
吸気時間(秒)	約1	

※平均体重が犬で18.6～18.8kg，猫で3.7～3.8kgの場合

ココを押さえる！
呼吸生理学

- 機能的残気量(FRC)とは，安静時呼吸の呼気後に肺に残るガス量(予備呼気量＋残気量)を指す
- 機能的残気量は肺構造を維持し，肺胞内ガス組成の急激な変化を防ぎ，低酸素血症の発生を防止する
- 肺が外に広がりにくく(＝縮みやすく)なる病態では機能的残気量が減少し，麻酔導入時に動物は低酸素血症に陥りやすいため，麻酔前の酸素化が重要である

▷ 自発呼吸時と人工呼吸器管理下の気道内圧と換気量

自発呼吸時の換気量の基準値

意識下もしくは軽度の鎮静下で得られた，犬・猫の自発呼吸時の換気量を表1に示す[4]。これらデータは，動物実験にてプレチスモグラフィー*2や気管切開にて得られた値である。犬と比較すると，猫では一回換気量が低く呼吸数がやや速いことが特徴である。すなわち，人工呼吸設定においても，これらを考慮して換気設定を調節すべきである。人工呼吸器を用いた動脈血二酸化炭素分圧($PaCO_2$)および終末呼気二酸化炭素分圧($EtCO_2$)の換気設定については，p.151“カプノメータ”を参照のこと。

人工呼吸器管理下の気道内圧と換気量

人工呼吸器管理下でも猫は犬と比べて気道内圧が低くなる。これは前述したとおり猫の一回換気量が犬と比べて少なく，肺コンプライアンスが高い(＝肺が膨らみやすい)ためと考えられる。また，従量式(量規定)もしくは従圧式(圧規定)といった換気様式や，麻酔器からの新鮮ガス流量も動物の換気量に大きく影響する。

●人工呼吸器の換気様式

人工呼吸器の換気様式は従量式陽圧換気か従圧式陽圧換気があり，機器によっては切り替えるこ

＊2 プレチスモグラフィーとは，体の様々な部分で容積の変化を測定する方法の1つで，肺が保持できる空気量を算定することができる。密封された大きな箱での，箱内の圧変化をもとにボイルの法則〔温度一定なら圧力×容積(箱内の)＝一定〕に基づいて算出される

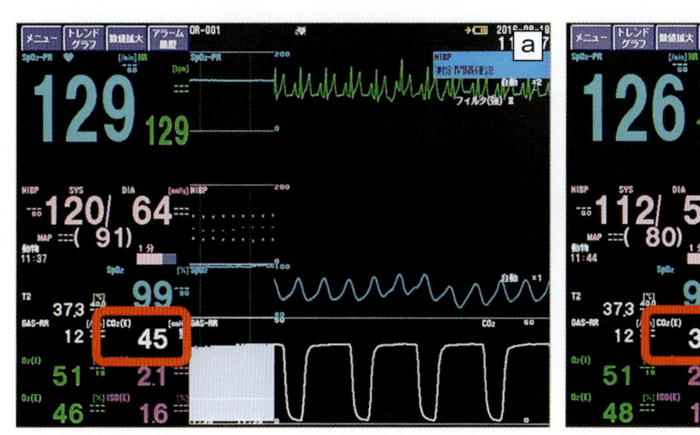

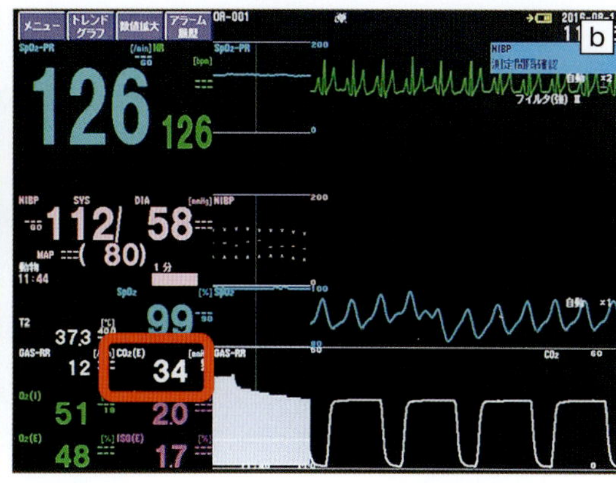

図 8　従量式陽圧換気時の新鮮ガス流量が換気量に与える影響

人工呼吸器の種類にもよるが，従量式陽圧換気では麻酔器からの新鮮ガス流量が増えると，換気量に加算され，$EtCO_2$ が変化することがある

a：新鮮ガス吸気流量 2 L/ 分。$EtCO_2$＝45 mmHg とわずかに低換気が認められる

b：新鮮ガス吸気流量 4 L/ 分に増やすだけで，一回換気量が増加して $EtCO_2$ が低下した

とができるものもある。換気量を意識した換気様式は，一定のガス流量を設定した時間で肺にガスを送り込む従量式陽圧換気である。従量式陽圧換気は，呼吸グラフィック機能(後述：最新の呼吸モニタの紹介)を用いることで，気道抵抗と肺コンプライアンスの 2 つの因子を評価しやすく，得られる情報量が多い。従圧式陽圧換気は気道内圧を設定した圧まで換気を行う様式である。従圧式陽圧換気は，設定した圧以上の気道内圧がかからないという安全面が最大のメリットである。人医療の肺疾患の集中治療領域でも，気道内圧の制限が重視されるようになったことから従圧式陽圧換気が増えてきているが[2]，獣医療の麻酔領域ではまだ結論は出ていない。

換気様式の注意点

上述したような従量式陽圧換気と従圧式陽圧換気の違いを理解しておかなければ，周術期の気道内圧の上昇や一回換気量の減少の原因を見落とすことになる。人工呼吸器の種類にもよるが，従量式陽圧換気では麻酔器からの新鮮ガス流量が増えると換気量に加算されるため，設定した一回換気量よりも換気量計で測定した換気量の実測値が上回ることがある。この加算により最高気道内圧も上昇するので，気道内圧計を確認し，増加した換気量による $EtCO_2$ の数値の変化に注意が必要である(図 8)。近年，低侵襲手術として腹腔鏡手術が多くなってきているが，気腹(腹部をガスで膨張させる拡張方法)による手術操作は換気管理に大きく影響し，人工呼吸器の換気設定が従量式陽圧換気か従圧式陽圧換気かによって，注目すべきモニタのポイントが異なる(Clinical Point 1)。筆者の所属する施設では，従量式陽圧換気と従圧式陽圧換気の概念を理解してもらえるよう，両方の換気設定を取り入れて麻酔管理を行っている。

●人工呼吸器の初期設定とパラメータの詳細

人工呼吸器は表 2 に示すパラメータをはじめに設定しておく必要がある[3]。記載する設定はあくまで人工呼吸開始時のものであり，動物種差，体格，疾患などにより変動することが多く，動物の状態や気道内圧計や換気量計などを含む生体情報モニタを確認して調節しなければならない。参考までに，筆者の施設での犬に対する初期設定は，使用する新鮮ガス流量にもよるが従量式陽圧換気

Clinical Point 1 腹腔鏡手術の麻酔管理

低侵襲手術として腹腔鏡手術を実施される獣医師が増えてきています。腹腔鏡手術では気腹に使用する二酸化炭素が漿膜面から吸収されるため，血液中の二酸化炭素が増加して$EtCO_2$が徐々に上昇していきます。また，気腹を行うと腹腔内圧が上昇し，横隔膜が頭側に押し上げられます。その結果，機能的残気量の減少，胸腔内圧の上昇，肺コンプライアンスの低下により無気肺形成が増加してSpO_2が低下することがあります。加えて，腹腔内圧のさらなる上昇により心臓への血液還流量が減少すると，心拍出量の減少により$EtCO_2$が低下することがあります。気腹ガスが横隔膜の裂孔を経由して胸腔内に入り込み，気胸となるトラブルにも注意が必要です。抜気によってもSpO_2が改善しない場合には，緊張性気胸*といった病態を考慮して，即時に腹腔鏡処置を中断し，胸腔穿刺による減圧が必要となります。血管損傷部から二酸化炭素が混入し，二酸化炭素塞栓が起きると肺循環が停止して$EtCO_2$の急激な低下が認められます。これは緊急状態であり，気腹処置をただちに中止し，心拍出量を増加させて二酸化炭素塞栓が改善するまで支持療法を行う必要があります。また，気腹により横隔膜と肺が頭側に押されて気管チューブが深くなり，片肺挿管になることもあります。

腹腔鏡手術の麻酔管理時には換気設定とモニタとの関係も重要です。人工呼吸器の換気設定が従量式陽圧換気か従圧式陽圧換気かによって，注目すべきモニタのポイントが異なります(**表**)。肺や胸腔が腹腔側から圧迫されて肺コンプライアンスが低下すると，従量式陽圧換気では一回換気量が保障される代わりに気道内圧が上昇します。一方，同じ状況では従圧式陽圧管理では吸気圧が保障される代わりに一回換気量は少なくなり，低換気に陥るため$EtCO_2$が上昇します。

腹腔鏡手術時のモニタのポイント

	換気設定	$EtCO_2$	SpO_2	気道内圧
気腹による肺コンプライアンス低下	従量式	→	↓	↑
	従圧式	↑		→
二酸化炭素塞栓	両方	↓↓	↓↓	→
片肺挿管	従量式	→	↓	↑
	従圧式	↑		→

→：著変なし，↑：上昇，↓：減少，↓↓：顕著に減少

*緊張性気胸は気胸や腹腔鏡などにより肺が虚脱している状態であり，胸腔内圧が上昇することで肺が拡張できなくなり，SpO_2の低下や，縦隔偏位による大静脈偏位が静脈還流 p.286 を妨げ，循環障害をきたす緊急状態となる。従量式陽圧換気時に気道内圧が上昇し，昇圧薬に反応しない低血圧や頻脈が認められた場合には，緊張性気胸を疑うようにする

では吸入酸素濃度(FiO_2)＝100％(徐々に40％へと下げる)，一回換気量＝15 mL/kg(大型犬では10 mL/kg)，呼吸数＝12回/分，吸気：呼気時間比(I：E)＝1：2で行っており，経験上この条件だと最高気道内圧(PIP)＝8～12 cmH_2Oおよび$EtCO_2$＝35～40 mmHgに収束することが多い。モニ

表2　人工呼吸器の初期設定
文献3より引用・改変

パラメータ	正常な肺	硬い肺（肺コンプライアンスが低い）
吸入酸素濃度（FiO_2）	開始初期は100%→徐々に30〜50%	−
一回換気量（TV）※1	8〜15 mL/kg	−
呼吸数（RR）※1，※2	8〜15回/分	−
分時換気量（MV）※3	150〜250 mL/kg/分	−
最高気道内圧（PIP）※2	10〜20 cmH_2O	15〜25 cmH_2O
呼気終末陽圧（PEEP）	0〜2 cmH_2O	2〜8 cmH_2O
トリガー感度	−2 cmH_2O　または　2 L/分	−
吸気：呼気時間比（I : E）※1，※2	1：1〜1：4	−
吸気時間※1，※2	約1秒	−

※1　主に従量式陽圧換気で設定する項目
※2　主に従圧式陽圧換気で設定する項目
※3　分時換気量＝一回換気量×呼吸数で算出される

タの初期設定後，人工呼吸器管理を実施した際に最高気道内圧がこれより低ければリーク（漏れ）を，これより高ければ気道抵抗もしくは肺コンプライアンスの低下などの存在を疑い，原因を探るようにしている。

初期設定パラメータの詳細と調節時に参考となる事項を以下に示す。

吸入酸素濃度（FiO_2）

吸気に含まれる酸素の濃度をいう。麻酔導入時には麻酔薬による呼吸抑制の影響で，低換気もしくは無呼吸を引き起こし，低酸素血症となりやすい。また，肥満や拘束性肺疾患（肺炎，肺水腫，無気肺など）を有する動物は機能的残気量が減少していることがあり，通常より低酸素血症となりやすいため，麻酔導入前に酸素化することを強く推奨する。麻酔維持期で経皮的動脈血酸素飽和度（SpO_2）が安定しているときには，吸収性の無気肺形成予防，酸素中毒の予防，もしくは低酸素血症発生の早期発見にもつながるため，空気を混合できる施設では吸入酸素濃度を30〜50%まで低下させても良い[4]（Clinical Point 2）。

一回換気量（TV）

従量式陽圧換気時に設定するパラメータであり，犬と猫とでは正常な一回換気量が異なるため，動物の状態や生体情報モニタを確認して調節しなければならない。一回換気量を増加させると分時換気量が増加するため，$EtCO_2$を低下させることができるが，最高気道内圧は増加する。一回換気量を減少させるとその逆となる。

呼吸数（RR）

1分間あたりの呼吸の回数をいう。従量式および従圧式陽圧換気の両方で設定するパラメータである。呼吸数を増加させると分時換気量が増加するため$EtCO_2$は低下するが，換気量を調節しないため最高気道内圧は変化しない。肥満，腹腔内および胸腔内腫瘍などにより通常よりも最高気道内圧が高値となるときには，呼吸数を増加させることで換気管理を行う。換気に関与しない解剖学的死腔は個体により一定であるため，最高気道内圧が正常範囲内に収まるのであれば，換気管理は

Clinical Point 2 吸入酸素濃度の低下による恩恵

1. 吸収性無気肺の予防

麻酔に関連する無気肺の原因の1つに吸収性無気肺があります。肺胞には通常，窒素が存在し，肺胞骨格の維持に関わっていますが，100%酸素で肺胞の脱窒素を行うと肺胞内の酸素分圧の上昇により毛細血管へ酸素の拡散が増加し，肺胞骨格を維持する気体がなくなり肺胞が虚脱してしまいます。ビーグルを仰臥位にて保定し，40%酸素供給群と100%酸素供給群とに分けて麻酔管理を行った際の無気肺領域の差をCT検査で調査した研究では100%酸素供給群では重力により背側の肺野の無気肺領域が広いことが分かりました[5]。したがって，空気を混ぜることができる施設ではSpO_2が安定していれば吸入酸素濃度を30～50%まで低下させる方が望ましいといえます。

2. 低酸素イベントの早期発見

人医療での報告ですが，術後低換気の影響を調査するために分時換気量を減じたところ，室内気(FiO_2＝21%)ではSpO_2の低下が認められましたが，FiO_2＞25%では異常を検知できなかったと報告しています[6]。また，換気量が減少すると肺胞内の二酸化炭素分圧が上昇するため，その分だけ酸素分圧が低下して低酸素血症を引き起こします。つまり，周術期の酸素供給は生体内で起きている低酸素血症の発見を遅らせ，その対応が遅れる危険性に注意しなければなりません。100%酸素供給下では，SpO_2低下イベント(無気肺や機能的残気量が減少する疾患など)の発見が遅れるうえ，いざ低酸素血症が発生したときにはそれ以上酸素濃度を増やすことができずに慌ててしまう状況となってしまいます。

3. 酸素中毒の予防

高濃度酸素ほどフリーラジカルという酸化物質が増加するので，酸素による組織傷害のリスクが高まります。高い酸素分圧(酸素100%で12時間，46%以上で24時間以上)に曝露された動物では，肺機能障害が引き起こされるため，集中治療管理時などでは酸素中毒に十分注意しなければいけません[3]。

4. その他

これらの他にも，高濃度酸素は換気抑制，低酸素性肺血管収縮(HPV)の抑制，肺内シャントの増加を引き起こしてしまうことがあります。

呼吸数の増加より一回換気量を調節した方が肺胞換気量を増加させることができる(p.150“カプノメータ”を参照)。筆者は犬・猫ともに呼吸数12回/分を初期設定としている。

最高気道内圧(PIP)

従圧式陽圧換気で設定するパラメータであり，犬・猫では正常の一回換気量が異なるため(表2)，動物の状態や$EtCO_2$など生体情報モニタを確認して調節しなければならない。猫では肺コンプライアンスが高いため，犬と比較すると最高気道内圧は低い設定となることが多い。

呼気終末陽圧(PEEP)

人工呼吸器管理時に肺胞の虚脱を抑制するために，呼気終末に加える陽圧の程度を指す。従量式および従圧式陽圧換気の両方で設定するパラメータであるが，現時点では正常肺の麻酔管理時におけるPEEPの有用性は犬・猫では一定した報告はないため[4, 7]，筆者も正常肺の麻酔管理時にはPEEPは設定していない。しかしながら，小型犬や猫では定期的に再呼吸バッグを用いて深呼吸させる，もしくはPEEP(＝5 cmH_2O)を設定することで無気肺の形成を防ぎ，抜管後の低酸素血症を予防できる可能性が報告されている[4]。機能的残気量が減少しているような病態では，PEEPを設定することで機能的残気量を改善し，低酸素状態が改善できるため，肺水腫や肺炎などの集中治療管理時には積極的にPEEPを設定する。PEEPは胸腔内圧を上昇させることにより心臓への静脈還流量(前負荷)が減少し，低血圧を誘引する可能性があるため，循環動態 p.288 が不安定な動物ではその使用を最小限に抑えるべきである。PEEPの適切な設定に関してはまだ報告が乏しく，今後の検討課題であると思われる。

吸気：呼気時間比(I：E)

吸気時間に対する呼気時間の比を指す。従量式および従圧式陽圧換気の両方で設定するパラメータであり，吸気時間を長くすると拘束性肺疾患時の酸素化に有益であり，呼気時間を長くすると閉塞性肺疾患時の換気に有益である。病態時には後述する呼吸グラフィック機能を用いることで，呼気と吸気の適切な時間設定が可能となるが，正常肺ではI：E＝1：1〜1：4であれば酸素化および換気ともに問題となることは少ない。

▷ 異常とその対応

気道内圧計および換気量計に異常が生じた場合，①呼吸回路・気管チューブ，②麻酔器・人工呼吸器，③動物(気道や肺など)の3つに異常がないかを確認する。気道内圧や換気量のトラブルは①→②→③の順で発生頻度が高いため，異常が急に発生した場合には①から順番に確認すべきである。陽圧換気時の気道内圧計および換気量計の一般的な異常とその原因について表3に示す。

▷ 抜管時の換気量計の応用

動物から気管チューブをいつ抜管すべきかは，未だに議論され続けている。誤嚥を避けるために咳嗽反射(バッキング)を確認してから抜管すべきではあるが，麻薬性オピオイド(モルヒネやフェンタニルなど)が周術期に使用されるようになってからは，バッキングがないにも関わらず意識が回復するため抜管するケースが増えてきた。その際，筆者は換気量計で動物の自発呼吸による一回換気量(もしくは分時換気量)が正常範囲に入るまでは，可能な限り挿管を維持するように心がけて

表3 気道内圧計および換気量計の異常とその原因

気道内圧計	換気量計	原因
上昇	低下	□呼吸回路(蛇管，気管チューブなど)の閉塞，狭窄，屈曲 □気管狭窄もしくは攣縮 □片肺挿管 □肥満，腹部コンパートメント症候群(気腹，巨大腫瘍など) □肺水腫，無気肺 □胸水，気胸，胸腔内腫瘍などの肺圧迫 □腹腔鏡手術 □手術操作による肺圧迫
	上昇	□一回換気量設定のミス
	様々	□バッキング，ファイティング p.291
低下	低下	□呼吸回路(蛇管，気管チューブなど)の外れ，リーク(漏れ) □一回換気量設定のミス

いる。前述したように，低換気の状態や機能的残気量の減少がみられる場合の抜管は，抜管後の低酸素血症の原因となりうるため避けるべきである。そのほか，抜管時に注意すべき項目は p.259 Chapter3-2 を参照のこと。

▷ 最新の呼吸モニタの紹介

最新の人工呼吸器には呼吸グラフィック機能が搭載されており，動物もしくは麻酔回路の異常を早期発見できるようになっている。筆者もかつて長期集中治療管理時に，気管チューブ内の分泌物による気道抵抗上昇を早期に捉えることができず，症例を救えなかった苦い経験があり，それを教訓として気道抵抗や肺コンプライアンスをより詳細に把握することができる呼吸グラフィックを取り入れた管理を心がけている。

呼吸グラフィック機能を理解するうえで覚えておくべき用語と，基本的な呼吸グラフィックである従量式陽圧換気における圧-時間曲線(pressure-time curve，図9)を示し，異常波形とその原因を図10に示す。

最高気道内圧〔PIP(cmH_2O)〕

前述したとおり，陽圧換気の吸気時における気道内圧の最高値である。麻酔回路に搭載されている気道内圧計(圧マノメーター)からも読み取ることができる。

プラトー圧(Pplat)

吸気終末プラトー〔EIP(cmH_2O)〕[*3] とよばれる吸気終末において，ガス流量がゼロになるタイミングの圧のことであり，実際の肺胞にかかる圧(肺胞圧)を推定できるようになる。急性呼吸窮迫

＊3 吸気終末プラトー(EIP)とは，吸気後にガス流量をゼロ(ポーズ時間もしくはプラトー時間)とする時間を設定する人工呼吸様式のことである。この設定時間中はガスの流れが停止するため，換気量の多い肺胞から換気量の少ない肺胞へとガスが移動して不均等換気が是正されるため，低酸素状態の改善が期待できる。獣医療でEIP を設定できる人工呼吸器はまだ多く普及されていない

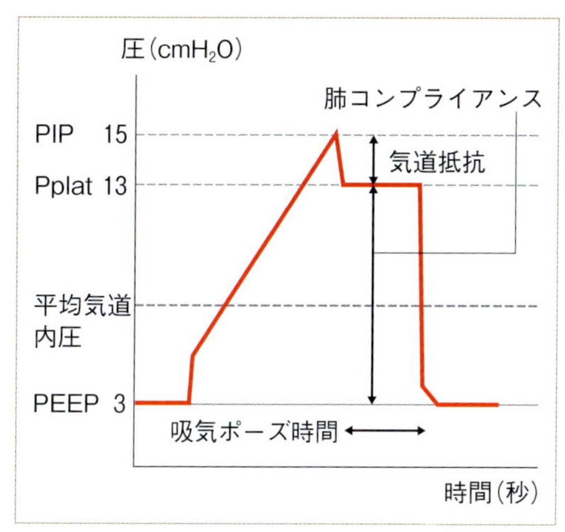

図 9　従量式陽圧換気の圧-時間曲線
吸気ポーズのある従量式陽圧換気の圧-時間曲線。縦軸に圧(cmH$_2$O)，横軸に時間(秒)を示す。呼気終末陽圧(PEEP)＝3 cmH$_2$O を基線とし，吸気時に最高気道内圧(PIP)＝15 cmH$_2$O およびプラトー圧(Pplat)＝13 cmH$_2$O を示す。平均気道内圧は呼吸器系にかかる圧の平均値を示す

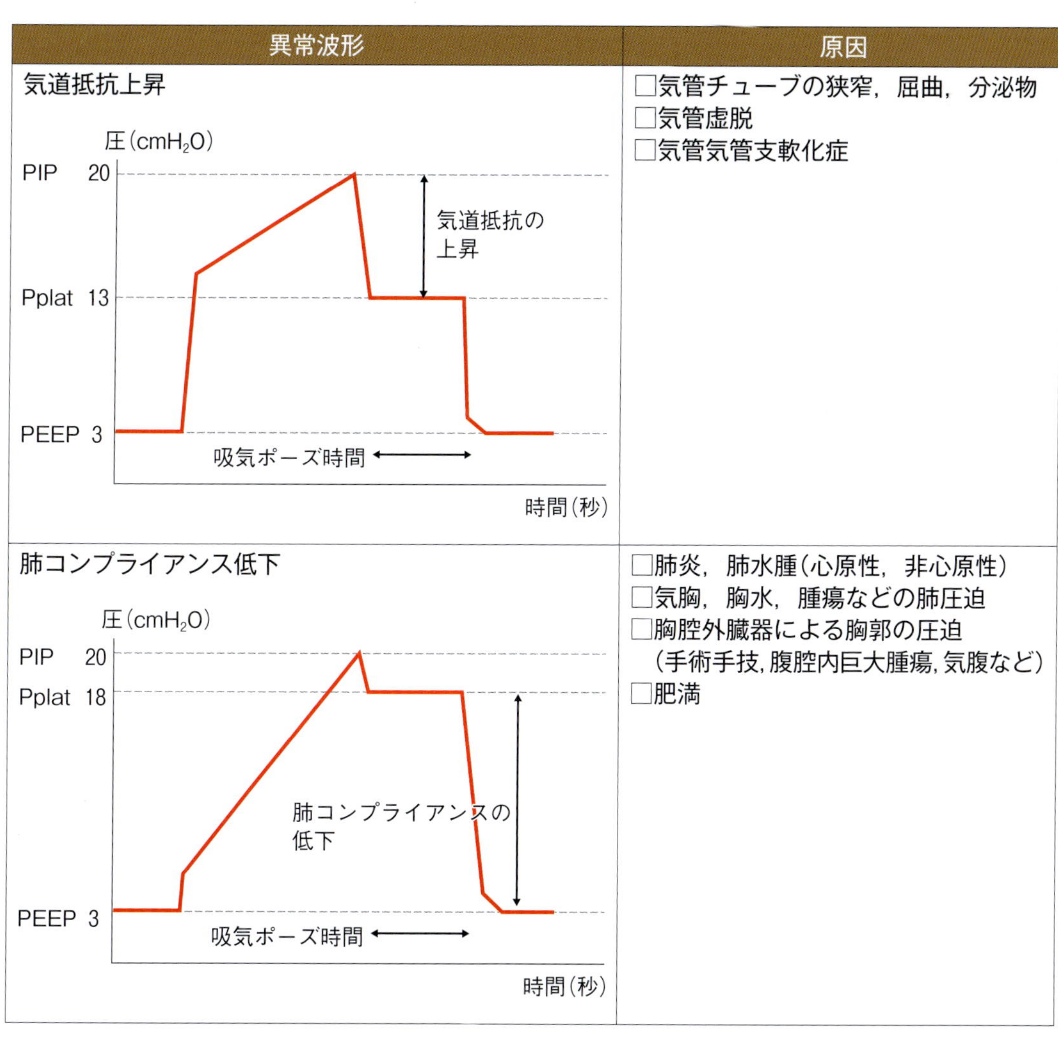

異常波形	原因
気道抵抗上昇	□気管チューブの狭窄，屈曲，分泌物 □気管虚脱 □気管気管支軟化症
肺コンプライアンス低下	□肺炎，肺水腫(心原性，非心原性) □気胸，胸水，腫瘍などの肺圧迫 □胸腔外臓器による胸郭の圧迫 (手術手技，腹腔内巨大腫瘍，気腹など) □肥満

図 10　従量式陽圧換気の圧-時間曲線で得られる異常波形とその原因

症候群(ARDS)などの肺障害時の集中治療管理で重要な概念となる。人医療ではプラトー圧の上限は 30 cmH_2O とし，圧を制御した肺保護換気が ARDS の治療成績を向上させたという報告があるが[8]，獣医療における肺保護換気におけるプラトー圧に関する知見はほとんどない。

吸気ポーズ機能*4 を有する人工呼吸器では，吸気終末で吸気ポーズを使用することにより，最高気道内圧と Pplat を気道内圧計から識別することができ，気道抵抗と肺コンプライアンスを分けて考えることができる。

平均気道内圧(cmH_2O)

呼吸器系にかかる圧の平均値であり，吸入酸素濃度とともに肺酸素化を規定する因子である。肺酸素化能の指標の 1 つである酸素化指数(OI)を算出する因子の 1 つでもあり，人医療において新生児では酸素化指数により人工呼吸中の圧と酸素による肺障害発生の予測がなされている[9]。獣医療においては，実験的に ARDS を誘発した犬での酸素化指数などの報告はあるが[10]，予測因子としての有用性はまだ報告されておらず，今後の研究が望まれる。

酸素化指数と平均気道内圧の求め方

OI＝平均気道内圧×FiO_2÷PaO_2
平均気道内圧(cmH_2O)＝PEEP＋(PIP－PEEP)×吸気時間×RR÷60

肺コンプライアンス(mL/cmH_2O)

肺の柔らかさを示し，陽圧換気中の単位圧変化に対する容積変化である。多くの肺疾患では肺コンプライアンスは低下(＝硬い肺)し，肺の障害を評価する指標として用いられる。

容積変化の求め方

コンプライアンス(mL/cmH_2O)＝TV÷(Pplat－PEEP)

気道抵抗(cmH_2O/L/ 秒)

ガスが気道を流れる際にガス流量に応じて必要な圧差を評価するものであり，気管，気管支の抵抗だけでなく，気管チューブの太さなどの抵抗成分も含まれる。

気道抵抗の求め方

気道抵抗(cmH_2O/L/ 秒)＝(PIP－Pplat)÷吸気流量(L/ 秒)

呼吸グラフィック機能の特徴

呼吸グラフィック機能では前述した①圧-時間曲線(pressure-time curve)に加えて，②流量-時間曲線(flow-time curve)，③換気量-時間曲線(volume-time curve)と，これらを組み合わせた④圧-換気量ループ(pressure-volume loop)と⑤流量-換気量ループ(flow-volume loop)が図示される。呼

＊4　吸気ポーズ機能とは，人工呼吸器管理時の吸気後に吸気も呼気も行われない一時停止時間帯(休止時間，ポーズ時間)を設定することができる機能をいう

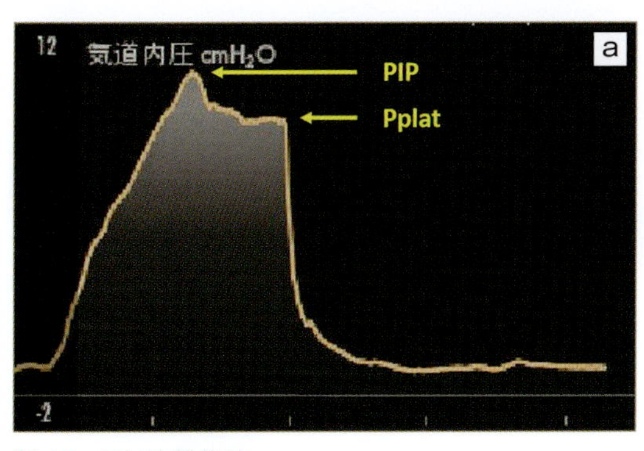

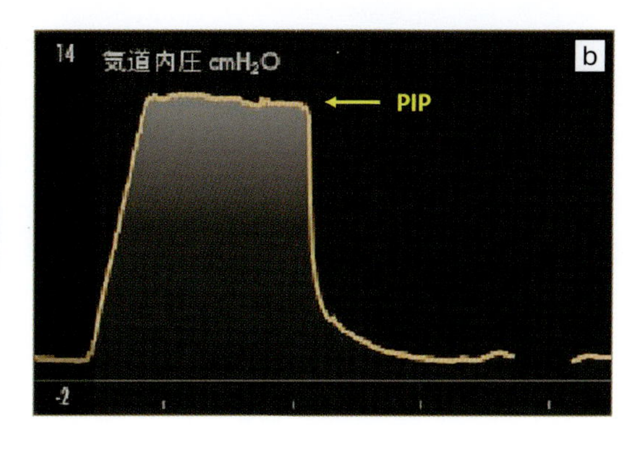

図 11　圧-時間曲線
a：従量式陽圧換気，b：従圧式陽圧換気

吸グラフィック機能は獣医療ではまだ広く普及していないが，気道抵抗と肺コンプライアンスを視覚的に認識できることから，麻酔管理や集中治療領域の動物の長時間にわたる人工呼吸器管理に今後有用なモニタリング項目となると考える。正常なビーグルにおいて最高気道内圧(PIP)が 11 cmH$_2$O となるように設定したときのグラフィックを以下に示す。

①圧-時間曲線(pressure-time curve)

縦軸に麻酔回路内圧，横軸に時間を表示している。人工呼吸使用時に呼吸サイクルが呼気時には大気圧である 0 cmH$_2$O(PEEP 設定時にはその設定圧)にあり，陽圧換気の吸気時に麻酔回路内圧が上昇する。従量式陽圧換気では尖った波形と吸気ポーズ時に Pplat を描き(図 11a)，従圧式陽圧換気では吸気時間中は設定吸気圧を維持するテーブル形の波形を描く(図 11b)。

②流量-時間曲線(flow-time curve)

縦軸にガス流量(フロー)，横軸に時間を表示している。基線を 0 L/ 分のガス流量とし，基線より上を吸気フロー，下を呼気フローとよぶ。描かれる波形は使用する人工呼吸器の設定にもよるが，一般的な従量式陽圧換気(矩形波[*5])では一定のガス流量で送気されるが(図 12a)，従圧式陽圧換気(漸減波)では吸気開始直後に到達したピークフローから徐々に低下する(図 12b)。ピークフローの設定が同じであれば，フローパターンの違いによって吸気時間，最高気道内圧，平均気道内圧が異なるため注意が必要となる。

③換気量-時間曲線(volume-time curve)

縦軸に換気量，横軸に時間を表示している。基線を換気量 0 mL とし，基線より上側に向かう曲線が吸気，基線に向かう曲線が呼気となる。従量式陽圧換気では換気量が一定であるため，ピークは常に設定換気量となり(図 13a)，従圧式陽圧換気では吸気圧を設定するため，動物の気道抵抗やコンプライアンスによって換気量が変化する(図 13b)。

④圧-換気量ループ(pressure-volume loop)

縦軸に換気量，横軸に麻酔回路内圧を表示している。1 呼吸で 1 つのループを描き，ループの傾きがコンプライアンスを示している。ループの傾きが大きければ(立っていれば)低い圧で換気が可能であるコンプライアンスが高い状態を示し，ループの傾きが小さければ(寝ていれば)換気に高い

＊5　すべての角が直角の四辺形の波形のこと

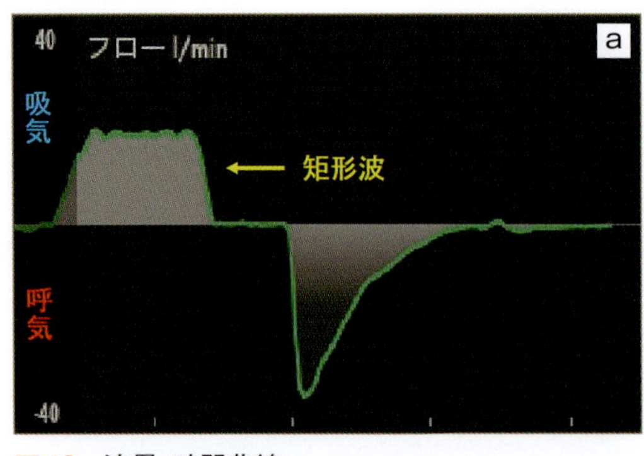

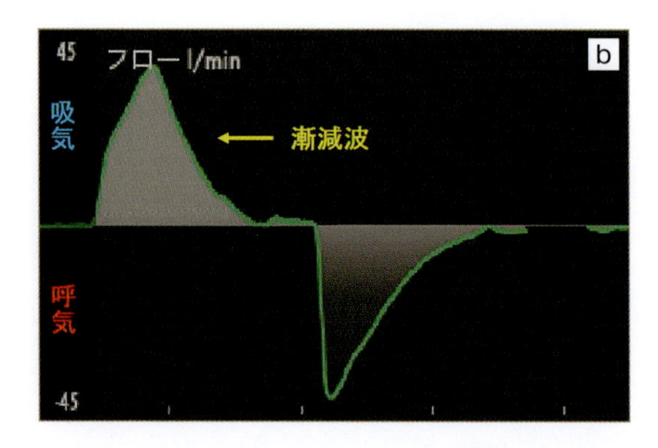

図 12　流量-時間曲線
a：従量式陽圧換気，b：従圧式陽圧換気

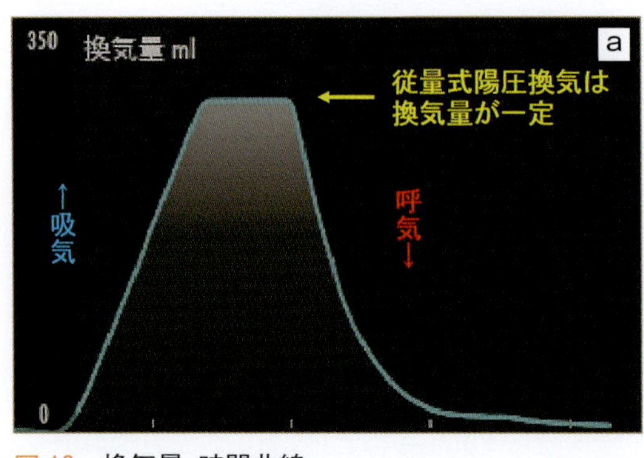

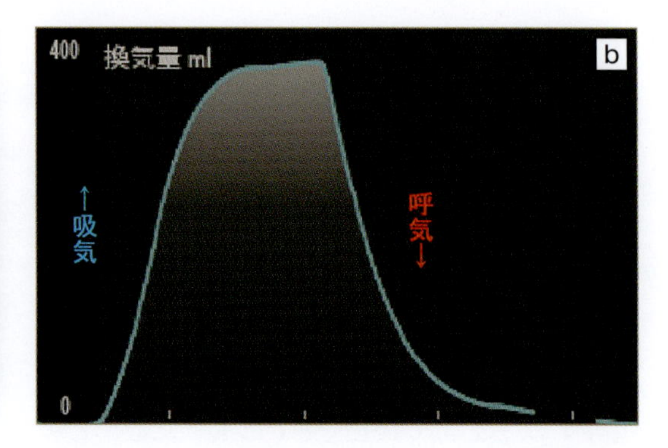

図 13　換気量-時間曲線
a：従量式陽圧換気，b：従圧式陽圧換気

圧が必要なコンプライアンスが低い状態を示している。また，1サイクルの呼吸ループが閉じていなければ呼吸回路にリークがあることを示している。従量式陽圧換気では，吸気時に斜めに上行するループが得られ（図 14a），従圧式陽圧換気では，吸気時に斜めに上行して一定の圧を保ちながら垂直に立ち上がるループが得られる（図 14b）。

⑤流量-換気量ループ（flow-volume loop）

縦軸に流量，横軸に換気量を表示している。（メーカーにもよるが）吸気フローは上向き，呼気フローは下向きに描かれる。正常の呼吸ループでは従量式陽圧換気では吸気時には平坦となり（図 15a），従圧式陽圧換気ではピークが吸気の真中となる（図 15b）。呼気時のピークは両陽圧換気でも呼気開始側にある。圧－換気量ループと同様に呼吸ループが閉じていなければ呼吸回路にリークがあることを示す。

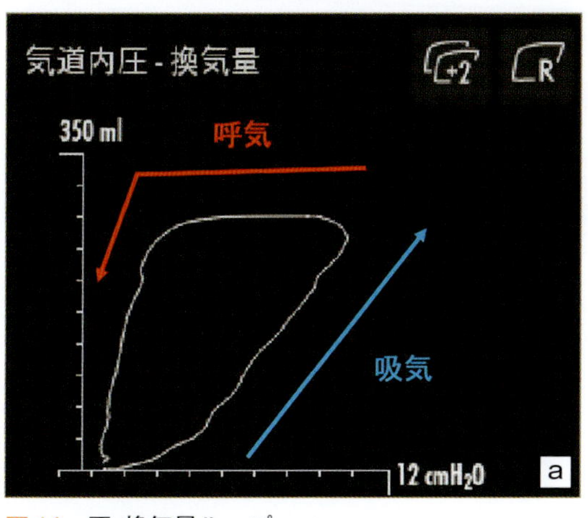

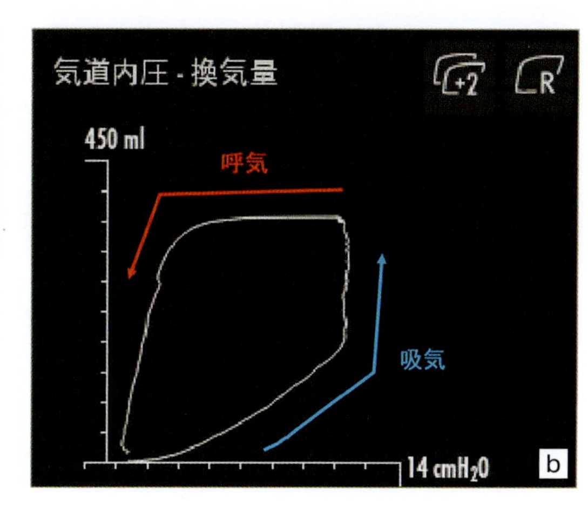

図 14　圧−換気量ループ
a：従量式陽圧換気，b：従圧式陽圧換気

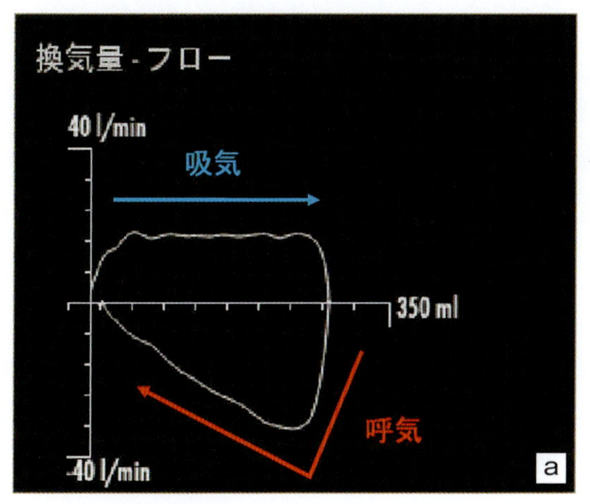

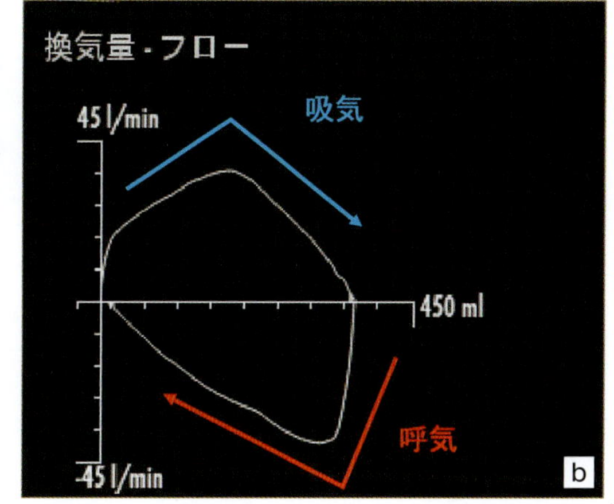

図 15　流量−換気量ループ
a：従量式陽圧換気，b：従圧式陽圧換気

▷ まとめ

このように従量式陽圧換気と従圧式陽圧換気は同じように人工呼吸を行っているようにみえるが，呼吸グラフィック機能を確認すると全く違う換気様式であることが理解できる。従量式陽圧換気もしくは従圧式陽圧換気のどちらが優位な換気様式であるかは個々の動物や状態に応じて異なり，獣医療ではまだ明確な差が報告されていないためこの場での明言を避ける。精密な人工呼吸器管理の実施が要求される麻酔管理もしくは集中治療管理では，気道内圧と換気量のモニタリングが原因の特定と対応に有用となる。

症例紹介 呼吸グラフィック機能を用いて管理した症例

人工呼吸器管理中に気管チューブ内腔の分泌物による狭窄を早期に発見できた例を紹介する。

・概要

頚部椎間板ヘルニアのビーグル(10歳齢，避妊雌)に対して，従量式陽圧換気で人工呼吸器管理を7時間実施した。

・経過

①人工呼吸開始当初の最高気道内圧(PIP)は10 cmH_2Oであった(図16a)。

②換気条件を変更することなく，徐々に最高気道内圧が15 cmH_2Oまで上昇してきた。

③無気肺形成などを疑い，肺胞再疎通処置(p.161“カプノメータ”を参照)を実施したが改善しなかった。

④呼吸グラフィックを確認したところ，圧-時間曲線の最高気道内圧とPplatが人工呼吸開始当初よりも開大していることが確認された(図16b)。気道抵抗が増大していると判断し，頚部の聴診を行ったところ胸郭入り口付近で狭窄音が聴取され，換気量-時間曲線の呼気時間も延長していることから閉塞性換気障害と判断した。

⑤気管チューブの交換を実施した。抜管した気管チューブの先端には分泌物が付着しており，内腔の一部を狭窄していたことが気道抵抗の増大の原因であると判断した(図16c)。

⑥気管チューブ交換後，最高気道内圧は再び10 cmH_2Oまで低下した。

・考察

長時間の従量式陽圧換気時の最高気道内圧の上昇は肺コンプライアンスの低下(無気肺形成や肺傷害など)を疑うことが一般的であるが，肺胞再疎通処置により改善が得られなかった場合には，気管チューブのトラブルも確認すべきと考えられる。

Chapter2-3. 気道内圧と換気量 参考文献

1) 獣医麻酔外科学会 麻酔・疼痛管理委員会．犬および猫の臨床例に安全な全身麻酔を行うためのモニタリング指針．https://www.jsvas.net/download/COmmittee/anesthanalg/MonitoringGuidance.pdf(2018年1月現在)
2) Nichols D, Haranath S. Pressure control ventilation. *Crit Care Clin*. 2007. 23: 183-199.
3) Muir WW, Hubbell JAE, Bednarski RM, et al. Ventilation and mechanical assist devices. *In*: Muir WW, Hubbell JAE, Bednarski RM, et al. eds. Handbook of Veterinary Anesthesia. Elsevier, St. Louis. 2013. pp.236-254.
4) Haskins SC. Monitoring anesthetized patients. *In*: Grimm KA, Lamont LA, Tranquilli WJ, et al. eds. Lamb and Jones' Veterinary Anesthesia and Analgesia. Willey Blackwell, Ames. 2015. pp.86-113.
5) Staffieri F, Franchini D, Carella GL, et al. Computed tomographic analysis of the effects of two inspired oxygen concentrations on pulmonary aeration in anesthetized and mechanically ventilated dogs. *Am J Vet Res*. 2007. 68: 925-931.
6) Fu ES, Downs JB, Schweiger JW, et al. Supplemental oxygen impairs detection of hypoventilation by pulse oximetry. *Chest*. 2004. 126: 1552-1558.
7) larke KW, Trim CM, Hall LW. Pulmonary gas exchange: artificial ventilation of the lungs. *In*: Veterinary Anaesthesia. 11th ed. Saunders Elsevier, St Louis. 2014. pp.195-207.

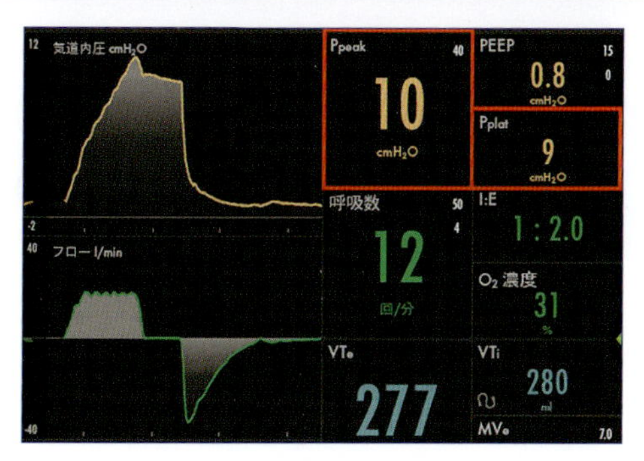

図 16a：従量式陽圧換気を開始当初の圧–時間曲線。最高気道内圧(PIP：図内では Ppeak)は 10 cmH₂O であった

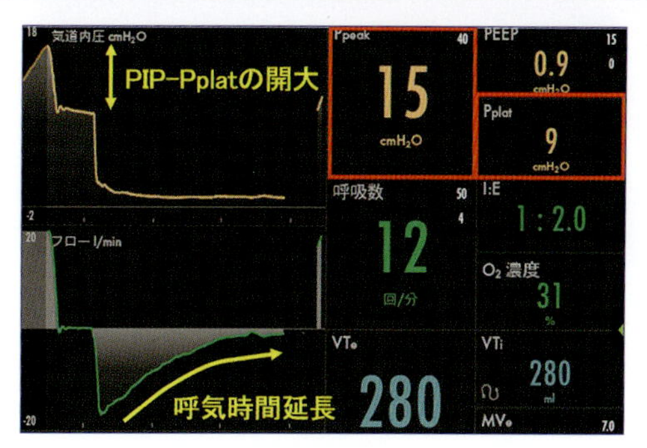

図 16b：従量式陽圧換気開始から 5 時間後。圧–時間曲線の最高気道内圧が 15 cmH₂O まで徐々に上昇し，PIP 値と Pplat 値とが開大し，換気量–時間曲線の呼気時間が延長してきたため，気道抵抗が増大していると考えられた

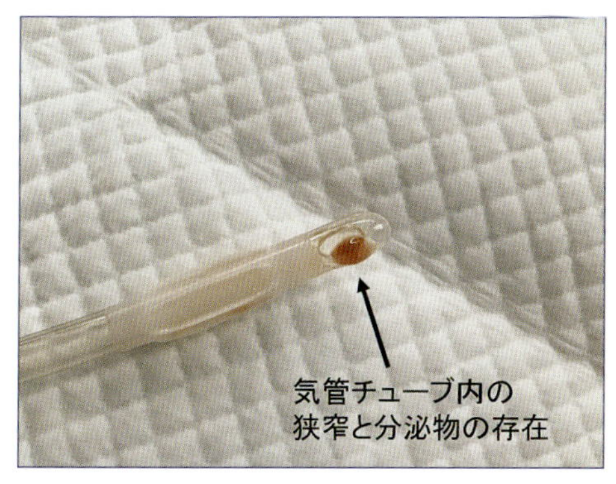

図 16c：抜管した気管チューブの先端には分泌物が付着しており，内腔の一部を狭窄していた

呼吸グラフィック機能を確認したところ，圧–時間曲線の最高気道内圧と Pplat が人工呼吸開始当初よりも開大していたことから，問題点が肺コンプライアンスの低下ではなく気道抵抗の上昇であったと判断することができた。このように気道内圧の上昇だけでは，肺コンプライアンスの低下なのか気道抵抗の上昇なのかを見極めるのは困難であり，このような場合にグラフィック機能を備えた人工呼吸器は有用である。

8) The Acute Respiratory Distress Syndrome Network. Ventilation with lower tidal volumes as compared with traditional tidal volumes for acute lung injury and the acute respiratory distress syndrome. *N Engl J Med.* 2000. 342: 1301–1308.

9) Extracorporeal Life Support Organization. Guidelines for neonatal respiratory failure, Version 1.3. 2013.

10) Zhang X, Wu W, Zhu Y, Jiang Y, Du J, Chen R. Abdominal Muscle Activity during Mechanical Ventilation Increases Lung Injury in Severe Acute Respiratory Distress Syndrome. *PLoS One.* 2016 Jan 8; 11(1): e0145694.

▷ 体温

「犬および猫の臨床例に安全な全身麻酔を行うためのモニタリング指針[1]」では，体温の測定を推奨している。しかし，体温管理は誰しもが重要であると認識しているにも関わらず，麻酔モニタリングのなかで最もおろそかにされている項目ではないだろうか。その理由は，如何なる方法をもってしても，全身麻酔管理中の低体温を必ずしも予防できる方法がないからだと考える。哺乳類と鳥類は恒温動物(homeotherms)であり，意識下であれば環境温度がかなり変化しても体温を維持することができる。しかしながら，麻酔下の動物では体温調節中枢である視床下部が抑制されているため，正常体温を大きく逸脱して，低体温となることがしばしばある。一方，厚い被毛で覆われた犬や悪性高熱を呈する動物では，麻酔管理中に高体温となることもある。

本項では，まず意識下と麻酔下での体温調節の差について触れ，続いて低体温と高体温が生体に及ぼす影響と周術期の体温管理の方法について述べる。

▷ モニタリングを始める前に

恒温動物と変温動物

哺乳類と鳥類は恒温動物であり，環境温度が変化しても体温を一定に維持することができる。しかしながら，その代償として恒温動物は体熱産生に高い代謝を必要とし，エネルギー源である食餌を摂取しなければならない。生体が生命を維持するためには，末梢組織のすみずみまで酸素を送り届け，食餌で摂取した炭水化物，蛋白質，および脂肪などの基質とともに細胞内代謝の過程を経て，生体のエネルギーであるアデノシン3リン酸(ATP)や熱を産生する必要があり，代謝によって生じた熱によって恒温動物の体温は一定の範囲に維持されている。

一方，変温動物は体温調節のために能動的に体熱産生するのではなく，日光などの外部の熱エネルギーを利用している。したがって，環境中の熱エネルギーの低下に関連して体温が低下し，冬眠または休眠するものが多い。低体温時は食餌の摂取量が減少するため行動しなくなり，生命維持に必要なエネルギーも少なくなる。

体温調節機構

体温調節に関する情報の処理は，求心性神経(情報入力)，中枢性調節(体温調節中枢)，遠心性神経(情報出力)で行われる。まず，体温を感知するための温度受容器(thermoreceptor)が中枢神経系や皮膚，様々な臓器に存在し，この温度受容器からの高温・低温といった求心性神経刺激は中枢性調節の行われる視床下部の視索前野に入力される。中枢性調節は，核心温度を視床下部に存在するセットポイント[*1](適温)範囲内に維持するよう，遠心性神経を刺激して発汗，血管の緊張性，ふるえ産熱(シバリング：shivering)，頻呼吸(パンティング：panting)などの指令を出している。核

＊1　体温調節中枢には体温を一定に保つはたらきがあり，設定された体温をセットポイントという

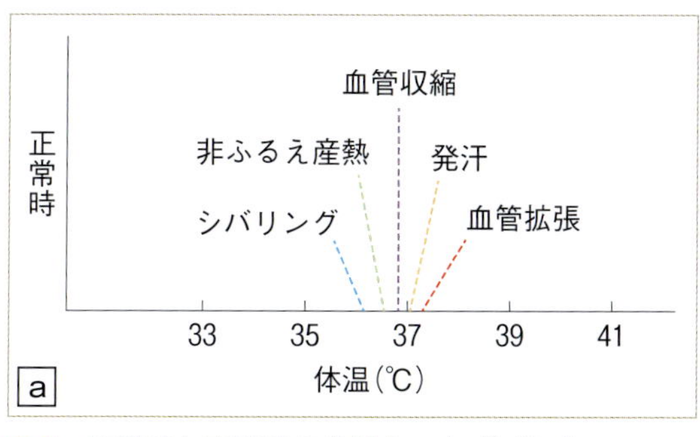

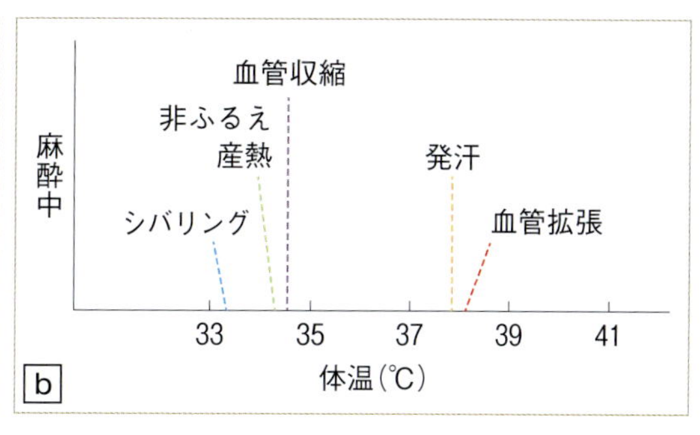

図1　正常時と麻酔時の体温セットポイント
正常時(a)には体温セットポイントは狭い範囲で維持されているが，麻酔中(b)では体温セットポイントの下限と上限が開大し，周囲環境の温度に依存して体温が変化しやすくなる
文献9より引用・改変

心温度が，セットポイントの上限を超えると体温を下げるために体熱放散機構が作動し始め，セットポイントの下限を切ると体温を上げるため体熱産生機構が作動し始める。

全身麻酔下ではセットポイントを有する視床下部の体温調節中枢が抑制されるため，セットポイントの上限と下限が開大し(図1)[9]，周囲環境の温度に依存して体温が変化しやすくなる。セットポイントの開大は，麻酔中にはセットポイント下限が低下するためシバリングは起きにくいが，麻酔回復する過程で動物がシバリングを始めることを思い出すと理解しやすいだろう。これは，麻酔回復によってセットポイントがリセットされ，低下していたセットポイントが上昇してくる過程で起こる。また，感染，組織損傷，もしくは抗原抗体反応により放出される内因性の発熱物質(インターロイキン-1など)がプロスタグランジンE2(PGE2)を産生し，これが体温調節中枢である視床下部に作用してセットポイントの上限を上昇させることで，体熱産生が増加して発熱する。したがって，PGE2産生に関与するシクロオキシゲナーゼ(COX)を阻害する薬物である非ステロイド系消炎鎮痛剤(NSAIDs)は，セットポイントの上限をもとに戻そうとはたらくため解熱作用が生じる。

▷ 体温測定部位

直腸温と食道温

診療時の身体検査で測定する直腸温は，正常な犬で37.9〜39.9℃，正常な猫で38.1〜39.2℃である[2]。麻酔中には食道温も測定することができ，食道温は体温計プローブの先端を食道下部1/3に設置することで，心臓の温度(血液温)ときわめて高い相関を示すことが報告されている[3]。直腸温は，糞便などの影響で食道温よりもやや低く測定されるため，直腸温を表層温度(shell temperature)，食道温を核心温度(core temperature)*2として表記されることが多い。しかしながら，直腸温でも，極端な体温変動時を除けば食道温と同程度の正確性で評価することができる[4]。実際には手術内容に応じて直腸温と食道温を使い分けて測定することが多く，例えば開腹手術では直腸が外気に触れるため，直腸温の測定結果の信頼性が低くなり，食道温の測定を検討する。

＊2　核心温度は，環境が変わっても生体内で温度が変化しない“生体の核心部”の温度のこと

測定時の注意点

麻酔下の犬や猫は，体温計挿入時の刺激に抵抗しないため，無理に挿入して食道および直腸を穿孔しないよう注意して行う。また筆者は，短頭種犬や猫における食道温の測定は，体温計挿入の刺激による喉頭の充血や腫脹によって抜管が困難となることがあるため，直腸温を測定することが多い。

人工心肺や悪性高熱などの急激な体温変化では，直腸温よりも食道温の方が早く反映される。豚における悪性高熱の研究では，直腸温は食道温と大きく解離し，悪性高熱の発症を迅速に特定することはできなかった[5]。したがって，循環動態 p.288 が大きく変化する手術や体温変動が予想される手術では核心温度である食道温をモニタリングすべきである。可能であれば両部位を測定し，その差が大きく開大しないよう体温管理ならびに循環管理を行うと良い。

ココを押さえる！

体温測定部位

- 正常な直腸温は，犬では 37.9〜39.9℃，猫では 38.1〜39.2℃
- 短頭種犬や猫では，食道温測定によって喉頭の充血や腫脹による抜管困難を招くおそれがあるため，直腸温での測定が推奨される
- 循環動態が大きく変化したり体温変動が予想される手術では，核心温度である食道温をモニタリングすべきである

▷ シバリングとパンティング

シバリング

低体温時に認められるシバリングは，骨格筋の拮抗筋群が同時に収縮することで生じるふるえによって，体を激しく動かすことなく代謝性産熱を増加させる。シバリングは骨格筋に対する血流を増加させるため，体表から環境中への体熱放散を増加させることになるが，体熱の産生量が放散量を上回るため，正味の体温は上昇する。したがって，シバリング時には環境中(特に身体周囲)の温度を上昇させることで，効率よく体温を上昇させることができる。子犬や未熟な状態で生まれた新生子は，シバリングによる体熱産生が不十分であり，母体に包まることで体温を調節しなければならない。シバリング以外にも，褐色脂肪細胞による代謝由来の非ふるえ産熱が存在するが，産熱の多くはシバリングによるものである。したがって，帝王切開で娩出した胎子には，母体が麻酔から回復するまでしっかりと保温を心がけるようにしなければならない。

また，動物が慢性的に寒冷な環境にさらされると，甲状腺ホルモンの１種のチロキシン分泌が促され，基礎代謝率が上昇し，体熱産生が増加する。したがって，甲状腺機能亢進症の動物では，基礎代謝率が高いため高体温となりやすく，周術期の体温管理にも気をつけなければならない。逆に，甲状腺機能低下症の動物では基礎代謝率が低いため低体温となりやすいことから，麻酔回復時にはしっかりと復温してから術後の入院管理とすべきである。

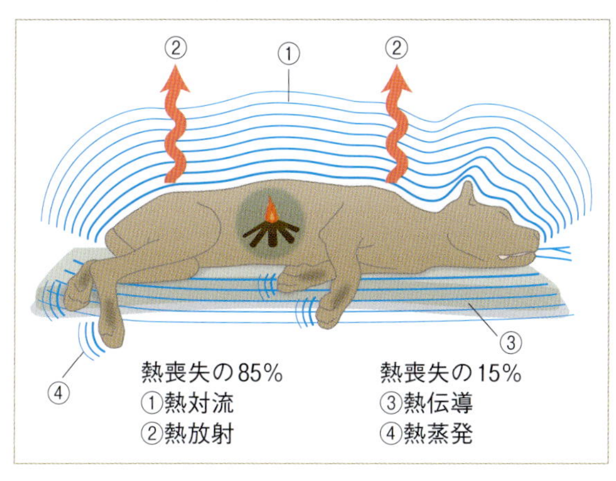

図2　麻酔中の体温放散の機序
麻酔中は①熱対流，②熱放射，③熱伝導，④熱蒸発といった機序により，体温は環境中に放散される
文献9より引用・改変

パンティング

高体温時に犬で認められるパンティングは，気道からの熱蒸発を増加させることで体温を低下させる。パンティング時には少ない一回換気量（TV）が高頻度で死腔領域（p.166“カプノメータ Clinical Point 2”を参照）を移動する。この際，気道や口腔粘膜の充血および唾液分泌増加による熱蒸発によって体温が低下する。また，パンティングでは呼吸に必要な仕事量は最小限に抑えられ，体熱産生はほとんどない。パンティングは死腔領域での換気となるため，過換気による呼吸性アルカローシスも避けられ，生理的にも理にかなった換気様式であるといえる[2]。

ココを押さえる！ シバリングとパンティング	・シバリングは低体温時に骨格筋が収縮することにより生み出される代謝性産熱のため，大きな体動はみられない ・シバリング時は，環境中の温度を上昇させることで効率よく体温を上げることが可能 ・パンティングは高体温時に認められ，熱蒸発によって体温を低下させる。体熱産生はほとんどない

▷ 麻酔中における体温の特徴

麻酔中の体温放散

麻酔中は①熱対流（convection），②熱放射（radiation），③熱伝導（conduction），④熱蒸発（evaporation）といった機序により，体温は環境中に放散される（図2）[9]。①熱対流とは，身体周囲の温められた空気は上昇し，冷たい空気と入れ替わり，これが繰り返されることで熱が放散されることである。②熱放射とは，温かい体から体温より低い環境中の空気へと熱が放散されることである。③熱伝導とは，体に直に接する冷たい物体の表面に熱が放散されることである。④熱蒸発とは，気道，皮膚，汗腺，四肢のパッドなどから液体が蒸発する際に生じる気化熱が，体から体温を奪うことで熱が放散されることである。麻酔中の熱喪失の85％は①熱対流と②熱放射からされていると

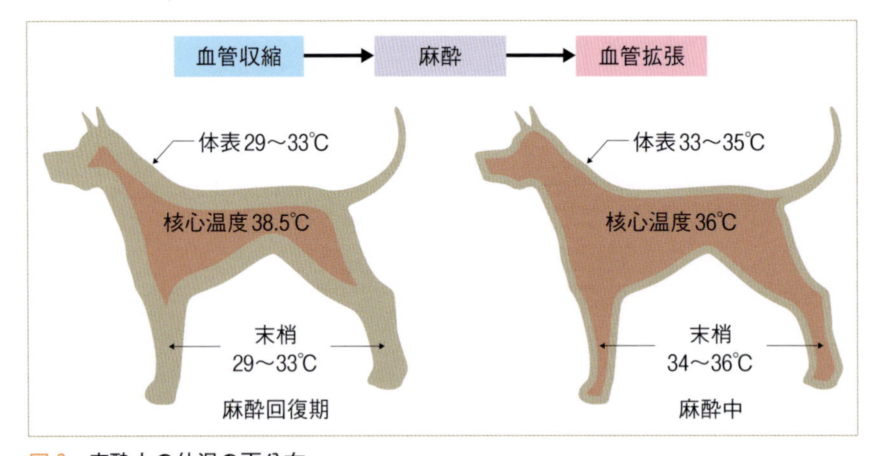

図 3 麻酔中の体温の再分布
麻酔中は血管が拡張することにより，核心温度が皮膚や末梢へと再分布されて体温が低下する
文献 9 より引用・改変

考えられており[9]，動物周囲の環境を暖かくすることが体温維持のポイントとなる。

生体に必要な熱の多くは，肝臓，心臓，および筋肉で産生される。逆に，体温の放散の多くは皮膚から行われ，これら熱源とは接していない。したがって，体温は熱源から血液循環によって皮膚や全身臓器へと伝達される。皮膚の血流は体温調節に非常に重要な役割を担っている。気温が高いとき，皮膚の血管床の細動脈は拡張し，毛細血管の血流量は増加する。さらに，皮膚の動静脈吻合が開くため，皮膚を流れる総血流量が著しく増加する。つまり，脳や主要臓器から拡張された血管へと核心温度が再分布されることで，核心温度は低下する。逆に，気温が低いとき，細動脈は収縮し，動静脈吻合が閉じるため，皮膚の温度は低下し，核心温度を保つように作用する。しかしながら，吸入麻酔薬は用量依存性の血管拡張作用を有するため[10]，気温(この場合は手術室の室温)に関わらず，皮膚や末梢へと核心温度が再分布され体温が低下してしまう(図 3)[9]。また，体積に対して体表面積の大きい小型犬や猫などでは，環境中への熱対流と熱放射が大きくなるため，より一層体温は低下しやすい[2]。同様に，開胸手術や開腹手術などでは室温に曝露される漿膜の表面積が非常に大きくなるため，急激に体温が低下することになる[9]。

麻酔中の体温調節

全身麻酔による体温の低下は，再分布相，リニア相，プラトー相といった時相で進行する(図 4)[9]。再分布相では，麻酔導入後おおよそ 1 時間の間に核心温度が急激に低下する。動物の体格や手術の内容にもよるが，犬では麻酔中の最初の 1 時間で 1.9±0.6℃低下することが報告されている[11]。これは麻酔薬による血管拡張作用が原因となり，核心温度が血管拡張した皮膚や末梢組織へと再分布するために起こることから，再分布性低体温とよばれる。再分布相では，末梢組織である体表の温度は逆に上昇してくる。

続くリニア相は，麻酔導入から約 1～4 時間で認められ，緩やかで直線的に核心温度が低下する。これは，体熱産生量の減少によるものであり，全身麻酔薬は生体の代謝量を約 20～30％減少させると報告されている[12]。リニア相での核心温度は，動物の大きさにもよるが 0.6℃/時で低下していく。

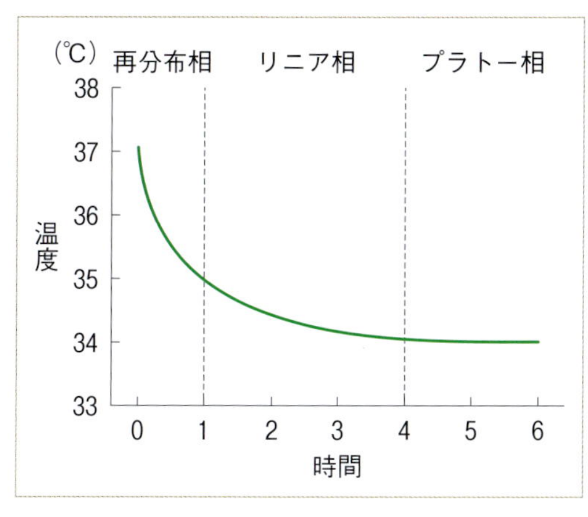

図 4　**全身麻酔下の体温低下の時相**
全身麻酔による体温低下は再分布相，リニア相，プラトー相といった時相で進行し，麻酔導入直後の急激な体温低下をいかに予防するかが臨床では重要となる
文献 9 より引用・改変

そしてプラトー相は，麻酔導入から約 4 時間以降に認められ，核心温度はほぼ一定となる。これは，麻酔薬による体温調節機構の抑制のために，本来ならばより早期に起こるべき末梢血管収縮がようやく機能し始めた結果として，中枢から末梢への核心温度の再分布が止まるとともに，末梢組織からの熱放散がほとんどなくなるためである。しかし，全身麻酔薬により代謝量は減少しているため，体熱産生よりも体熱放散の方が多く，結果，核心温度はほとんど変化しないが，平均体表温は 0.2℃ / 時で低下し続ける。

全身麻酔下におけるこれら 3 相の体温低下のメカニズムを考慮すると，再分布相である麻酔導入直後からの体温低下をいかに予防するかがポイントとなり，末梢血管拡張による身体周囲への体熱放散を最小限にするために，早期から保温に努めることが臨床では重要である(**Side Note**)。

麻酔薬と体温調節機構との相互作用

ほとんどの麻酔薬は体温調節機構を抑制し，視床下部におけるセットポイント範囲を開大させる。プロポフォール[13]，アルフェンタニル[14]，デクスメデトミジン[15]，イソフルラン[16]は，血管収縮とシバリングを起こすセットポイントの下限を低下させることが報告されている。イソフルランは二相性のセットポイント下限の低下様式を示しており，血管収縮とシバリングの抑制作用が低濃度ではプロポフォールより弱く，臨床的に用いられる麻酔濃度ではプロポフォールより強いと考えられる。また，麻酔薬自体が血管収縮に与える影響も重要である。体温調節機構における血管収縮は α_1 と α_2 アドレナリン受容体によって調節されている[9]。α_1 アドレナリン受容体遮断薬であるアセプロマジン(国内未販売)は，末梢血管を拡張させて体温を下げる[17]。正常なビーグルにおいて，α_2 アドレナリン受容体作動薬であるメデトミジンを投与した群では，メデトミジンに加えて末梢性 α_2 アドレナリン受容体遮断薬(MK-467)を投与した群と比較して体表温は低く，直腸温が高かった[18]。このことから，メデトミジンによる血管収縮作用が，再分布相における直腸温の低下を抑制したのではないかと考えられる。また，猫ではオピオイド投与により麻酔後に体温が上昇することが報告されている[19]。

一方，体温低下は麻酔薬の薬物動態に影響し，薬物の代謝および排泄を延長することによって，麻酔回復が遅延する[20]。また，体温低下は中枢神経系を抑制することから，全身麻酔薬の要求量を減少させ，体温 1℃低下ごとに吸入麻酔薬の最小肺胞濃度(MAC)p.287 を約 4〜5％低下させる(図

5)[9]。したがって，麻酔中に低体温を生じた動物では，意図せず麻酔が深くなる可能性が考えられるため，低体温の進行とともに眼瞼反射や顎緊張などを確認して麻酔深度を調節する必要がある。

ココを押さえる！

麻酔中の体温維持

- 麻酔中の体温維持は，動物周囲の環境を暖かくすることが重要
- 特に小型犬や猫，開胸 / 開腹手術時は核心温度が低下しやすいため注意する
- 麻酔導入直後から体温は低下するため，早期より積極的に保温に努める
- 麻酔中に低体温が生じると麻酔が深くなる可能性があるため，眼瞼反射や顎緊張など麻酔深度のモニタリングを定期的に行う

高体温の原因と治療

原因

高体温の原因は，体熱放散の減少と体熱産生の亢進に分けられる。体熱放散の減少により生じる高体温症の 1 つに熱中症が挙げられる。熱中症は，蒸し暑い環境にいると熱蒸発の効率が下がるこ

Side Note

プレウォーミング

核心温度の低下は，体熱が中枢からより低温の末梢組織へ再分布する結果であり，予防することは困難です。人医療では再分布性低体温を予防するためにプレウォーミングとよばれる麻酔導入前から患者を加温する方法を取り入れている施設があります。麻酔導入前の皮膚表面の加温は，核心温度を有意には変化させませんが，体熱産生量を増加させます。

プレウォーミングは，末梢の組織温度が十分に上昇すれば，体熱は温度勾配に従って低下するに過ぎないため，再分布性低体温をある程度予防できるとする考え方です。**図**は人医療において行われた調査の結果で，麻酔導入前にプレウォーミングした群とプレウォーミングしなかった群に分け，麻酔導入後の鼓膜温を測定したものですが，麻酔導入 60 分後にはプレウォーミングしなかった群(36.7℃→ 34.9℃ : －1.8℃)と比較して，プレウォーミングした群(37.1℃→ 36.1℃ : －1.0℃)では，鼓膜温は有意に高く推移したと報告しています[27]。しかし，獣医療において 2015 年にプレウォーミングを検討した研究では，体重＜10 kg の犬に対して術前に小児用インキュベーター内で 30～60 分間プレウォーミングしても，プレウォーミングしていない群と比較して有用性を見出すことができませんでした[28]。

したがって，現時点では獣医療においてプレウォーミングを推奨することはできませんが，人医療ではプレウォーミングによる研究が多くなされ，システマティックレビューにおいても肯定的な結果が得られていることから[29]，加温法などを今後検討して再評価する必要があるかもしれません。

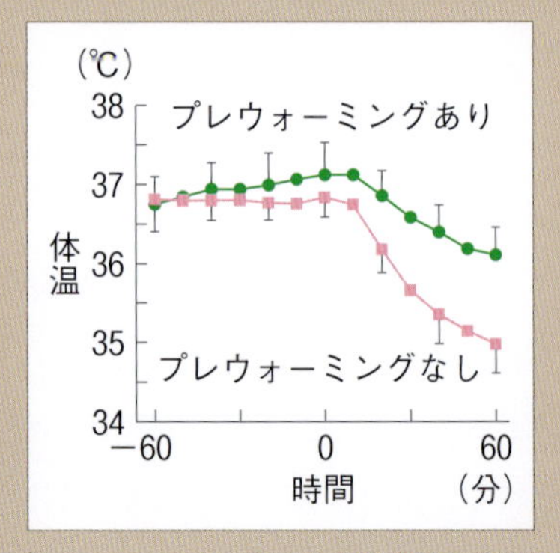

プレウォーミングによる鼓膜温の変化
文献 27 より引用・改変

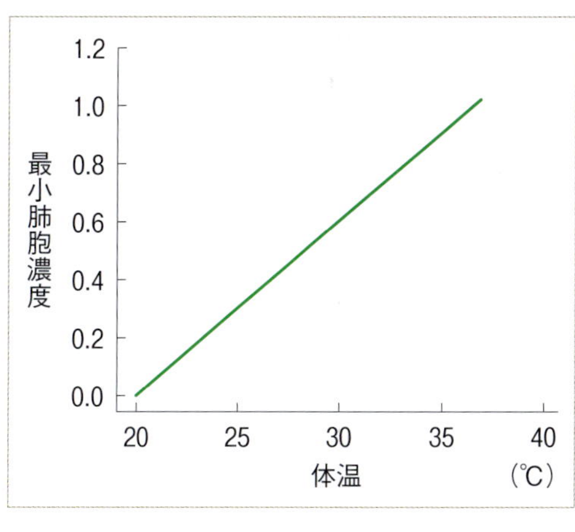

図5　**体温と最小肺胞濃度(MAC)の関係**
体温が1℃低下するごとに吸入麻酔薬のMACは約4～5%低下する
文献9より引用・改変

とで体温が上昇し，発症する。暑い日に閉め切られた室内や車内では，パンティングや発汗による水蒸気によって室内が水分飽和状態となり，熱蒸発が不可能となることで体熱放散ができなくなる。ここに，脱水による体表血管への循環障害が併せて起こり，体熱放散がさらに困難となる。上部気道閉塞のある短頭種犬などでは，パンティング時に上部気道で空気の流れが阻害され(呼吸抵抗)，呼吸仕事量[*3]が増加することで熱産生が促進されるため，熱中症のリスクが高くなる。また，厚い被毛に覆われた犬(ニューファンドランドなど)では，体温放散の減少から麻酔管理中に体温が上昇してくることもある。

一方，体熱産生の亢進により生じる高体温症には感染，組織損傷，もしくは抗原抗体反応により放出されるサイトカイン(インターロイキン-1など)による発熱が挙げられる。体温が40～42℃に上昇すると細胞障害が生じ，41.5～42.5℃で脳，腎臓，および肝臓などの重要臓器の機能障害や循環血液量減少性ショックから多臓器不全につながり，死に至る[6]。

治療

高体温時には，体表から凍傷とならないよう保冷剤による冷却の実施とともに，室温を下げ，温風式加温装置で冷風送気を行う。筆者は，術後入院管理中の高体温に対しては固く絞った濡れタオルを動物の上に載せ，扇風機を用いて気化熱を利用して体表から体温を下げることを好んで行っている。氷水での水浴は，体表血管の過剰な収縮により，うつ熱[*4]を生じるため推奨されない。また，熱中症では循環障害から生じる胃腸障害が多く認められるため，ヒスタミンH_2受容体遮断薬や制吐剤の使用も考慮する。熱中症に対するNSAIDsを用いた解熱は，胃腸管障害や腎障害を増悪させ，視床下部における体温調節機構に影響を及ぼすため禁忌である。

＊3　呼吸仕事量とは，呼吸運動で換気が行われるときに必要なエネルギーのこと。仕事量が多い，少ないというのは，呼吸が楽にできているかいないかという意味。呼吸の深さ，速さ，努力時呼吸 p.290(気道抵抗の増大，肺コンプライアンスの低下など)が認められる場合は，呼吸仕事量が増加する
＊4　うつ熱は体温を放散できない状態をいい，熱中症や発熱とは異なる

表1 低体温が生体に及ぼす影響
文献9より引用・改変

臓器	低体温による影響
免疫	走化性・貪食能・抗体産生の低下
造血・血液凝固	血液濃縮，造血能低下，播種性血管内凝固症候群(DIC)
循環器	心拍出量・心収縮能・心筋伝導速度の低下 不整脈，血管収縮
呼吸器	呼吸数・換気量の減少
泌尿器	腎尿細管機能の低下(寒冷利尿)
消化器	肝機能低下，消化管運動低下
代謝	副腎機能の低下，創傷治癒の遅延 不揮発性酸代謝の低下，高カリウム血症
神経	傾眠・混迷・昏睡，運動神経失調

悪性高熱

麻酔中に発生する悪性高熱では，細胞内カルシウムサイクルが障害され，代謝性熱産生を引き起こすことで急激に体温が上昇し(1℃/5分)，終末呼気二酸化炭素分圧($EtCO_2$)の上昇とパンティングが認められることが多い。その他の特徴的な症状として，骨格筋の緊張が増加して四肢の硬直や開口困難がみられたり，代謝性アシドーシス，呼吸性アシドーシス，不整脈が発生することがある。

悪性高熱の原因の1つに，骨格筋細胞のリアノジン受容体の遺伝的変異が挙げられ，人や豚では家族性の悪性高熱症が報告されており，犬や猫では悪性高熱様症状の報告がある[24, 25]。増悪因子として，ストレス，筋弛緩薬であるサクシニルコリンやハロゲン化揮発性吸入麻酔薬(イソフルランなど)が挙げられる[26]。

●悪性高熱への対応

麻酔中の悪性高熱症への対応は，増悪因子である吸入麻酔薬の投与をすみやかに停止し，麻酔回路を新しいものに変更し，100%酸素を供給することである。もし，麻酔器が1台しかない場合には，吸入麻酔薬の投与を停止し，酸素流量を上げて最低でも10分間は麻酔回路内に残存する吸入麻酔薬を取り除くことが推奨される。また，過度の筋緊張により横紋筋融解症が引き起こされ，ミオグロビンの蓄積による急性腎傷害が生じることがあり，これを抑制するため輸液療法を実施する。使用する輸液剤はカルシウムを含まず，代謝性アシドーシス(呼吸性アシドーシスも混合することもある)による高カリウム血症に影響の少ない生理食塩液の使用が望ましい。悪性高熱の治療に一番有効であるのはリアノジン受容体に結合して細胞内カルシウムイオン濃度の上昇を抑制するダントロレンを2.5 mg/kg，静脈内投与(IV)もしくは胃チューブなどを用いて10 mg/kg，経口投与(PO)することであるが[6]，高価な薬剤であり，獣医療では悪性高熱が非常にまれな疾患であるため常備している動物病院は少ないと考えられる。

表2　低体温が生体に及ぼす生理的変化および臨床徴候
文献6より引用・改変

体温	生理的変化	臨床徴候
軽度：32～37℃	基本代謝率↑ 酸素消費量↑ 血管収縮 交感神経系の活性化	熱源を探す行動 シバリング 呼吸速迫 頻脈 頻尿
中等度：28～32℃	基礎代謝率↓ 酸素消費量↓ 脳血流量↓ 中枢神経系の抑制	筋硬直 意識レベルの低下 不整脈 低血圧
重度：<28℃	体温調節機構の停止 中枢神経系の抑制 心筋の異常興奮 呼吸抑制 循環障害	徐脈 混迷・昏睡 散瞳 反射欠損 低血圧 心室細動 無呼吸 心停止

▷ 低体温の原因と生体に及ぼす影響

低体温の原因は，体熱放散の亢進と体熱産生の低下に分けられる。麻酔中にはこれら両方の原因から著しく体温が低下することがしばしばある。また，手術部位の剪毛と消毒，室温の輸液剤の投与，手術創(特に開腹術・開胸術)の大気への曝露なども大きく体温を低下させる原因となる。

低体温が生体に及ぼす影響には，免疫機能低下や血液凝固異常，代謝の低下，各臓器の機能障害などが挙げられる(表1)[9]。意識下の動物において，軽度な低体温(32～37℃)では基本代謝率と酸素消費量が上昇し，シバリングや尿細管再吸収低下による寒冷利尿といった生理的変化と臨床徴候が認められる。体温がさらに低下し中等度の低体温(28～32℃)となると，中枢神経系が抑制され意識レベルが低下する。この体温では基礎代謝率と酸素消費量が減少し，シバリングも起きなくなるため，積極的に加温しなければ復温は期待できない。血圧は正常の60％まで低下し，心拍出量の減少と不整脈が認められ，脳の代謝は正常の25％まで低下する[6]。重度の低体温(28℃以下)では，心電図上のPR間隔が延長し，QRS波は幅広くなる。寒冷利尿と血漿成分の血管外漏出から血液粘稠度は正常の2倍まで増加し，末梢循環障害による嫌気代謝によって乳酸アシドーシスに陥る。さらに体温が低下すると心室細動から心停止へと移行し，死に至る(表2)[6]。したがって，麻酔中には低体温が生体に及ぼす影響を最小限にとどめるよう，積極的に保温および加温を行うべきである。

人医療の麻酔管理では，体温が正常より約1～2℃低下することによって，心臓系合併症と手術創感染の頻度が3倍に増加し，出血量と輸血量が増加することが示されている[4]。ラットの肺転移モデルを用いた周術期低体温と腫瘍免疫に関して，低体温は特にナチュラルキラー(NK)細胞の機能を抑制することにより腫瘍転移を助長することが報告されている[7]。獣医療では，術中の低体温による動物の転帰に関する大規模な研究はなされておらず，不明な点が多いのが現状である。一

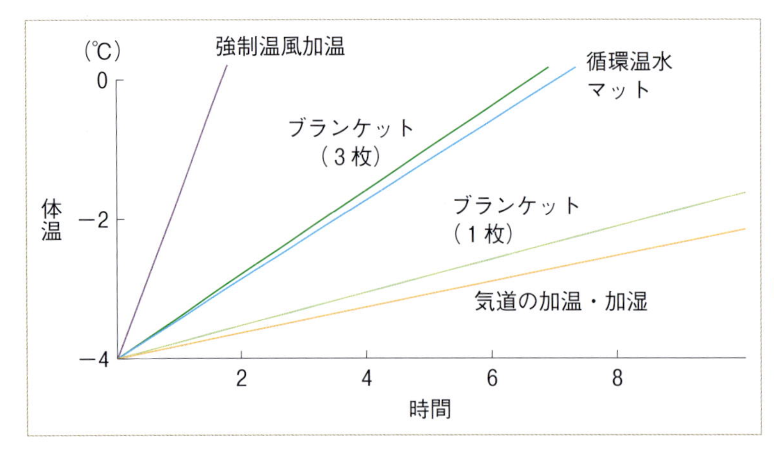

図6
様々な加温法による加温効率
低体温時の復温には動物周囲の環境を強制的に温風加温する方法による加温効率が良い
文献9より引用・改変

方，麻酔下では軽度の低体温であっても脳酸素消費量および脳代謝率が低下するため，頭蓋内疾患の麻酔管理時は，正常範囲から36℃程度までの間に体温が維持されるよう麻酔管理されている[8]。しかしながら，低体温が生体に及ぼす影響は明らかであるため，通常の麻酔管理時には正常体温範囲にとどまるよう保温および加温に努めるべきである。

▷ 麻酔中の保温・加温

麻酔管理中，特に手術内容によって動物を保温もしくは加温する方法はかなり限られ，努力の甲斐なく動物の体温が低下することも多い。しかしながら，低体温による有害作用を最小限にし，術後入院管理に向けて安定した麻酔回復を行ううえでは保温や加温は非常に重要である。実際の保温もしくは加温には，以下の5つの方法が考えられる。

室内の温度

麻酔中の体温低下のほとんどは熱対流と熱放射によって生じることから，動物周囲の温度を高めることが体温管理には重要である。手術室の適温は18〜21℃であるが，室温を23℃以上に設定すると体温低下をある程度予防できる。しかしながら，ガウンを着た術者にとって不快となることは間違いないため，室温を調節する方法は手術前後に限定される。

湯たんぽや器械による加温

麻酔導入後に湯たんぽを用いて体温低下を予防するには，体幹を加温するより四肢を加温する方が体温低下を抑制できたことが報告されている[21]。この理由として，おそらく再分布相の四肢骨格筋の血管拡張した部位を加温することで体温低下を抑制したのではないかと考えられる。

麻酔中に使用できる器械による加温は，電気ヒーター，電気毛布，温水マット，もしくは温風マット(もしくはブランケット)などを用いた方法がある。電気ヒーターや電気毛布などは，耐漏電処置を受けているものを除き，水気の多い手術室で使用することは漏電の問題から危険であり，術後回復期の使用に限定される。温水マットと温風加温を比較した研究では，温風加温の方が加温効

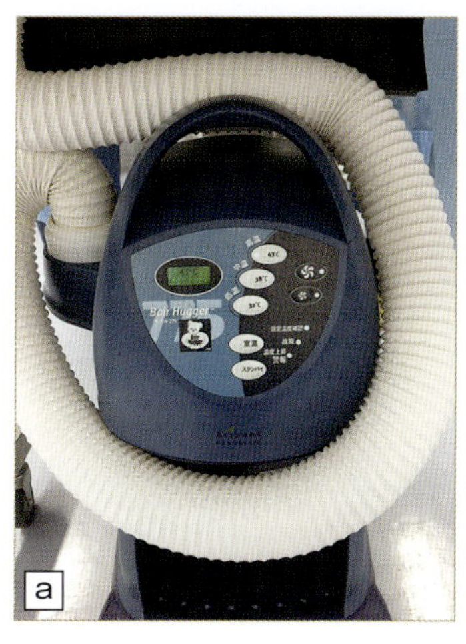

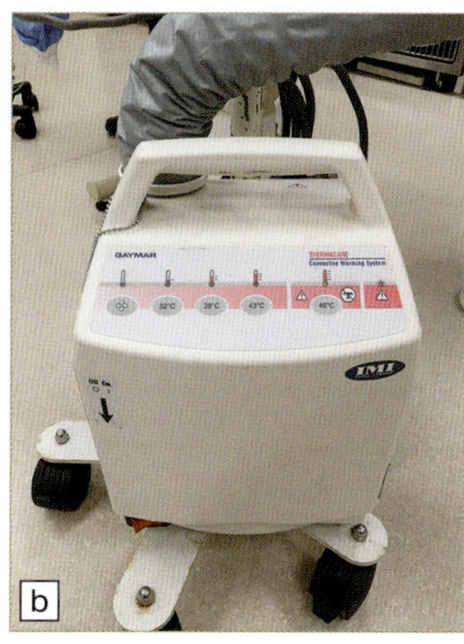

図 7　温風式加温装置
a：ベアーハガー™(3M)
b：Thermacare®(GAYMAR)
室温，冷風，43〜46℃温風などの設定により動物を加温 / 冷却することができる

表 3　様々な素材による覆布の熱喪失量
文献 4 より引用・改変

種類	熱喪失量※（J/ 秒）
覆布なし	100
毛布・タオル	60〜70
アルミニウム＋紙製覆布	61
室温ブランケット	64
紙製または布製覆布	71

※熱喪失量が大きいほど体温低下に影響する

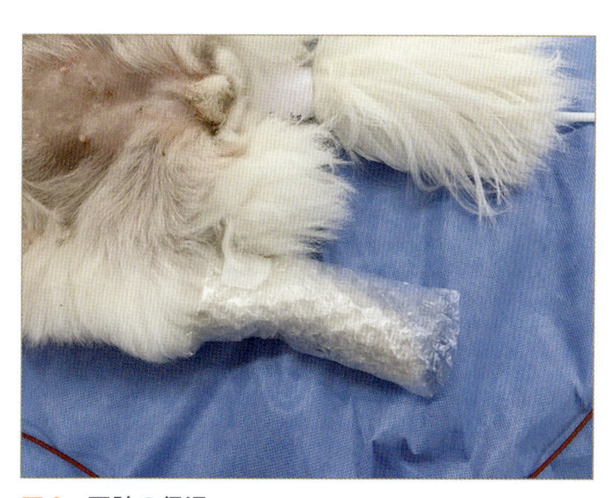

図 8　四肢の保温
四肢の皮膚および骨格筋の血管拡張部を保温するために，梱包用の気泡緩衝材を巻いている

率は良好であることが分かっている[22](図 6)[9]。したがって，現時点では，器械による加温を検討するのであれば温風式加温装置(ベアハガー™，Thermacare® など，図 7)を考慮すべきである。

覆布による保温

タオルやブランケットなどの覆布を動物にかけるだけで，皮膚表面からの放熱を 30％減少させることができる。何もかけない状態での熱喪失量を 100 J/ 秒とすると，覆布をかけることで熱喪失量を約 60〜70 J/ 秒まで低下できる。様々な素材の覆布による熱喪失量を表 3[4] に示すが，覆布をかける目的は動物の体表から周囲空気への熱対流と熱放射を抑制することであるため，素材による差は臨床的に重要ではない。通常使用されるすべての覆布による熱喪失量が同程度なのは，覆布の下に閉じ込められた空気の静止層によるためである。その結果，覆布の層を増やしてもさらなる熱喪失量の減少はわずかに過ぎず，3 枚に増やしても 50％減少にとどまる[4]。また，覆布に覆われた体表面積が大きい方が熱喪失量を抑制できるため，開腹術など覆布の面積が少なくなる手術では，体温を正常に保つのは困難となる。四肢にラップを巻く方法も有効であり，これは前述のように四肢の皮膚および骨格筋の血管拡張部を保温することに基づく(図 8)。しかしながら，静脈留置や血

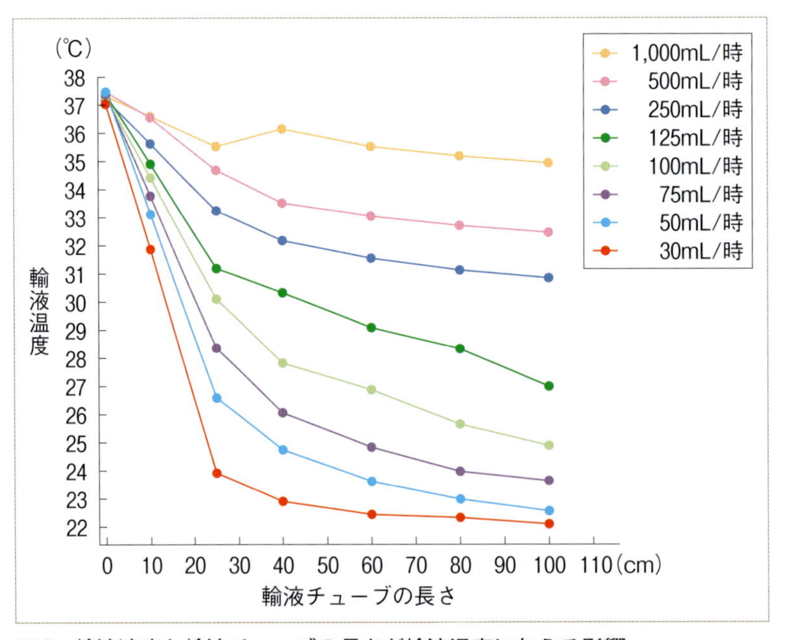

図9 **輸液速度と輸液チューブの長さが輸液温度に与える影響**
体温まで温めた輸液剤を様々な輸液速度と輸液チューブの長さで検討したところ，輸液速度が遅く輸液チューブが長いものを用いると，実際には動物に届くまでに室温程度まで輸液温度は低下してしまう
文献23より引用・改変

圧のカフの装着に影響するため，その使用は限定的である。

輸液剤の温度

室温で保管している輸液剤と比較すると，体温程度まで暖めた輸液剤を投与することは体温低下を抑制するのにいくらか役に立つ。輸液剤による体温低下は，皮膚からの放熱をさらに促進させることが明らかとなっており，小型犬や猫では体積と比して体表面積が大きいため，この影響を大きく受ける可能性がある。保温庫やインキュベーターなどで保管した輸液剤を用いるか，前もって体温程度の湯せんにかけたものを用いると良い。電子レンジでの加温も可能であるが，温度にムラができるため投与時に注意が必要である。しかしながら，輸液剤を加温したとしても，輸液速度が遅い場合や輸液チューブが長いと，体内に入る前に室温程度まで輸液温度は低下してしまうことが報告されている(図9)[23]。したがって，犬や猫の体重で麻酔中に投与する輸液速度(5～10 mL/kg/時)では，輸液剤が動物に入る直前まで加温されているか，輸液チューブを短くしておかなければその効果が得られないことを理解しておかなければならない。

輸液剤とは異なるが，開腹術時には37～40℃程度の腹腔内洗浄液を用いることで，核心温度を加温することができる。しかしながら，加温により急激な血管拡張が生じて血圧が低下することや，循環不全であった末梢血管が拡張することで虚血再灌流障害[*5]を引き起こす可能性(rewarming shock)があるため，体温とともに心電図や血圧もモニタリングしておく必要がある。

＊5 虚血再灌流障害とは，血流が止まることで酸素不足(虚血状態)になっていた臓器や組織内に，血流が復活(再灌流)することによってその臓器や組織内の微小循環において，種々の毒性物質の産生が惹起され引き起こされる障害をいう

吸気ガスの温度

新鮮ガスなどの吸気ガスを温めることで，わずかではあるが体温低下を抑制することができる。最近では，吸気ガスを加温加湿するシステムが搭載されている麻酔器もあるが，動物用麻酔器ではこのシステムは搭載されていない。獣医療で一般的に使用される半閉鎖回路では，新鮮ガス流量が高いと呼気ガスのほとんどが再利用されることなく，余剰ガス p.291 として排気される。同様に，小型犬や猫で用いられる非再呼吸回路では，呼気ガスはすべて余剰ガスとして排気されるため，新鮮ガスは常に冷たく乾燥しており，体温低下の一因となりうる。

一方，閉鎖回路や低流量で用いた半閉鎖再呼吸回路では動物の呼気ガスが再利用され，回路内の温度や湿度をある程度保つことができる。閉鎖回路は主に馬や牛などの大動物で用いられるため，伴侶動物に応用されることはほとんどない。また，どの程度の新鮮ガス流量を低流量と定義するかは定められていないが，通常は分時換気量(p.172“気道内圧と換気量”を参照)の半分以下であることが多い。

低流量で用いた半閉鎖再呼吸回路として用いる場合，気道により温められた呼気ガスが再利用され，吸気ガス温度が高くなるため，体温低下を抑制することができるかもしれない。しかしながら，低流量で用いた半閉鎖再呼吸回路を利用する場合には，呼気ガス中の酸素濃度や麻酔ガス濃度の影響を受けるため，吸入ガスの酸素濃度と麻酔ガス濃度をモニタリングしなければならない。

▷ 麻酔回復期

低体温の動物を麻酔から回復させると，麻酔を浅くする過程でセットポイントの下限が上昇し，シバリングが生じる。シバリング時の酸素消費量は，正常時の 2～3 倍にも及ぶといわれている。したがって，骨格筋で酸素を多く消費してしまうことになるため，酸素供給量が不足しているような疾患(貧血や心疾患など)を有する動物では，麻酔回復期のシバリングの発生を避けるべきである。筆者は，そのような動物では復温してから麻酔回復するか，麻酔回復後も酸素を供給するようにしている。

高体温の動物を麻酔から回復させるとき，体温 40℃以下では冷却は必要ないとされるが，筆者は麻酔回復期にパンティングを示した動物で低酸素血症 p.290 など呼吸管理に苦労した経験があるため，38℃台に下がるまで冷却してからの麻酔回復を目指している。p.263 Chapter3-3 も併せて参照のこと。

▷ まとめ

麻酔中に保温もしくは加温しても，完全に体温低下を抑制することができないのが現状である。そのためか，体温のモニタリングは最もおろそかにされがちであり，測定すらされていないこともあるようである。獣医麻酔学の成書には，“最も問題なのは，術中の低体温を認識できていないことである”と記されている[6]。人医療では，低体温で生じる免疫系や凝固異常による弊害も数多く報告され，麻酔中の体温管理は当然のように行われている。獣医療における低体温時の弊害に関する大規模研究や症例報告は少ないが，人医療と同様であろうと推測できる。短時間の麻酔管理であったとしても，再分布相である最初の1時間で体温は急激に下がることから，麻酔導入直後から積極的に保温もしくは加温し，体温低下の抑制に努めるべきである。

Chapter2-3. 体温　参考文献

1) 獣医麻酔外科学会　麻酔・疼痛管理委員会．犬および猫の臨床例に安全な全身麻酔を行うためのモニタリング指針．https://www.jsvas.net/download/committee/anesthanalg/MonitoringGuidance.pdf（2018年1月現在）
2) 村上　昇．体温調節．*In*：高橋　迪雄　監訳．獣医生理学．文永堂出版．東京．1994．pp.641-653.
3) 日本麻酔科学会・周術期管理チームプロジェクト．体温測定．*In*：周術期管理チームテキスト．日本麻酔科学会．兵庫．2010．pp.304-306.
4) Sessler DI．体温モニタリング．*In*：武田　純三　監訳．ミラー麻酔科学　第6版．メディカル・サイエンス・インターナショナル．東京．2007．pp.1225-1244.
5) Iaizzo PA, Kehler CH, Zink RS, Belani KG, Sessler DI. Thermal response in acute porcine malignant hyperthermia. *Anesth Analg.* 1996. 82: 782-789.
6) Haskins SC. Monitoring anesthetized patients. *In*: Grimm KA, Lamont LA, Tranquilli WJ, et al. eds. Lamb and Jones' Veterinary Anesthesia and Analgesia. 5th ed. Willey Blackwell, Ames. 2015. pp.86-113.
7) Ben-Eliyahu S, Shakhar G, Rosenne E, Levinson Y, Beilin B. Hypothermia in barbiturate-anesthetized rats suppresses natural killer cell activity and compromises resistance to tumor metastasis: a role for adrenergic mechanisms. *Anesthesiology.* 1999. 91: 732-740.
8) Grimm KA. Perioperative thermoregulation and heat balance. *In*: Grimm KA, Lamont LA, Tranquilli WJ, et al. eds. Lamb and Jones' Veterinary Anesthesia and Analgesia. 5th ed. Willey Blackwell, Ames. 2015. pp.372-379.
9) Muir WW, Hubbell JAE, Bednarski RM, Lerche P. Temperature regulation during anesthesia: Anesthetic-associated hypothermia and hyperthermia. *In*: Muir WW, Hubbell JAE, Bednarski RM, Lerche P. eds. Handbook of Veterinary Anesthesia. 5th ed. Elsevier, St. Louis. 2013. pp.330-347.
10) Steffey EP, Mama KR, Brosnan RJ. Inhalation Anesthetics. *In*: Grimm KA, Lamont LA, Tranquilli WJ, et al. eds. Lamb and Jones' Veterinary Anesthesia and Analgesia. Willey Blackwell, Ames. 2015. pp.297-331.
11) Tan C, Govendir M, Zaki S, Miyake Y, Packiarajah P, Malik R. Evaluation of four warming procedures to minimise heat loss induced by anaesthesia and surgery in dogs. *Aust Vet J.* 2004. 82: 65-68.
12) Stevens WC, Cromwell TH, Halsey MJ, Eger EI 2nd, Shakespeare TF, Bahlman SH. The cardiovascular effects of a new inhalation anesthetic, Forane, in human volunteers at constant arterial carbon dioxide tension. *Anesthesiology.* 1971. 35: 8-16.
13) Matsukawa T, Kurz A, Sessler DI, Bjorksten AR, Merrifield B, Cheng C. Propofol linearly reduces the vasoconstriction and shivering thresholds. *Anesthesiology.* 1995. 82: 1169-1180.
14) Kurz A, Go JC, Sessler DI, Kaer K, Larson MD, Bjorksten AR. Alfentanil slightly increases the sweating threshold and markedly reduces the vasoconstriction and shivering thresholds. *Anesthesiology.* 1995. 83: 293-299.
15) Talke P, Tayefeh F, Sessler DI, Jeffrey R, Noursalehi M, Richardson C. Dexmedetomidine does not alter the sweating threshold, but comparably and linearly decreases the vasoconstriction and shivering thresholds. *Anesthesiology.* 1997. 87: 835-841.
16) Xiong J, Kurz A, Sessler DI, Plattner O, Christensen R, Dechert M, Ikeda T. Isoflurane produces marked and nonlinear decreases in the vasoconstriction and shivering thresholds. *Anesthesiology.* 1996. 85: 240-245.
17) Muir WW, Hubbell JAE, Bednarski RM, Lerche P. Preanesthetic and perioperative medications. *In*: Muir WW, Hubbell JAE, Bednarski RM, Lerche P. eds. Handbook of Veterinary Anesthesia. 5th ed. Elsevier, St. Louis. 2013. pp.22-57.
18) Vainionpää M, Salla K, Restitutti F, Raekallio M, Junnila J, Snellman M, Vainio O. Thermographic imaging of superficial temperature in dogs sedated with medetomidine and butorphanol with and without MK-467 (L-659'066). *Vet Anaesth Analg.* 2013. 40: 142-148.
19) Posner LP, Pavuk AA, Rokshar JL, Carter JE, Levine JF. Effects of opioids and anesthetic drugs on body temperature in cats. *Vet Anaesth Analg.* 2010. 37: 35-43.
20) Clark-Price S. Inadvertent Perianesthetic Hypothermia in Small Animal Patients. *Vet Clin North Am Small Anim Pract.* 2015. 45: 983-994.
21) Cabell LW, Perkowski SZ, Gregor T, Smith GK. The effects of active peripheral skin warming on perioperative hypothermia in dogs. *Vet Surg.* 1997. 26: 79-85.
22) Kurz A, Kurz M, Poeschl G, Faryniak B, Redl G, Hackl W. Forced-air warming maintains intraoperative normothermia better than circulating-water mattresses. *Anesth Analg.* 1993. 77: 89-95.
23) Faries G, Johnston C, Pruitt KM, Plouff RT. Temperature relationship to distance and flow rate of warmed i.v. fluids. *Ann Emerg Med.* 1991. 20: 1198-1200.
24) Bagshaw RJ, Cox RH, Knight DH, Detweiler DK. Malignant hyperthermia in a Greyhound. *J Am Vet Med Assoc.* 1978. 172: 61-62.
25) Bellah JR, Robertson SA, Buergelt CD, McGavin AD. Suspected malignant hyperthermia after halothane anesthesia in a cat. *Vet Surg.* 1989. 18: 483-488.
26) Migita T, Mukaida K, Kobayashi M, Hamada H, Kawamoto M. The severity of sevoflurane-induced malignant hyperthermia. *Acta Anaesthesiol Scand.* 2012. 56: 351-356.
27) Hynson JM, Sessler DI, Moayeri A, McGuire J, Schroeder M. The effects of preinduction warming on temperature and blood pressure during propofol/nitrous oxide anesthesia. *Anesthesiology.* 1993. 79: 219-228
28) Rigotti CF, Jolliffe CT, Leece EA. Effect of prewarming on the body temperature of small dogs undergoing inhalation anesthesia. *J Am Vet Med Assoc.* 2015. 247: 765-770.
29) de Brito Poveda V, Clark AM, Galvão CM. A systematic review on the effectiveness of prewarming to prevent perioperative hypothermia. *J Clin Nurs.* 2013. 22: 906-198.

▷ 筋弛緩

「犬および猫の臨床例に安全な全身麻酔を行うためのモニタリング指針[1]」には，“筋肉の緊張度などを人の五感を駆使して看視する”とし，筋弛緩モニタの使用は“筋弛緩薬を使用する場合になど必要に応じて行う”ことを提唱している。全身麻酔を適切に行うためには，鎮静 / 催眠，鎮痛，筋弛緩，有害反射 p.291 の抑制といった麻酔の要素を満たすことが望ましい。近年の獣医学では，これら麻酔の要素に作用する麻酔薬をバランス良く組み合わせることで，個々の薬剤の副作用の発現を減らすバランス麻酔 p.291 の概念が浸透してきた。特に，麻薬性オピオイドや局所麻酔薬を使用して強力な鎮痛作用が得られた場合，意識消失を得るために要する全身麻酔薬の用量を大きく減らすことができる。

一方で，全身麻酔薬の減量によって筋弛緩作用が弱くなってしまうことから，手術中に意図せぬ体動や陽圧換気 p.291 に対するファイティング p.291 などが生じる可能性がある。これらは筋弛緩薬を適切に用いることで抑制できるが，過剰に投与された場合は筋弛緩作用の残存により抜管後の上部気道閉塞や低酸素血症 p.290 など危険な状態を引き起こす。本項では，筋弛緩薬の概要を解説し，筋弛緩状態の維持と回復時のモニタリングについて言及する。

▷ モニタリングを始める前に

筋収縮のしくみ

通常，筋収縮時には運動神経の軸索を伝達されてきた活動電位が神経終末に到達し，シナプス小胞からアセチルコリン(ACh)がシナプス間隙に放出される。このアセチルコリンが神経筋接合部終板に存在するニコチン性アセチルコリン受容体(Nm-R)に作用して脱分極を生じ，筋収縮連関が開始されることで筋収縮が生じる。シナプス間隙内のアセチルコリンは，アセチルコリンエステラーゼによってコリンと酢酸に分解され，コリンは神経終末に取り込まれてアセチルコリン合成へと再利用される(図 1)。

筋弛緩薬とは

筋弛緩作用を有する薬物には，神経筋遮断薬(NMBD)と中枢性筋弛緩薬がある[2]。神経筋遮断薬は，運動神経の神経筋接合部終板に存在する Nm-R に作用して，末梢性に筋弛緩作用を発揮する。中枢性筋弛緩薬は，脊髄や脳幹または大脳皮質下の介在ニューロンへ神経伝達を中枢性に抑制して筋弛緩作用を発揮する。

臨床で筋弛緩薬とよばれる薬剤は，骨格筋の筋収縮を消失させる作用があるものを指す。つまり，筋弛緩作用のみを得られる神経筋遮断薬を指し，気管挿管時や術中の咳嗽反射(バッキング)を消失させて不動化を与えることを目的に使用される。これにより安全で確実な処置や手技が可能となるが，鎮静 / 催眠および鎮痛作用を得ることができないため，全身麻酔や鎮痛薬を適切に使用する必要がある。また，換気 p.286 は完全に陽圧換気の使用が必須となるため，再呼吸バッグや人工

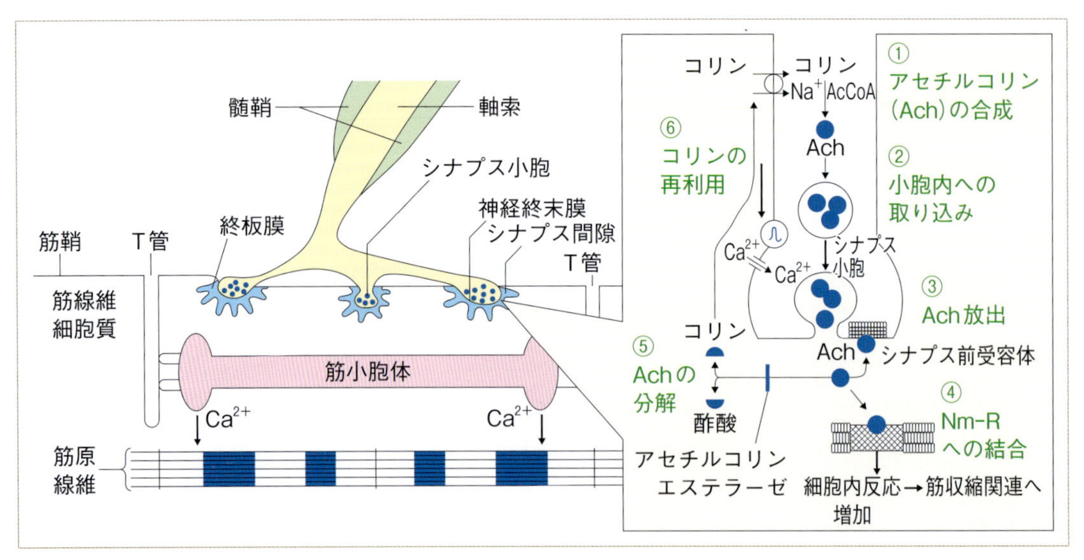

図 1 神経筋接合部と筋収縮機構
①アセチルコリン(ACh)の合成。神経終末においてコリンはコリンアセチルトランスフェラーゼ(AcCoA)によってACh へと合成される
②小胞内への取り込み。ACh は小胞内で分解されないよう保護されている
③ ACh の放出。神経終末に活動電位が伝達されると，電位依存性チャネルを介してナトリウムイオン(Na^+)が流入し，続いてカルシウムイオン(Ca^{2+})が流入する。細胞内カルシウム濃度が増加すると，シナプス小胞が神経細胞膜と融合してシナプス間隙に ACh を放出する
④ニコチン性アセチルコリン受容体(Nm-R)への結合。神経筋接合部終板の Nm-R に ACh が結合し，ナトリウムチャネルが開口し，生じた活動電位が横行小管(T 管)の深部に到達する。その後，筋小胞体からカルシウムイオンが遊離して筋収縮が起こる
⑤ ACh の分解。ACh はすぐに受容体から離れ，アセチルコリンエステラーゼによって分解されコリンと酢酸になる
⑥コリンの再利用。コリンは神経終末に取り込まれ，ACh の合成に再利用される

呼吸器が正常に作動し換気が十分になされていることを確認する必要がある。

●神経筋遮断薬の分類と薬物動態

神経筋遮断薬の分類

神経筋遮断薬のうち，シナプス前(運動神経)における筋弛緩の発生機序には，ナトリウムチャネル遮断(局所麻酔薬，テトロドトキシンなど)，コリン再取り込み阻害(ヘミコリニウム)，アセチルコリン放出阻害(ボツリヌス毒素)などが関与している。シナプス後(神経筋接合部終板)における筋弛緩の発生機序には，アセチルコリンより作用時間の長い作動薬(アゴニスト)で Nm-R に結合する持続性の脱分極性筋弛緩薬(サクシニルコリンなど)と，Nm-R に競合拮抗する非脱分極性筋弛緩薬(クラーレ，パンクロニウム，ベクロニウム，ロクロニウム，アトラクリウム，ミバクリウムなど)がある(表 1)。

作用機序

脱分極性筋弛緩薬は筋終板を脱分極させ，一過性の筋攣縮を引き起こす。また，アセチルコリンエステラーゼによる分解[*1]がアセチルコリンに比べて遅いために脱分極が持続し，筋終板に隣接した興奮膜(ナトリウムチャネル)が不活性状態になり筋弛緩が生じる。アセチルコリンエステラー

＊1 脱分極性筋弛緩薬はブチリルコリンエステラーゼによって分解される

表1　筋弛緩薬の分類

中枢性筋弛緩薬	末梢性筋弛緩薬（神経筋遮断薬）		
	シナプス前	シナプス後	
		脱分極性	非脱分極性
吸入麻酔薬 ベンゾジアゼピン グアイフェネシン	ヘミコリニウム ボツリヌス毒素 クモ毒	サクシニルコリン	クラーレ パンクロニウム ベクロニウム ロクロニウム アトラクリウム ミバクリウム

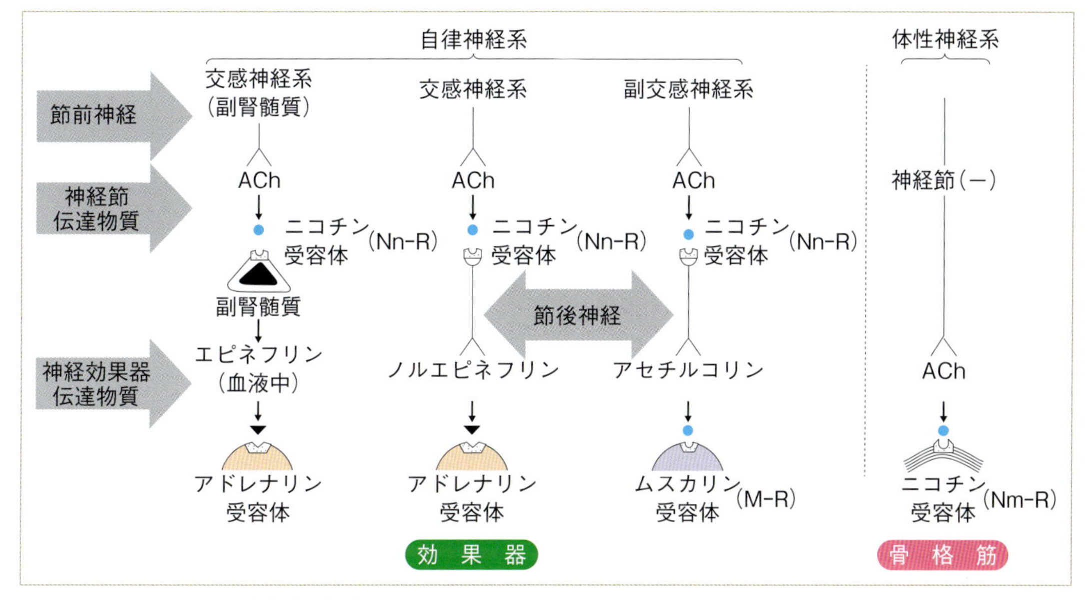

図2　アセチルコリン受容体の偏在
体内におけるアセチルコリン受容体は，自律神経系の神経節におけるニコチン受容体(Nn-R)および副交感神経系におけるムスカリン受容体(M-R)，そして体性神経系の運動神経終末の神経筋接合部におけるニコチン受容体(Nm-R)に存在している

ゼ阻害薬で拮抗されない。一方，非脱分極性筋弛緩薬は，アセチルコリンとの競合拮抗により，アセチルコリンの感受性を低下させて筋弛緩を生じる。テタニック刺激やアセチルコリンエステラーゼ阻害薬で拮抗される。

神経筋遮断薬はアセチルコリン受容体に作用することから，体内のアセチルコリン受容体の偏在性を理解することが重要である。アセチルコリンを神経伝達物質（リガンド）とする受容体にはニコチン受容体およびムスカリン受容体がある。ニコチン受容体は，前述の神経筋接合部に存在するNm-Rと自律神経節に存在するニコチン性アセチルコリン受容体(Nn-R)に分類され，ムスカリン受容体は心臓(M_2)や平滑筋(M_2, M_3)などに存在する5つのサブタイプをもつムスカリン性アセチルコリン受容体(M-R)に分類される（図2）。したがって，脱分極性筋弛緩薬であるサクシニルコリンは心臓のM-Rに作用して徐脈を引き起こしたり，逆に自律神経節のNn-Rに作用して交感神経刺激による頻脈や高血圧を引き起こすことがある。また，脱分極性筋弛緩薬やベンジルイソキノリン系非脱分極性筋弛緩薬（アトラクリウム，ミバクリウムなど）はヒスタミン遊離作用をもつため，

表 2 神経筋遮断薬の自律神経系作用と作用時間

薬物	自律神経節	心臓ムスカリン受容体	ヒスタミン放出	作用発現	持続時間	備考※2
サクシニルコリン	刺激する	刺激する	わずかに放出	1 分以内	1～3 分間	要冷蔵
パンクロニウム	作用しない	弱く遮断	なし	3～5 分	20～40 分間	販売中止
ベクロニウム	作用しない	作用しない	なし	1～2 分	10～20 分間	ー
ロクロニウム	作用しない	作用しない※1	なし	1 分以内	10～20 分間	要冷蔵
アトラクリウム	作用しない	作用しない	わずかに放出	1～2 分	5～10 分間	国内未販売
ミバクリウム	作用しない	作用しない	わずかに放出	1～2 分	5～10 分間	国内未販売

※1 作用しないとされているが，筆者は投与後に一時的な心拍数の増加を認めた経験がある
※2 筋弛緩薬は毒薬指定されており，使用状況が確認できるよう必ず記録をつけ，施錠できる専用の保管庫で管理することが定められている

血管拡張作用により血圧が低下する可能性がある[3](表 2)。

獣医療では筋弛緩作用の拮抗が可能であり，自律神経節などへの影響が少ない非脱分極性筋弛緩薬が用いられることが多い。

●筋弛緩薬に影響を及ぼす因子

非脱分極性筋弛緩薬の筋弛緩作用は，同時に投与されている他の薬物，酸-塩基平衡，電解質異常などに影響を受ける。

神経筋遮断薬は必ず全身麻酔下で投与される薬物である。全身麻酔に用いる吸入麻酔薬と静脈麻酔薬とを比較すると，吸入麻酔薬による筋弛緩作用は強く，神経筋遮断薬を投与せずとも手術の進行に良好な筋弛緩状態が得られることが多い[3]。実際に，吸入麻酔薬と静脈麻酔薬とを比較した場合，同程度の筋弛緩を得るのに必要な非脱分極性筋弛緩薬の投与量は静脈麻酔薬の方が吸入麻酔薬より 2 倍ほど多く必要となる[4]。また，テトラサイクリン系およびアミノグリコシド系抗生物質は神経筋遮断薬の筋弛緩作用を増強させることが知られており，この機序としてカルシウムイオンと拮抗して神経終末からのアセチルコリン放出を阻害するためと考えられている[5]。

酸-塩基平衡異常，特にアシドーシスでは非脱分極性筋弛緩薬の作用が増強する[6]。そのような動物が非脱分極性筋弛緩薬の筋弛緩作用から十分に回復していない状態だと，呼吸筋麻痺による換気抑制が起き，呼吸性アシドーシスをさらに悪化させてしまう。その結果，ますます筋弛緩作用が増強されることになる。また，低カリウム血症や低カルシウム血症は，運動神経終末における筋弛緩薬の作用を増強させる[7]。

筋弛緩モニタとは

神経筋遮断薬による神経筋接合部の反応を直接測定することは不可能なため，筋弛緩モニタでは運動神経を電気刺激し，対応する骨格筋の反応を評価することで筋弛緩のモニタリングを行っている。神経筋遮断薬が投与不足だと術中の体動やバッキングの危険性があり，過量投与では筋弛緩が長時間作用したり抜管後の筋弛緩作用の残存により呼吸抑制の危険がある。

筋弛緩からの回復は，眼瞼反射，顎緊張の有無，呼吸様式や換気量などの臨床的モニタリングを

行うだけでは，これら合併症の危険性がないと保障することはできない。筋弛緩モニタを使用することで，適切な筋弛緩状態を把握することが可能となり，動物の安全に寄与できると考えられる。

●モニタリングの種類

筋弛緩のモニタリングには，主観的モニタリングと客観的モニタリングの方法がある。主観的モニタリングでは，視覚や触覚を用いて筋弛緩状態を評価するが，機器を用いたモニタリングよりも感度が低いため，筋弛緩モニタを用いた客観的モニタリングが推奨される。筋弛緩モニタには，力感知型筋弛緩モニタ（MMG：mechanomyography），電位感知型筋弛緩モニタ（EMG：electromyography），加速度感知型筋弛緩モニタ（AMG：acceleromyography），動作感知型筋弛緩モニタ（KMG：kinemyography），音感知型筋弛緩モニタ（PMG：phonomyography）が用いられている。

- 力感知型（MMG）…筋弛緩薬研究における標準法であるが，機器自体が大きく，準備も操作も煩雑であるため臨床現場では使用しにくい。
- 電位感知型（EMG）…筋力が筋肉の電気的活性と相関関係があることを利用して，活動電位を測定することで筋弛緩状態をモニタリングする。しかし，測定部の温度に大きく影響を受けるため，体温が低下しやすい全身麻酔管理中には不安定となることが多い。
- 加速度感知型（AMG）…加速度が動きを生じさせている力と比例すること（ニュートンの運動の第2法則[*2]）を利用し，加速度トランスデューサを用いて神経刺激で認められた筋運動をモニタリングする。
- 動作感知型（KMG）…神経刺激により発生した筋運動部に設置したセンサーの変形による圧電効果により発生した電流から筋力に関する情報を得るが，センサーの形状が獣医療では応用し難いため使用されていない。
- 音感知型（PMG）…筋収縮時の4〜6 Hzの発生音をマイクロフォンで集積するが，現時点では試作段階であり，再現性が証明されておらず，実践応用にはさらなる評価が必要である。

これら評価法のうち，現在獣医臨床において最も報告が多いのは加速度感知型を用いた筋弛緩モニタであり，国内ではTOFウォッチ®〔日本光電（株）〕が入手可能である。

ココを押さえる！

筋弛緩薬と筋弛緩モニタ

- 筋弛緩薬は骨格筋の筋収縮を消失させる効果をもつ
- 筋弛緩薬を投与することで，気管挿管時や術中の反射を消失させて不動化を与えることができるが，単体では使用せず必ず全身麻酔下で用いられる
- 臨床では神経筋遮断薬のうち，筋弛緩作用の拮抗が可能で自律神経節などへの影響が少ない非脱分極性筋弛緩薬が一般的に用いられる
- 吸入麻酔薬は中枢性筋弛緩薬の1つであるため，吸入麻酔薬の維持のみで良好な筋弛緩状態を得られることが多い
- 筋弛緩モニタは運動神経に電気刺激を与え，筋弛緩状態を把握することができる

＊2　F（力）＝m（質量）×α（加速度）。質量を一定と考えれば，力の変化は加速度の変化として捉えることができるとする法則

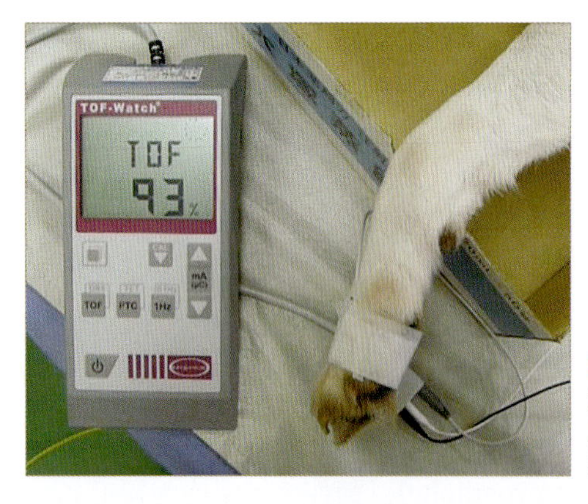

図3 TOF ウォッチ®〔日本光電(株)〕
筋弛緩の程度を客観的に評価できる装置である。写真では TOF 比=93%を示しており，筋弛緩作用がほぼ回復していることを示している

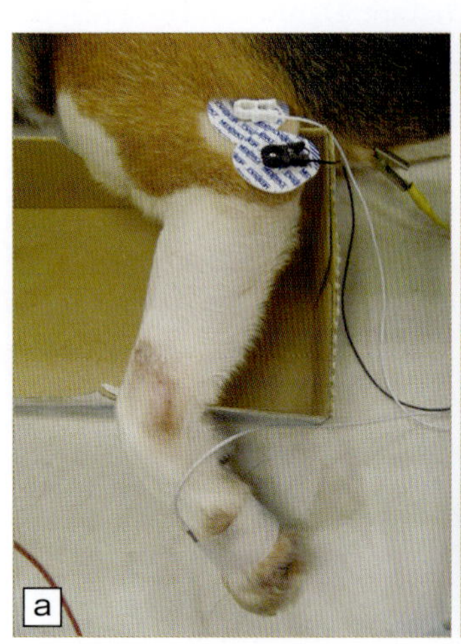

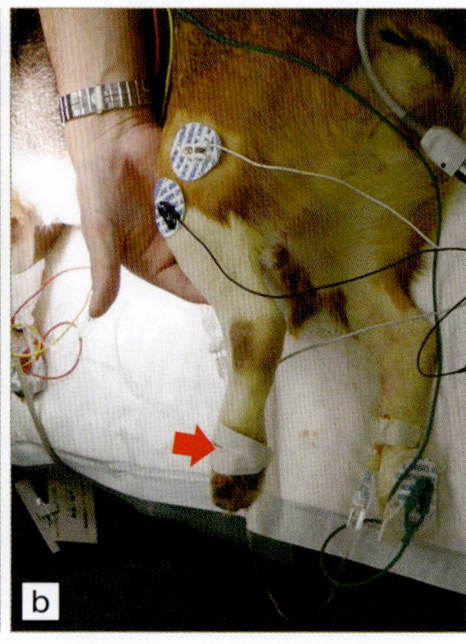

図4 電気刺激部位
刺激部位の肢端に取り付ける加速度トランスデューサ(赤矢印)は平らな面を筋運動に対して垂直方向になるよう肢端に取り付ける
a：尺骨神経の刺激
b：総腓骨神経の刺激

▷ 測定方法

TOF ウォッチ® は人医療と獣医療で最も用いられている筋弛緩モニタで，電極を神経走行部位に貼り付け，電気刺激で反応が得られた骨格筋の収縮から筋弛緩状態をモニタリングする装置である(図3)。筋弛緩状態は専用の加速度トランスデューサを利用して評価する。獣医療における電気刺激部位は，尺骨神経や総腓骨神経が用いられることが多い[3](図4)。刺激電極の設置部には，皮膚抵抗を減らすためにアルコール綿で清拭した皮膚に，電極パッドもしくは電極針を取り付け，刺激ケーブルを装着する。刺激電極の黒い陰極を末梢側(遠位)に位置させ，2〜3 cm ほど離した中枢側(近位)に白い陽極を設置する。これにより，電流は陽極から皮下組織を通じて陰極に伝導することになる。

加速度トランスデューサは平らな面を，刺激により発生する筋運動の測定部に設置させる。加速度から筋弛緩状態を算出するため，加速度トランスデューサは筋運動に対して垂直方向になるよう取り付けることが重要である。筋運動を引き起こす電流の最大上刺激*3 を与えても筋運動には個

＊3 筋線維の反応は全か無かの法則に従うため，精度の高いモニタリングを行うためには刺激した神経のすべての筋線維が反応して最大収縮が得られる電流量が必要であり，その最大収縮を得るのに必要な電流量の 1.2〜1.3 倍を最大上刺激という。通常は犬・猫ともに 30〜60 mA 程度である

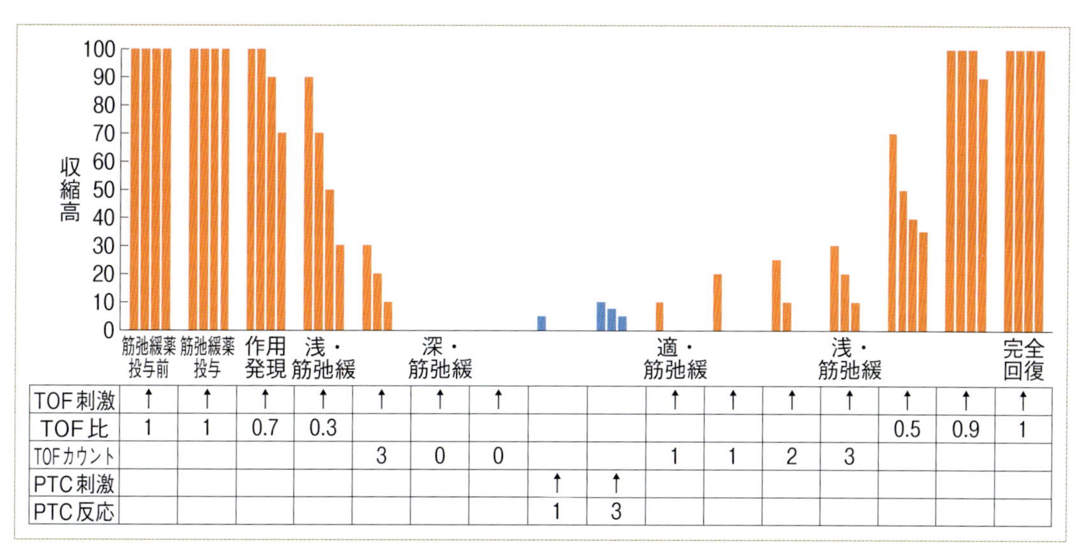

TOF刺激	↑	↑	↑	↑	↑	↑	↑			↑	↑	↑	↑	↑	↑	↑
TOF比	1	1	0.7	0.3										0.5	0.9	1
TOFカウント					3	0	0			1	1	2	3			
PTC刺激								↑	↑							
PTC反応								1	3							

図5　TOF刺激およびPTC刺激による収縮高の概要
筋弛緩薬の投与前では4回のTOF刺激のすべてに反応しているが，筋弛緩薬の作用発現とともにTOF刺激への反応性が徐々に減弱してくるためTOF比が低下してくる。TOF刺激への反応数が4回未満になるとTOFカウントとして記録される。深い筋弛緩状態の評価はPTC刺激を用いて行う。筋弛緩作用からの回復は，PTC刺激およびTOF刺激への反応が作用発現時と逆となる

体差が存在するため，TOFウォッチ®には50 mA（初期設定）の刺激によるキャリブレーション（校正）機能が搭載されている。また，モニタリング部位の温度が低下すると，アセチルコリン放出量が減少するなどにより筋収縮力が低下することから[8]，測定部の温度を測定し，必要であれば加温しながらモニタリングすることが推奨されている。

測定原理

●刺激パターン

TOFウォッチ®には刺激パターンとして，単収縮刺激（ST：single twitch），四連刺激（TOF：train of four），ポスト・テタニック・カウント（PTC：post tetanic count），ダブルバースト刺激（DBS：double burst stimulation）が組み込まれている。

単収縮刺激

単収縮刺激は0.1 Hz（10秒ごとに1刺激）から1 Hz（1秒ごとに1刺激）までの単一刺激であり，局所麻酔薬投与時の神経線維の走行部位などを探索する際に用いられることが多い。筋弛緩薬投与前の刺激反応の情報が必要であり，筋弛緩モニタとしての使用は適さない。

四連刺激

四連刺激は0.2 msec（ミリ秒：1,000分の1秒）の刺激時間で，0.5秒おきに4回連続で刺激を与え（2秒間に2 Hzの刺激を4回与える），4回の連続刺激における筋運動の減衰から筋弛緩の状況をモニタリングする方法である。TOF比またはTOFカウントとよばれる筋弛緩状態の指標が得られる。TOF比はTOF刺激時の第1反応（T1）と第4反応（T4）の収縮高の比（T4/T1）であり，T4の反応が消失すると比が算出できなくなるため，浅い筋弛緩状態の評価に適している。TOFカウントは各刺激への反応数を示している（図5）。

四連刺激による減衰のメカニズムには，神経終末にも存在するニコチン受容体へのポジティブフィードバックを非脱分極性筋弛緩薬が阻害して，神経終末からのアセチルコリン放出量を減少させるためと考えられている。四連刺激は間隔を10〜20秒空けることで前刺激による減衰を避けることができる。

ポスト・テタニック・カウント

ポスト・テタニック・カウントは，通常の四連刺激に反応が全く認められなくても，テタヌス刺激(50 Hzの刺激を5秒間与える)後だと神経終末からのカルシウムの排出が滞り，神経内のカルシウム濃度が高まって一過性に反応が増強する現象(テタヌス刺激後増強*4：post tetanic phenomenon)を応用して深い筋弛緩状態を評価する方法である。

TOFウォッチ®ではテタヌス刺激を与えた後，3秒間休止してから15回の単収縮刺激(1 Hzの刺激を15秒間)を与える。テタヌス刺激後の15回の単収縮刺激への反応数をPTC値として表示する。人医療では，ポスト・テタニック・カウントで四連刺激のT1が出現するまでの時間を推測したり，PTC値を1〜2に維持することで筋弛緩薬に抵抗性を示す横隔膜や喉頭筋の反応を確実に予防するために用いられている[9]。前刺激による減衰の影響を避けるため，ポスト・テタニック・カウントの間隔は6分間以上空けて行うことが望ましい。獣医療では尺骨神経の刺激に対してPTC値が10であった場合，四連刺激のT1反応が5分程度で出現すると報告されているが，吸入麻酔薬にハロタンを用いていることや臨床例であることなど研究背景に偏り(バイアス)が多く，さらなる検討が必要であると考えられる[10]。

ダブルバースト刺激

ダブルバースト刺激は50 Hzのテタヌス刺激が3つ含まれているバースト刺激を750 msecの間隔で2回与える方法(正確にはDBS-3.3と表記される)である。ダブルバースト刺激は残存筋弛緩の主観的(視覚あるいは触覚)な評価である。人医療ではこの方法を用いることでTOF比0.6〜0.7程度の残存筋弛緩を主観的に検出できるが，より厳密な回復を評価するには不適切であるとされている。獣医療ではダブルバースト刺激を用いた報告はほとんどない。

なお，ポスト・テタニック・カウントやダブルバースト刺激で用いるテタヌス刺激は，疼痛を伴うことを理解しておかなければならない。

▷ 実際のモニタリング

神経筋遮断薬が有用な処置・手術

多くの外科手術や検査では全身麻酔薬による中枢性筋弛緩作用で十分な筋弛緩を得られるが，白内障手術などの眼科手術では麻酔中に眼球を正位に保つために神経筋遮断薬が投与される(図6)。頭蓋内手術などの微細な手術でも，術中の意図せぬ体動を防ぐために神経筋遮断薬を投与することが多い。腹圧の上昇している動物の麻酔管理や，長時間の人工呼吸器管理が必要となる集中治療に

＊4　高頻度で刺激を与えることで，筋肉に強い収縮を起こす。非脱分極性筋弛緩薬を投与すると，この収縮は急速に減衰する。このようなテタヌスが5秒間維持されるとその後の単収縮は10〜20秒間増大するという現象が，ポスト・テタニック・カウントに応用されている

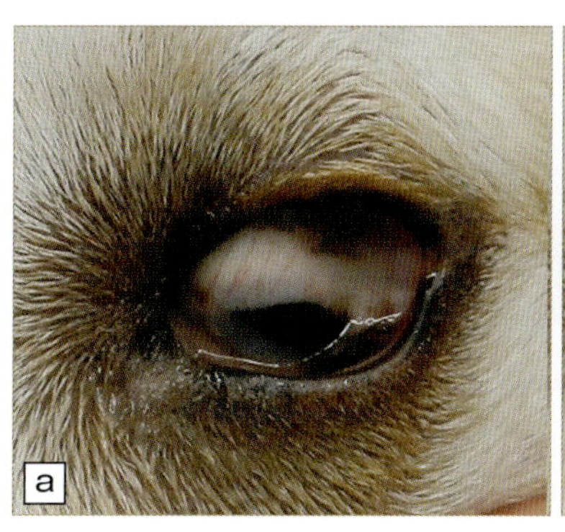

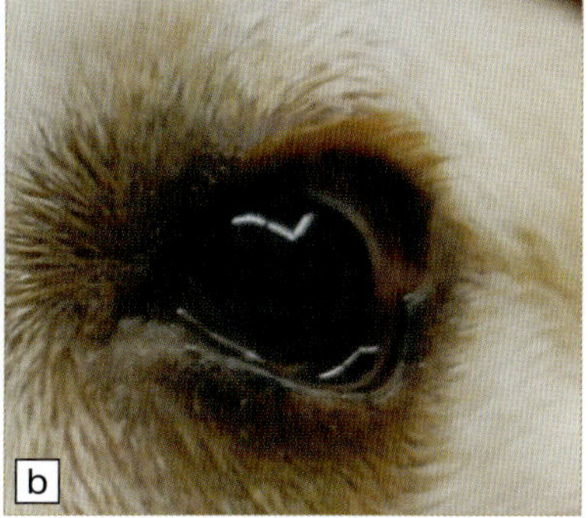

図 6
眼科手術時への筋弛緩薬の応用
筋弛緩薬の投与により眼球を正位に保つことが可能となる
a：筋弛緩薬投与前
b：筋弛緩薬投与後

おいても，調節呼吸と自発呼吸のファイティングを防止する目的で低濃度の全身麻酔薬などとともに神経筋遮断薬が定量持続静脈内投与(CRI)される。

前述したとおり，静脈麻酔薬の方が吸入麻酔薬より筋弛緩作用は弱い。プロポフォールとフェンタニルを用いた全静脈麻酔(TIVA)p.289では，手術操作に関係のない体動が約 1/4 の症例で認められたと報告されている[11]。したがって，プロポフォールによる全静脈麻酔では，必要に応じて非脱分極性筋弛緩薬と筋弛緩モニタを併用したバランス麻酔を考慮すべきである。

高
感受性
低

眼球運動筋
眼瞼筋
顔面筋
舌と咽頭
下顎と尾
四肢
骨盤周囲の筋
後腹部の筋
前腹部の筋
肋間筋
喉頭
横隔膜

遅
回復
速

図 7　**神経筋遮断薬に対する各筋肉の感受性の差**
一般的に神経筋遮断薬に対する筋弛緩作用は末梢側から中枢側に向けて達成され，回復時にはその逆となる

TOF ウォッチ® の使用

神経筋遮断薬に対する各筋肉の感受性の差は，血流[12, 13]，筋線維タイプ(速筋線維 / 遅筋線維)，単位面積あたりのアセチルコリン受容体数で異なる[9]。一般的に，筋弛緩作用は体幹の末梢側から中枢側に向かって達成される(図 7)。最も感受性の低い横隔膜を抑制するためには TOF 比や TOF カウントで管理するのではなく，深い筋弛緩状態を評価する PTC を用いて管理すべきである。逆に，四肢の骨格筋や腹筋の筋運動を抑制する目的であれば，TOF 比や TOF カウントで管理すると，筋弛緩薬の過量投与を避けることができる。

残念ながら，獣医療において適切な筋弛緩状態をモニタリングするための方法に明確な基準はない。人医療では主に四連刺激とポスト・テタニック・カウントを用いて手術中の筋弛緩状態をモニタリングしており，ほとんどの手術において TOF カウント 1 あるいは 2 を維持することで十分なことが多い。筆者も TOF ウォッチ® を用いて筋弛緩モニタリングを行う際には，TOF カウント 2 未満を維持するようにモニタリングし，TOF カウント 2 を認めた際に筋弛緩薬の追加投与を考慮している。しかしながら，TOF カウント 0 であったとしても横隔膜運動によるバッキングはごくまれに起こることがあるため，脳外科や血管外科など緻密な動作が求められる手術の際には，より

深い完全な筋弛緩状態を得るためにPTC値が2〜3以下となる神経筋遮断薬の使用が必要であると考えられる。

また，神経筋遮断薬に対する各筋肉の感受性の差を利用する方法も試みられている。眼科検査を目的としてメデトミジンとメサドンで前投薬し，プロポフォールによる全静脈麻酔で麻酔維持した犬にロクロニウムを静脈内投与(0.1 mg/kg)すると，眼球の正中位を23分間得られ，呼吸抑制も最小限であったと報告されている[14]。しかしながら，神経筋遮断薬に対する感受性は個体差が大きいため，神経筋遮断薬を用いる際には気管挿管と人工呼吸器での管理が必要となる可能性が高いということに留意しておかなければならない。

▷ 筋弛緩からの回復

筋弛緩薬の拮抗

アセチルコリンエステラーゼ阻害薬，γ-シクロデキストリン誘導体，カリウムチャネル遮断薬の3種類の薬剤を用いることで非脱分極性筋弛緩薬の作用を拮抗することができる。

●アセチルコリンエステラーゼ阻害薬

アセチルコリンエステラーゼ阻害薬にはネオスチグミンなどが挙げられる。アセチルコリンの分解を抑制して，シナプス間隙のアセチルコリン濃度を増加させることで，競合的に作用していた非脱分極性筋弛緩薬の作用を拮抗することができる。しかしながら，増加したアセチルコリンはニコチン受容体だけでなくムスカリン受容体にも作用してしまうため，副交感神経系の興奮により徐脈や腸管運動亢進などの副作用が認められる。したがって，通常はアトロピンなどのムスカリン受容体遮断薬をネオスチグミン投与前もしくは同時に投与する。

●γ-シクロデキストリン誘導体

γ-シクロデキストリン誘導体であるスガマデクスは，非脱分極性筋弛緩薬のロクロニウムやベクロニウムに選択的に直接結合し，包接体を形成することで筋弛緩作用自体を不活化させる。日本でも2010年より使用可能となった。ネオスチグミンのような副交感神経系の副作用を生じることなく筋弛緩作用を拮抗することができるが，非常に高価である。

●カリウムチャネル遮断薬

カリウムチャネル遮断薬の4-アミノピリジンなどは，神経終末のカリウムチャネルに作用して活動電位を持続させ，神経終末へのカルシウムの流入を促進させることでアセチルコリン放出量を増加させる。しかしながら，非特異的な作用であることから副作用が多く，臨床ではほとんど使用されない。

筋弛緩からの回復の判定基準

人医療では筋弛緩からの回復を判定する基準に四連刺激を用いている。近年まではTOF比0.7

であるとされていたが，低酸素血症や上部気道閉塞の危険性が指摘され，現在ではTOF比0.9以上を筋弛緩からの回復の基準としている。筋収縮の減衰を触診で評価した場合，TOF比0.3ではすべての評価者で筋収縮の減衰を認識できるが，TOF比0.4では約25％とTOF比0.5では約75％の評価者で筋収縮の減衰を認識できなくなるといわれている。したがって，TOF刺激に対する評価は触診といった主観的な評価で行ってはならない。

一方，DBS-3.3を用いた主観的評価では，TOF比0.6～0.7程度の筋収縮の減衰を認識できることから，TOF比を用いた評価ができない場合にはDBS-3.3が有用であると考えられる。しかしながら，前述のように，現在ではTOF比0.9以上を安全な麻酔からの回復の基準としていることから，DBS-3.3を用いた評価をもって麻酔回復の基準を満たすには十分とはいえないことに注意しなければならない。

犬では後肢と喉頭における筋弛緩からの回復の差を検討した報告があり，後肢の筋弛緩状態は改善(TOF比0.9)していたとしても，喉頭では筋弛緩状態が持続していた[15]。つまり，後肢の筋弛緩モニタリングを指標にして気管チューブの抜管を行うと，抜管後の低酸素血症や上部気道閉塞などの呼吸困難をきたす可能性がある[16]。筆者はTOF比1.0の完全回復を確認してから抜管することとしており，TOF比1.0で抜管したとしても，抜管後には必ずパルスオキシメータによる低酸素血症のモニタリングを行っている。

▷ まとめ

筋弛緩モニタはバランス麻酔，特に全静脈麻酔による麻酔管理時に有用である。吸入麻酔薬と比較して，全静脈麻酔では手術操作に関係のない体動が認められやすいという短所もあるが，全静脈麻酔の方が循環動態 p.288 への影響が軽度で血圧を正常範囲に維持しやすいという大きな長所がある[17]。

バランス麻酔では鎮静 / 催眠，鎮痛，筋弛緩を別々の薬剤で得ることから煩雑となりがちであるが，個々の薬剤の副作用を最小限にできるため，より繊細な麻酔管理が可能となる。全静脈麻酔やバランス麻酔に興味のある獣医師は動物看護師も交えて，筋弛緩モニタによる麻酔管理をぜひ実践していただきたい。

Chapter2-3. 筋弛緩 参考文献

1) 獣医麻酔外科学会 麻酔・疼痛管理委員会. 犬および猫の臨床例に安全な全身麻酔を行うためのモニタリング指針. https://www.jsvas.net/download/COmmittee/anesthanalg/MonitoringGuidance.pdf(2018年1月現在)
2) 山下和人. 全身麻酔. *In*：獣医学教育モデル・コア・カリキュラム準拠 獣医臨床麻酔学. 学窓社. 東京. 2017. pp.49-81.
3) Keegan RD. Muscle relaxants and neuromuscular blockade. *In*: Grimm KA, Lamont LA, Tranquilli WJ, et al. eds. Lamb and Jones' Veterinary Anesthesia and Analgesia. 5th ed. Willey Blackwell, Ames. 2015. pp.260-276.
4) Nagahama S, Nishimura R, Mochizuki M, Sasaki N. The effects of propofol, isoflurane and sevoflurane on vecuronium infusion rates for surgical muscle relaxation in dogs. *Vet Anaesth Analg.* 2006. 33: 169-174.
5) Okamoto T. Effects of magnesium and calcium on muscle contractility and neuromuscular blockade produced by muscle relaxants and aminoglycoside. *Masui.* 1992. 41: 1910-1922.
6) Gencarelli PJ, Swen J, Koot HW, Miller RD. The effects of hypercarbia and hypocarbia on pancuronium and vecuronium neuromuscular blockades in anesthetized humans. *Anesthesiology.* 1983. 59: 376-380.
7) Waud BE, Waud DR. Interaction of calcium and potassium with neuromuscular blocking agents. *Br J Anaesth.* 1980. 52: 863-866.
8) Bigland B, Goetzee B, Maclagan J, Zaimis E. The effect of lowered muscle temperature on the action of neuromuscular blocking drugs. *J Physiol.* 1958. 141: 425-434.
9) 北島治, 鈴木孝浩. 筋弛緩モニター. *In*：麻酔科医のための周術期のモニタリング. 中山書店. 東京. 2016. pp.186-200.
10) Sarrafzadeh-Rezaei F, Eddie Clutton R. The post-tetanic count during vecuronium-induced neuromuscular blockade in halothane-anaesthetized dogs. *Vet Anaesth Analg.* 2009. 36: 246-254
11) 山下和人, 安達洋平, 久代季子, Umar Mohammed Ahmed, 都築圭子, 前原誠也, 瀬野貴弘, 泉澤康晴. プロポフォール-フェンタニルを用いた犬の全静脈麻酔の臨床応用. 日獣会誌. 2004. 57：715-720.
12) Ezri T, Szmuk P, Warters RD, Gebhard RE, Pivalizza EG, Katz J. Changes in onset time of rocuronium in patients pretreated with ephedrine and esmolol — the role of cardiac output. *Acta Anaesthesiol Scand.* 2003. 47: 1067-1072.
13) Won YJ, Shin YS, Lee KY, Cho WY. The effect of phenylephrine on the onset time of rocuronium. *Korean J Anesthesiol.* 2010. 59: 244-248.
14) Auer U, Mosing M, Moens YP. The effect of low dose rocuronium on globe position, muscle relaxation and ventilation in dogs: a clinical study. *Vet Ophthalmol.* 2007. 10: 295-298.
15) Sakai DM, Martin-Flores M, Romano M, Tseng CT, Campoy L, Gleed RD, Cheetham J. Recovery from rocuronium-induced neuromuscular block was longer in the larynx than in the pelvic limb of anesthetized dogs. *Vet Anaesth Analg.* 2017. in press.
16) Murphy GS, Szokol JW, Marymont JH, Greenberg SB, Avram MJ, Vender JS. Residual neuromuscular blockade and critical respiratory events in the postanesthesia care unit. *Anesth Analg.* 2008. 107: 130-137.
17) Iizuka T, Kamata M, Yanagawa M, Nishimura R. Incidence of intraoperative hypotension during isoflurane-fentanyl and propofol-fentanyl anaesthesia in dogs. *Vet J.* 2013. 198: 289-291.

▷ 血液ガス分析

血液ガス分析は，呼吸性異常または代謝性異常を示す動物に対して実施される。以前は測定装置やカートリッジが高価で，毎日のメンテナンスが煩雑であったことから敬遠されていた検査であるが，最近では測定装置が以前より安価となりメンテナンスフリーの機種が多くなったことから，血液ガス分析を行うことができる動物病院が増えてきた。血液ガス分析を用いることでポイント・オブ・ケア検査(POCT)[*1]として，麻酔管理だけでなく救急・集中治療管理の動物においても酸素化 p.287，換気 p.286，酸–塩基平衡の3つの重要な生理学的変化の評価が可能である。本項では，まず血液ガス分析の概要を説明し，続いて酸素化と換気の解釈，酸–塩基平衡異常を評価するための段階的アプローチ法について述べる。

▷ モニタリングを始める前に

血液ガス分析の適応

生体の酸–塩基平衡は，内部恒常性(ホメオスタシス) p.290 による代償機構により，狭い範囲内で維持されている。しかしながら，このホメオスタシスが破綻する呼吸不全，意識障害，酸–塩基平衡異常，ショックなど重篤な病態では血液ガス分析が必要となる。血液ガス分析の結果は，病態の重症度や治療への反応性の評価に有用であり，静脈内輸液，電解質の補正，酸素化，人工呼吸器による管理が必要かどうかの判定指標となる[1]。血液ガス分析には，動脈血もしくは静脈血の両方を供することができ，動脈血の血液ガス分析によって，酸素化(肺から血液中への酸素供給)，換気(血液中から肺への二酸化炭素排泄)，酸–塩基平衡の情報が得られる。一方，静脈血の血液ガス分析では酸素化の評価はできないが，換気と酸–塩基平衡の情報は得ることができる[2]。得られた結果の表示は，①状態，②採取部位，③気体の種類の組み合わせで表示される(図1)。室内気吸入時〔吸入酸素濃度(FiO_2)＝21％〕の動脈血液ガス分析の測定時に覚えておくべき正常値を表1に示す[3]。

ココを押さえる！

血液ガス分析の適応

- 動脈血の血液ガス分析では，酸素化，換気，酸–塩基平衡の情報が得られる
- 静脈血の血液ガス分析でも，換気，酸–塩基平衡の情報を得られるが，酸素化の評価はできない

血液ガス分析装置の種類

血液ガス分析装置には据え置き型と持ち運び型がある。据え置き型は電極・校正ガスなどが一体となったカートリッジによるメンテナンスフリーの製品が一般的である。カートリッジは1カ月程度の使用期限(製品により異なる)となるが，自動キャリブレーション(校正)機能があるため，24

＊1　動物の傍らで獣医療従事者が行う検査のこと。外注業者に委託することなく，検査場所や測定者を問わないため，検査時間の短縮となる

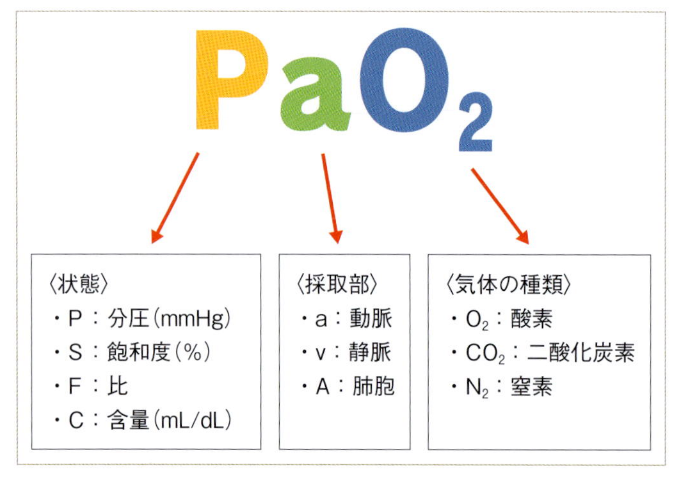

図1 血液ガス分析結果の表示法則
血液ガス分析で得られたガス分圧の結果表示は，状態，採血部位，気体の種類の組み合わせで表示される。つまり，PaO_2は動脈血酸素分圧を示す

表1 室内気吸入時(FiO_2=21%)の動脈血液ガス分析の正常値
酸-塩基平衡，酸素化，換気を評価する項目を以下に示す。血液ガス分析装置やカートリッジの種類により，グルコースや乳酸など測定可能な項目が異なる
文献3より引用・改変

指標	項目	正常値(範囲)	
		犬	猫
酸-塩基平衡	pH	7.41(7.35〜7.46)	7.39(7.31〜7.46)
換気	$PaCO_2$(mmHg)	36.8(30.8〜42.8)	31.0(25.2〜36.8)
酸素化	PaO_2(mmHg)	92.1(80.9〜103.3)	106.8(95.4〜118.2)
酸-塩基平衡	HCO_3^-(mEq/L)	22.2(18.8〜25.6)	18.0(14.4〜21.6)
酸-塩基平衡	BEecf(mEq/L)	−4〜+4	−4〜+4

$PaCO_2$：動脈血二酸化炭素分圧，PaO_2：動脈血酸素分圧，
HCO_3^-：重炭酸イオン濃度，BEecf：細胞外液の過剰塩基

時間常にスタンバイ状態であることが長所である(図2)。持ち運び型は，使用の都度カートリッジを冷蔵庫から取り出し，使用可能温度(18〜30℃)に戻すまでの手間は生じるが，使用期限が据え置き型と比較すると長いものが多く，往診時に携帯可能であることが特長である(図3)。

測定原理

最近の血液ガス分析装置では血液ガス性状の他に，電解質，グルコース，腎機能，乳酸などの血液生化学検査も可能なカートリッジが販売され，その使用用途に応じてカートリッジを選択することができる。

測定法にはpH，Na^+，K^+，Ca^{2+}，二酸化炭素分圧(PCO_2)は電位差測定法を，ヘマトクリット値は電気伝導度測定法を，酸素分圧(PO_2)，グルコース，乳酸は電流測定法を用いている機種が多い。グルコースと乳酸に関しては，それぞれグルコースオキシダーゼと乳酸オキシダーゼによる酵素電極法を用いて生じた電流を測定している。これらの測定結果より，ヘモグロビン酸素飽和度(SO_2)，重炭酸イオン濃度(HCO_3^-)，総二酸化炭素濃度(TCO_2)，細胞外液の過剰塩基(BEecf)p.286が，酸素解離曲線およびノモグラムから算出される。

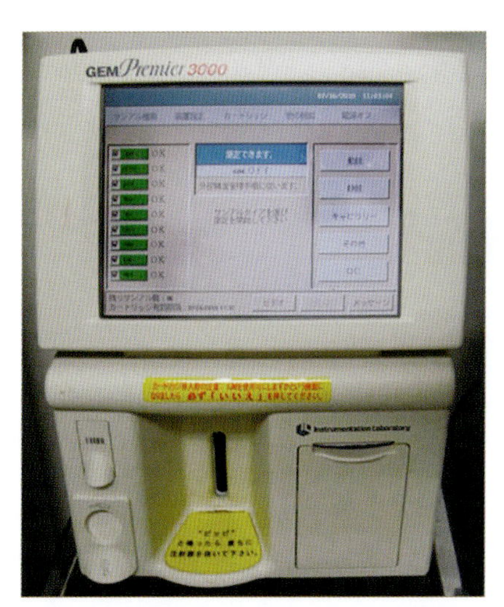

図 2　**据え置き型の血液ガス分析装置**
24 時間スタンバイ状態のメンテナンスフリーの測定機器である〔GEM プレミア 3000®：アイ・エル・ジャパン(株)〕

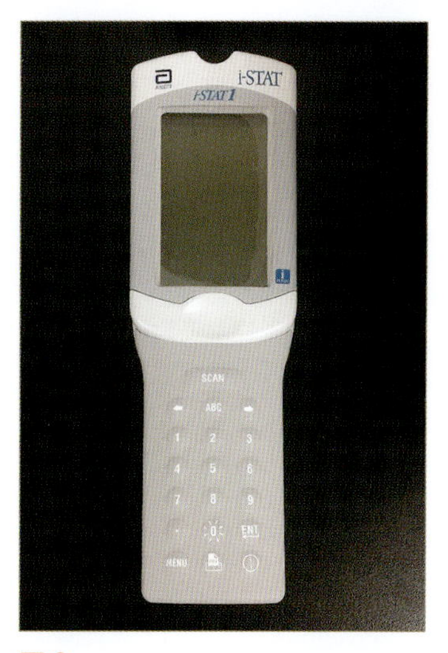

図 3
持ち運び型の血液ガス分析装置
単回使用のカートリッジで，バッテリー駆動の携帯可能な測定機器である〔i-STAT®：アボットジャパン(株)〕

▷ 血液ガス分析の血液サンプリング

採血部位

動脈血は足背動脈や大腿動脈からの採血が一般的であるが，全身麻酔下では同部位に留置した動脈カテーテル，もしくは前脛骨動脈や舌下動脈からも採血できる(図 4)。動脈カテーテルからサンプリングするときは，希釈を避けるためカテーテルライン容量の 3 倍以上をあらかじめ取り除いた後の動脈血をサンプリングすることが望ましい。

前述したように，静脈血の血液ガス分析であっても換気や酸-塩基平衡の情報を得ることができる[2]。通常，静脈血二酸化炭素分圧($PvCO_2$)は動脈血二酸化炭素分圧($PaCO_2$)よりも 4～6 mmHg 高いが，重症例ではその差はさらに大きくなることが報告されている[4]。静脈血の採血時では pH や静脈血二酸化炭素分圧の結果に影響するため，静脈穿刺後に駆血を解いた状態で採血することが望ましい。

採血方法と注意点

動脈血液ガス分析に用いる市販のキットには抗凝固剤(乾燥ヘパリンリチウム)が含まれており，動脈穿刺時の動脈血圧により動脈血がシリンジ内に自動吸引されるため採血手技が容易となる。キットがなければ液体ヘパリンナトリウムでシリンジ内腔をリンス(コーティング)したものを代用しても良い。液体ヘパリンナトリウムを用いる場合，リンス後のシリンジや注射針内のデッドスペースに残存するヘパリン量が結果に影響するため，針先を下に向けて 3 回プランジャー(外筒と内筒＝押子)を空打ちすることで，強制的に過剰なヘパリンを排出することが望ましい。これにより，採血 1 mL に対して 3.9％が希釈されるが，結果への影響を最小限にすることができると報告されている[5]。EDTA 塩やクエン酸塩は酸性物質であるため pH に影響し，ナトリウムやカリウムの添加とカルシウムのキレート作用があることから電解質の結果に誤差を生じるため不適である。

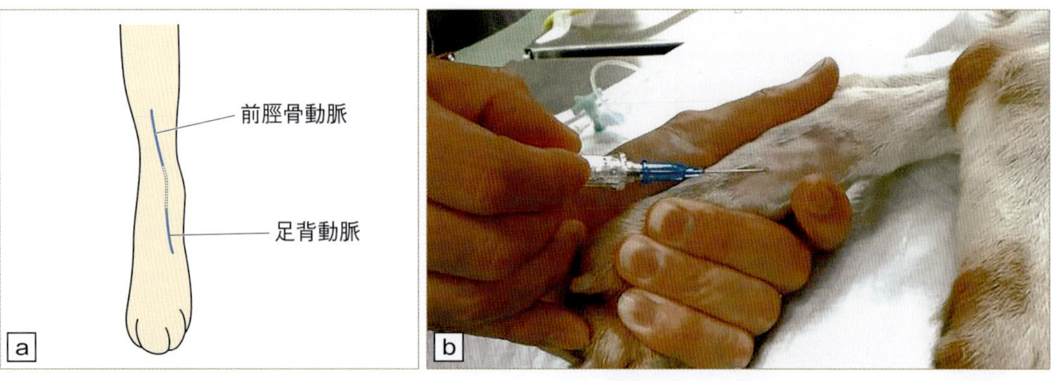

図 4 動脈血の採血部位
a：前脛骨動脈および足背動脈からの採血。足背動脈は右後肢を頭側面からみると，足根部の中央から中足部の内側に向けてやや斜めに走行する
b：足背動脈への留置。左後肢の足背動脈への留置。足背動脈の走行を確認後，留置針（サイズは任意）を刺入する。筆者は，刺入角は動脈の走行とほぼ同じになるよう，浅い角度で刺入するようにしている。静脈留置と異なり，駆血は不要である

また，自身で用意したシリンジでは，採血時にシリンジのプランジャーを手動で引いて動脈血を吸引しなければならず，不慣れだと針先が動脈から抜けて採血がうまくいかないことや血腫を形成することがある。採血時には動物や処置台を支点とし，足背動脈は30〜45度，大腿動脈は75〜90度の角度で穿刺するのが良いとされるが，動脈の走行が触知されれば角度に決まりはない。動脈穿刺後には最低5分間は圧迫止血を行い，血腫の形成を予防する。

検体の取り扱い

採血した血液検体は，両掌でシリンジを挟み“きりもみ状に穏やかに”回転させて十分に混和し，最初の数滴を除去することが望ましい。血液検体は長時間室内に放置しておくと，血球成分の解糖作用によりグルコースの低値や乳酸の高値が生じてpHが低下してくる。以前は，氷水の中で30〜60分は保存が可能であるといわれていたが，専用シリンジではない汎用のプラスチックシリンジを使用すると，酸素や二酸化炭素などのガスの透過性により，適切な結果が得られなくなる。

また，採血シリンジ内に気泡がある場合には，ヘンリーの法則[*2]に従い血液検体内のガス分圧が大気に近づくため，酸素分圧は159 mmHgに，二酸化炭素分圧は0.2 mmHgに収束していく[*3]。したがって，採血後は迅速に測定することが望ましい。

＊2 「気体の溶解度は圧力に比例する」という気体に関する法則のことをいう
＊3 空気中には主に窒素（78％），酸素（20.9％）および二酸化炭素（0.03％）と微量成分の気体が含まれている。海抜0 mにおける大気圧は760 mmHgであるため，酸素分圧は760×0.209＝158.8 mmHgに，二酸化炭素分圧は760×0.0003＝0.23 mmHgとなる

ココを押さえる！ 血液サンプリング	・動脈血のサンプリングは足背・大腿動脈だけでなく，全身麻酔下であれば前脛骨動脈や舌下動脈からも採血が可能である ・動脈血の採血には市販のキット(乾燥ヘパリンリチウム)か液体ヘパリンナトリウムでシリンジ内腔をリンスしたものを利用する ・検体は“きりもみ状に穏やかに”混和し，最初の数滴を除去しておく

▷ 酸素化

酸素化の評価

動脈血の血液ガス分析で得られた PaO_2 で酸素化を評価することができる。多くの肺疾患では，個々の肺胞における換気-血流比不均等，拡散障害，もしくはシャントを生じることで PaO_2 の低下を引き起こす。軽度の低酸素血症 p.290 は PaO_2＜80 mmHg〔経皮的動脈血酸素飽和度(SpO_2)＜95％〕，重度の低酸素血症は PaO_2＜60 mmHg(SpO_2＜90％)と定義される[6]。室内気の吸入酸素濃度(FiO_2＝21％)で PaO_2 が低いときは，以下の肺胞気式を用いて肺胞気酸素分圧-動脈血酸素分圧較差(A-aDO_2)を決定し，酸素化障害の有無を評価すべきである。

肺胞気式

$$肺胞気酸素分圧(PAO_2) = [FiO_2 \times (PB - 47)] - (PaCO_2 \div 0.8)$$
$$A\text{-}aDO_2 = PAO_2 - PaO_2$$

式中の PB は大気圧(海抜 0 m では 760 mmHg)，47 mmHg は水蒸気圧を示している。0.8 は呼吸商を示しており，呼出された二酸化炭素量に対する生体の酸素の取り込み量を示している。A-aDO_2 の正常値は 5～15 mmHg であり，A-aDO_2 が 15 mmHg 以上である場合には，肺胞と肺毛細血管との間の酸素化に何らかの障害が生じていると判断する[7]。酸素供給時には肺胞気酸素分圧(PAO_2)が上昇するため A-aDO_2 の値は開大する。したがって，麻酔中や集中治療管理中のような酸素供給されている動物の酸素化を評価するときには，A-aDO_2 を使用することはできない。

酸素供給時は，吸入酸素濃度を 5 倍した値が正常な犬・猫の PaO_2 の予測値として概算できる。例えば，吸入酸素濃度 40％で酸素供給している場合，PaO_2＝200 mmHg が予測値となる。このように，PaO_2 は血液ガス分析装置で得た値(実測値)を用いることもできるが，肺胞気式で得た PaO_2 の予測値が実測値よりも低ければ，PaO_2/FiO_2 比(P/F 比)を算出して酸素化の障害を評価することができる。正常な P/F 比は約 500 となる。この P/F 比が 400 以上である場合には，肺機能は正常であると判断する。一方，肺機能が障害されると，P/F 比が低下してくる。獣医療では P/F 比が 300 以下で急性肺障害(VetALI)，200 以下で急性呼吸窮迫症候群(VetARDS)と診断される[8](表 2)。P/F 比は，肺機能の評価に使えるだけでなく，酸素療法に対する反応の評価として麻酔中や集中治療管理中の人工呼吸器管理にも用いられ，抜管可能かどうかの指標にも有用である。筆者の経験では，P/F 比が 350 以上であれば，人工呼吸器管理から離脱して経鼻酸素カテーテルもしくは酸素ケージによる一般入院管理が可能である。低酸素血症の原因については後述する。

表 2　VetALI および VetARDS の診断基準

1. 72 時間以内の急性発症の呼吸困難
2. 直接肺傷害を起こしうるリスク要因（挫傷，吸引，感染など）と二次的な肺傷害（SIRS ※1，ショック，外傷など）がある
3. 心原性ではない肺毛細血管漏出
   ①胸部 X 線画像において両側性 / びまん性肺浸潤影がみられる
   ② CT 画像において両側性の重力方向に応じた CT 値の上昇
   ③気道に蛋白性分泌物がある
   ④肺血管外水分量の増加
4. ガス交換障害がある
   ① PEEP ※2 または CPAP ※3 を行わないと低酸素血症となる
   - 吸入酸素濃度が既知
     P/F 比≦300　→　VetALI
     P/F 比≦200　→　VetARDS
   - 吸入酸素濃度が室内気
     A-aDO_2 開大
   - 静脈混合（非心源性シャント）
   ②死腔換気の増加
5. びまん性の肺内炎症がある
   ①経気管洗または気管支肺胞洗浄のサンプルで好中球数の増加
   ②経気管洗浄または気管支肺胞洗浄のサンプルで炎症性マーカーの増加
   ③ PET ※4

※ 1　全身性炎症反応症候群 p.289，※ 2　呼気終末陽圧，※ 3　持続陽圧呼吸，※ 4　陽電子放出断層撮影

酸素-ヘモグロビン解離曲線

PaO_2 は動脈血液中に溶存している酸素分圧を示しており，赤血球中のヘモグロビン分子に酸素を結合させる駆動力として機能する。この酸素とヘモグロビンとの結合率を示したものが酸素-ヘモグロビン解離曲線である（図 5）。酸素-ヘモグロビン解離曲線は，縦軸にヘモグロビンと結合している動脈血酸素飽和度（SaO_2）を，横軸に動脈血酸素分圧をとると，S 字状（シグモイド曲線）となる。正常時の PaO_2 は 100 mmHg（SaO_2 は約 98％）であり，曲線は水平に近く酸素分圧が少し低下しても酸素飽和度は維持されているため，末梢組織までの酸素運搬能が高い。しかしながら，低酸素血症時の PaO_2 は 60 mmHg（SaO_2 は約 90％）以下となり，酸素分圧の少しの低下であっても酸素-ヘモグロビン解離曲線は急勾配を示す。この曲線の特性は，ヘモグロビンは酸素分圧が高い場所では酸素としっかり結合し，酸素分圧が低い場所（末梢組織）では酸素を放出しやすいことを意味している。

酸素-ヘモグロビン解離曲線は，体温上昇，$PaCO_2$ の増加，2,3-DPG（ジホスホグリセリン酸）*4 の増加，および pH の低下によって右方シフトが起きる（Bohr 効果）。右方シフト時には，ヘモグロビンから酸素が解離しやすくなるため，末梢組織での酸素供給量が増加することとなる（図 6）。つまり，細胞での酸素消費が亢進している病態では右方シフトが酸素運搬に合理的である。右方シフトが起こる要因は，“激しい運動時”と覚えておくと病態を整理しやすい。運動時には体温

＊ 4　2,3-DPG とはグルコース代謝の解糖経路の側路で産生される物質であり，赤血球中には他の細胞に比べて約 1,000 倍の高濃度で含まれている。2,3-DPG の増加は酸素とヘモグロビンとの親和性を低下させ，酸素-ヘモグロビン曲線を右方シフトさせる

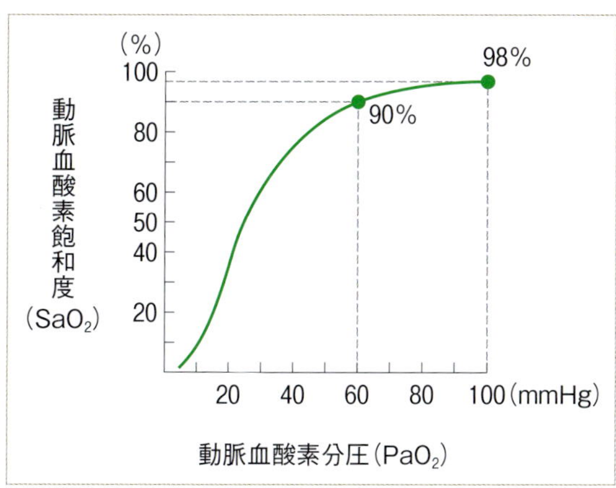

図5　酸素–ヘモグロビン解離曲線

酸素–ヘモグロビン解離曲線は，縦軸に動脈血酸素飽和度(SaO_2)を，横軸に動脈血酸素分圧(PaO_2)をとるS字状(シグモイド曲線)を示す。正常時のPaO_2は100 mmHg(SaO_2は約98%)となり水平に近い曲線を描き，低酸素血症時のPaO_2は60 mmHg(SaO_2は約90%)以下となり，曲線は急勾配を示す

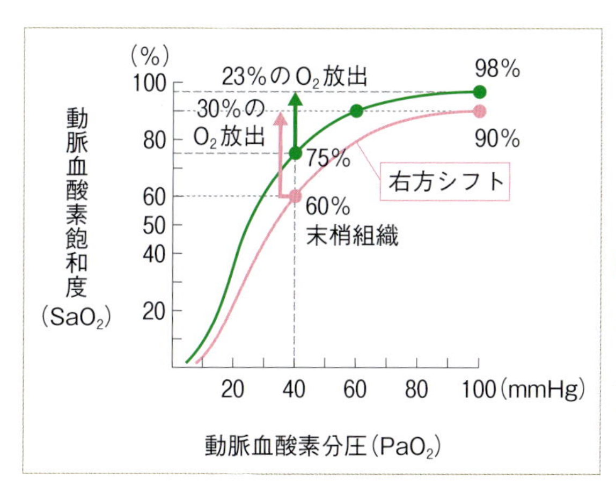

図6　酸素–ヘモグロビン解離曲線の右方シフト

体温上昇，$PaCO_2$の増加，2,3-DPGの増加，およびpHの低下により，酸素–ヘモグロビン解離曲線は右方シフトが起きる(Bohr効果)。末梢組織の酸素分圧を40 mmHgとすると，正常時の酸素–ヘモグロビン解離曲線では23%の酸素放出(98%から75%)だが，右方シフト時には30%の酸素放出(90%から60%)に増加しており，末梢組織への酸素供給量を増加させる

が上昇し，代謝が亢進するため$PaCO_2$が増加し，無酸素運動の場合には解糖系が促進され2,3-DPGが増加し，その結果pHが低下する。そして，末梢組織は酸素を多く要求するようになり，右方シフトさせることで酸素供給量を増加させる，と覚えると理解しやすい。

ココを押さえる！

酸素化

- 酸素–ヘモグロビン解離曲線で，末梢組織への酸素運搬能の程度が分かる
- 正常なPaO_2は100 mmHg，SaO_2は約98%であり，曲線は水平に近い
- 低酸素血症時は曲線が急勾配となり，SaO_2が急激に低下するため酸素供給が必要である

動脈血酸素含量

酸素で飽和されたヘモグロビンは，全血液中の酸素含量の約98%の酸素と結合し，酸素を末梢組織へと運搬する。血液ガス分析で得られるSaO_2やPaO_2では，動脈血中の酸素の飽和度や分圧は把握できるが，血液中の酸素含量の情報は得られない。実際に組織がどのくらい酸素を利用できるかを示す指標として，動脈血酸素含量(CaO_2)が用いられ，次の式で算出できる。

血液中の酸素含量の求め方

動脈血酸素含量(CaO_2)＝1.34×ヘモグロビン(g/dL)×SaO_2(%)＋PaO_2(mmHg)×0.003

式中の定数 1.34 はヘモグロビン(Hb)1 g に結合できる酸素含量(mL)であり，0.003 は 37℃における血漿中の酸素溶解定数である。動脈血酸素含量は血液 1 dL あたり酸素をどのくらい含むかを示したもので，その正常値は 16～20 mL/dL である。この式から，動脈血酸素含量はヘモグロビン結合酸素量(1.34×Hb×SaO_2)と血液中溶存酸素量(PaO_2×0.003)の加算であり，血液中溶存酸素量は非常に少ない値であるため，酸素含量のほとんどはヘモグロビン値と SaO_2 に依存していることが理解できる。実際の酸素含量のシミュレーションを以下に示す。

動脈血酸素含量のシミュレーション

①正常犬，②貧血，③低酸素血症，④吸入酸素濃度上昇の動物の動脈血酸素含量を以下の条件でシミュレーションした。

① Hb＝14 mg/dL，SaO_2＝98%，PaO_2＝100 mmHg
② Hb＝7 mg/dL，SaO_2＝98%，PaO_2＝100 mmHg
③ Hb＝14 mg/dL，SaO_2＝90%，PaO_2＝60 mmHg
④ Hb＝14 mg/dL，SaO_2＝100%，PaO_2＝500 mmHg

各条件の動脈血酸素含量の結果
① (14×1.34×0.98)＋(100×0.003)＝18.68 mg/dL
② (7×1.34×0.98)＋(100×0.003)＝9.49 mg/dL
③ (14×1.34×0.90)＋(60×0.003)＝17.06 mg/dL
④ (14×1.34×1)＋(500×0.003)＝20.26 mg/dL

シミュレーションの結果，末梢組織の酸素化に影響を与えうる原因としては，②貧血が強く影響していることが理解できる。同時に，④吸入酸素濃度が上昇しても，酸素含量は大きく増加しないことも理解できる。③低酸素血症も PaO_2 が 60 mmHg 以下となると，酸素-ヘモグロビン解離曲線より急速に SaO_2 が低下するため，臨床的には動物を注意深く看視していなければならない。したがって，軽度の貧血であったとしても，手術による出血で貧血はさらに進行し，末梢組織の酸素化が悪化する。貧血は麻酔担当者にとって非常に危険な病態であり，必要と判断したときには輸血も躊躇してはならない。一般的に，ヘモグロビン値＜7 mg/dL を下回ったときには輸血が考慮される。

▷ 低酸素血症

呼吸生理学において，生体に酸素を取り込むことを酸素化とよび，生体から二酸化炭素を排泄することを換気とよぶ。低酸素血症は，大気から肺胞への酸素の取り込みや，肺胞から血液中のヘモグロビンへの酸素の受け渡しができなくなり，末梢組織が正常な代謝活動をすることができなくなる病態のことをいう。低酸素血症の病態生理は，①右左シャント，②換気-血流比不均等，③拡散

表3 低酸素血症の病態分類

病態	呼吸不全の型	$PaCO_2$	$A\text{-}aDO_2$	酸素供給
右左シャント	Ⅰ型呼吸不全	≦45 mmHg	開大	改善しない
換気-血流比不均等	Ⅰ型呼吸不全	≦45 mmHg	開大	改善する
拡散障害	Ⅰ型呼吸不全	≦45 mmHg	開大	改善する
肺胞低換気	Ⅱ型呼吸不全	＞45 mmHg	正常	改善する

障害，④肺胞低換気 p.290 の4つに分類される。実際の臨床現場では，これらの病態が混在した状態であることが多い。さらに，低酸素血症はⅠ型呼吸不全（ガス交換不全）とⅡ型呼吸不全（換気不全）に分類される。Ⅰ型呼吸不全とは，肺胞と毛細血管との間に何かしらのガス交換異常が存在する $A\text{-}aDO_2$ が開大した病態である。Ⅱ型呼吸不全は，$A\text{-}aDO_2$ は正常であるが呼吸中枢や呼吸筋などが抑制されて高二酸化炭素血症 p.287 を伴う換気不全が存在する病態である。低酸素血症の病態を表3に示す。

①右左シャント

右左シャントとは，右室から拍出された血液が肺胞気（肺胞内のガス）に接触せず，酸素化されないまま左心系に血液が流入する病態であり，生理学的シャントもしくは解剖学的シャントに分類される。生理学的シャントとは，肺胞虚脱もしくは肺浸潤（無気肺，肺炎，肺水腫など）の生じた領域を通過した肺血流が体循環に再分布された状態であり，酸素化されていない血液が混合するため低酸素血症が生じる。解剖学的シャントとは，肺循環の血液が解剖学的に迂回する疾患（例：右左シャントの心室中隔欠損症もしくは動脈管開存症）であり，シャントした血液は肺胞からの酸素化が全く行われないため低酸素血症が生じる。一般的に右左シャントは酸素供給を行っても低酸素状態は改善されない。

②換気-血流比不均等（V/Q ミスマッチ）

正常な呼吸では，肺動脈血が肺毛細血管を通過する過程で酸素（O_2）と二酸化炭素（CO_2）の交換が行われるが，十分なガス交換を行うためには，肺胞換気量（V）と肺血流量（Q）が肺内の各領域でマッチング（＝適切な換気-血流比）していることが重要となる。正常肺であったとしても，血流は重力の影響で腹側（仰臥位では背側）に多く分布するので，肺内の血流は一様ではなく不均等が生じている。疾患肺では，換気が非常に少ない肺胞が存在するため，正常肺よりも不均等がさらに増大し，その結果として換気-血流比不均等による低酸素血症が生じる。

換気-血流比不均等が生じていても，肺胞においては酸素化がいくらか行えているため，酸素供給によって低酸素状態が改善される可能性がある。肺胞虚脱が生じた場合には，肺胞再疎通処置（p.161“カプノメータ”を参照）を行い，虚脱した肺胞を再疎通させることで酸素化が可能な状況に回復できることがある。

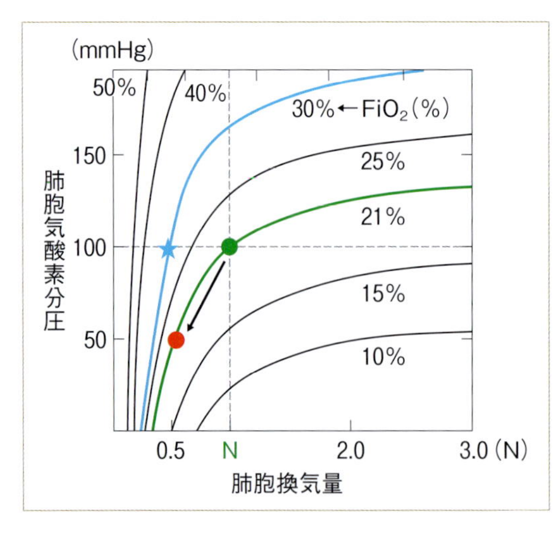

図7 肺胞換気量と吸入酸素濃度の関係
縦軸に肺胞気酸素分圧を，横軸に肺胞換気量(N)を示す。室内気(FiO_2=21%)吸入時は，肺胞換気量が正常(=N)時では肺胞気酸素分圧は100 mmHgであるが(●)，肺胞換気量が半分(=0.5N)のときでは肺胞気酸素分圧は50 mmHgとなり(●)，低酸素血症を呈する。一方，吸入酸素濃度を30%に上昇させると，肺胞換気量が半分であっても肺胞気酸素分圧は100 mmHgを維持できるため，低酸素血症とはならない(★)

③拡散障害

拡散とは，肺胞に存在する酸素が肺胞上皮細胞，間質，毛細血管内皮細胞，血漿，そして赤血球内のヘモグロビンまで通過する過程をいう。拡散障害とは，このいずれかの過程が障害を受けることにより酸素が拡散できない状態をいう。二酸化炭素は酸素に比べ約20倍速く拡散する性質を有するため，一般的に拡散障害があっても$PaCO_2$は上昇しにくい。拡散障害ではA-aDO_2は開大するが，吸入酸素濃度を上昇させることで肺胞気の酸素分圧が上昇するためPaO_2は改善する。

④肺胞低換気

換気とは，生体で産生された二酸化炭素を含む肺胞気を，吸気と呼気 p.287 を繰り返して排泄する過程である。この過程は，呼吸中枢を介した横隔膜および肋間筋などの呼吸筋の収縮と弛緩によって成立する。麻酔薬や神経筋疾患などにより換気量が減少して肺胞低換気となると，前述した肺胞気式より高二酸化炭素血症となるため，室内気吸入時(FiO_2=21%)には肺胞気酸素分圧の低下を招き，結果的に低酸素血症を生じる。肺胞低換気のみではA-aDO_2は開大しないため，吸入酸素濃度を上昇させると低酸素血症は改善する(図7)。

低酸素血症の病態鑑別

低酸素血症の病態鑑別のステップを図8に示す。まず，動脈血の血液ガス分析を実施し，肺胞低換気($PaCO_2$>45 mmHg)とA-aDO_2の開大の有無を確認する。続いて，吸入酸素濃度を上昇させて低酸素血症が改善されれば換気-血流比不均等か拡散障害が，改善されなければ右左シャントを疑う。しかしながら前述したように，これらの低酸素血症の病態は混在していることが多いため解釈には注意が必要である。

各病態の低酸素血症の原因を表4に示す。注意すべきこととして，Ⅱ型呼吸不全を疑う場合，安易な酸素供給はCO_2ナルコーシスを引き起こし，急に意識レベル低下や呼吸停止する場合があるため，気管挿管や人工呼吸器の準備をしておく必要がある(Clinical Point 1)。

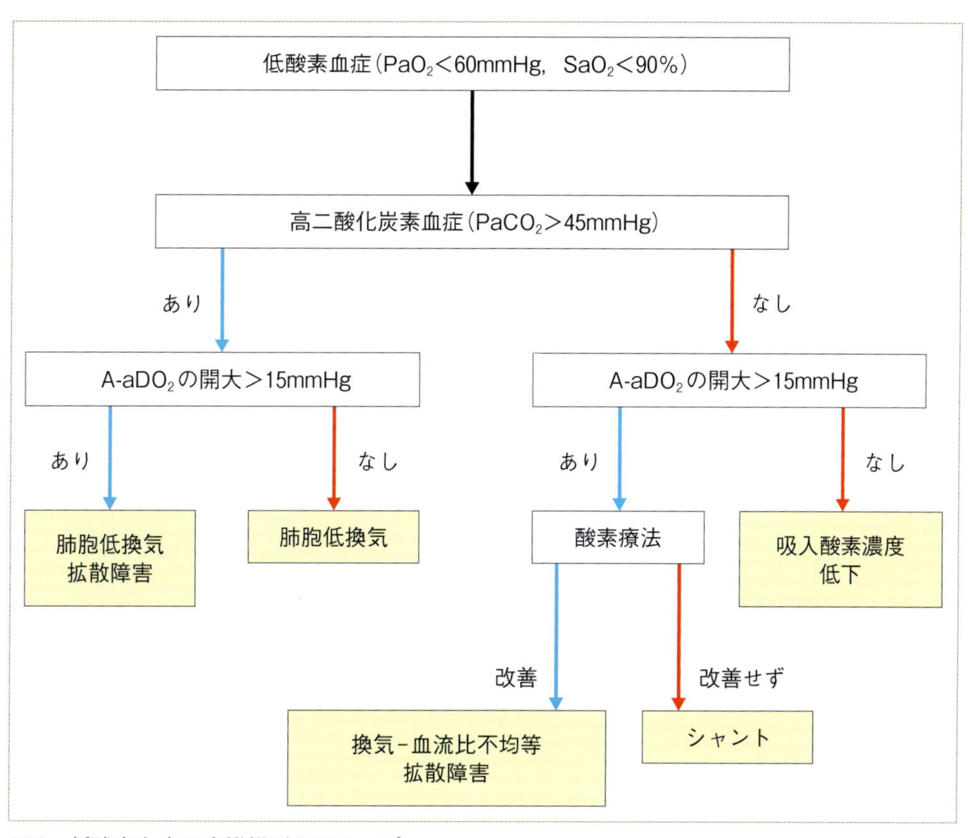

図8　低酸素血症の病態鑑別のステップ

表4　低酸素血症の原因

病態	原因
右左シャント	□無気肺 □心内右左シャント （心室中隔欠損症，動脈管開存症など） □肺内血管シャント （肺動静脈瘻など）
換気-血流比不均等	□気道疾患 □間質性肺疾患 □肺胞疾患 □肺循環障害
拡散障害	□肺胞膜の障害・肥厚 （間質性肺炎など） □無気肺，肺葉切除 □貧血
肺胞低換気	□呼吸中枢の抑制 （頭蓋内疾患，麻酔薬，オピオイドなど） □神経筋疾患 □肺・胸郭の異常 （肥満，クッシング症候群など）

Clinical Point 1 酸素供給による CO_2 ナルコーシス

慢性の低酸素血症かつ肺胞低換気（Ⅱ型呼吸不全）の動物に酸素供給を実施すると，CO_2 ナルコーシスを併発して意識レベルの低下が認められることがあります。CO_2 ナルコーシスは，酸素供給により換気-血流比の再分布の誘導や，低酸素状態に適応していた末梢化学受容体（頸動脈小体，大動脈小体）からの呼吸中枢への刺激情報が減少することで換気量が減少し，高二酸化炭素血症による呼吸性アシドーシスによって中枢神経や呼吸中枢が抑制され，中枢神経障害や意識障害を生じる病態です。時には，自発呼吸が停止する状態にまで陥ってしまうこともあります。したがって，Ⅱ型呼吸不全（特に慢性の病態）の動物に酸素供給を実施する際には，人工呼吸器の準備をあらかじめ行い，酸素供給を低めの濃度から始め，意識レベル，呼吸様式，呼吸数をモニタリングするようにしてください。酸素供給を一定時間行った後には，再び血液ガス分析を行い，低酸素状態の改善と高二酸化炭素血症の進行がないことを確認することが重要です。

▷ 酸-塩基平衡

酸-塩基平衡の恒常性

酸血症（アシデミア）は動脈血で $pH<7.35$，アルカリ血症（アルカレミア）は $pH>7.45$ の状態と定義される[9]。アシドーシスとアルカローシスという用語は，体内の酸-塩基平衡をそれぞれ酸性側もしくはアルカリ性側に傾かせようとする力がはたらいている“病態”のことを指し，酸血症およびアルカリ血症と区別して考えなければならない。pH は以下の Henderson-Hasselbalch の式より細胞外液中の重炭酸イオン濃度（HCO_3^-）と溶存している二酸化炭素濃度（αPCO_2）との比率と定義される[10]。

Henderson-Hasselbalch の式

$$pH = HCO_3^-（代謝性因子）\div \alpha PCO_2（呼吸性因子）$$

式中の α は二酸化炭素の溶解係数（0.03）を示す。生体内では代謝の副産物として絶えず揮発性酸（CO_2）と不揮発性酸（H^+）が産生されているにも関わらず，これらは肺もしくは腎臓からの排泄や細胞内外での緩衝作用によってその影響が抑えられ，pH は狭い正常範囲に維持されている。$PaCO_2$ は主に延髄の化学受容体により調節されており，肺胞換気量を変化させる。末梢化学受容体である大動脈小体および頸動脈小体も H^+ 濃度を感知し，肺胞換気量を変化させ，pH を正常化しようとはたらく。腎臓はナトリウム（Na^+）とクロール（Cl^-）の排泄を調節し，尿からの H^+ の排泄と HCO_3^- の再吸収に影響し，pH を正常化しようとはたらく。以上のことから生体の酸-塩基平衡の恒常性の維持には，肺と腎機能が必須である。逆にいうと，肺と腎臓の機能が低下している病態では，酸-塩基平衡の恒常性が損なわれている場合があるため，血液ガス分析を実施すべきである。

Henderson-Hasselbalch アプローチと Stewart-Fencl アプローチ

酸–塩基平衡の状態の評価には Henderson-Hasselbalch アプローチと Stewart-Fencl アプローチの２種類の方法がある[11]。Henderson-Hasselbalch アプローチは，pH の低下，すなわち酸血症を $PaCO_2$ もしくは水素イオン濃度(H^+)の上昇と関連づけ，$PaCO_2$ と H^+ の上昇はそれぞれ呼吸性アシドーシスもしくは代謝性アシドーシスによって生じることを示しているが，代謝性アシドーシスの原因については言及していない。そのため，Henderson-Hasselbalch アプローチで酸–塩基平衡の異常を評価すると，代謝性アシドーシスの原因の如何によらず重炭酸ナトリウム($NaHCO_3$)製剤などのアルカリ化剤を投与して，アシドーシスを補正すれば良いという解釈に陥る。しかしながら，臨床現場では $NaHCO_3$ 製剤を代謝性アシドーシスの症例に投与しても改善しないどころか，悪化することすらある。Stewart-Fencl アプローチは酸–塩基平衡の病態をより詳細に理解するための方法であり，酸–塩基平衡状態を $PaCO_2$，［(Na^+＋K^+＋Mg^{2+}＋Ca^{2+})－(Cl^-＋乳酸＋その他の陰イオン)］で算出される強イオン較差(SID)，および不揮発性弱酸(主にアルブミンとリン酸)の総血漿濃度(Atot：total weak acid)を用いて障害を分類する。

両者を比較すると，Stewart-Fench アプローチには電解質，アルブミンおよびリン酸を含む相互関係の知識が必要であり，より複雑である。したがって解釈に制限はあるものの，周術期には Henderson-Hasselbalch アプローチが用いられることが多い。本項では，Stewart-Fencl アプローチによる解釈は代謝性アシドーシスの原因の分類にとどめ，より詳細な情報は成書を参考して頂きたい[11,12]。

酸–塩基平衡異常への段階的アプローチ

酸–塩基平衡異常へのアプローチとして，はじめに pH から酸血症かアルカリ血症かを評価し，続いて予想される代償性反応と比較して，合併症や複数の障害の有無を評価する。残念ながら，猫では予想される代償性反応は十分に明らかにされていないが，犬で認められる変化をガイドラインとして適応することができると考えられる。

Step 1　pH の評価

pH＜7.35：酸血症
pH＞7.45：アルカリ血症

血液 pH は生体の酸および塩基の全体的なバランスを反映しており，Henderson-Hasselbalch の式より呼吸性因子($PaCO_2$)と代謝性因子(HCO_3^-)の比率により決定される。まずは呼吸性因子の評価について解説する。

Step 2　呼吸性因子の評価

$PaCO_2$＞45 mmHg：呼吸性アシドーシス
$PaCO_2$＜35 mmHg：呼吸性アルカローシス

表5 犬・猫における呼吸性アシドーシスと呼吸性アルカローシスの一般的な原因

呼吸性アシドーシス	呼吸性アルカローシス
換気量の減少	換気量の増加
・麻酔薬 ・中枢神経系疾患 ・代謝性アルカローシスの代償	・呼吸器疾患 ・疼痛 ・高体温 ・代謝性アシドーシスの代償
換気能の減少	―
・上部気道閉塞 ・神経筋疾患 ・胸腔もしくは肺内疾患	
二酸化炭素産生量の増加	二酸化炭素産生量の減少
・高体温 ・悪性高熱	・低体温 ・循環不全，心停止
医原性	医原性
・不適切な人工呼吸器の設定 ・麻酔回路の不良 ・二酸化炭素吸収剤（ソーダライム）の消耗	・不適切な人工呼吸器の設定

●呼吸性アシドーシス

低換気は $PaCO_2$ が増加（>45 mmHg）することが特徴である。二酸化炭素は揮発性酸であるため，二酸化炭素の蓄積は高二酸化炭素血症となり，呼吸性アシドーシスを引き起こす[13]。呼吸性アシドーシスは低換気に起因するものであり，その原因として多いものは，胸腔内占拠疾患による肺の物理的な圧迫，上部気道閉塞などのガス通過障害などが挙げられる。また，周術期ではオピオイド，特に μ 受容体作動薬（モルヒネやフェンタニルなど）を鎮痛薬として併用したときや，全身麻酔薬である吸入麻酔薬や静脈麻酔薬を使用したときには，軽度から中等度の肺胞低換気の結果，呼吸性アシドーシスを引き起こす（表5）。したがって，呼吸性アシドーシスを呈する動物の麻酔時には，気道確保と換気補助の準備をしてから麻酔前投薬を投与すべきである。麻酔前投薬後の低換気により高二酸化炭素血症が悪化するようであれば，迅速な麻酔導入および気管挿管と，挿管後にはカプノメータを用いた終末呼気二酸化炭素分圧（$EtCO_2$）のモニタリングを速やかに実施する。

換気補助を行うべき高二酸化炭素血症の値は定められていないが，頭蓋内疾患（Clinical Point 2）や電解質異常がなければ麻酔中は動脈血 pH<7.2 もしくは $PaCO_2$>60 mmHg となった際に換気補助が推奨される[14]。換気補助には陽圧換気 p.291 を用い，一回換気量もしくは呼吸回数を増加させることで $PaCO_2$ を低下させることができる（p.160 "カプノメータ" を参照）。pH<7.2 では心収縮力が減少し，循環動態 p.288 の安定性が損なわれるため，呼吸性アシドーシスでは積極的な換気モニタリングを手術中および回復期を通じて行い，換気量が確保できずに低換気が持続する場合には，抜管せずに酸素供給と換気補助の継続も考慮すべきである。

●呼吸性アルカローシス

過換気は $PaCO_2$ が低下（<35 mmHg）することが特徴である。二酸化炭素が肺胞から過剰に排泄

Clinical Point 2 頭蓋内圧亢進時の呼吸管理

頭蓋内疾患では，呼吸中枢の障害からくる低換気により，換気量を十分に確保できていないことがあります。低換気による高二酸化炭素血症は脳血管抵抗を減少させ，脳血流量を増加させることで脳圧を亢進させます。頭蓋内疾患の動物では四肢の運動機能が障害され，横臥状態で来院することもあります。長期にわたる横臥状態は無気肺や肺虚脱を招きます。また，頭蓋内圧亢進の動物ではしばしば嘔吐が認められ，舌咽神経や迷走神経，舌下神経の障害による嚥下障害から誤嚥性肺炎を合併することがあるため，血液ガス分析と胸部X線検査は必須です。

頭蓋内圧亢進の病態生理は，モンロー・ケリーの法則（脳実質＋脳脊髄液＋脳血管＝容積一定）で説明できます。頭蓋内構成物のいずれかが上昇し，代償機構が破綻すると頭蓋内圧（ICP）が増加します。ICPの上昇は脳灌流圧（CPP）を低下させ，これにより脳虚血および脳ヘルニアが引き起こされます。また，ICP上昇によるCPP低下に対する生体防御反応として，末梢血管収縮を伴う高血圧と圧受容反射 p.286 による徐脈を引き起こすクッシング反射が起こります。この反射はCPPを維持するための防御機構であるため，血管拡張薬や抗コリン薬は用いず，頭蓋内圧降下処置が治療の原則となります（**表**）。

各種麻酔薬における中枢神経系疾患への薬理作用を理解するためには，CPP，ICPおよび脳血流量（CBF）の理解が重要です。脳実質に血液を供給するCPPは平均動脈血圧（MAP）とICPの差であり，ICPは概ねCBFと比例関係となります。CBFには自動調節能 p.287 があり，平均動脈血圧が50〜150 mmHgの間では一定です。$PaCO_2$は20〜80 mmHgの間ではCBFと比例関係にあることが分かっており，$PaCO_2$の低下は脳血管が収縮することでCBFが減少します。一方，PaO_2は50 mmHg以下となるとCBFは増加するため，血液ガス分析を行い，適切な酸素化と換気が必要となります（**図**）。クッシング反射や脳ヘルニアなど頭蓋内圧亢進の所見が得られた場合には，人工呼吸器による管理などで過換気とすることでICPを低下させることができます。

頭蓋内圧降下処置の方法

①酸素化：PaO_2＞100 mmHg
②過換気：$PaCO_2$＝25〜30 mmHg
③頭部の挙上：30度程度
④頚静脈圧迫の解除
⑤軽度低体温：35〜37℃
⑥マンニトール：0.25〜2 g/kg，IV，15〜30分
　続けてフロセミド：1〜2 mg/kg，IV
⑦コルチコステロイド投与（頭部外傷を除く）

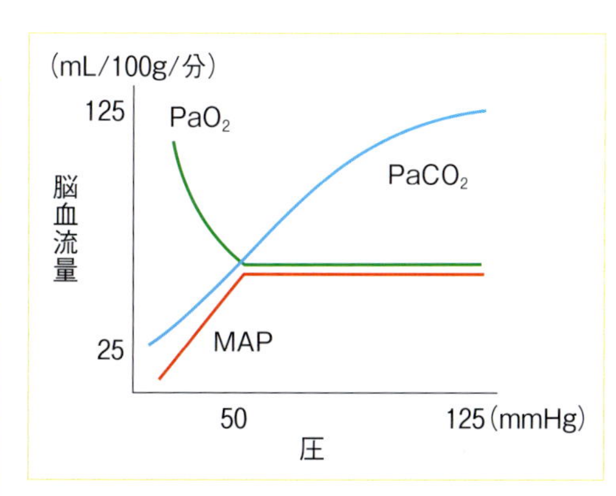

脳血流量の規定因子

されるために呼吸性アルカローシスを引き起こす[15]。過換気の原因には，低酸素血症，呼吸器疾患および疼痛などが挙げられる(表 5)。また，麻酔中の陽圧換気による医原性の過換気が呼吸性アルカローシスの原因となるが，これは $EtCO_2$ のモニタリングによって防ぐことができる。急性の $EtCO_2$ の減少は末梢血液循環の低下を示唆しており，心機能の低下により循環停止が今にも差し迫っている緊急状況であるため，(過換気や気管チューブのリークなどの麻酔回路の異常が否定されれば)すぐに強心薬や輸液剤による心機能の改善を実施する必要がある。意識下の動物では呼吸性アルカローシスに関連した特異的な臨床症状はほとんどないが，麻酔下で過換気により $PaCO_2 <$ 20 mmHg となると脳血流量，冠循環，心拍出量，そして血圧が低下する。呼吸性アルカローシスの治療は，基礎疾患の治療が原則となる。

Step 3　代謝性因子の評価

BEecf＜−4 mEq/L または HCO_3^-≦19(犬)，≦17(猫)mEq/L：代謝性アシドーシス
BEecf＞+4 mEq/L または HCO_3^-≧23(犬)，≧21(猫)mEq/L：代謝性アルカローシス

酸–塩基平衡に関与する代謝性因子は BEecf または HCO_3^- 濃度で評価する。BEecf の正常値は±4 mEq/L 以内であり，HCO_3^- 濃度の正常値は犬で 19〜23 mEq/L，猫で 17〜21 mEq/L である。これらの範囲よりも値が低い場合には代謝性アシドーシス，高い場合には代謝性アルカローシスと判断する。HCO_3^- 濃度は pH と $PaCO_2$ から算出され，呼吸性因子に左右されるため，代謝性因子の評価には BEecf が用いられることが多い。BEecf は HCO_3^- を含めた生体内のすべての緩衝系を考慮した指標であり，$PaCO_2$ が 40 mmHg という一定の条件下で細胞外液を正常化〔pH＝7.4(中性)〕するために必要な塩基の量として定義される。呼吸性因子を一定の条件とすることで，BEecf には動物に生じた代謝性因子の酸–塩基平衡異常が反映されることとなる。

●代謝性アシドーシス

原因と症状

代謝性アシドーシスの原因は，正常アニオンギャップ性と高アニオンギャップ性に分類される。アニオンギャップは［$(Na^+ + K^+) - (Cl^- + HCO_3^-)$］で算出され，正常値は犬で 12〜25 mEq/L，猫で 13〜31 mEq/L である[16]。高アニオンギャップ性代謝性アシドーシスは循環不全による乳酸などの内因性不揮発性酸もしくはエチレングリコール中毒などの外因性不揮発性酸の増加が原因である。一方，正常アニオンギャップ性代謝性アシドーシスは血漿中の重炭酸ナトリウムの減少に伴い，血清クロール値が上昇して引き起こされ，その原因として下痢もしくは腎不全などが挙げられる(表 6)。犬ではアルブミンが 1 g/dL 減少するとアニオンギャップは 4.2 mEq/L 低下するため，低アルブミン血症をアニオンギャップの評価の際に考慮すべきであり，以下の計算式を用いてアニオンギャップを補正する。

アニオンギャップ補正値の求め方

アニオンギャップ補正値＝アニオンギャップ算出値＋4.2×(3.77−[アルブミン測定値])

代謝性アシドーシスの臨床症状は，主に基礎疾患と pH の変化の発現速度に依存する。しかしな

表6　犬・猫における代謝性アシドーシスと代謝性アルカローシスの一般的な原因

代謝性アシドーシス	代謝性アルカローシス
高アニオンギャップ性：SID[※1]の低下，UMA[※2]の増加	SIDの増加，Cl^-の減少
・乳酸アシドーシス ・糖尿病性ケトアシドーシス ・中毒：サリチル酸誘導体，エチレングリコール ・尿毒症性アシドーシス（Atot[※3]の上昇）	・嘔吐 ・利尿薬
正常アニオンギャップ性：SIDの低下，Cl^-の増加	SIDの増加，Na^+の増加
・下痢 ・尿細管アシドーシス ・炭酸脱水酵素阻害剤（アセタゾラミド） ・生理食塩液の過剰な輸液	・アルカリの投与（$NaHCO_3$） ・高アルドステロン症 ・副腎皮質機能亢進症
－	Atotの低下
	・低アルブミン血症

※1　［$(Na^+ + K^+ + Mg^{2+} + Ca^{2+})$－($Cl^-$＋乳酸＋その他の陰イオン)］で算出される強イオン較差
※2　測定できない陽イオン
※3　不揮発性弱酸（主にアルブミンとリン酸）の総血漿濃度

がら，一般的に pH<7.2 では酵素反応の低下，心筋収縮力の低下，心拍出量の減少，血圧の低下，および心室性不整脈が起こりやすくなる。

麻酔前の対応

麻酔前に代謝性アシドーシスの基礎疾患を治療もしくは補正することが理想的であるが，臨床的には麻酔下での外科手術などが基礎疾患の原因除去に必要なことがしばしばある。乳酸が蓄積した高アニオンギャップ性代謝性アシドーシスである動物では，その原因である体液不足の補正と組織灌流 p.286 を改善するための輸液療法が治療の原則である。なかでも糖尿病性ケトアシドーシスは，輸液療法とインスリン療法で治療すべきである。現在のところ，乳酸アシドーシスと糖尿病性ケトアシドーシスの pH 補正に対する $NaHCO_3$ 製剤の追加治療は，pH 値だけの改善効果や高浸透圧の悪化などから議論の余地がある。しかしながら，尿毒症性アシドーシスの症例では，$NaHCO_3$ 製剤を追加した輸液療法は pH<7.2 となった場合に推奨される。

正常アニオンギャップ性代謝性アシドーシスの動物の場合，pH<7.2 であれば $NaHCO_3$ 製剤を輸液剤に追加し，麻酔前に体液不足を補正すべきである。

代謝性アシドーシスの動物において麻酔前に考慮すべきことは，心血管系機能の把握，電解質異常の存在，輸液製剤の種類と投与速度，$NaHCO_3$ 製剤などの追加治療の必要性，麻酔薬の薬物動態への影響，換気補助の必要性などが挙げられる。麻酔前に心電図検査と血圧測定を実施し，異常があれば麻酔導入前に代謝性アシドーシスを補正すべきである。

モニタリング時の対応

アシドーシス時には麻酔薬の蛋白結合率が低下し，麻酔薬の作用が強く出やすい。選択する麻酔プロトコルは心血管系機能によって決定されるが，麻酔導入に用いる薬剤は to effect（効果が出るまで）での使用が推奨される。麻酔導入時の低換気による呼吸性アシドーシスの併発を避けるため，麻酔導入後すぐに換気補助を考慮し，麻酔中から回復期を通じて血液ガス分析もしくは $EtCO_2$ のモニタリングが重要である。

麻酔中には可能であれば観血的動脈血圧測定を実施することが望ましい。観血的動脈血圧の測定ラインから動脈血を採血できるため，定期的に血液ガス分析で電解質や酸-塩基平衡の異常を確認し，必要に応じて輸液製剤や投与速度を調節する。

輸液療法

$NaHCO_3$ 製剤は高浸透圧製剤であるため，すでに血漿浸透圧が高い場合には $NaHCO_3$ 製剤を滅菌蒸留水で希釈（1 mEq/L の $NaHCO_3$ 製剤 1.5 mL を滅菌蒸留水 8.5 mL で希釈）して，等浸透圧製剤として投与する。$NaHCO_3$ 製剤の初期投与量の算出は p.75“心電図”を参照のこと。$NaHCO_3$ 製剤の治療反応性の指標には血液ガス分析を用い，pH が 7.2 まで改善させることを治療の目的とし，医原性アルカローシスを避けるため，pH を正常値まで補正すべきではない。

●代謝性アルカローシス

代謝性アルカローシスの一般的な原因は，胃腸管や嘔吐によるクロールの過剰な喪失もしくは利尿薬投与による腎臓からの喪失である（表 6）。代謝性アルカローシスは血漿中の重炭酸ナトリウムの増加によって特徴づけられる。アルカローシスに対する代償反応として肺胞低換気が起きることで $PaCO_2$ が上昇し，pH が低下する。代謝性アルカローシスの臨床症状は，主に基礎疾患と電解質異常に関連している。基礎疾患の治療と体液不足および血清クロール値の補正が代謝性アルカローシスの治療となる。治療に伴い，しばしば低カリウム血症となることがあるため，血清カリウム値をモニタリングすべきであり，補正にはカリウム濃度が調整された電解質輸液もしくは塩化カリウム（KCl）添加 0.9％生理食塩液での輸液療法が推奨される。麻酔プロトコルは個々の症例の基礎疾患により異なるが，他の酸-塩基平衡異常と同じく to effect での麻酔導入が推奨される。

Step4 代償性反応の評価

測定値と予測される代償性反応を比較し，正常な代償性反応かを判断する

一般的に，代謝性因子（もしくは呼吸性因子）によって pH が変化すると，呼吸性因子（もしくは代謝性因子）は反比例するように変化し，pH を正常化しようとする。酸-塩基平衡異常が生理的な代償性反応によって完全に正常化されることはまれであるが，過剰な代償性反応が起こることは決してない。急性の代償性反応の持続時間は 2 日以内であるが，慢性の代償性反応はピークに達するまで 2～5 日を要する。

表 7　代償性反応の評価

病態	原発性変化	予測される代償性反応（誤差範囲）	
代謝性アシドーシス	HCO_3^- ↓ (BEecf ↓)	HCO_3^- が 1 mEq/L 低下するごとに，PCO_2 が 0.7 mmHg 低下	(±3)
代謝性アルカローシス	HCO_3^- ↑ (BEecf ↑)	HCO_3^- が 1 mEq/L 上昇するごとに，PCO_2 が 0.7 mmHg 上昇	(±3)
急性呼吸性アシドーシス	PCO_2 ↑	PCO_2 が 1 mmHg 上昇するごとに，HCO_3^- が 0.15 mEq/L 上昇	(±2)
慢性呼吸性アシドーシス	PCO_2 ↑	PCO_2 が 1 mmHg 上昇するごとに，HCO_3^- が 0.35 mEq/L 上昇	(±2)
急性呼吸性アルカローシス	PCO_2 ↓	PCO_2 が 1 mmHg 低下するごとに，HCO_3^- が 0.25 mEq/L 低下	(±2)
慢性呼吸性アルカローシス	PCO_2 ↓	PCO_2 が 1 mmHg 低下するごとに，HCO_3^- が 0.55 mEq/L 低下	(±2)

PCO_2：二酸化炭素分圧，HCO_3^-：重炭酸イオン濃度

血液ガス分析の測定値と予測される代償性反応とを比較することで，動物の代償性反応が正常に起きているかを評価できる（表 7）。予測される代償性反応の誤差範囲内に測定値があれば，その動物の酸-塩基平衡異常は原発性変化によりもたらされた病態ではあるが，十分に代償されていると判断できる。測定値が予測される代償性反応の誤差範囲外であれば，混合性の酸-塩基平衡異常に陥っている可能性がある。混合性の酸-塩基平衡異常の例では，交通事故などの外傷性疾患による気胸（低換気による呼吸性アシドーシス）やショック（循環不全による乳酸性高アニオンギャップ性代謝性アシドーシス）などが挙げられる。血液ガス分析で正常な代償反応が認められない場合，複数の疾患が酸-塩基平衡異常に関与していることを念頭に，見落としている疾患がないか注意深く臨床検査を進めていく必要がある。

▷ まとめ

血液ガス分析によって得られる情報は，酸素化，換気，酸-塩基平衡の 3 つの重要な生理学的変化の評価に不可欠であり，麻酔管理中のモニタリングに限定されず，救急医療や集中治療管理の動物においても病態の把握と治療反応性を評価できる。生命を維持するうえで緊急性の情報を多く含んでおり，院内で行う POCT として重要であることをご理解いただけたと思う。血液ガス分析は，SpO_2 やカプノメータとも関連する項目であることから，血液ガス分析装置を持っていない施設においても本項を理解しておくことが，生体内で起きている病態変化を捉える手がかりになるはずである。

Chapter2-3. 血液ガス分析 参考文献

1) Mathews K. Acid-base assessment. *In*: Mathews K, ed. Veterinary Emergency and Critical Care Manual. 2nd ed. LifeLearn. Guelph. 2006. pp. 406-410.
2) Ilkiw JE, Rose RJ, Martin IC. A comparison of simultaneously collected arterial, mixed venous, jugular venous and cephalic venous blood samples in the assessment of blood-gas and acid-base status in the dog. *J Vet Intern Med*. 1991. 5. 294-298.
3) Brunson DB, Johnson RA. Respiratory disease. *In*: Snyder LBC and Johnson RA. ed. Canine and Feline Anesthesia and Co-existing Disease. Wiley Blackwell. Ames. 2015. pp. 55-70.
4) Wingfield WE, Van Pelt DR, Hackett TB, et al. Usefulness of venous blood in estimating acid-base status of the seriously ill dog. *J vet Emerg Crit Care*. 1994. 4: 23-27.
5) Hopper K, Rezende ML, Haskins SC. Assessment of the effect of dilution of blood samples with sodium heparin on blood gas, electrolyte, and lactate measurements in dogs. *Am J Vet Res*. 2005. 66: 656-660.
6) Haskin S. Interpretation of blood gas measurements. *In*: Lesley KG. ed. Textbook of Respiratory Disease in Dogs and Cats. WB Saunders. St. Louis. 2004. pp. 181-193.
7) Ford RB. Mazzaferro EM. Diagnostics and therapeutic procedures; advanced procedures. *In*: Winkel AJ, ed. Kirk and Bistner's Handbook of Veterinary Procedures and Emergency Treatment, 8th ed. Elsevier. St. Louis. 2006. pp. 508-509.
8) Wilkins PA, Otto CM, Baumgardner JE, et al. Acute lung injury and acute respiratory distress syndromes in veterinary medicine: consencus definitions: The Dorothy Russell Havemeyer Working Group on ALI and ARDS in Veterinary Medicine. *J Vet Emerg Crit Care*. 2007. 17: 333-339.
9) Haskins SC. An overview of acid-base physiology. *J Am Vet Med Assoc*. 1977. 170: 423-428.
10) Robertson SA. Simple acid-base disorders. *Vet Clin North Am Small Anim Pract*. 1989. 19: 289-306.
11) de Morais HA, Constable PD. Strong ion approach to acid-base disorders. *In*: DiBartola SP, ed. Fluid, Electrolyte, and Acid-Base Disorders. 4th ed. Elsevier. St. Louis. 2012. pp. 316-329.
12) de Morais HA, Leisewitz HA. Mixed acid-base disorders. *In*: DiBartola SP, ed. Fluid, Electrolyte, and Acid-Base Disorders. 4th ed. Elsevier. St. Louis. 2012. pp. 302-315.
13) Johnson RA. Respiratory acidosis: a quick reference. *Vet Clin North Am Small Anim Pract*. 2008. 38: 431-434.
14) Hammond R. Automatic ventilators. *In*: BSAVA Manual of Canine and Feline Anaesthesia and Analgesia. 2nd ed. British Small Animal Veterinary Association. Gloucester. 2007. pp. 49-61.
15) Johnson RA. Respiratory alkalosis: a quick reference. *Vet Clin North Am Small Anim Pract*. 2008. 38: 427-430.
16) Dibartola SP. Introduction to acid-base disorders. *In*: Dibartola SP, editor. Fluid, Electrolyte, and Acid-Base disorders. 4th ed. Elsevier. St. Louis. 2012. pp. 231-252.

▷ 中心静脈圧

中心静脈圧(CVP：central venous pressure)は，測定に要する手間に対して得られる情報が多くはないことから，麻酔中にモニタリングしている施設は少ないだろう。また，人医療では患者の循環血液量 p.288 を推測するには，中心静脈圧のような静的指標より一回拍出量変動(SVV)や脈圧変動(PPV)といった動的指標(p.112 “観血的動脈血圧(IABP)” を参照)を参考とする方が，輸液反応性 p.291 を評価するうえで感度・特異度が高いことが報告されており[1]，中心静脈圧測定の機会がさらに減ったと感じている。しかしながら，中心静脈圧測定で留置する中心静脈カテーテルは，集中治療管理時の酸素需給バランスの評価や中心静脈から体内へ栄養を送るルートとしても使用できるという長所があり，麻酔中だけでなく，集中治療管理や栄養管理を行うにあたり臨床的に有用なこともある。

栄養管理については，中心静脈カテーテルから浸透圧の高い全静脈栄養(TPN)を投与することができる。しかし栄養管理は“消化管が機能しているのであれば，できるだけ消化管を使う”ことが望ましく，数日間の栄養であれば末梢静脈栄養(PPN)であっても脂肪乳剤の配合比率を高めることで，高いエネルギー源を確保することができる。したがって，筆者は腸の疾患であっても，数日間は末梢静脈栄養を用いて栄養状態を維持し，腸の疾患が回復してから経腸栄養で対応することにしている。栄養管理についてはp.273を参照のこと。

本項では，まず中心静脈圧に関わる循環生理と測定法について説明し，続いて測定で得られる値と波形について解説する。最後に，集中治療管理時の酸素需給バランスの指標について少しだけ触れることにする。

▷ モニタリングを始める前に

前負荷

心拍出量は一回拍出量と心拍数との積からなり，一回拍出量は前負荷，後負荷，心収縮性および心拡張性により決定される(p.98 “非観血的動脈血圧(NIBP)” を参照)。前負荷とは心室が血液によって拡張したときに心臓にかかる圧(負荷)のことであり，右心室が最も拡張したときの心室拡張末期容積(EDV：end diastolic volume)が右心系の前負荷に相当する。つまり，前負荷は心臓に入ってくる静脈血量のことを指している。前負荷が多いほど，心臓は収縮力を大きくして血液を送り出すようはたらくため心臓に負担がかかり，前負荷が少ない場合も，心臓は心拍数を増やして血液を拍出しようとはたらくため負担がかかる。このことから，輸液や輸血を行い，適度な前負荷を維持する必要がある。

●前負荷の指標としての過去と現在

循環血液量が減少している動物の管理には輸液療法を行い，心臓に戻ってくる静脈血量を維持すること(前負荷の最適化)が重要である。前負荷を正確に評価する指標として超音波検査を用いた心室拡張末期容積の計測があるが[2]，麻酔中に超音波検査を用いることは難しい。また，超音波検査を用いた心室拡張末期容積の評価は，測定に熟練を要することや測定者間で誤差があることも問題点として挙げられる。一方，中心静脈圧は頚静脈からカテーテルを中心静脈へ留置することで測定可能なうえ，評価は客観的であることから，比較的容易に導入することができる。さらに，中心静脈圧の測定は心臓に還流 p.286 する血管圧（前大静脈もしくは後大静脈）を測定することから，心臓の前負荷や循環血液量の指標として代用されてきた。

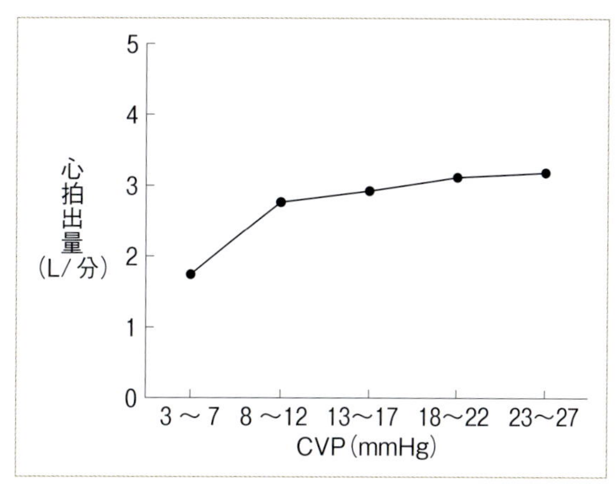

図1　**フランク・スターリングの法則**
正常なビーグルに輸液過負荷を行ったときの中心静脈圧（CVP）と心拍出量の関係。横軸には心室拡張末期圧の代用として中心静脈圧を，縦軸には心室拡張末期容積の代用として心拍出量を示す。フランク・スターリングの法則に従い，中心静脈圧の上昇による心拍出量の増加は天井効果を示す
文献5より引用・改変

中心静脈圧が心室拡張末期容積の代用とされてきた背景には，心室拡張末期容積は心室拡張末期圧と相関し，心室拡張末期圧を心室拡張末期容積の代わりに前負荷の指標として用いることができると考えられてきたためである。また，心室拡張末期は左右の房室弁が開いているので，左右心室拡張末期圧と左右心房圧はそれぞれ等しく，さらに右心房と中心静脈は導管でつながっていることから，中心静脈圧を右心系の前負荷の評価に利用できるといったドミノ理論が成立したからだろう。しかしながら，近年，人医療では心室前負荷の評価に中心静脈圧測定を実施することが疑問視されており，中心静脈圧は一回拍出量や心拍出量の予測に使用できないと報告されている[2]。獣医療では，中心静脈圧は心機能や循環血液量の情報を得るために使用されているが[3]，動物の心機能の状態によって解釈が異なることからしばしば誤解が生じている。

●心疾患動物に対する中心静脈圧測定の有用性

さきほど，心室拡張末期容積と心室拡張末期圧は相関関係にあると述べたが，容積と圧の関係は心臓壁の伸展性（コンプライアンス）が関与してくることから，直線的な関係ではなく天井効果のある曲線を描くことになる。これが心臓のフランク・スターリング（Frank-Starling）の法則である（図1）[5]。すなわち，輸液療法によって中心静脈圧が上昇すると，心室拡張末期容積も増加することになるが，一定以上の輸液療法は，フランク・スターリングの法則に従って，心室拡張末期容積の増加を伴わず，中心静脈圧の上昇を引き起こすにとどまる。心臓壁のコンプライアンスは心筋あるいは心膜の疾患によって変化するので，心筋のコンプライアンスが低下するような疾患においてはフランク・スターリングの法則によって中心静脈圧の上昇から心室拡張末期容積の増加を推測できなくなり，輸液療法の妥当性の評価として中心静脈圧の測定が困難となる。このように，循環血液量を最も把握したい心疾患では，中心静脈圧と心室拡張末期容積の相関関係に影響を及ぼすことから中心静脈圧測定の有用性に疑念がわくのも理解できるが，正常な心機能を有する動物に対する輸液療法の限界を知るうえでは中心静脈圧測定は有用であると考えられる。

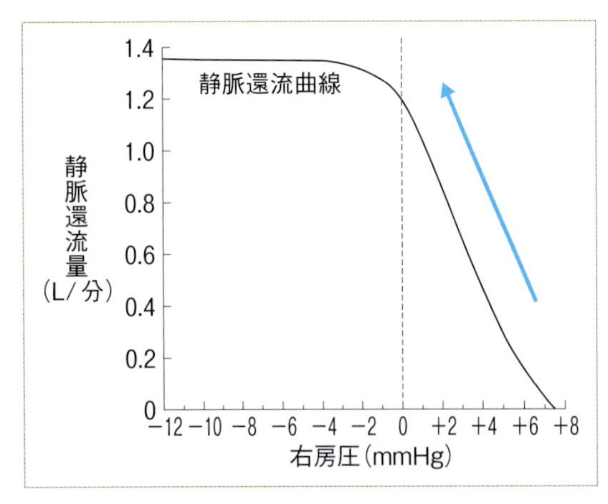

図2 ガイトンの静脈還流量曲線

横軸に右心房圧を，縦軸に静脈還流量を示す。右心房と肺動脈の間に流量可変の流体ポンプを入れて，流量を変化させながら右心房圧の変化を測定した。静脈還流量が増加すると右心房圧が次第に低下していき（青矢印），右心房圧がゼロとなるあたりから静脈還流量が頭打ちになる静脈還流量曲線が得られる

文献4より引用・改変

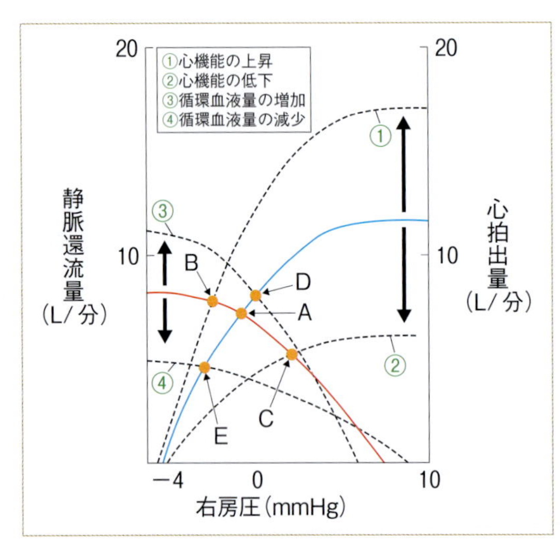

図3 循環平衡点

中心静脈圧の代用値として右心房圧を横軸に，静脈還流量と心拍出量を縦軸に示す。正常な静脈還流量曲線（赤線）と心拍出量曲線（青線）の交点が循環平衡点（A）となる。強心薬などの使用で心機能が上昇すると，心拍出量曲線は上昇するため（①），静脈還流量曲線との交点はA→Bへと移動し，右心房圧は低下する。逆に，心不全のように心機能が低下すると，心拍出量曲線は下降するため（②），静脈還流量曲線との交点はA→Cへと移動し，右心房圧は上昇する。

輸血や輸液などで循環血液量が増加すると，静脈還流曲線が上昇するため（③），心拍出量曲線との交点はA→Dへと移動し，心拍出量と右心房圧が上昇する。出血や脱水などで循環血液量が減少すると，静脈還流曲線が下降するため（④），心拍出量曲線との交点はA→Eへと移動し，心拍出量と右心房圧が低下する

ガイトンの循環平衡

中心静脈圧に関する循環生理学を理解するには，ガイトンの循環平衡を理解する必要がある。心疾患がなく，循環が定常状態にある場合には心拍出量と心臓への静脈還流量は一致していなければならない。この静脈還流量を求めるために，ガイトンは右心房と肺動脈の間に流量可変の流体ポンプを入れて，流量（静脈還流量）を変えながら，右心房圧の変化を測定した。その結果，静脈還流量を増加させると右心房圧が次第に低下していき，右心房圧がゼロとなるあたりから静脈還流量が頭打ちになる静脈還流量曲線を明らかにした（図2）[4]。

続いて，心拍出量曲線と静脈還流量曲線を図3に示す。横軸に中心静脈圧の代用値として右心房圧をとり，縦軸に心拍出量と静脈還流量をとると，図3の右上がりの曲線はフランク・スターリングの法則である心拍出量曲線を，右下がりの曲線はガイトンの静脈還流量曲線を示す。心拍出量曲線と静脈還流量曲線が途中で交差している点は，心拍出量と静脈還流量が等しくなっており，心拍出量＝静脈還流量となる循環状態が安定して保たれていることを意味し，この交差点を循環平衡点とよぶ。この循環平衡点の移動を追っていくと，右心房圧，心拍出量，静脈還流量を理解しやすい。何らかの理由により右心房圧が上昇すると心拍出量は増加するが，それと同時に静脈還流量は

減少しないといけない。そうなると，生体反応 p.289 として循環平衡点に戻ろうと右心房圧は低下せざるを得なくなり，今度は心拍出量が減少に転じ，それと同時に静脈還流量は増加する。このようにして，生体内には循環平衡が一時的に乱れてもまた循環平衡点に戻ろうとする機序があるため，循環平衡点は一番安定な動作点であることが理解できる。

●循環指標としての中心静脈圧測定の有用性

実際の臨床を考えたとき，心拍出量の標準的な測定は，肺動脈カテーテルを用いた熱希釈法であるが[5]，臨床の場で肺動脈カテーテルを使用することはまれであり，血圧，毛細血管再充填時間(CRT)，尿量，体表温[*1]などを評価することや，血中乳酸濃度あるいは中心静脈カテーテルから採血される中心静脈血酸素飽和度($ScvO_2$)などといった循環指標を用いることで，間接的に心拍出量を評価することが多い[6]。したがって，中心静脈カテーテルを設置して中心静脈圧を測定することは，循環平衡点がどのあたりにあるのかを推察する一助となる。

ココを押さえる！

循環生理と中心静脈圧の関係

- 中心静脈圧は心臓に還流する血管(前大静脈もしくは後大静脈)の圧を指す
- 中心静脈圧は右心系の前負荷の指標や，循環血液量の目安を把握するために測定される
- 中心静脈圧の上昇により心拍出量は増加するが，その関係性は天井効果を示す曲線状となる(フランク・スターリングの法則)
- 心拍出量曲線と静脈還流量曲線の交差点(循環平衡点)を把握することで，生体内の循環状態を推察することができる

▷ 測定

カテーテル留置方法

前述のとおり，中心静脈圧とは胸腔内の前大静脈もしくは後大静脈内の血圧のことである。伴侶動物では，中心静脈圧測定はカテーテル先端を胸腔内の前もしくは後大静脈に留置することが推奨されており[3]，子犬と猫では胸腔内の前大静脈と腹腔内の後大静脈に留置したカテーテルでは測定値に相関が認められる[9,10]。橈側皮静脈や外側伏在静脈などの末梢静脈の静脈圧は中心静脈圧として代用はできない[11]。一般的には，中心静脈カテーテルは頚静脈から挿入し，その先端は胸腔内の前大静脈とし，右心房内に挿入しないように留置すべきである。

使用するカテーテルは，体重 4 kg 以下の動物には 18 G，4～15 kg の動物には 16 G，15 kg 以上の動物には 14 G のカテーテルを筆者は使用している。血管内の中心静脈カテーテルの適切な位置を把握するには，胸部 X 線撮影で第 3 肋骨付近とするか，中心静脈圧波形の確認を行うべきである。長時間にわたって中心静脈カテーテルを留置するのであれば，点滴の実施か，ヘパリン加生理

＊1　末梢の循環を評価する 1 つの方法として四肢末端や舌を触診すべきである

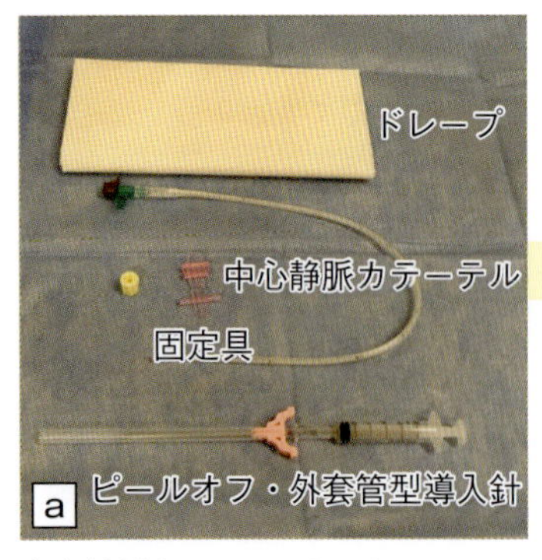

中心静脈カテーテルキット

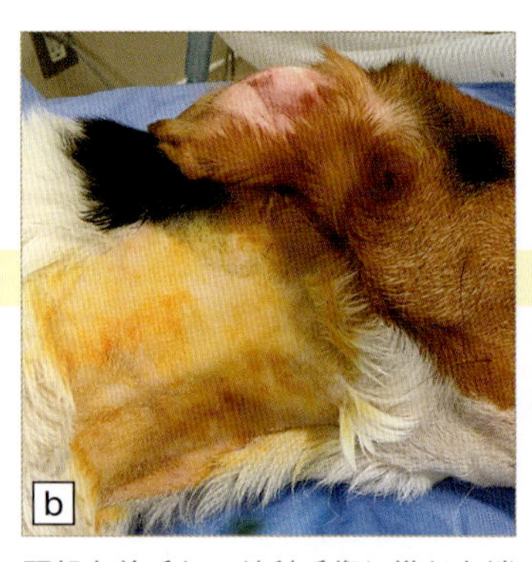

頸部を剪毛し，外科手術に準じた消毒を行う

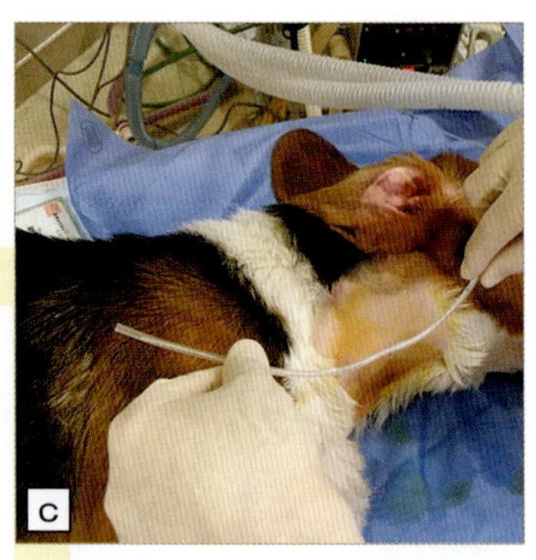

穿刺予定部から第３肋骨部(肩甲骨中心部付近)までの長さをあらかじめ測定し，カテーテル内腔をヘパリン加生理食塩液で満たしておく

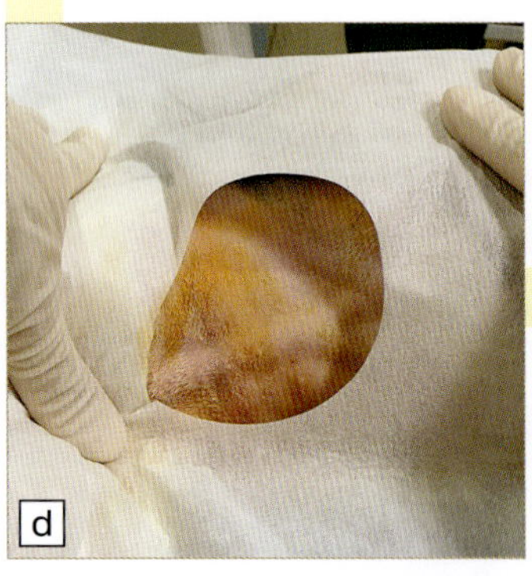

ドレープを掛け，頸静脈を駆血して穿刺予定部と頸静脈の走行を確認する

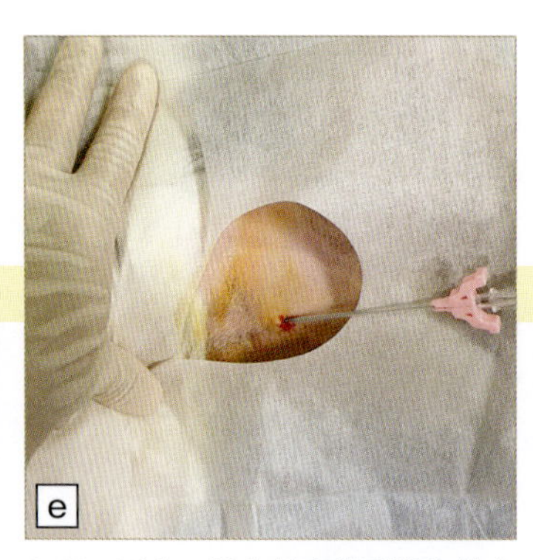

シリンジをつけた外套管型導入針を頸静脈に穿刺する。筆者は皮膚刺入部を1～2 mmほど針先などで皮膚切開してから穿刺することが多い

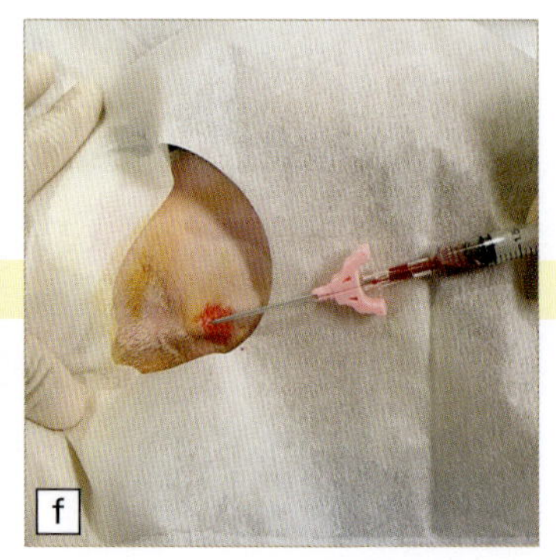

シリンジを引いて血液の逆流から頸静脈内に入ったことを確認する

図４　ダイレクトパンクチャー法

食塩液(10単位 /mL)でカテーテル内を満たして，カテーテル内の凝血(血液の凝固)を避けるようにする[12]。

中心静脈カテーテルの設置にはダイレクトパンクチャー法とセルディンガー法があるが，本項ではダイレクトパンクチャー法の手順を図４に示す。

測定方法

中心静脈圧は，圧トランスデューサあるいはアネロイド型マノメータを用いることで測定できる。また，市販の水柱マノメータを用いても測定できるが，メニスカス[*2]や呼吸相により変動する液面の高さの平均値は主観的な評価となることから誤差が生じ[13]，圧トランスデューサと比較して，中心静脈圧の値を0.5～5 cmH_2O[*3]ほど過大評価することが報告されている[14]。また，中心静脈

＊2　メニスカスとは，液体と容器表面との相互作用によって形成される液面の屈曲をいう
＊3　中心静脈圧の値の表記：市販の水柱マノメータは右心房から液面の高さを実際に測定して中心静脈圧を得るため cmH_2O が単位となるが，動脈血圧などは mmHg(最近では kPa が使われることもある)が主流であるため，それに合わせて cmH_2O と mmHg の両方が使用されている

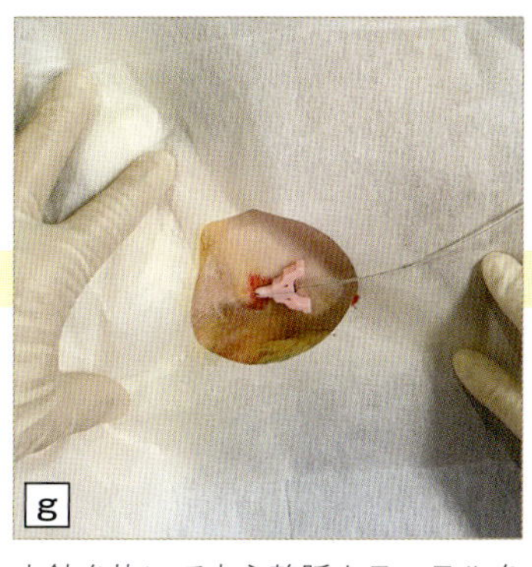

内針を抜いて中心静脈カテーテルを手順cで測定した長さまで挿入する。このとき重度に脱水している動物では，自発呼吸の吸気時 p.287 に陰圧が生じ，空気が吸い込まれることがあるので注意する

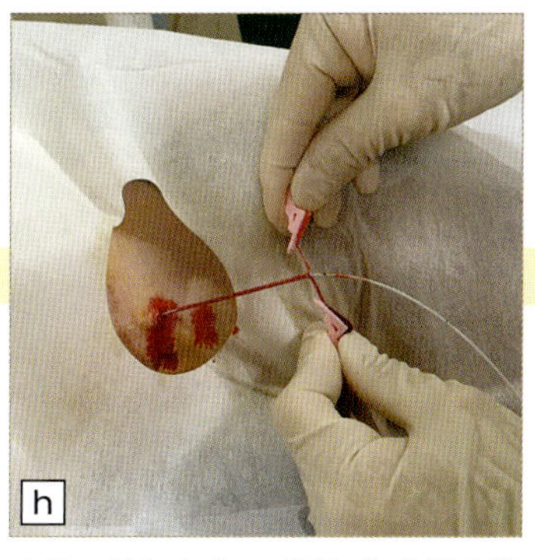

カテーテル内をヘパリン加生理食塩液で気泡を送り込まないよう注意してフラッシュし，外套管型導入針を左右に引き裂いて取り外す(ピールオフ)

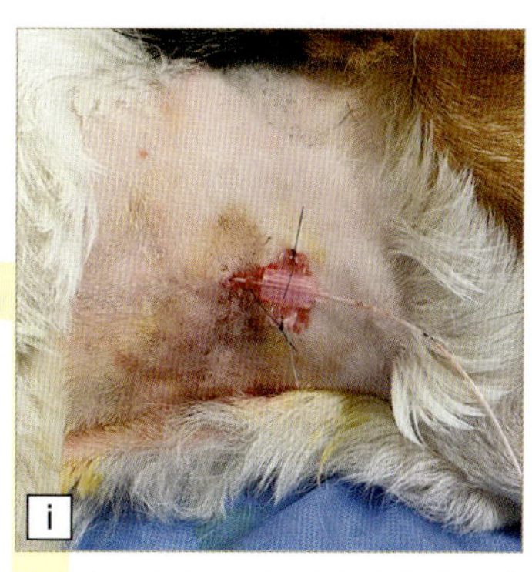

キットに含まれている固定具を装着して縫合する

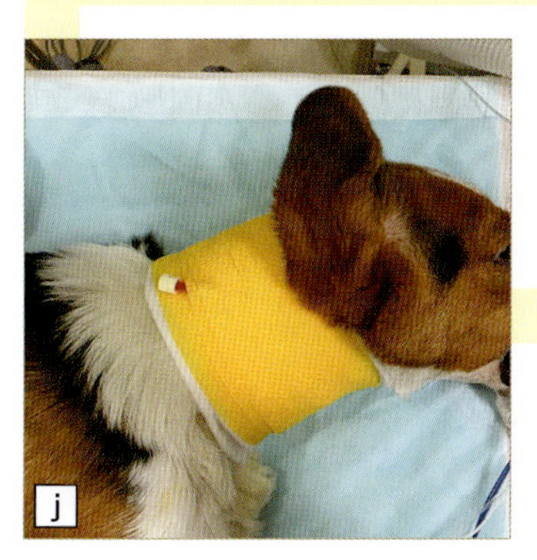

頚部全周をテーピングして固定する

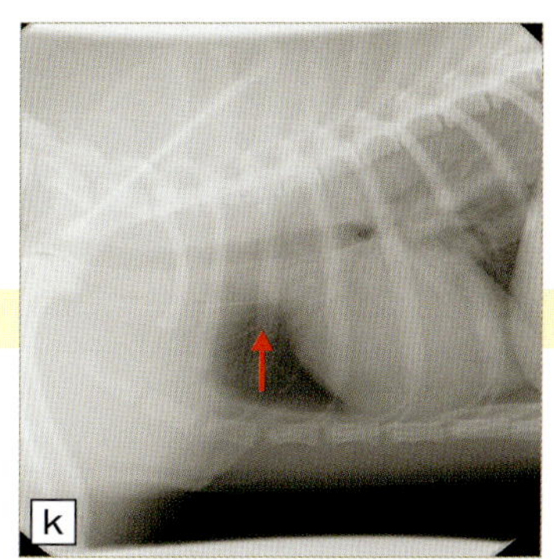

胸部X線検査にて，中心静脈カテーテル先端が予定の第3肋骨部(赤矢印)にあるか確認する

図4　ダイレクトパンクチャー法(続き)

圧の波形はアネロイド型マノメータと水柱マノメータでは記録ができないことから，臨床では圧トランスデューサの使用が推奨されている[13]。圧トランスデューサの設定については p.104 “観血的動脈血圧(IABP)” を参照のこと。

測定に影響を及ぼす要因

左右心室の前負荷は，心臓内および心臓外の心室壁内外圧較差＊4によって決定される[7]。したがって，心室壁内外圧較差に影響を及ぼす様々な要因によって前負荷は変動し，中心静脈圧に影響を与える。中心静脈圧上昇の原因として，心臓内要因には三尖弁疾患や不整脈などが，心臓外要因には人工呼吸器の使用や胸水貯留などの胸腔内圧の上昇が挙げられる。また，膵炎，腹膜炎，腫瘤，腹腔内出血などの腹腔内圧の上昇は，横隔膜越しに胸腔内圧を上昇させ，中心静脈圧上昇の原因となる[8]。さらに，カテーテル先端の血管壁への接触や，心腔内挿入などの技術的要因も中心静

＊4　心室壁内外圧較差とは，心室壁を内側から外側に拡げる圧(例：心室圧)と心室壁を外側から内側に押す圧(例：胸腔内圧)との差のこと

表1 中心静脈圧(CVP)測定に影響を及ぼす要因

要　因	CVPの変化
生理的要因	
□胸腔内圧の上昇	
・物理的圧迫：気胸，胸水，腫瘤	↑
・陽圧換気 p.291：人工呼吸器の使用，呼気終末陽圧(PEEP)	↑
□腹腔内圧の上昇	
・炎症性：膵炎，腹膜炎など	↑
・物理的圧迫：腫瘤，出血など	↑
□循環血液量の変化	
・増加：輸血，輸液過剰	↑
・減少：出血，脱水	↓
□心機能の変化	
・不整脈：心房細動，房室解離，接合部性調律	↑
・頻脈	↓
・心拍出量減少(増加)	↑(↓)
□血管の緊張性	
・血管収縮(拡張)	↑(↓)
右心疾患と右心室伸展性の変化	
・三尖弁疾患：三尖弁逆流，三尖弁狭窄	↑
・心膜腔内圧：心タンポナーデ	↑
・心筋線維化：肥大型心筋症	↑
技術的要因	
□圧トランスデューサ基準点が低い(高い)	↑(↓)
□不適切な中心静脈カテーテルの設置	
・先端が中心静脈壁に当たる	↑

脈圧測定に影響を及ぼす(表1)。

カテーテル留置における禁忌と注意点

●禁忌

中心静脈圧測定においてカテーテルの留置が禁忌となるものには，血小板減少症，血小板機能障害，凝固障害，明らかな出血傾向がみられる重度な止血異常などが挙げられる。前大静脈血栓症と肺血栓塞栓症が懸念されるため，免疫介在性溶血性貧血，蛋白漏出性疾患，播種性血管内凝固症候群(DIC)などの疾患においても中心静脈カテーテルの留置は禁忌となる。また，頭部からの静脈還流を阻害することから，頭蓋内圧亢進を疑う動物においても注意が必要である。

●測定時における注意

測定時における注意事項として，中心静脈圧の値は動脈血圧よりも低圧系の脈管であるため，基準点である右心房中央でのゼロバランス p.289 がきわめて重要となる。基準点よりもゼロバランス設定用活栓が 10 cm 低い場合には約 7〜8 mmHg ほど高値を示すことになる。中心静脈圧測定においてこのわずかな基準点のズレは病態把握の誤診につながるどころか，不要な治療介入により動物を危険な状態に陥れることすらある。

また，中心静脈圧測定時は横臥位での測定が推奨されているが，正常な犬であれば右側横臥位と左側横臥位では測定値に違いは認められない[15]。通常，カテーテル留置部の化膿や炎症徴候，血栓形成徴候が認められなければ，中心静脈カテーテルは 1〜2 週間の留置が可能である。

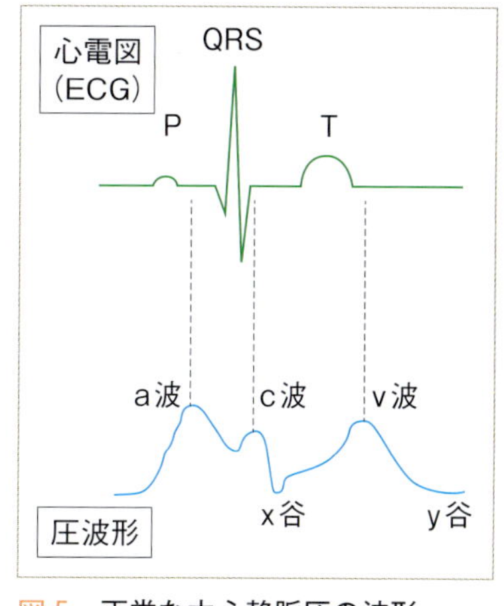

図 5　正常な中心静脈圧の波形

⚠ココに注意　〜中心静脈圧測定方法〜

- □ 中心静脈カテーテルは頚静脈から挿入し，その先端は胸腔内の前大静脈にとどめ，右心房内に挿入しすぎないようにする
- □ 圧トランスデューサを用いた測定を行う
- □ 止血異常，頭蓋内圧亢進を疑う動物には中心静脈カテーテルの設置は禁忌
- □ 中心静脈は低圧系であるの脈管であるため，基準点のゼロバランスが重要
- □ 長期のカテーテル留置では，化膿や炎症徴候，血栓形成徴候が留置部に認められないかを確認する（留置可能期間は 1〜2 週間）

▷ 中心静脈圧の値と波形

正常値と正常波形

中心静脈圧の値は心臓の収縮期と拡張期により異なるが，一般的には平均値を臨床的に用い[14]，呼気時 p.287 に測定することが望ましい[16]。犬と猫の正常値は 0〜10 cmH_2O（＝0〜7.4 mmHg）と報告されている[16,17]。圧トランスデューサで測定した場合，生体情報モニタ p.289 には通常 mmHg で表示されるため，得られた mmHg に 1.36 を乗じることで cmH_2O へと単位変換できる。測定値は絶対値が低いため，中心静脈圧の波形を読み取るには生体情報モニタの圧波形表示スケールを小さくしなければ詳細な波形を評価することはできない。また，波形を解釈するときは心電図（ECG）を同時に記録すべきである。

正常波形を図 5 に，各波形の種類を表 2 に示す。心室拡張末期（ECG：PR 間）で心房収縮によって右心房圧が上昇して形成される a 波は，心周期中で最も高値である。心室収縮早期（ECG：QRS 波直後）には心室等容周期での三尖弁閉鎖時に右心房がわずかに膨らむことで右心房圧が上昇し c 波が形成されるが，獣医療においては認められないことが多い[18]。心室収縮末期（ECG：T 波以降）は，三尖弁閉鎖時の急速な心房充満による右心房圧の上昇で v 波が形成される。a 波（もしくは c 波）と v 波の間の心室収縮期は，心室収縮による右心房圧の低下で x 谷を形成し，心室拡張期であ

表 2 中心静脈圧波形の種類

波形成分	発生時期	心周期・心電図との関連
a 波	心室拡張末期	右心房収縮。P 波に続く(PR 間)
c 波	心室収縮早期	三尖弁閉鎖。QRS 波直後
x 谷	心室収縮中期	右心房弛緩
v 波	心室収縮末期	右心房の充満。T 波に続く
y 谷	心室拡張早期	三尖弁開放

る三尖弁開放後の右心室の急速充満による右心房圧の低下で y 谷を形成する。しかしながら，心拍数が速くなると拡張期が短くなるため y 谷が短縮し，v 波と a 波が融合することがある[19]。

測定値と波形の解釈

正常な心機能を有する動物であれば，理論的には右心系の前負荷として中心静脈圧の値を評価することで右心室の心室拡張末期容積を推測できると考えられる。しかし前述したように，圧と容積の関係は天井効果を示す曲線関係であり，相関関係は低いということを常に念頭に置いておかなければならない[14]。そのような短所をもつにも関わらず，中心静脈圧は臨床において前負荷を評価する数少ない実施可能な検査方法の 1 つである。人医療では 15 mmHg を超える値は，点滴治療に反応する上限値であると結論づけているが[20]，獣医療においてはこのような上限値を結論づける研究は実施されていない。筆者らが正常なビーグルを用いて 1.3 MAC(最小肺胞濃度 p.287)の酸素-セボフルラン吸入麻酔下で容量過負荷を行った研究では，晶質液(乳酸リンゲル液，30 mL/kg/ 時)および膠質液(6％ヒドロキシエチルスターチ製剤，10 mL/kg/ 時)を 1 時間かけて投与したところ，中心静脈圧は 3〜7 mmHg から 8〜12 mmHg 程度まで上昇し，心拍出量は 1.74 L/ 分から 2.77 L/ 分へと増加した。さらに輸液量を増加し，中心静脈圧の値を 23〜27 mmHg まで上昇させても，心拍出量はわずかに増加するものの天井効果が認められた(図 1)[5]。したがって，ある点を境として輸液反応性が認められない状況が存在することを意識して輸液投与量は決定すべきであり，逆に過剰な輸液は，血液や凝固因子の希釈，肺や腸管の浮腫，創治癒の遅延といった有害事象が増えると考えられる[21]。猫では同様の検討はなされていないようだが，犬と比較して循環血液量が少ないため，さらに投与量は少ないと考えられる。

重度心疾患では心筋のコンプライアンスが変化することから，中心静脈圧と心室拡張末期容積の相関関係はさらに損なわれるが，値に影響する中心静脈圧波形を解釈することで右心不全の動物の評価手段として使用することもできる。中心静脈圧波形の変化から，不整脈，三尖弁疾患，もしくは心膜液貯留などの心疾患を推測できる[18]。房室接合部性期外収縮では，逆行性の心房収縮により三尖弁が閉鎖した状態での右心房収縮を引き起こすことがあり，キャノン a 波とよばれる大きな波を形成する[7](図 6a)。同様に上室性期外収縮，三尖弁狭窄なども三尖弁が閉鎖もしくは狭窄した状態で，心房収縮することで巨大 a 波が認められる。三尖弁逆流では，右心室収縮中に右心室圧が右心房にも伝搬されるため，巨大 v 波が形成される(図 6b)。

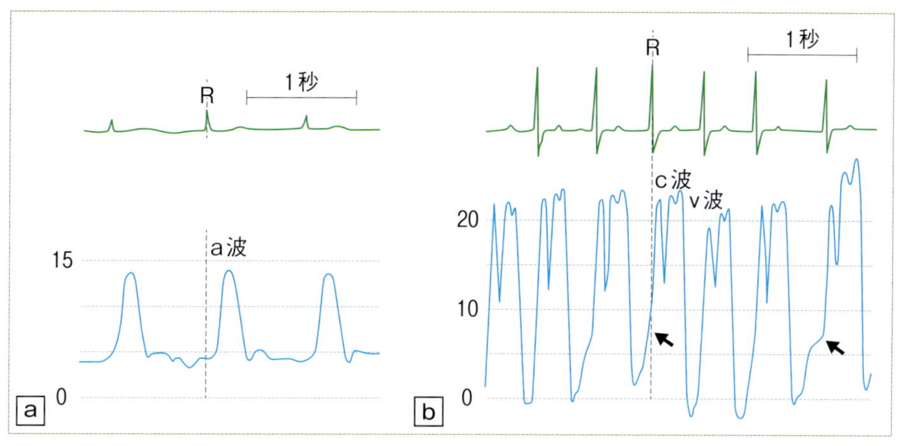

図6　キャノンa波と巨大v波
上波形は心電図を，下波形は中心静脈圧を示している。
a：キャノンa波は，房室接合部性期外収縮などで認められる巨大なa波であり，三尖弁が閉鎖した状態での右心房の収縮により形成される。上室性期外収縮や三尖弁狭窄なども同様にキャノンa波が形成される
b：巨大v波は，三尖弁逆流などにより右心室収縮中に右心室圧が右心房にも伝搬され(右心室化：黒矢印)，形成される

▷ 臨床での使用

中心静脈圧のモニタリングは，麻酔管理では心不全症例の輸液療法による輸液過剰のリスク低減のために測定され，集中治療管理では乏尿期腎不全の輸液管理やショック時の輸液急速投与時における右心室前負荷の最適化のために測定される[16]。また，人工心肺や血液透析を行う施設では，脱血時のモニタリングとしても有用である。

中心静脈圧が低値の場合

一般的に，中心静脈圧の低値は循環血液量が不足していることを示しており，吸気時には0 cmH_2O 以下となることもある[12]。低値時には，心拍数や血圧，口腔粘膜の乾燥，眼球の陥凹，皮膚テントテスト(皮膚つまみテスト)，頸静脈の虚脱などを総合的に判断して輸液療法により対応する。胸部X線検査により後大静脈径が狭小化していることや，手術中であれば創部組織の水和状態を確認することも重要である。一時点な値の解釈には限界があり，輸液治療により生体に起こる変化を経時的に記録して傾向(トレンド)として評価することで，中心静脈圧の測定は有用な情報となる[18]。循環血液量が正常な動物に晶質液20 mL/kgあるいは膠質液5 mL/kgの急速静脈内投与を行うと，中心静脈圧は一過性に2～4 cmH_2O 上昇するが，15分以内にもとの値に戻る[3]。一方，循環血液量の減少した動物では値は変化しないか，5分以内にもとの値に戻るため輸液療法を継続して行う必要がある。

輸液療法による前負荷の増加

輸液反応性がある場合はフランク・スターリング曲線の傾きが強い部分であるといえ，前負荷の増加に伴い一回拍出量が増加する。しかしながら，天井効果があることから，前負荷が今どの点に

あるのかにより，前負荷増加分に対する一回拍出量の増加程度は異なる。一般的に，輸液療法による前負荷の増加に対して一回拍出量が 10〜15％以上増加することを輸液反応性があると定義することが多い。実際の麻酔管理中に一回拍出量を測定することは難しいので，低血圧の原因として循環血液量の減少を疑う場合には，中心静脈圧の測定もしくは Mini-fluid challenge〔低容量輸液負荷試験(p.113“観血的動脈血圧(IABP)”を参照)〕を行い，血圧の改善が認められるか確認することが多い。

輸液反応性の指標としての中心静脈圧は一回拍出量変動や脈圧変動といった動的指標と比べると，その精度が疑問視されている[22]。中心静脈圧の値を指標として輸液の負荷を行っても，心拍出量が必ずしも増加するわけではないことを意識しておかなければならない(Side Note)。

中心静脈圧が高値の場合

中心静脈圧が高値なときは循環血液量の過剰や心機能低下を示唆しており，12 cmH$_2$O 以上とな

Side Note

中心静脈圧をガイドにした輸液管理の是非

血圧は心拍出量と全身血管抵抗 p.289 の積で求められることから，低血圧の原因は心拍出量減少と血管拡張の両方，またはいずれか一方であると考えられます。麻酔管理中に発生した低血圧は，麻酔薬の血管拡張作用からくる相対的な循環血液量の減少が原因であり，これに対して輸液剤の大量投与による対処が正しいかどうかは今もなお議論されています。ここでは筆者の考え方を述べることにします。末梢組織は酸素をミトコンドリアへ取り込みエネルギーを効率よく産生するために，高い酸素供給量を要求しています。酸素供給量は心拍出量に依存することから，筆者は低血圧に対する治療として心拍出量の増加を目的に，まずは輸液療法を行っています(p.98“非観血的動脈血圧(NIBP)Clinical Point”を参照)。しかしながら，輸液反応性の指標として本項で述べた中心静脈圧は，一回拍出量変動や脈圧変動といった動的指標と比べるとその精度が疑問視されており[1](**図**)[22]，中心静脈圧の値の上昇が心拍出量の増加を必ずしも反映するわけではないことを意識しておかなければいけません。

一方，一回拍出量変動や脈圧変動といった動的指標は，モニタリング機器が高価であること，完全な人工呼吸器管理下であること，不整脈がないこと，開胸手術では信頼性を欠くこと，などいくつか条件があるため，中心静脈圧を指標とした輸液療法は依然有用であると考えられます。筆者の経験でも，心疾患がない動物に対して循環が安定するまで，もしくは中心静脈圧が 10 cmH$_2$O(≒7.4 mmHg)程度まで輸液負荷 p.291 しても，心機能と腎機能が正常であれば多くの場合問題とならないと考えています。その場合，血液希釈による弊害も考慮する必要があるので，総合的に評価して動物ごとに投与量は調節しなければなりません。

「輸液○ mL を投与すると血圧が△ mmHg 上がる」と明言することはできないので，麻酔担当者は様々な生体情報から循環血液量を推測し，どのような治療をするか判断せざるを得ないでしょう。

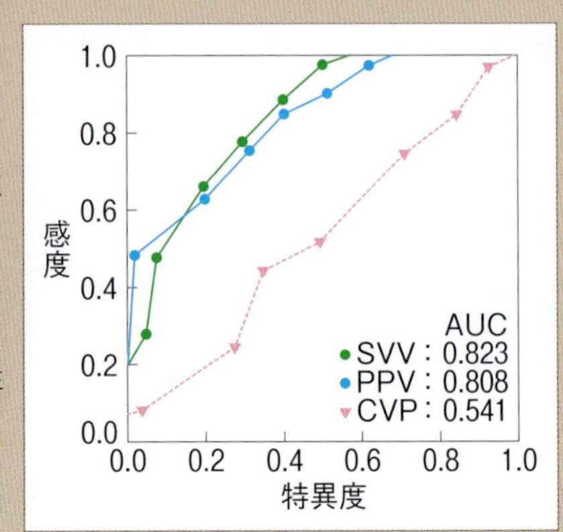

輸液反応性の予測
輸液反応性としての各指標の有用性を示した受信者動作特性(ROC)曲線を示す。左上に近い曲線ほど〔曲線下面積(AUC)が大きいものほど〕輸液反応性として有用な指標となる
SVV：一回拍出量変動，PPV：脈圧変動，CVP：中心静脈圧
文献 22 より引用・改変

ることがある[12]。高値では，心拍数や血圧の確認，口腔粘膜の湿潤，眼球の突出，皮膚の浮腫，頸静脈の怒張などを総合的に判断して輸液療法の妥当性を評価する。同様に，手術中であれば，創部組織の水和状態を確認することも重要である。急速な輸液投与によって，値が 4 cmH_2O 以上上昇する場合は，循環血液量過剰や心機能低下が示唆され，もとの値に改善するまでに 30 分以上かかることがある。この場合のさらなる輸液療法は有害であると考えられるため，控えるべきである[3]。

▷ 中心静脈血酸素飽和度（$ScvO_2$）

中心静脈カテーテルから採血した血液サンプルを，血液ガス分析して得られた酸素飽和度を中心静脈血酸素飽和度とよぶ。中心静脈血酸素飽和度は全身（特に上半身）の酸素の需要と供給のバランスを示す指標となる。

筆者らの研究では，小規模なデータではあるが正常意識下の中心静脈血酸素飽和度の正常値は犬で 82.3％および猫で 62.4％であった[23]。中心静脈血酸素飽和度の低下は全身組織の低灌流 p.290 を反映し，死亡率を高める。人医療の敗血症 p.290 の集中治療管理では，中心静脈カテーテルを留置し，中心静脈血酸素飽和度を指標にして早期の輸液（もしくは輸血）や強心薬の投与により，中心静脈血酸素飽和度を 70％以上に維持する早期目標指向型治療（EGDT：early goal-directed therapy）とよばれる治療方針を決めるガイドラインが存在する[24]。このガイドラインでは中心静脈圧を 8～12 mmHg に保つよう，輸液量を調節することも推奨している。現在は，敗血症への治療プロトコルが改善され，発表当時の EGDT プロトコルはやや否定的になりつつあるが[25,26]，早期に治療を始めるという EGDT の概念は未だに重要である。獣医療では子宮蓄膿症の術後に，重症敗血症もしくは敗血症性ショックと診断された犬に対し，中心静脈圧を 8～12 mmHg および中心静脈血酸素飽和度を 70％以上に維持することを目標に輸液および強心薬で管理したところ，中心静脈血酸素飽和度が低いものは予後が悪かったことが報告されており[27]，集中治療室での中心静脈血酸素飽和度が 68％以下は負の予後因子であることも報告されている[28]。また，ショック状態から蘇生し，心拍数や血圧を正常化したとしても中心静脈血酸素飽和度が 70％以下である症例も存在することが報告されている[29]。

これらの報告はまだ小規模なものではあるが，集中治療管理時における全身組織の低灌流を評価するうえでは，心拍数や血圧の評価だけではなく，中心静脈カテーテルの設置による中心静脈血酸素飽和度の評価が重要であると考えられる。

▷ まとめ

本項の冒頭でも述べたが，測定する手間と中心静脈圧より得られる情報の格差から，麻酔管理中に中心静脈圧をモニタリングしている施設は少ないと考えられる。しかしながら，中心静脈圧のモニタリングは決して不要というわけではなく，ここ 5 年ほどでは集中治療室において中心静脈圧の値と中心静脈血酸素飽和度の有用性が前向きに検討され評価されてきている。したがって，中心静脈圧の値は循環血液量の評価のみとして捉えるのではなく，中心静脈の採血から全身の酸素需給バランスを評価することで，麻酔管理および集中治療管理時に有用なモニタリング項目となると考えられる。

Chapter2-3. 中心静脈圧 参考文献

1) Cannesson M, Desebbe O, Rosamel P, Delannoy B, Robin J, Bastien O, Lehot JJ. Pleth variability index to monitor the respiratory variations in the pulse oximeter plethysmographic waveform amplitude and predict fluid responsiveness in the operating theatre. *Br J Anaesth*. 2008. 101: 200-206.
2) Kumar A, Anel R, Bunnell E, Habet K, Zanotti S, Marshall S, Neumann A, Ali A, Cheang M, Kavinsky C, Parrillo JE. Pulmonary artery occlusion pressure and central venous pressure fail to predict ventricular filling volume, cardiac performance, or the response to volume infusion in normal subjects. *Crit Care Med*. 2004. 32: 691-699.
3) Hansen B. Technical aspects of fluid therapy. *In*: DiBartola SP, ed. Fluid, Electrolyte, and Acid-Base Disorders in Small Animal Practice. 3rd ed. Philadelphia, PA: WB Saunders. 2006. pp.371-376.
4) Guyton AC, Richardson TQ, Langston JB. Regulation of cardiac output and venous return. *Clin Anesth*. 1964. 3: 1-34.
5) Itami T, Endo Y, Hanazono K, Ishizuka T, Tamura J, Miyoshi K, Sano T, Yamashita K. Comparison of cardiac output measurements using transpulmonary thermodilution and conventional thermodilution techniques in anaesthetized dogs with fluid overload. *Vet Anaesth Analg*. 2016. 43: 388-396.
6) Reems MM, Aumann M. Central venous pressure: principles, measurement, and interpretation. *Compend Contin Educ Vet*. 2012. 34: E1.
7) Barbeito A, Mark JB. Arterial and central venous pressure monitoring. *Anesthesiol Clin*. 2006. 24: 717-735.
8) Barnes GE, Laine GA, Giam PY, Smith EE, Granger HJ. Cardiovascular responses to elevation of intra-abdominal hydrostatic pressure. *Am J Physiol*. 1985. 248: 208-213.
9) Berg RA, Lloyd TR, Donnerstein RL. Accuracy of central venous pressure monitoring in the intraabdominal inferior vena cava: a canine study. *J Pediatr*. 1992. 120: 67-71.
10) Machon RG, Raffa MR, Robinson EP. Central venous pressure measurements in the caudal vena cava of sedatedcats. *J Vet Emerg Crit Care*. 1995. 5: 121-129.
11) Chow RS, Kass PH, Haskins SC. Evaluation of peripheral and central venous pressure in awake dogs and cats. *Am J Vet Res*. 2006. 67: 1987-1991.
12) Clarke KW, Trim CM, Hall LW. Patient monitoring and clinical measurement. *In*: Clarke KW, Trim CM, Hall LW eds. Veterinary Anaesthesia. 11th ed. W. B. Saunders, St. Louis. 2014. pp.19-63.
13) Clayton DG. Inaccuracies in manometric central venous pressure measurement. *Resuscitation*. 1988. 16: 221-230.
14) Hansen B. Use of CVP for monitoring and as a diagnostic tool. *Int Vet Emerg Crit Care Symp*. 2006. 111-114.
15) Oakley RE, Olivier B, Eyster GE, Hauptman JG. Experimental evaluation of central venous pressure monitoring in the dog. *J Am Anim Hosp Assoc*. 1997. 33: 77-82.
16) Haskins SC. Monitoring Anesthetized Patients. *In*: Grimm KA, Lamont LA, Tranquilli WJ, et al. eds. Lamb and Jones' Veterinary Anesthesia and Analgesia. 5th ed. Willey Blackwell, Ames. 2015. pp.86-113.
17) Riel DL. Jugular catheterization and central venous pressure. *In*: Ettinger SJ, Feldman EC, eds. Textbook of Veterinary Internal Medicine, 6th ed. St. Louis, MO. Elsevier. 2005. pp.293-294.
18) de Laforcade AM, Rozanski EA. Central venous pressure and arterial blood pressure measurements. *Vet Clin North Am Small Anim Pract*. 2001. 31: 1163-1174.
19) Mark JB, Slaughter TF. 心臓血管モニタリング. *In*：武田純三 監訳. ミラー麻酔科学 第6版. メディカル・サイエンス・インターナショナル. 東京. 2007. pp.983-1057.
20) Vincent JL, Weil MH. Fluid challenge revisited. *Crit Care Med*. 2006. 34: 1333-1337.
21) Chappell D, Jacob M, Hofmann-Kiefer K, Conzen P, Rehm M. A rational approach to perioperative fluid management. *Anesthesiology*. 2008. 109: 723-740.
22) Hofer CK, Müller SM, Furrer L, Klaghofer R, Genoni M, Zollinger A. Stroke volume and pulse pressure variation for prediction of fluid responsiveness in patients undergoing off-pump coronary artery bypass grafting. *Chest*. 2005. 128: 848-854.
23) Tamura J, Itami T, Ishizuka T, Fukui S, Miyoshi K, Sano T, Yamashita K. Central venous blood gas and acid-base status in conscious dogs and cats. *J Vet Med Sci*. 2015. 77: 865-869.
24) Rivers E, Nguyen B, Havstad S, Ressler J, Muzzin A, Knoblich B, Peterson E, Tomlanovich M; Early Goal-Directed Therapy Collaborative Group. Early goal-directed therapy in the treatment of severe sepsis and septic shock. *N Engl J Med*. 2001. 345: 1368-1377.
25) ProCESS Investigators., Yealy DM, Kellum JA, Huang DT, Barnato AE, Weissfeld LA, Pike F, Terndrup T, Wang HE, Hou PC, LoVecchio F, Filbin MR, Shapiro NI, Angus DC. A randomized trial of protocol-based care for early septic shock. *N Engl J Med*. 2014. 370: 1683-1693.
26) ARISE Investigators.; ANZICS Clinical Trials Group., Peake SL, Delaney A, Bailey M, Bellomo R, Cameron PA, Cooper DJ, Higgins AM, Holdgate A, Howe BD, Webb SA, Williams P. Goal-directed resuscitation for patients with early septic shock. *N Engl J Med*. 2014. 371: 1496-1506.
27) Conti-Patara A, de Araújo Caldeira J, de Mattos-Junior E, de Carvalho Hda S, Reinoldes A, Pedron BG, Patara M, Francisco Talib MS, Faustino M, de Oliveira CM, Cortopassi SR. Changes in tissue perfusion parameters in dogs with severe sepsis/septic shock in response to goal-directed hemodynamic optimization at admission to ICU and the relation to outcome. *J Vet Emerg Crit Care*. 2012. 22: 409-418.
28) Hayes GM, Mathews K, Boston S, Dewey C. Low central venous oxygen saturation is associated with increased mortality in critically ill dogs. *J Small Anim Pract*. 2011. 52: 433-440.
29) Young BC, Prittie JE, Fox P, Barton LJ. Decreased central venous oxygen saturation despite normalization of heart rate and blood pressure post shock resuscitation in sick dogs. *J Vet Emerg Crit Care*. 2014. 24: 154-161.

▷ 脳波

脳波は人医療において，鎮静や催眠の程度（麻酔深度*1）を適切に維持する指標としてモニタリングされている。しかし，「犬および猫の臨床例に安全な全身麻酔を行うためのモニタリング指針[1]」には，脳波のモニタリングは含まれていない。もちろん，麻酔深度を適切に維持することは，動物の体動や有害反射 p.291 を抑制するうえで非常に重要であることはいうまでもないが，麻酔導入時に筋弛緩薬の使用が一般的な人医療の麻酔に比べて，獣医療での麻酔は意識消失（催眠）を得るために吸入麻酔薬の使用が一般的で，眼瞼反射や顎緊張の有無や眼球の位置などの臨床徴候から麻酔深度を推測することが多い。

近年，獣医療でもバランス麻酔 p.291 の概念が浸透し，先取り鎮痛法やマルチモーダル鎮痛法が取り入れられるようになり，筋弛緩薬の使用も広がってきている。筋弛緩薬の使用時には今まで利用していた眼瞼反射や顎緊張などの五感による評価ができないことから麻酔深度の推測はより難しくなる。さらに今後，このようなバランス麻酔による麻酔法の実践により，吸入麻酔薬や静脈麻酔薬は意識消失を得ることを目的とし，呼吸循環抑制を最小限とする投与量での使用になると考えられるため，中枢神経系（CNS）の抑制状態をより正確に把握することが求められるようになってくるだろう。そこで本項では，獣医療でまだ馴染みの少ない脳波モニタによる麻酔深度の推測について言及することとした。麻酔深度の推測に役立つ脳波モニタはいくつか存在するが，麻酔分野で世界的に最も普及している BIS® モニタに限定して解説する。

▷ モニタリングを始める前に

脳波とは

脳波（EEG：electroencephalogram）とは，大脳皮質のニューロンから生じる電気活動を頭部皮膚上に設置した電極で記録したものである。脳波検査で得た波形は，大脳皮質の錐体細胞で生じたシナプス後電位により形成されていると考えられている。すなわち，脳波波形の異常や抑制は大脳の機能障害や機能抑制を意味することになる。

獣医療では脳波検査を行う際には，動物の不動化が必要となることが多く，しばしば鎮静や全身麻酔が用いられる。ただし，これらの麻酔薬はその種類と用量により大脳皮質のニューロンから生じる電気活動を変化させ，脳波波形に変化が現れる。全身麻酔下における大脳皮質の抑制状態は，脳波波形を評価することでより正確に麻酔深度を推測できるようになると考えられる。

BIS® モニタとは

BIS® モニタはアメリカのベンチャー企業である Aspect Medical Systems 社（現在 COVIDIEN 社と

*1　本来，麻酔とは薬物による意識消失で患者が侵害刺激を知覚も想起もできない状態と定義される。したがって，麻酔そのものには意識があるかないかのどちらかしか存在せず，麻酔深度は不適切な表現とも受けとれる。しかし，本項では BIS 値や Guedel が開発した麻酔ステージ（p.53 Chapter2-2）による鎮静の程度を便宜的に麻酔深度として解説している

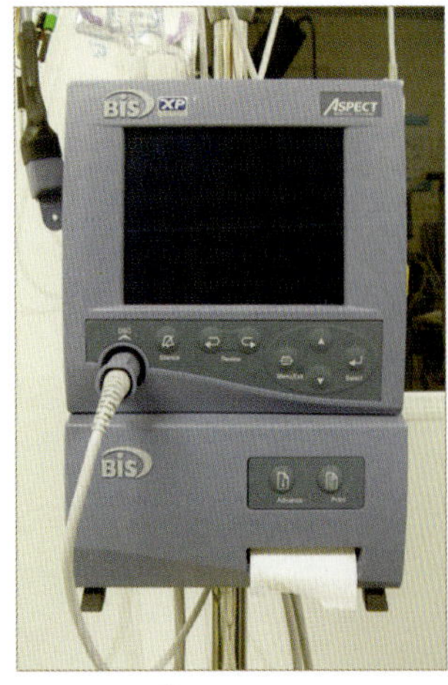

図 1 BIS® モニタ
写真は Aspect Medical Systems 社(COVIDIEN 社と合併)の A-2000。脳波をもとに術中の麻酔深度を推測し，ほぼリアルタイムで麻酔深度の予測値を表示してくれる

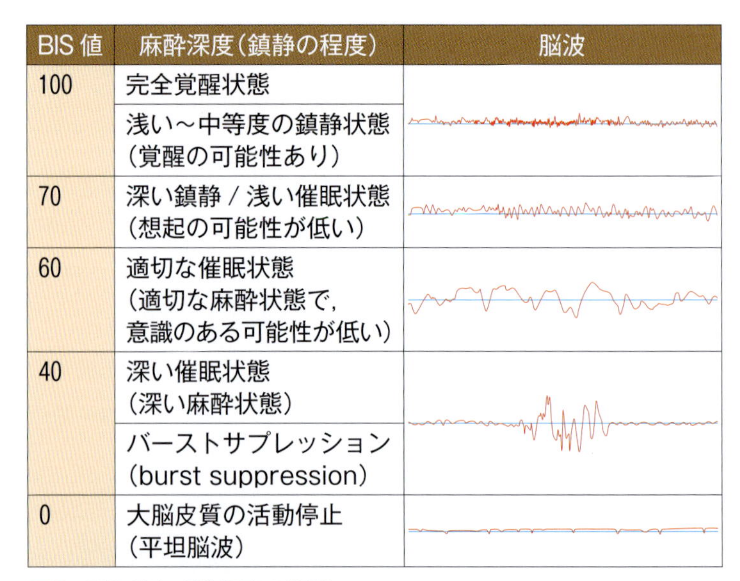

BIS 値	麻酔深度(鎮静の程度)	脳波
100	完全覚醒状態	
	浅い～中等度の鎮静状態(覚醒の可能性あり)	
70	深い鎮静 / 浅い催眠状態(想起の可能性が低い)	
60	適切な催眠状態(適切な麻酔状態で，意識のある可能性が低い)	
40	深い催眠状態(深い麻酔状態)	
	バーストサプレッション(burst suppression)	
0	大脳皮質の活動停止(平坦脳波)	

図 2 BIS 値と麻酔深度の関係
人では BIS 値によって完全覚醒状態(100)，浅い鎮静状態(60～80)，適切な催眠状態(40～60)，深い催眠状態(40 未満)，平坦脳波(0)と脳の活動を割り付けることができる。BIS 値 40～60 が適切な麻酔状態として推奨されている

合併)が開発した脳波をもとに麻酔深度を推測する機器で，1990 年代半ば頃から臨床使用が開始された比較的新しい生体情報モニタ p.289 である(図 1)。

BIS® モニタは人の脳波から得られた情報をもとに脳波解析し，BIS 値(bispectral index)という麻酔深度の指標を算出しており，完全覚醒状態(BIS 値＝100)，浅い鎮静状態(60～80)，適切な催眠状態(40～60)，深い催眠状態(40 未満)，平坦脳波(0)と，脳の活動状態を割り付けている(図 2)。これにより，ほぼリアルタイムで人の麻酔深度(鎮静 / 催眠の程度)を客観的に把握できるようになった[2]。人では BIS 値 40～60 が外科手術に適切な催眠状態(麻酔状態)とされ，BIS 値 60 以上は急速な意識の回復，80 以上は術中の残存記憶率が高まるとされており，40 未満は深い催眠状態にあり，バーストサプレッション(burst suppression)*2 の出現が報告されている[2,3]。

原理

BIS 値算出の詳細なアルゴリズムは公開されていないが，アーチファクトの除去，脳波パラメータの解析，人の患者の脳波データベースの統計学的解析により BIS 値は算出されている。1994 年に Sigl らは，脳波の相互干渉によって生じる波も，もとの波(基本波)と一定の位相関係をもつという性質を利用して，位相関係の分散を分析するバイスペクトラム解析を提唱した[4]。BIS 値はこの位相という概念を脳波解析に取り入れ，個々の脳神経細胞から発生する電気信号を，脳波同士の関係情報として生かした脳の活動状態の指標であり，麻酔薬や鎮静薬が脳に及ぼす催眠作用を測ることのできる脳波解析パラメータである[4]。BIS 値は，高速フーリエ変換*3 によって記録された脳波の周波数を解析し，ど

＊2 周期性脳波の 1 つで，基礎律動がほとんど認められない平坦脳波(suppression)の期間と高振幅徐波(burst)が群発する期間が交互に出現するもの(波形は図 2 を参照)
＊3 ここでのフーリエ変換は，個々の脳神経細胞から発生する電気信号(脳波)の時間を周波数に変換する工程を指す

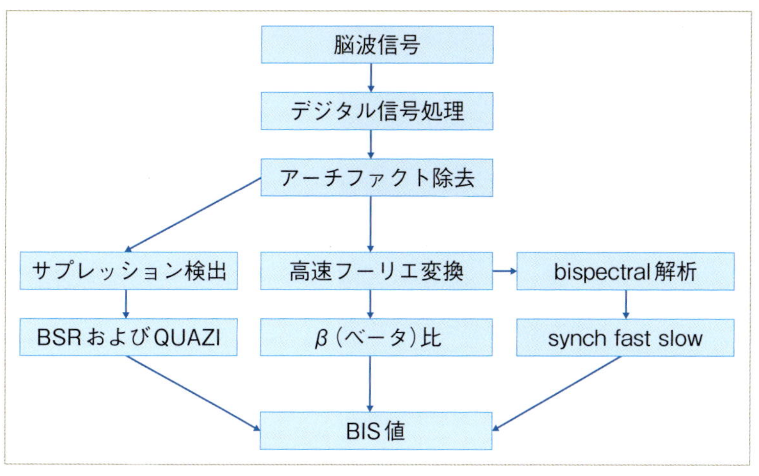

図 3
BIS 値の解析アルゴリズム
BIS 値は，脳波電極から導出した脳波を高速フーリエ変換を用いたスペクトラル解析により数値で表示するものであり，BSR，QUAZI，β比，synch fast slow の 4 つのパラメータから算出される

の周波数の波がどの程度出現するかを以下の 4 つの指標と組み合わせることで算出される(図 3)。

・BSR(burst suppression ratio)

0.5 秒以上の間に±0.5 μV 以下の波が続いた後，波が激しく出現する形態の脳波であり，BIS 値＝0〜25 の算出に用いられる。

・QUAZI

バーストサプレッションを示すよりも幾分か浅い麻酔状態を示す pre burst を判定するためのパラメータであり，BIS 値＝25〜40 の算出に用いられる。

・β(ベータ)比

β 波の中に周波数が高い γ 波が出現する比率を示し，BIS 値＝60〜100 の算出に用いられる[2]。

・synch fast slow

バイスペクトラム解析によって γ 波の脳波全体に対する同期性を分析するためのパラメータであり，BIS 値＝40〜60 の算出に用いられる。

留意すべき点として，BIS 値は測定値ではなく公開されていないアルゴリズムに基づき算出された推測値である。算出時に用いられる脳波データベースは，チオペンタール，イソフルラン，プロポフォール，ミダゾラムなどの特定の麻酔薬の組み合わせによって得られた人の患者からのデータを用いているため，獣医療に人の BIS 値の指標を当てはめられるかどうかは今後検討し直す必要があるだろう。

ココを押さえる！

脳波と BIS® モニタの定義

・脳波とは大脳皮質のニューロンから生じる電気活動を，頭部皮膚上に設置した電極で記録したものである
・BIS® モニタは大脳皮質の活動電位を測定し，数値解析と脳波データベースを用いて麻酔深度(鎮静状態)を表す BIS 値を算出している
・BIS 値は測定値ではなく，推測値である

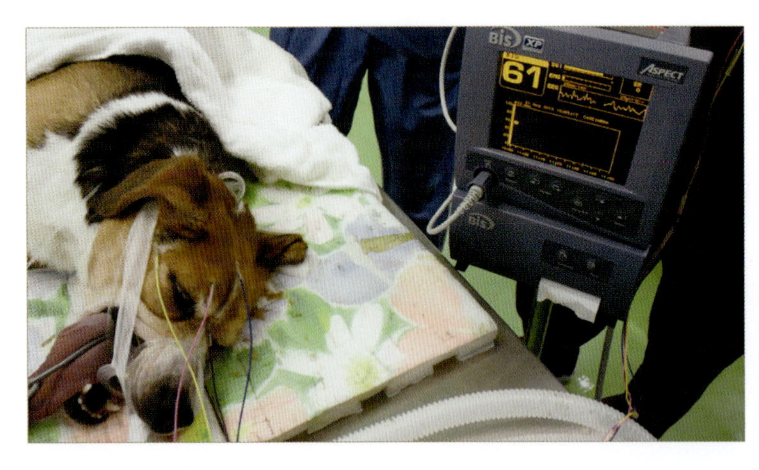

図4 BIS® モニタの電極設置
写真のビーグルは，基準電極を左右内眼角中央に，2本の記録電極を頭頂部と頬骨突起上の右外眼角より約2 cm後方にそれぞれ装着している

▷ 測定方法と測定時のポイント

人医療ではBISセンサを患者の前額部からこめかみ部までテープ状のセンサを装着する。獣医療においてはテープ状のセンサは被毛の存在などにより装着が不確実となるため，筆者らは最小限の剪毛とらせん状の針型電極を用いている[5](図4)。電極の設置は，Greeneらの報告を参考にしており，基準電極は左右内眼角中央に，2本の記録電極は頭頂部と頬骨突起上の右外眼角より約2 cm後方にそれぞれ装着している[5]。装着後は自動的にインピーダンス(抵抗値)の確認へと移行する。このとき電極のインピーダンスが高い場合には，画面にメッセージが表示されるため装着し直す。確認が終了次第，BIS値の測定が開始される。

BIS値は頻呼吸，小刻みな体動，手術操作や電気メスなどの手術器具によって生じるアーチファクトや筋電図の影響を大きく受けるため，影響となる因子がないときにBIS値を読み取らなければならない。動物の筋運動を最小限にするためには，筋弛緩薬の投与が望ましい。また，手術の侵害刺激 p.288 に対する鎮痛が不十分である場合には適切な麻酔深度(鎮静状態)を示す保証がないため，鎮痛薬の投与が重要である[6]。

ココを押さえる！
測定時のポイント

- BIS値はアーチファクトや筋電図の影響を大きく受けるため，影響因子がないときに読み取る
- 鎮痛が不十分であると適切な麻酔深度を示す保証はないため，鎮痛薬の適切な投与が重要となる

▷ 表示画面の解釈

BIS® モニタの画面にはBIS値，SQI(signal quality index)，筋電図(EMG：electromyogram)，SR(suppression ratio)，脳波が表示される(図5)。

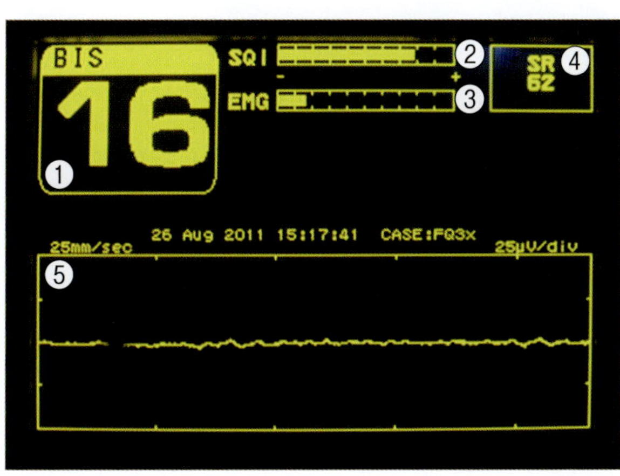

図5 BIS® モニタの画面
①BIS値…脳波を解析し，鎮静レベルに相当する指数を表す
②SQI(signal quality index)…直近60秒間の良好な信号の割合を表す。(−)に近いと信頼性なし，(+)に近いと信頼性があることを示す
③筋電図(EMG)…筋電図の信号が強いとBIS値は増加する。(−)に近いほど，筋電図の影響を受けていないことを表す
④SR(suppression ratio)…直近60秒間の脳波のうち，平坦脳波が出現した割合(%)を示す
⑤脳波(EEG)…脳波の波形をリアルタイムに示す

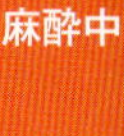

・BIS値
推定される麻酔深度(鎮静状態)の指数を表す。
・SQI
直近60秒間(過去1分間)の脳波信号のうち，BIS値として算出可能であった信号品質の割合を表す。
・EMG
筋肉が収縮する際に現れる活動電位で，70〜110 Hzの周波数帯域の筋電図を表す。
・SR
直近60秒間(過去1分間)の脳波信号のうち，平坦脳波が出現した割合(%)を表す。
・EEG
脳波の波形をリアルタイムに示す。

SQIが高く筋電図の信号が低いものほどBIS値の信頼性は上昇することになり，SRが高いものほど平坦脳波が多くなるためBIS値は低下する(麻酔深度が深い)ことになる。このようなパラメータにより，BIS値を評価して麻酔深度を推測できるが，侵害刺激による影響で脳波波形の形状は変化し，BIS値が変動するので脳波波形そのものを看視することも重要である。

▷ 実際の使用

BIS® モニタは吸入麻酔薬や静脈麻酔薬を用いた全身麻酔管理の麻酔深度の推測に用いるが，獣医療ではまだBIS® モニタを用いた報告が少ないため，その使用は限定的である。犬では，イソフルラン濃度とBIS値には相関性がないとする報告[7]や，眼瞼反射や顎緊張の有無など臨床徴候を基本とした浅い麻酔深度と適切な麻酔深度をBIS値で明確に分けることはできなかったことから，BIS値だけで麻酔深度を適切に評価することはできないとする報告[8]もある。したがって，前述したように人医療のデータを獣医療に直接外挿して良いかは今後，適応可能性を検討する必要がある。

表 1　各吸入麻酔薬の最小肺胞濃度（MAC）
文献 13 より引用・改変

動物種	デスフルラン	ハロタン	イソフルラン	セボフルラン	笑気（亜酸化窒素）
犬	7.2	0.86	1.28	2.36	188
猫	9.79	0.99	1.63	2.58	255

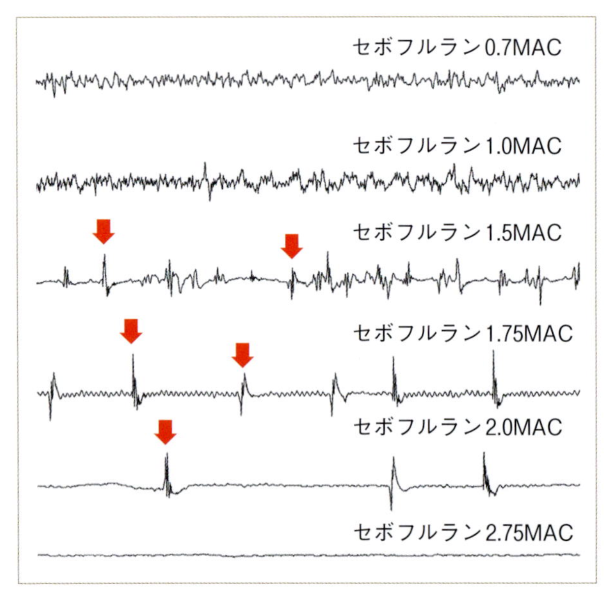

図 6　各セボフルラン MAC における BIS® モニタで得られた実際の脳波波形
セボフルラン 0.7 MAC と浅い麻酔深度では低振幅速波が，同 1.0 MAC 時には高振幅徐波が認められる。同 1.5 MAC を超えると平坦脳波が混入し始め，深い催眠状態のときに認められるバーストサプレッション（赤矢印）がみられ，同 2.75 MAC 時で脳波は完全に平坦化した。セボフルランの吸入停止とともに次第に脳波波形はもとの状態に復帰した
文献 9 より引用・改変

吸入麻酔薬と BIS 値の関係

実際の臨床では，吸入麻酔薬の麻酔作用の強さを示す MAC（最小肺胞濃度 p.287）を指標として，吸入麻酔薬の濃度を調節することが多い。犬・猫の各吸入麻酔薬における MAC を表 1 に示す[13]。Greene らは，犬において臨床的に使用される範囲のセボフルラン吸入濃度（0.8～2.0 MAC）と BIS 値の関係を検討し，BIS 値がセボフルラン濃度に依存して低下することを報告している[5]。筆者らは，Greene らが報告した範囲を超えてセボフルランを投与した際（浅～深麻酔 p.289，290＝0.5～2.75 MAC）の BIS 値の関係を検討したところ，麻酔深度が浅いときは低振幅速波が，1 MAC 付近では高振幅徐波が，1.5 MAC を超えると平坦脳波が混入し始めることから SR が上昇し，バーストサプレッションが認められるなど，人の深麻酔の状況と同様の特徴的な脳波所見が得られた（図 6）[9]。また，人の報告と同様に，深麻酔の脳波で観察されるバーストサプレッションが混入すると，BIS 値が上昇することを確認した（表 2）[10]。したがって，吸入麻酔薬単独で侵害刺激のない画像検査（X 線，CT/MRI）では，1.0～1.5 MAC の間で麻酔維持することが適切な催眠状態であると理解できる。

猫における BIS® モニタの報告はほとんどなく，犬同様にセボフルラン濃度を上昇していくに従って BIS 値は低下〔0.8 MAC（BIS 値＝30±3），1.0 MAC（21±3），1.5 MAC（5±2）〕し，人や犬と比べて低いことが報告されている[11]。

吸入麻酔薬と鎮痛薬併用による BIS 値への影響

侵害刺激のある麻酔管理では吸入麻酔薬単独で麻酔維持することは倫理的に許されず，鎮痛薬を必ず併用しなければならない。しかし，鎮痛薬との相互作用が BIS 値に及ぼす影響は未だ不明な点

表 2　セボフルラン MAC と BIS 値の関係
文献 5, 9 より引用・改変

セボフルラン MAC	Ito ら[9]		Greene ら[5]
	BIS 値	SR	BIS 値
0.5	73.8±2.6	0	−
0.8	−		80±6
1.0	56.2±4.0	0	72±7
1.25	56.0±5.4	0	−
1.5	55.5±14.2※	5.2±10.8	56±4
2.0	43.0±32.3※	37.7±39.5	50±5
2.5	25.0±2.8※	43.5±2.1	−
2.75	88.0※	9.0	−

※ SR の出現とバーストサプレッションの混入により，BIS 値が上昇している可能性がある

が多い。人医療において，吸入麻酔薬のみで麻酔を維持した状態での手術前，手術開始後，フェンタニル投与後の 3 時点での脳波波形と BIS 値の変化を検討した報告では，手術開始後に脳波が脱同期(desynchronization)して速波化し BIS 値が上昇した患者，巨大 δ 波(paradoxical arousal)の出現により BIS 値が異常に低下した患者，もしくはこれら脳波が混合した波形となり BIS 値は変化しなかった患者が存在していた。手術開始後，これら患者にフェンタニルを投与したところ，まもなく脳波波形は手術前と同様の波形に復帰した。このことから，麻酔薬による脳波変化と侵害刺激による脳波変化は全く異なるものであり，BIS 値では鎮痛の評価ができないばかりか，鎮痛が不十分である状況では BIS 値から麻酔深度の評価はできないことが明らかとなった[6]。

犬では，イソフルラン濃度を 1.8％に維持してモルヒネ(0.5 mg/kg)を静脈内投与しても BIS 値に影響しないと報告されている[12]。一方，モルヒネ，リドカイン，ケタミンを投与し，イソフルラン要求量の減少効果*4 を検討した報告では，いずれもイソフルラン要求量を減らすことが可能であったが BIS 値は上昇していた[13]。すなわち，鎮痛薬を使用すると吸入麻酔薬の要求量を減らすことが可能となり，吸入麻酔薬の用量依存性による呼吸循環抑制の緩和が期待されるが[14]，その反面で術中覚醒のリスクは高まると考えられる。各鎮痛薬が BIS 値そのものに及ぼす影響を検討する必要はあるが，術中覚醒のリスクを低下させる目的として BIS® モニタの有用性は高いと考えられる。

また，イソフルラン吸入麻酔にデクスメデトミジンの静脈内投与，またはモルヒネ・リドカイン・ケタミンの混合投与，デクスメデトミジン・モルヒネ・リドカイン・ケタミンの混合投与を，併用して行った麻酔管理における抜管時の BIS 値はいずれも 80〜90 であったことから[15]，BIS 値を参考として抜管のタイミングを客観的に評価できることも有意義である。

全静脈麻酔(TIVA)による BIS 値の変動

全静脈麻酔 p.289 での BIS 値は吸入麻酔薬の維持と異なるようである。

犬のプロポフォール MIR(最小投与速度*5)は 0.51 mg/kg/ 分であり，その際の BIS 値は 70 前後で

＊4　鎮痛薬の力価を比較するときに用いられる方法の 1 つ。鎮痛薬投与前後のイソフルラン要求量を比較して MAC がどの程度減少したかを評価する
＊5　吸入麻酔薬の MAC に相当するもの

あったと報告されている[16]。プロポフォールの用量を変えてBIS値を測定した報告では，プロポフォール0.2 mg/kg/分，0.4 mg/kg/分，および0.8 mg/kg/分で50分間全静脈麻酔を行ったときのBIS値はそれぞれ84±6，82±10，および69±14であった[17]。このように全静脈麻酔では，吸入麻酔薬で維持したときよりもBIS値が高い可能性があることや，吸入麻酔薬で維持したときよりも薬剤の感受性に個体差があること，維持濃度の個体差も大きいためBIS値が変動しやすいことに注意しなければならない。

▷ まとめ

BIS®モニタが獣医療で広く応用されるのは当分先になると考えられる。人医療では，吸入麻酔薬を用いた麻酔管理より全静脈麻酔での麻酔管理の方がBIS®モニタの有用性が高いとされている[18]。これは，吸入麻酔薬に対する感受性の個体差が小さいことと比較して，静脈麻酔薬に対する薬物動態の個体差が大きいことと血中濃度が推測できないことがその要因と考えられる(吸入麻酔薬では呼気濃度から測定可能)。実際に，筆者もプロポフォールを用いた全静脈麻酔で麻酔深度の調節に苦慮した経験がある。

また，ロクロニウムやベクロニウムといった筋弛緩薬の使用時には，麻酔深度を推測する眼瞼反射や顎緊張の有無といった指標を失う。したがって，獣医療におけるBIS®モニタの有用性が果たす役割は，全静脈麻酔や筋弛緩薬を使用する施設に当面は限定されると考えられる。

Chapter2-3. 脳波 参考文献

1) 獣医麻酔外科学会 麻酔・疼痛管理委員会. 犬および猫の臨床例に安全な全身麻酔を行うためのモニタリング指針. https://www.jsvas.net/download/COmmittee/anesthanalg/MonitoringGuidance.pdf(2018年1月現在)
2) 松木明知. BISモニターの基礎. *In*：周術期におけるBISモニターの臨床応用. 第2版. 克誠堂出版. 東京. 2002. pp.1-22.
3) Glass PS, Bloom M, Kearse L, Rosow C, Sebel P, Manberg P. Bispectral analysis measures sedation and memory effects of propofol, midazolam, isoflurane, and alfentanil in healthy volunteers. *Anesthesiology*. 1997. 86: 836-847.
4) Sigl JC, Chamoun NG. An introduction to bispectral analysis for the electroencephalogram. *J Clin Monit*. 1994. 10: 392-404.
5) Greene SA, Benson GJ, Tranquilli WJ, Grimm KA. Relationship of canine bispectral index to multiples of sevoflurane minimal alveolar concentration, using patch or subdermal electrodes. *Comp Med*. 2002. 52: 424-428.
6) Hagihira S, Takashina M, Mori T, Ueyama H, Mashimo T. Electroencephalographic bicoherence is sensitive to noxious stimuli during isoflurane or sevoflurane anesthesia. *Anesthesiology*. 2004. 100: 818-825.
7) Campagnol D, Teixeira Neto FJ, Monteiro ER, Beier SL, Aguiar AJ. Use of bispectral index to monitor depth of anesthesia in isoflurane-anesthetized dogs. *Am J Vet Res*. 2007. 68: 1300-1307.
8) Bleijenberg EH, van Oostrom H, Akkerdaas LC, Doornenbal A, Hellebrekers LJ. Bispectral index and the clinically evaluated anaesthetic depth in dogs. *Vet Anaesth Analg*. 2011. 38: 536-543.
9) Ito Y, Maehara S, Itoh Y, Hayashi M, Kubo A, Itami T, Ishizuka T, Tamura J, Yamashita K. Effect of sevoflurane concentration on visual evoked potentials with pattern stimulation in dogs. *J Vet Med Sci*. 2015. 77: 155-160.
10) Bruhn J, Bouillon TW, and Shafer SL. Bispectral index (BIS) and burst suppression: revealing a part of the algorithm. *J Clin Monit Comput*. 2000. 16: 593-596.
11) Lamont LA, Greene SA, Grimm KA, Tranquilli WJ. Relationship of bispectral index to minimum alveolar concentration multiples of sevoflurane in cats. *Am J Vet Res*. 2004. 65: 93-98.
12) Henao-Guerrero PN, McMurphy R, Kukanich B, Hodgson DS. Effect of morphine on the bispectral index during isoflurane anesthesia in dogs. *Vet Anaesth Analg*. 2009. 36: 133-143.
13) Muir WW 3rd, Wiese AJ, March PA. Effects of morphine, lidocaine, ketamine, and morphine-lidocaine-ketamine drug combination on minimum alveolar concentration in dogs anesthetized with isoflurane. *Am J Vet Res*. 2003. 64: 1155-1160.
14) Steffey EP, Mama KR, Brosnan RJ. Inhalation Anesthetics. *In*: Grimm KA, Lamont LA, Tranquilli WJ, et al. eds. Lamb and Jones' Veterinary Anesthesia and Analgesia. Willey Blackwell, Ames. 2015. pp.297-331.
15) Ebner LS, Lerche P, Bednarski RM, Hubbell JA. Effect of dexmedetomidine, morphine-lidocaine-ketamine, and dexmedetomidine-morphine-lidocaine-ketamine constant rate infusions on the minimum alveolar concentration of isoflurane and bispectral index in dogs. *Am J Vet Res*. 2013. 74: 963-970.
16) Mannarino R, Luna SP, Monteiro ER, Beier SL, Castro VB. Minimum infusion rate and hemodynamic effects of propofol, propofol-lidocaine and propofol-lidocaine-ketamine in dogs. *Vet Anaesth Analg*. 2012. 39: 160-173.
17) Lopes PC, Nunes N, Paula DP, Nishimori CT, Guerrero PN, Conceição ED. Bispectral index in dogs at three intravenous infusion rates of propofol. *Vet Anaesth Analg*. 2008. 35: 228-231.
18) 萩平哲. BISモニター. *In*：麻酔科医のための周術期のモニタリング. 中山書店. 東京. 2016. pp.2-14.

Chapter 3

麻酔後

1　麻酔薬投与終了後のモニタリング

2　抜管と注意点

3　抜管後の管理

1 麻酔薬投与終了後のモニタリング

▷ 麻酔回復の始まり

麻酔維持に用いた全身麻酔薬(吸入麻酔薬もしくは静脈麻酔薬)の投与を終了した時点から麻酔回復が始まる。麻酔薬の投与を終了したからといって，モニタリングを怠って良いわけではなく，原則として麻酔維持中と同様の項目をモニタリングする。麻酔薬の投与終了とともに中枢神経系の活動が回復して，心拍数，血圧，呼吸数が増加し，体動が認められるようになる。鎮痛が不十分であると，疼痛の徴候として呼吸促迫や覚醒時興奮が認められることもある。術前の全身状態の評価で健康(≒正常，ASA-PS：1〜2)に分類された動物であっても，周術期死亡率は犬で0.05％，猫で0.11％と報告されており[1]，決して安心できる数字ではない。周術期に発生する麻酔関連死亡事故のほとんどは，麻酔終了後3時間以内に発生し[2]，その事故の原因臓器として呼吸循環系臓器が多くを占めている[1]。このことから，麻酔薬投与終了後も呼吸循環系に関連するモニタリング項目は特に看視すべきである。

▷ 呼吸モニタリング

全身麻酔下での手術後は，気管挿管や麻酔薬の影響で気道内分泌物が増加する。また，創部の疼痛や麻酔薬による筋力と咳嗽反射(バッキング)の低下によって気道内分泌物の排出が抑制される。呼吸器合併症(肺炎，肺水腫，無気肺など)は，術前から合併症のリスクを評価して動物個々に適切な管理を行うことが重要である。例えば，嘔吐による誤嚥性肺炎や心臓弁膜疾患(僧房弁閉鎖不全症など)による肺水腫，ブラ・ブレブ(気嚢胞)の破裂による気胸などの合併症のリスク評価が挙げられる。分泌物による異常呼吸音が聴取された場合には，吸引器などを使用して気道内分泌物をできるだけ取り除くようにする。

また，全身麻酔や人工呼吸器管理に伴って生じる無気肺も，麻酔回復期における低酸素血症 p.290 のリスクとして注意が必要である。麻酔回復期の呼吸状態は，パルスオキシメータとカプノメータによるモニタリングが有用である。

人工呼吸器から自発呼吸へ(ウィーニング)

人工呼吸器管理を実施していた動物では，人工呼吸器から離脱して自発呼吸に移行するためにウィーニング*を行う。ウィーニングは動物の自発呼吸を促すために行う行為であることから，表

＊ ウィーニングとは，長期の人工呼吸器による管理から段階的に人工呼吸器の設定を弱めていき，最終的に自発呼吸へと移行する過程をいう。臨床的には単に人工呼吸器からの離脱に対して用いられる

表　ウィーニングを行う前の確認項目

- 鎮痛薬がしっかりと投与されていること
- 貧血がないこと
- 循環動態（血圧，不整脈など）が安定していること
- 循環血液量に過不足がないこと
- 酸-塩基平衡異常および電解質異常がないこと

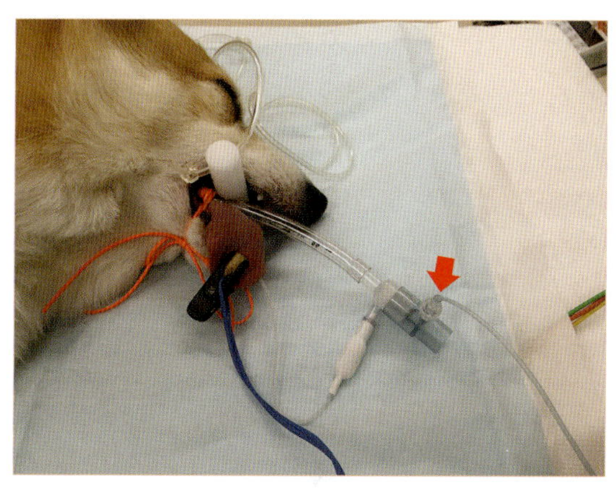

図　麻酔回復期の換気状態の評価
室内気吸入による酸素化と換気を評価しながら回復させる場合，酸素化をパルスオキシメータで評価し，換気をカプノメータで評価する。換気状態は，サンプリングアダプタを気管チューブ側に接続した状態で蛇管を外すことで（赤矢印），呼吸数やおおよその $EtCO_2$ を評価することができる

に示す動物の全身状態を確認してから行うべきである。

ウィーニングは全身麻酔薬の濃度を減量し，麻酔深度を浅くすることで自発呼吸の回復を促す。また，人工呼吸器の呼吸数を減らすことで動脈血二酸化炭素分圧（$PaCO_2$）を上昇させ，呼吸中枢である延髄を刺激して自発呼吸の回復を促す。一回換気量（TV）を減らす（≒気道内圧を減らす）ことでも $PaCO_2$ は上昇するが，無気肺領域を形成してしまうことから，呼吸数を減らす手段の方が好ましい。実際の臨床では人工呼吸器の設定変更の調節は，カプノメータを用いて終末呼気二酸化炭素分圧（$EtCO_2$）を測定し，その値から $PaCO_2$ を予測しながら行う。

麻酔回復期における酸素化と換気の評価

麻酔維持中は，一般的に高濃度酸素〔吸入酸素濃度（FiO_2）＞40％〕で管理することが多い。麻酔回復期には，酸素濃度を徐々に低下させ，室内気（FiO_2＝21％）に近づけていく。空気を混合することができない施設では，動物の終末呼気中における吸入麻酔濃度が限りなく低くなったときに，気管チューブと蛇管を外して室内気を吸入させる。この際，サイドストリーム方式のカプノメータを用いている場合は，サンプリングアダプタを気管チューブ側に接続した状態にすることで（図），呼吸数やおおよその $EtCO_2$ を評価することができる。また，空気を混合して室内気に近づけることで，低酸素血症が認められることがあるため，パルスオキシメータを装着して経皮的動脈血酸素飽和度（SpO_2）を常時表示して看視することが重要である。SpO_2＜95％となった場合には，酸素供給を行う必要がある。

酸素化 p.287 と換気 p.286 に障害がある動物（上部気道閉塞，胸腹部手術，肥満など）では，抜管後も酸素化が必要となることが予想される。筆者は麻酔回復前に酸素供給用の経鼻酸素カテーテルを設置することや酸素ケージを準備し，抜管後の低酸素血症の発生に備えるようにしている。

ココを押さえる！

麻酔回復期の呼吸モニタリング

- 術後は気道内分泌物が増加するが，麻酔薬の作用により分泌物の排出は抑制されている。分泌物をそのままにしておくと誤嚥や肺炎など合併症のリスクが高まるので，吸引器などを利用して分泌物を除去する
- 人工呼吸器管理下から自発呼吸へと移行させるために，カプノメータで呼吸数と $EtCO_2$ を測定して換気状態を評価し，$PaCO_2$ を予測しながらウィーニングを行う
- パルスオキシメータを装着して SpO_2 を測定し，徐々に室内気と混合させていき低酸素血症が起きないかどうかを看視する。SpO_2 が95％を下回ったら吸入酸素濃度を上昇させる

▷ 循環モニタリング

手術や麻酔の侵襲 p.288 により，循環器合併症（不整脈，ショックなど）を起こすことがある。また，手術侵襲による生体反応 p.289 として，細胞外液のサードスペース移行や抗利尿ホルモンの分泌亢進がみられる。手術や麻酔の侵襲の程度は術式，出血量，総麻酔時間から推測し，動物の病歴を含めて評価し，術後の不整脈の有無や循環血液量 p.288 の適正化を看視する必要がある。麻酔回復期の循環動態 p.288 の評価には，心電図と血圧測定のモニタリングが有用である。

麻酔薬減量時は，麻酔薬による中枢神経系の抑制が解かれ，交感神経系が活性化して心拍数や血圧が上昇する。この反応は疼痛によっても起きる。特に抜管時に動物が鳴き叫ぶ，暴れるなどの覚醒時興奮は，動物だけでなくスタッフに危険が及ぶこともある。覚醒時興奮は麻酔担当者にとっては苦痛な瞬間であり，このような事態が起こらないよう防がなくてはならない。穏やかな抜管を行うためには，麻酔薬減量時の循環動態を看視し，心拍数と血圧の急激な上昇や，呼吸促迫といった覚醒時興奮につながる徴候を見逃さないことが重要である。覚醒時興奮が認められた場合，筆者は鎮痛薬や鎮静薬を投与し，動物を安定させることを推奨している。詳細については p.263 Chapter 3-3 を参照のこと。

ココを押さえる！

麻酔回復期の循環モニタリング

- 手術侵襲の程度（術式や出血量，麻酔時間）と病歴を評価し，術後の循環器合併症につながる不整脈の有無や循環血液量の適正化を，心電図と血圧測定にて看視する
- 麻酔回復期は中枢神経系の抑制がなくなり心拍数や血圧が上昇する。循環動態を看視し，心拍数と血圧の急激な上昇や呼吸促迫などの覚醒時興奮につながる徴候を見逃さない

2 抜管と注意点

▷ 抜管方法とタイミング

抜管時の動物の体位は可能であれば伏臥位が望ましいが，手術の内容により横臥位で行われることもある。麻酔回復とともに，眼球の位置は腹内側から正中位に戻ってくる（図）。嚥下反射が認められたら，気管チューブの固定紐を緩め，カフシリンジで気管チューブのカフの空気を抜いて抜管に備える。抜管は，理想的には咳嗽反射（バッキング）が認められてから行うべきで，気管チューブの損傷や離断を避けるためにバイトブロックを残したまま，気管チューブを抜く。

ただし，オピオイド（特にモルヒネやフェンタニルなど）が投与されている場合は嚥下反射やバッキングが抑制されており，麻酔回復とともにいきなり頭部を挙上する場合があるため注意が必要である。この場合，麻酔回復してすぐに気管チューブを嫌がる様子であれば，気管チューブの損傷や離断を防ぐためにすみやかに抜管する（Clinical Point 1）。覚醒時興奮などが認められた場合には，不用意に動物に触れると咬みつかれる危険性があるため十分に注意する。

▷ 抜管の注意点

鼻腔／口腔の手術，歯科処置の場合

鼻腔や口腔の手術，もしくは歯科処置を行った場合は，気管と気管チューブの間に血液や分泌物が流れ込む可能性があるため，抜管前に鼻腔内および口腔内や喉頭周囲を吸引もしくは清拭すべきである。気道に液体が流入した可能性がある場合には，気管チューブ内の吸引や部分的にカフを膨らませたまま抜管することで分泌物の排出が可能である（Clinical Point 2）。

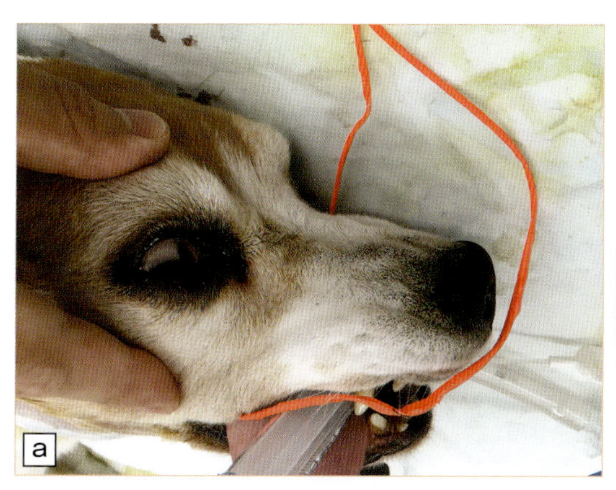

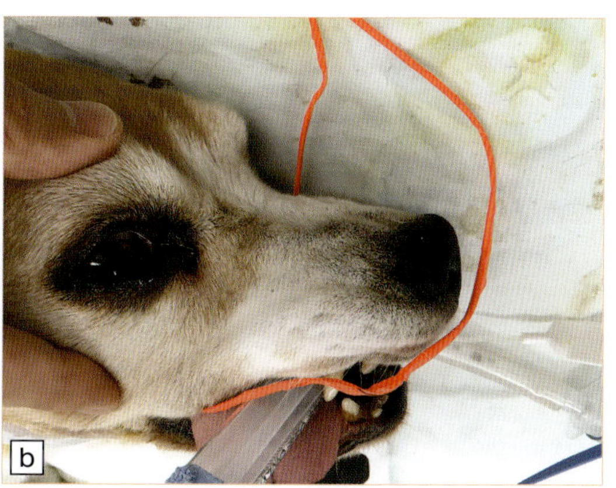

図　麻酔回復時の眼球の位置
麻酔回復とともに，眼球の位置は腹内側（a）から正中位（b）に戻ってくる

Clinical Point 1 短頭種犬の抜管

短頭種犬は，上部気道閉塞により抜管後に低換気 p.290 と低酸素血症 p.290 に陥ることが多く，麻酔をかけること自体がためらわれます。筆者は，短頭種犬の麻酔回復時には低用量のメデトミジン（0.5〜1.0 μg/kg，静脈内投与）やオピオイドを投与し，吸入麻酔薬を完全に排出させてから抜管するようにしています。短頭種犬の抜管の目安は，眼瞼反射が強くなり，眼球が正中位に戻ったときです。メデトミジン使用時には必要に応じてアチパメゾールで急速に拮抗したり[12]，動物が気管チューブを嫌がらなければ挿管したまましばらく看視することもあります（**図**）。短頭種犬に限らず，呼吸器疾患，開胸・開腹術，肥満など抜管後に低酸素血症を引き起こす可能性のある動物の麻酔回復時には，換気量をモニタして正常な換気量と室内気（FiO_2＝21％）でも SpO_2 が 95％以上を維持できるように，鎮静を継続することもあります。室内気の吸入で SpO_2 が低下してしまう場合には，必要に応じて抜管前に経鼻酸素カテーテルも設置します。

上部気道閉塞の矯正手術（軟口蓋切除や喉頭小嚢切除など）や気管挿管による喉頭周囲の炎症により，抜管から数時間経過してから上部気道閉塞の症状が発生することがあるため，短頭種犬の手術はできれば午前中に行うべきです。術後に上部気道閉塞の徴候が認められた場合，炎症軽減と気管拡張を目的として消炎剤やアドレナリンを添加したネブライジングを行うことも考慮します。また，筆者は経験ありませんが，喉頭の浮腫が生じた症例の抜管前にマンニトールを浸した滅菌綿棒を患部に塗布することで浮腫を軽減させるといった方法もあるようです[13]。

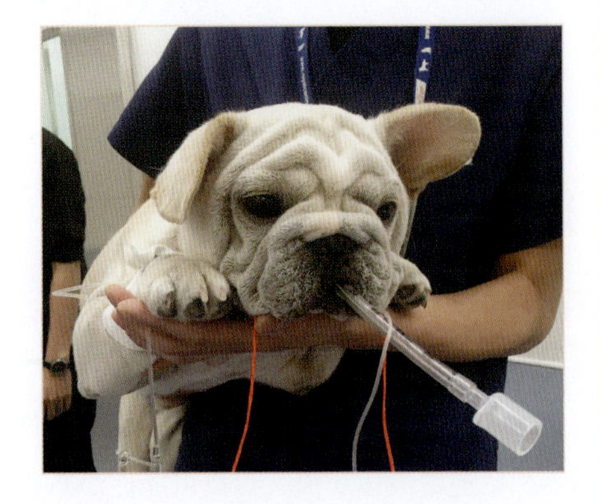

上部消化管手術や胃内容物がある場合

上部消化管の手術や胃内容物がある動物は抜管後に嘔吐する可能性があるため，口腔内を清拭できるようにガーゼと吸引器，および吸引チューブを用意してから抜管すべきである。万が一，嘔吐した場合は，誤嚥しないよう吻側（頭部）を下げて嘔吐物を口腔外へと排出させる。

麻酔からの回復が遅延している場合

麻酔回復が遅延（麻酔薬停止後 30 分以上）して抜管できずにいる場合には，使用した薬物の拮抗を考慮する（表）。麻薬性オピオイド使用時にはナロキソンによって拮抗することが可能であるが，ナロキソンは鎮痛作用も拮抗してしまうため，その使用には注意が必要である。筆者は，オピオイドμ受容体拮抗-κ受容体作動作用のあるブトルファノールを低用量（0.05 mg/kg，静脈内投与）で用い，動物の反応を確認しながら反復投与している。拮抗薬を投与すると，麻酔薬の主作用（鎮痛

Clinical Point 2 口腔内処置の麻酔

歯石除去や抜歯などの歯科処置は，全身麻酔下で行います。超音波スケーラーやドリルにより発生する熱を冷ますために水を使用しながら処置を行うため，大量の液体が口腔内に存在します。動物が液体を誤嚥することを軽減するため，気管チューブのカフは処置前に十分に膨らんでいることを確認することが重要です。また，誤嚥を予防するため，喉頭付近にガーゼやスポンジを入れますが，処置後に必ず抜くことを忘れないようにしましょう。筆者の施設では，ガーゼに縫合糸をつけて口腔外へと糸の断端を出して視認しやすくしておき，ガーゼの抜き忘れがないようにしています。また，顎の下にタオルなどを敷き，吻側（頭部）が下になる体位にすることも誤嚥を予防するために有効です。

気道に液体が流入した危険性がある場合は，部分的にカフを膨らませたまま抜管することも可能です。カフが十分に膨らんだ状態での抜管は気管内上皮の損傷や気管裂傷のリスクがあり，カフをしぼませた状態での抜管は誤嚥のリスクがあります。筆者はその折衷案として，パイロットバルーンに 2.5 mL シリンジを装着した状態で抜管するようにしています。これで抜管時に過剰な圧がカフにかかった場合には，2.5 mL シリンジ内にカフ圧が抜けて適度なカフの膨らみ具合が残るため，気管損傷と誤嚥の両方のリスクを軽減できると考えています（**図**）。

また，猫に関しては麻酔後に失明の報告がいくつかあり，その原因の多くが歯科処置であったことが明らかとなりました[4]。その後の研究により，猫は開口により下顎骨-鼓室胞間の軟部組織によって上顎動脈の血流が遮断され，網膜や脳の虚血性変化の結果，失明した可能性が示唆されました[5]。したがって，猫の歯科処置で開口器を設置するときには最大限の開口は避け，定期的に開口器を外して上顎動脈の血流を改善するよう注意してください。

歯科処置が必要となる動物は比較的高齢である可能性があります。このような動物では麻酔をかけずに行う方が安全でお手軽なイメージがありますが，超音波スケーラーの使用やポリッシングを限られた範囲でしかできないため，治療効果はかなり低くなります。また，歯周病を対象とした歯科処置である場合，動物にとっては疼痛を伴う行為であり，それを抑えて行う行為は容認できません。全身麻酔は絶対に安全ではありませんが，獣医師と動物看護師が麻酔とモニタリングの知識を習得する努力を行い，より安全に近づけるようになることが重要です。

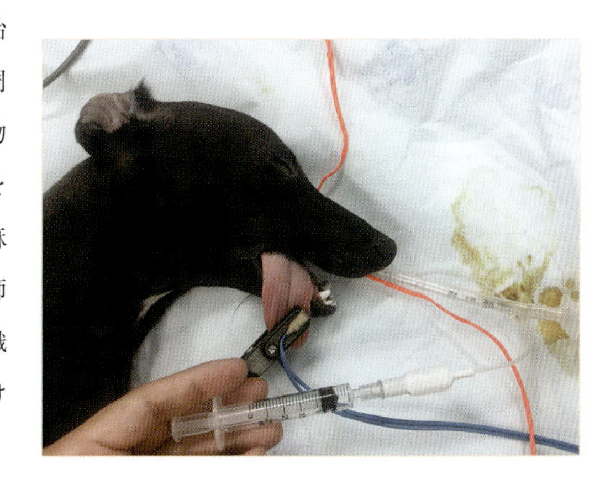

表 麻酔薬とその拮抗薬
文献6，7より引用・改変

麻酔薬	拮抗薬
ベンゾジアゼピン ・ミダゾラム ・ジアゼパム ・フルニトラゼパム など	・フルマゼニル 犬，猫：0.08～0.2 mg/kg，IV(to effect)
α_2アドレナリン受容体作動薬 ・メデトミジン ・デクスメデトミジン ・キシラジン など	・アチパメゾール 犬：麻酔薬投与量の5倍量で拮抗，IV(to effect) 猫：麻酔薬投与量の2.5倍量で拮抗，IV(to effect)
オピオイド ・ブトルファノール ・ブプレノルフィン ・モルヒネ ・フェンタニル ・レミフェンタニル など	・ナロキソン 犬，猫：0.01～0.04 mg/kg，IV(to effect) ・ブトルファノール[※1, ※2] 犬，猫：0.05～0.2 mg/kg，IV(to effect)
非脱分極性筋弛緩薬 ・パンクロニウム ・ベクロニウム ・ロクロニウム など	・ネオスチグミン[※3] 犬，猫：0.02～0.04 mg/kg，IV(反復投与3回まで)[6] ・スガマデクス[※1, ※4] 犬，猫：4～8 mg/kg，IV(to effect)[7]

IV：静脈内投与，※1 筆者の経験による投与量，※2 モルヒネ，フェンタニル，レミフェンタニルの拮抗，
※3 アトロピン0.01～0.02 mg/kgを併用して徐脈を予防する，※4 ベクロニウムとロクロニウムの拮抗薬

作用など）も拮抗されてしまうため，緊急でない限り拮抗薬の投与量は低用量から始めることを推奨する。

体内の麻酔薬濃度が低下していないにも関わらず動物に刺激を加えて抜管を促す方法は，刺激がなくなると再鎮静してしまう可能性があるため筆者は推奨していない。

⚠ココに注意 ～抜管～

☐ 眼球の位置が正中位に戻って嚥下反射がみられたら気管チューブのカフの空気を抜き，咳嗽反射（バッキング）がみられたら抜管を行う

☐ モルヒネやフェンタニルなどのオピオイドが投与されている場合は，薬物作用により麻酔回復とともに突然頭部を挙上する場合があるため，麻酔中に使用した薬剤は常に確認してスタッフ間で情報を共有しておく

☐ 鼻腔／口腔手術や歯科処置後は，血液や分泌物が気管に流れ込まないよう抜管前に鼻腔／口腔内や喉頭周囲を清拭する

☐ 上部消化管手術後や胃内容物がある動物は抜管後に嘔吐する可能性がある。嘔吐時には，誤嚥防止に動物の吻側（頭部）を下げて嘔吐物を口腔外へ排出する

☐ 麻酔薬の投与を停止してから30分以上経過しても麻酔回復がみられない場合は，（緊急でない限り）使用した薬物の拮抗薬を低用量から投与することを考慮する

3 抜管後の管理

抜管後は，舌を口腔外へ引き出し，可視粘膜の色調を頻繁に確認し，必要に応じて酸素を供給する。可能であればパルスオキシメータを設置し，SpO_2＞95％を保てるよう看視する。もし，モニタを用いた看視ができない場合であっても，日本獣医麻酔外科学会の麻酔・疼痛管理委員会の「犬および猫の臨床例に安全な全身麻酔を行うためのモニタリング指針」[3]では，自力で頭を支持できるようになるまで定期的に看視することを提唱している（p.51 Chapter2-1を参照）。

本項では抜管後の管理について6つの項目に分けて解説する。

▷ 覚醒時興奮（発揚）

麻酔回復に向けて麻酔薬や鎮痛薬を減量すると，意識が回復して疼痛を認知するようになり，心拍数，血圧，呼吸数が増加し，体動が認められ，時に覚醒時興奮が認められることがある。覚醒時興奮が生じると，自身で気管チューブを抜去したり，鳴き叫ぶ，自傷する，もしくはスタッフを咬むなどの許容できない行動を認め，再度，鎮痛薬もしくは鎮静薬の投与が必要となることがある。覚醒時興奮は臨床的には発揚*ともよばれる。

覚醒時興奮の発生要因

獣医療における覚醒時興奮は，人医療の小児における覚醒時興奮と似ていると考えられる。小児における覚醒時興奮の原因を特定することは未だ困難であり，複数の要因が関わっていると推測されている。現在分かっているリスク因子には，若齢，術前不安，性格，疼痛，麻酔薬（吸入麻酔薬で多い）が挙げられる。なかでも，疼痛は最大のリスク因子であるとされている。筆者の施設でCT検査やMRI検査といった手術侵襲p.288を伴わない麻酔管理を実施した動物では，覚醒時興奮を認めることはほとんどない。そのほか，低酸素血症p.290，低血圧，上部気道閉塞，低血糖でも生じることがあるため，麻酔が関わるリスク因子からは除外しておく必要がある。

また，小児ではセボフルラン吸入麻酔とプロポフォール全静脈麻酔（TIVA）p.289とを比較したところ，セボフルラン吸入麻酔で有意に覚醒時興奮が多いと報告されており[8]，プロポフォール全静脈麻酔では覚醒時興奮を引き起こすリスクが低いと報告されている[9]。筆者も，犬のプロポフォール全静脈麻酔による麻酔管理時では覚醒時興奮をほとんど認めていない。何故，セボフルラン吸入麻酔で覚醒時興奮の発生が多いかは明らかとなっていないが，セボフルラン吸入麻酔は一般的に麻酔回復が早すぎることや，セボフルラン自体の中枢性興奮作用が原因と考えられている。また，陽

＊ 麻酔導入時に認められる発揚期（興奮）は，麻酔初期に大脳皮質運動領の抑制系が先に抑制されることによって興奮や反射機能亢進などの不随意運動が認められる見かけ上の興奮のことをよび，覚醒時興奮とは厳密には異なる

子核磁気共鳴分光法によりセボフルラン吸入麻酔中の脳内の糖や乳酸の濃度の上昇が覚醒時興奮と関係していることが指摘されている[10]。

覚醒時興奮への対応

覚醒時興奮を抑える方法はまだ確立されていないため，筆者の経験による治療を紹介する。前述のとおり，覚醒時興奮は疼痛や麻酔方法が原因であると考えられていることから，麻酔回復期(特に抜管直前)に覚醒時興奮の徴候である心拍数や血圧の急激な上昇や呼吸数の増加(パンティング)が認められた場合は，オピオイドなどの鎮痛薬を追加投与することや，α_2アドレナリン受容体作動薬を低用量投与(例：メデトミジン 0.5〜1.0 μg/kg，ゆっくり静脈内投与)するようにしている。また，鎮痛薬の追加でも治まらないようであれば，プロポフォールの投与(0.5〜1.0 mg/kg，ゆっくり静脈内投与)により対応している。ただし，これらの治療では再鎮静がかかり，意識レベルが低い状態で入院ケージに移動する場合や，呼吸循環系の抑制が生じる場合があるため，各種モニタを設置して適切に看視しなければならない。

ココを押さえる！

覚醒時興奮

- 覚醒時興奮では動物自身で気管チューブを抜去したり，鳴き叫ぶ，自傷行動，スタッフを咬むなどの行動がみられ，鎮痛薬や鎮静薬の投与が必要になることがある
- 現在分かっている覚醒時興奮の発生要因として，若齢，術前不安，性格，疼痛，麻酔薬(吸入麻酔薬で多い)が挙げられ，なかでも疼痛は最大の発生要因と考えられている
- 対応として，麻酔回復期(特に抜管直前)に心拍数や血圧の急激な上昇や呼吸数の増加がみられた場合は薬剤投与を検討する

▷ 呼吸管理

体幹部の手術(例：開胸手術，乳腺腫瘍摘出術)では，創部の疼痛，ドレーンを固定するための腹帯もしくは圧迫包帯が巻かれることがあるため，胸郭の拡張が障害されて低換気 p.290 に陥る可能性がある。気管挿管を行っている場合はカプノメータの $EtCO_2$ を用いて換気状態を評価することができるが，抜管後には $EtCO_2$ を評価することはできない。血液ガス分析装置がある施設では，動脈血(静脈血ではわずかに高値を示すが評価することは可能)を分析することで動脈血二酸化炭素分圧($PaCO_2$)から換気状態を評価することができるが，血液ガス分析装置がない施設では換気状態を評価することができない。残念ながら二酸化炭素分圧は五感を用いて評価することはできないため，動物の呼吸数や呼吸様式，胸郭の動きから分時換気量(呼吸数×一回換気量)を推測することとなる。

カプノメータのサンプリングチューブを鼻腔に近づけて $EtCO_2$ を測定する方法は，室内気を一部吸入するため低い値となる可能性がある。しかしながら，呼気ガスが室内気で薄まることはあっ

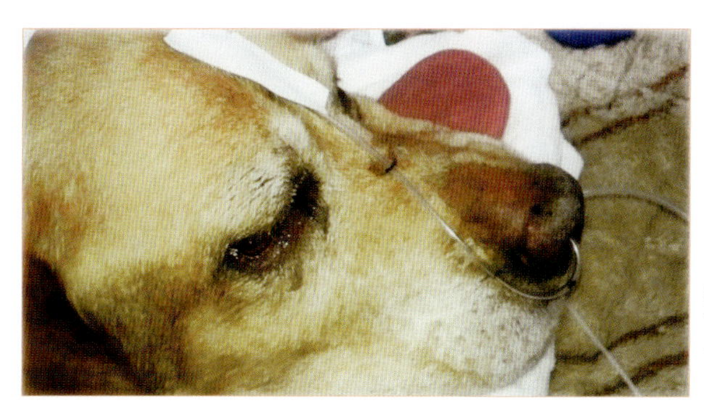

図 1　**経鼻酸素カテーテル**
経鼻酸素カテーテルは鼻腔に局所麻酔薬を数滴滴下し，栄養チューブの先端が上顎第一後臼歯の位置となるよう挿入し，縫合もしくは粘着テープ（医療用ボンドなども可）で数箇所固定する

ても濃くなることはないため，鼻腔に近づけたサンプリングチューブで $EtCO_2$＞45 mmHg であった場合には，低換気である可能性が高い。そのような場合，胸郭の拡張を障害するような腹体や圧迫包帯を緩めることや，ドレーンからの排気 / 排液を確認すべきである。

異常な呼吸状態への対応

抜管後に上部気道閉塞の異常音が聴取される動物や，自身で頭部を挙上できない動物は，（手術内容にもよるが）伏臥位とし，舌を引き出して舌根の喉頭入口への沈下を防ぎ，頚部を伸展させて呼吸状態を看視する。なかには，開口を維持する必要がある動物も存在する。

これらの対応をしても異常呼吸音が聴取される場合は，躊躇せず再挿管を行い，原因を精査する。麻酔薬の残存が原因であれば，麻酔薬の効果が切れるまで気管挿管を維持する。上部気道閉塞が原因である場合には，外鼻孔形成術や軟口蓋切除術といった外科的な対応が必要となることもある。低換気や低酸素血症が認められる動物では，以下の対応をとる。

●低換気への対応

室内気吸入時に低換気が起こると，肺胞気の酸素分圧が低下することから低酸素血症を生じる。したがって，抜管後に低換気を疑う動物には，パルスオキシメータを装着して SpO_2 をモニタリングし，低酸素血症が存在するようであれば酸素供給を行うとともに，低換気の原因を改善する必要がある。低換気が麻酔作用の残存により生じているようであれば，必要に応じて投与した麻酔薬に対する拮抗薬の投与を考慮する。

●低酸素血症への対応

抜管後に低酸素血症が予想される場合，抜管前に経鼻酸素カテーテルを設置するか，酸素ケージを準備しておくべきである。経鼻酸素カテーテルは鼻腔に局所麻酔薬（例：眼科用表面麻酔薬やリドカイン）を数滴滴下し，動物に合ったサイズの栄養チューブもしくは細径カテーテルを先端が上顎第一後臼歯の位置となるよう挿入する。縫合もしくは粘着テープ（医療用ボンドなども可）で数箇所固定するが，鼻翼周囲を 1 カ所固定すると脱落しにくくなる（図 1）。筆者は経鼻酸素カテーテル使用時の酸素流量を 50～100 mL/kg/ 分程度としている。酸素流量が多すぎると，鼻咽頭から流れる酸素を呑気して，胃が拡張して横隔膜を押し上げることでかえって呼吸困難を示すことがあるため注意が必要である。

表 1 酸素供給の方法
文献 13 より引用・改変

酸素供給法	推奨酸素供給量(L/分)	吸入酸素濃度の最大値(%)
フェイスマスク	2～5	40～50
鼻先でかがせる(フローバイ)	2～5	25～40
エリザベスカラー ＋シャワーキャップ	5～10	30～70
鼻カテーテル(片側)	≦2	30～50
鼻カテーテル(両側)	≦2(両側とも)	50～70
気管内カテーテル	≦1	40～60
酸素ケージ	ケージの広さによる	40～60
気管挿管	1～5	100

エリザベスカラーとそれを覆うシャワーキャップによる酸素供給は簡便な方法であるが，覆われた空間内の二酸化炭素の蓄積に注意が必要であり，蓄積を避けるためには高流量の酸素供給で洗い出す必要がある。そのほか，獣医療における酸素供給の方法を表 1 に示す。酸素供給は動物や施設の状況に応じた方法が推奨される。

ココを押さえる！

呼吸管理

- 動物の呼吸数や呼吸様式，胸郭の動きから分時換気量(呼吸数×一回換気量)を推測する
- 抜管後に低換気を疑う場合は，パルスオキシメータを装着し SpO_2 を測定する。低酸素血症がみられるようであれば，酸素供給も同時に行う
- 低酸素血症が予想される場合は，抜管前に経鼻酸素カテーテルもしくは酸素ケージの準備を行う

▷ 循環管理

輸液療法

術後の輸液療法は必要に応じて継続する。術後早期に飲水が可能であり，一般状態が良好な動物であれば必ずしも輸液療法は必要ではない。飲水までに時間がかかる動物や，消化管手術や腎機能低下などにより体液管理を行う必要がある動物は，輸液療法を継続することが推奨される。使用する輸液剤の種類は，非機能的細胞外液(サードスペース)が広く形成される開胸術や開腹術では細胞外液(乳酸リンゲル液など)を用いることが一般的だが，術後の電解質などを評価して適宜変更する(p.122“尿量 Clinical Point”を参照)。手術侵襲が大きいほど，サードスペースに貯留する体液量は増加していき，循環血液量の減少 p.288 と組織浮腫が生じる。

術後 24～72 時間程度経過すると，炎症は緩和し，血管透過性 p.287 が正常化することで血管外へ漏出していたサードスペースの水分が，血管内に再度戻ってくる(リフィリング期もしくは利尿期とよぶ)。リフィリング期に入り，バイタルサインの安定と尿量の増加が認められたら輸液剤の種

類を細胞外液から維持液に切り替える。この期間に心機能の低下がみられる動物は，リフィリング期によって循環血液量が増加し，肺水腫などのうっ血性心不全を合併するおそれがある。このような動物は手術直後だけでなく術後24～72時間までバイタルサインや尿量を厳重に管理すべきである。リフィリング期による循環血液量過多の場合は利尿薬(フロセミドなど)を使用し，体外へと水分排泄を促進させることも必要となる。

低血圧への対応

麻酔維持中に低血圧であったとしても，麻酔回復後にはほとんどの動物で低血圧は改善する。麻酔回復後も低血圧が続く場合は，輸液とともに血圧上昇作用をもつドパミンやドブタミンといったカテコラミン p.286 の投与を考慮し，平均動脈血圧が60 mmHg以上を保つように循環機能を補助すべきである。

術前に問題なかった血圧が，術後にカテコラミンを投与しなければ血圧を維持できないような状態の場合は，循環血液量が減少している可能性がある。筆者は心臓超音波検査を利用して心臓形態の評価(心臓壁の厚さ，心臓内腔の大きさなど)を行い，循環血液量の減少していないか評価している。必要であれば，輸液量を増やして循環血液量を補充する。その結果，カテコラミンから離脱できた動物を多く経験している。

乳酸値や尿量異常への対応

胆嚢破裂や腸穿孔などによる敗血症性腹膜炎の術後に，乳酸値が高い動物では予後不良であると報告されている[14,15]。このような動物は，周術期の乳酸値を参考に輸液管理や循環作動薬を選択し，循環を維持するよう早急に対応すべきである。筆者は，乳酸値＜2.5 mmol/Lとなるよう管理している。

術後も循環動態 p.288 が不安定な動物は，尿道カテーテルを設置し，尿が生成されているかを確認する必要がある。術後には麻酔薬や手術侵襲の影響により尿量が減少することがある[16]。適切な尿量の目安を示すことはできないが，一般的には0.5 mL/kg/時以上の尿量が確保されていることが望ましい。マンニトールやドパミン(犬のみ)の腎臓への保護効果を期待する報告は多くあるが，臨床的には心拍出量を増加させ，腎灌流圧を維持させることが腎臓の保護と尿量の確保に最も有効だとされている。

ココを押さえる！

循環管理

- 飲水までに時間がかかる動物や，消化管手術や腎機能低下などにより体液管理を行う必要がある動物には輸液療法を継続することが推奨される
- 麻酔回復後も低血圧が続く場合は，輸液療法や血圧上昇作用をもつカテコラミンの投与を考慮して平均動脈血圧を60 mmHg以上に保つ
- 術後も循環動態が不安定な動物は尿道カテーテルを留置し，0.5 mL/kg/時以上の尿量が生成されているかを確認する

▷ 疼痛管理

痛みとは

痛みは国際疼痛学会(International Association for the Study of Pain：IASP)によって，「組織の実質的あるいは潜在的傷害に結びつく，あるいはそのような傷害を表す言葉を使って述べられる不快な感覚および情動体験」と定義されている。もちろん，この定義は人医療に対して用いられる定義ではあるが，獣医療における痛みの認識や評価にも応用できる。

我々獣医師には，動物の健康と福祉に対して責任をもつことの職業的倫理が課されている(獣医師の誓い—95年宣言)[17]。その職業的倫理では，手術により生じる肉体的な痛みからの解放だけでなく，痛みの認識と評価に重要な概念である動物の精神活動，行動様式，摂食などの“動物らしさ”を維持することも求められている。

疼痛の評価

ほとんどの獣医師が疼痛管理は重要であると答えるなか，慣れた麻酔/疼痛管理法が一番安全で確実だとし，鎮痛薬の投与がルーチンとなっている獣医師も多いはずである。事実，90%以上の動物では系統立った痛みの認識と評価が実施されずに鎮痛薬が投与されていると報告されている[18]。現時点では痛みを客観的に評価する方法は確立されておらず，現存する痛みの評価法はすべて主観的で，評価者間で差が生じることもしばしばある。痛みを正確に定量することは困難だが，動物は痛みを感じているときには特徴的な体位や行動を示すことがある。これらの徴候を利用した疼痛評価法(ペインスケール)がいくつか存在するが，どれが秀でているのかは結論しがたい。ペインスケールは，主観的だからといって評価するに値しないわけではなく，動物に寄り添い，痛みを認識しようと努力し，痛みを疑う徴候がある場合は治療し，その反応性をフィードバックして再評価することが重要である[19]。

●犬の疼痛

犬の痛みに対する行動表現は年齢，犬種，個体によって差があり，時には外敵から自身を守るために痛みを表現しないこともある。正常な犬で認められる痛みに対する行動が，重症例や行動が制限されている(神経疾患や整形疾患など)と痛みに対する行動がみられなくなることがあり，ペインスケールのスコアが高値を示すこともある。このような場合には，ペインスケールの項目を一部省くなど適宜対応が必要となる。動物のわずかな行動の変化に気づくためには，術前の動物の行動や状態を評価し，術後にその評価と照らし合わせながら経時的に疼痛評価を行うことが望ましい。また，手術の内容，組織侵襲の位置や範囲，使用している鎮痛薬も考慮しなければならない。心拍数，血圧，呼吸数といった生理学的評価や血漿コルチゾール値やカテコラミン値は犬の急性痛に関連している。しかし，これらの評価はストレス，恐怖，もしくは鎮痛薬による影響を大きく受けるためしばしば信頼できないものとなってしまう。

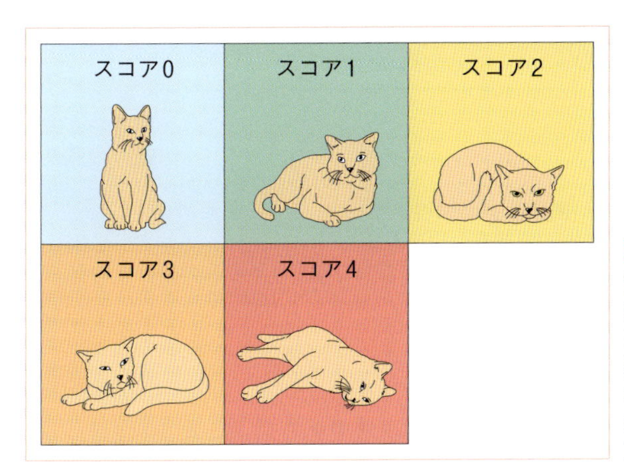

図2
猫の急性痛に関連して表れる表情や姿勢の変化
猫では急性痛に関連して表情（しかめ面，目を吊り上げて細める，耳を伏せる，頭をもたげる）や姿勢（お腹を丸めて防御する姿勢や背弯姿勢）の変化が認められる。図のスコアは，コロラド州立大学の猫の急性痛ペインスケールから当てはめたものである
文献20より引用・改変

●猫の疼痛

猫は非常に警戒心が強い動物であるため，痛みを評価するには必ず距離をとって遠くから表情や姿勢などをまず確認すべきである。表情の変化として，しかめ面，目を吊り上げて細める，耳を伏せる，頭をもたげる，などが認められる。また，腹部の手術では，お腹を丸めて防御する姿勢や，創部がケージの床に触れないように背弯姿勢をとる場合もある。同様に，手術部位によって異常な歩様や創部を守るように体重移動を行っている様子も痛みを示す徴候となる。コロラド州立大学（アメリカ）の猫の急性痛ペインスケールに描かれている表情や姿勢は非常に参考となる（図2）[20]。

表2　単純記述スケール
痛みの強さに関する記述を段階的に構成したものを用いて評価者が推察する動物の痛みを最もよく表す段階を選ぶ。痛みの程度や治療の効果を過大評価または過小評価しやすいという難点がある

1. 痛みなし
2. 軽度の痛み
3. 中等度の痛み
4. 重度の痛み

スコア：＿＿＿

また，活動性の減少，食欲の低下，じっとして動かない，物陰に隠れる，うなる，創部を過度に舐める，グルーミングをしなくなる，尾をムチのように振り回す（tail flicking），攻撃的になる，などといった行動の変化が認められる。猫用トイレに入ることを嫌がり，不適切な排便や排尿をするなどの行為も痛みの指標となりうる。猫の心拍数，瞳孔径，呼吸数は，急性痛の評価には使用できないと報告されている[18]。

ペインスケール

犬や猫で用いられるペインスケールには，評価者が動物をみて主観的に評価する一次元的なものと，行動様式や生理学的変化に基づく多次元的なペインスケールのものがある。多次元的なペインスケールは，より詳細に痛みを評価できるが複雑である。本項では，犬と猫の術後急性痛のペインスケールをいくつか紹介する。ペインスケールを用いた疼痛評価は，最初の数時間は15〜60分ごと，それ以降は3〜6時間ごとに実施することが推奨されている[18]。また，動物が心地よく寝ている場合は，疼痛管理のさらなる加療は必要ないため不要な介入（例：声をかける，創部周囲を触る）は避けるべきである。

●単純記述スケール（SDS：simple descriptive scale，表2）

痛みの強さに関する記述を段階的に構成したものを用いる。段階には一定の順序があり，評価者

が推察する動物の痛みを最もよく表す段階を選ぶ。多くは4または5段階で構成される評価で，痛みの程度や治療の効果を過大評価または過小評価しやすいという欠点がある。

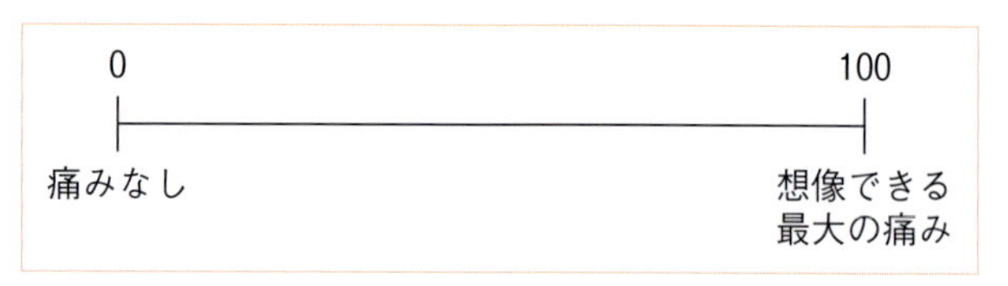

図3 視覚的アナログスケール
100 mmの直線を引いて左端を“痛みなし”，右端を“想像できる最大の痛み”とし，評価者が推察する動物の痛みを最もよく示す位置に印をし，左端から印までの距離(mm)をスコアとする

●視覚的アナログスケール(VAS：visual analog scale，図3)

人では100 mmの直線を引いて左端を“痛みなし”，右端を“想像できる最大の痛み”とし，その直線上に患者が自身の痛みを最もよく示す位置に印をつけ，左端から印までの距離(mm)をスコアとする。獣医療では，評価者が推察する動物の痛みを最もよく示す位置に印をする。VASは不明確な説明を避けた簡便な評価法であるが，他の評価法と比較すると，バラツキが大きく，評価者の性格により両端に印がつかないことがある。

●整数評価スケール(NRS：numerical rating scale)

痛みに関連する記述を整数化したスコアをもとに評価する方法であり，容易にスケールを一覧表にできることや多くのカテゴリーで構成することができる。各カテゴリーのそれぞれの点数を合計して痛みの程度を評価する方法もよく用いられている。“グラスゴー大学複合ペインスケール”や動物のいたみ研究会の“犬の急性痛ペインスケール”なども整数評価スケールに含まれる。

グラスゴー大学複合ペインスケール

グラスゴー大学複合ペインスケール(CMPS-SF：the Glasgow Composite Measure Pain Scale and its short form，表3)[21]は，運動性を含む6種類の行動分類に対して犬の急性痛に関連する徴候や行動を中心とした30種類の選択肢で構成されている。分類ごとに痛みの重症度に応じてスコア化されており，評価者はその犬の行動や状態に最も近いものを選択し，その合計を疼痛スコアとする。

グラスゴー大学複合ペインスケールの最高値は24であり，スコアが6以上であった場合には鎮痛薬を追加投与することが推奨される。運動性を評価できない場合には最高値が20となり，スコアが5以上の場合は加療が推奨される。

犬の急性痛ペインスケール

動物のいたみ研究会が2006年に作成したペインスケールであり，犬の急性痛の程度が0(痛みなし)から4(最も痛い)の5つのレベルに分けられている(表4)[22]。グラスゴー大学複合ペインスケールと同様に，犬において急性痛に関連すると思われる徴候や行動の変化を捉え，その項目をチェックすることで痛みのレベルを判定していく。チェックが入れられたレベルのなかで一番高いレベルをその犬の痛みのレベルとするため，スコア化された多次元的NRSとは厳密には異なる。術前から当てはまっている項目(例：ケージに入れると吠える，ケージの奥で震えている，食餌をとらない)は評価の対象外とする。筆者はレベル2以上であった場合には，鎮痛薬を追加投与するようにしている。

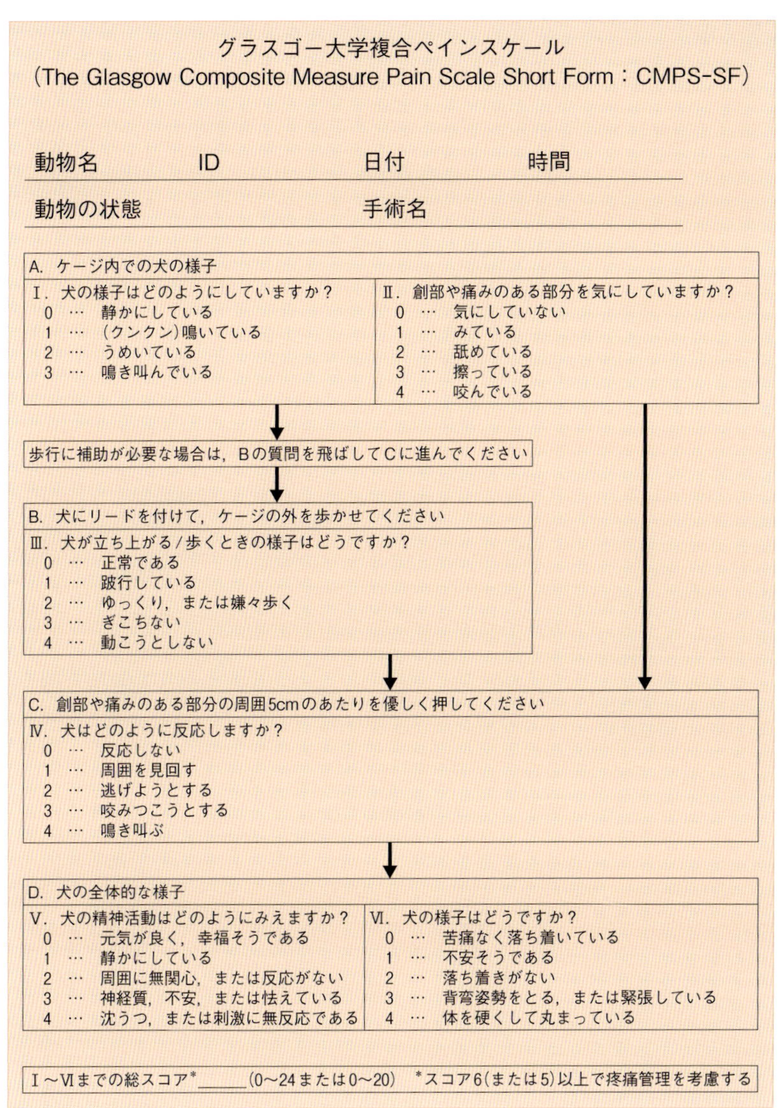

グラスゴー大学複合ペインスケール
（The Glasgow Composite Measure Pain Scale Short Form：CMPS-SF）

動物名　　ID　　日付　　時間

動物の状態　　手術名

A．ケージ内での犬の様子

Ⅰ．犬の様子はどのようにしていますか？
0 … 静かにしている
1 … （クンクン）鳴いている
2 … うめいている
3 … 鳴き叫んでいる

Ⅱ．創部や痛みのある部分を気にしていますか？
0 … 気にしていない
1 … みている
2 … 舐めている
3 … 擦っている
4 … 咬んでいる

歩行に補助が必要な場合は，Bの質問を飛ばしてCに進んでください

B．犬にリードを付けて，ケージの外を歩かせてください

Ⅲ．犬が立ち上がる／歩くときの様子はどうですか？
0 … 正常である
1 … 跛行している
2 … ゆっくり，または嫌々歩く
3 … ぎこちない
4 … 動こうとしない

C．創部や痛みのある部分の周囲5cmのあたりを優しく押してください

Ⅳ．犬はどのように反応しますか？
0 … 反応しない
1 … 周囲を見回す
2 … 逃げようとする
3 … 咬みつこうとする
4 … 鳴き叫ぶ

D．犬の全体的な様子

Ⅴ．犬の精神活動はどのようにみえますか？
0 … 元気が良く，幸福そうである
1 … 静かにしている
2 … 周囲に無関心，または反応がない
3 … 神経質，不安，または怯えている
4 … 沈うつ，または刺激に無反応である

Ⅵ．犬の様子はどうですか？
0 … 苦痛なく落ち着いている
1 … 不安そうである
2 … 落ち着きがない
3 … 背弯姿勢をとる，または緊張している
4 … 体を硬くして丸まっている

Ⅰ～Ⅵまでの総スコア*＿＿＿（0～24または0～20）　*スコア6（または5）以上で疼痛管理を考慮する

表3　グラスゴー大学複合ペインスケール
運動性を含む6種類の行動カテゴリーに対して30種類の犬の急性痛に関連する徴候や行動を中心とした選択肢で構成されており，合計スコアを疼痛評価に用いる。CMPS-SFの最高値は24であり，スコアが6以上であった場合には鎮痛薬を追加投与することが推奨される（運動性を評価できない場合には最高値が20となり，スコアが5以上で鎮痛薬の追加を考慮する）
文献21より引用・改変

表4　犬の急性痛ペインスケール
動物のいたみ研究会が2006年に作成したペインスケールであり，犬の急性痛の程度が0（痛みなし）から4（最も痛い）までの5つのレベルに分けられている。犬において急性痛に関連すると思われる徴候や行動の変化を捉え，その項目をチェックすることで痛みのレベルを判定していく。チェックの入った一番高いレベルをその犬の痛みのレベルとする。筆者はレベル2以上であった場合には，鎮痛薬を追加投与するようにしている
文献22より引用・改変

レベル0	レベル1	レベル2	レベル3	レベル4
痛みの徴候はみられない	ケージから出ようとしない	痛いところをかばう	背中を丸めている	接続的に鳴きわめく
	逃げる	第3眼瞼の突出	心拍数増加	
	尾の振り方が弱々しい，振らない	アイコンタクトの消失	攻撃的になる	全身の強直
	人が近づくと吠える	自分からは動かない（動くよう促すと動く）	呼吸が速い	
	反応が少ない	食欲低下	間欠的に唸る	間欠的に鳴きわめく
	落ち着かない，そわそわしている	じっとしている（動くよう促しても動かない）	間欠的に鳴く	
判定レベル：	寝てはいないが目を閉じている	術部に触られるのを嫌がる	体が震えている	持続的に鳴く
	元気がない	耳が垂れたり，平たくなっている	額にしわを寄せた表情	持続的に唸る
	動きが緩慢	立ったり座ったり	体に触れたり，動かそうとしたりすると怒る	食欲廃絶
	尾が垂れている			散瞳
	唇を舐める		流涎	眠れない
	術部を気にする，舐める，咬む		横臥位にならない	
	ケージの扉に背を向けている		過敏	
			術部を触ると怒る	

UNESP-Botucatu ペインスケール

サンパウロ州立パウリスタ大学(ブラジル)が考案した猫の急性痛ペインスケールである(表5)[23]。猫の様子を観察するだけでなく，バイタルサインをチェックしたり，触診に対する反応を観察するなどの多次元的な評価が取り入れられており，信頼性が高いとされる。また，評価者間の差

表5 UNESP-Botucatu ペインスケール
サンパウロ州立パウリスタ大学(ブラジル)が考案した猫の急性痛ペインスケールであり，猫の様子を観察するだけでなく，バイタルサインをチェックしたり，触診に対する反応を観察するなどの多次元的な評価が取り入れられている。スコアの合計(0～30)が8以上であったときには鎮痛薬による追加投与が推奨される
文献23より引用・改変

痛みの表現(スコア0～12)			
様々な行動	以下のA～Dの行動の観察数をカウントする		
	A. 静かに寝ているが尾は動いている	・1つも認めない	0
	B. 後肢や腹部を伸縮している	・1つだけ認める	1
	C. 半分目を閉じている	・2つ認める	2
	D. 創部を舐めたり咬んだりしている	・3つ以上認める	3
創部触診への反応	・触っても反応しない／手術前と変わらない		0
	・触っても反応しないが押すと声を出したり咬みついたりする		1
	・触っただけで声を出したり咬みついたりする		2
	・触ろうとしただけで声を出したり咬みついたりする		3
腹部／脇腹触診への反応	・触っても反応しない／手術前と変わらない		0
	・触っても反応しないが押すと抵抗する		1
	・触っただけで抵抗する		2
	・触ろうとしただけで抵抗する		3
鳴き声	・うなったり威嚇したりせず，近くに寄って触るとゴロゴロ喉を鳴らしたりニャーと鳴いて人と交流する		0
	・近くに寄っただけでゴロゴロ喉を鳴らす		1
	・触ったり体勢を変えようとするとうなったり威嚇したりする		2
	・近づいただけでうなったり威嚇したりする		3

精神活動の変化(スコア0～12)			
姿勢	・普段と変わらない		0
	・普段と変わらないが力が入っている		1
	・頭をもたげて背弯姿勢をとる／創部を守ろうとする姿勢をとる		2
	・頻繁に姿勢を変えて落ち着かない		3
快適さ	・近づいたり触ったりすると人と交流する／周囲の様子に興味を示す		0
	・人と交流しない／周囲の様子に興味を示さない		1
	・近づいたり触ったりしても人と交流しない／周囲の様子に全く興味を示さない		2
	・ケージの奥に引きこもる		3
活動性	・普段どおりに動いている(ケージを開けると飛び出し，外でも活発に動く)		0
	・普段以上に動いている(ケージ内では落ち着かない)		1
	・普段より動かない(ケージを開けても出ようとせず，出してもすぐに戻る)		2
	・動こうとしない(ケージを開けても出ようとせず，出してもすぐに戻る／外では動かない)		3
態度	以下のA～Dの行動の観察数をカウントする		
	A. 警戒心がなく，周囲に興味を示す／人と交流しようとする		
	B. 遊びに興味を示さず，呼んだり撫でたりしても反応が薄い	・A	0
	C. 周囲の様子に興味がなく探索しようとしない	・B～Eのうち1つ	1
	D. 隠れたり，逃げたり，触ると威嚇しようとする	・B～Eのうち2つ	2
	E. 触ると引っ掻いたり咬みつこうとする	・B～Eのうち3つ以上	3

生理的変化(スコア0～6)		
血圧	・手術前より0～15%高い	0
	・手術前より16～29%高い	1
	・手術前より30～45%高い	2
	・手術前より45%以上高い	3
食欲	・普段と変わらず食べている	0
	・普段以上に食べている	1
	・普段より食べていない	2
	・食餌に興味を示さない	3

総スコア＿＿＿＿(0～30)　＊スコア8以上で疼痛管理を考慮する

を少なくしようと，UNESP-Botucatuのホームページには動画が用意されており，動画と併せて評価することでスタッフの教育上アイテムとしても有用である。スコアの合計(0～30)が8以上のときに，鎮痛薬の追加投与が推奨される。

これらペインスケールを用い，疼痛が顕著であると判断したら適切な看視下で鎮痛薬の加療を実施する。また，2012年に日本獣医麻酔外科学会の麻酔・疼痛管理委員会が「動物の周術期における疼痛管理指針」において，痛みを表す徴候がはっきりしない場合は鎮痛薬を試験的に投与し，治療に対する反応性を再び評価することを推奨している[24]。各種鎮痛薬の用法・用量に関してはp.300 Appendicesを参照のこと。

ココを押さえる！

疼痛管理

- 犬の痛みに対する行動表現は性格や疾患などを考慮し，術前と術後とを比較して評価する
- 猫の痛みを評価するには，いきなり近寄ろうとせず一定の距離をとりながら表情や姿勢などを確認する
- 各施設にあったペインスケールを利用し，スタッフ全体で疼痛管理に挑む

▷ 栄養管理

近年，獣医療の技術や機器は目覚しい発展を遂げているが，入院動物の栄養療法はフードメーカーの総合栄養食や療法食まかせとなっていることが多い。「医食同源」という言葉が示すとおり，栄養管理は万病に効く良薬でもある。たとえ手術や麻酔管理が上手であっても，不適切な栄養管理はその治療を無効とするだけでなく，入院管理中に予後を悪化させることすらある[25]。

絶食の是非

周術期の栄養管理は，強い手術侵襲に伴う交感神経の緊張や麻薬性鎮痛薬の使用によって，消化管運動が抑制されるため難しいとされる。また，誤嚥の危険があることから，手術直後に食餌を開始することは少ない。麻酔後，どの程度の時間を空けて食餌を開始すべきかを明らかにした報告はないが，筆者は意識が明瞭であり，喉頭機能が回復していれば給餌を開始している。食餌をすることで創部に影響を及ぼす手術(例：顎骨切除術，食道手術)では，その手術内容によって一定期間は絶食することも考慮される。しかし，絶食が及ぼす生体への悪影響の方が大きいことも明らかとなり[25]，早期の栄養管理への介入が早期退院や重症例の退院率の改善につながったと報告されていることから[26]，意味のない絶食は避けるべきである。

栄養療法開始のタイミング

人医療の栄養学の考え方では，3日以上にわたり栄養摂取ができない場合や，1カ月の間に体重が10％以上減少した場合を，栄養療法介入の基準としている。獣医療では，このような基準は見

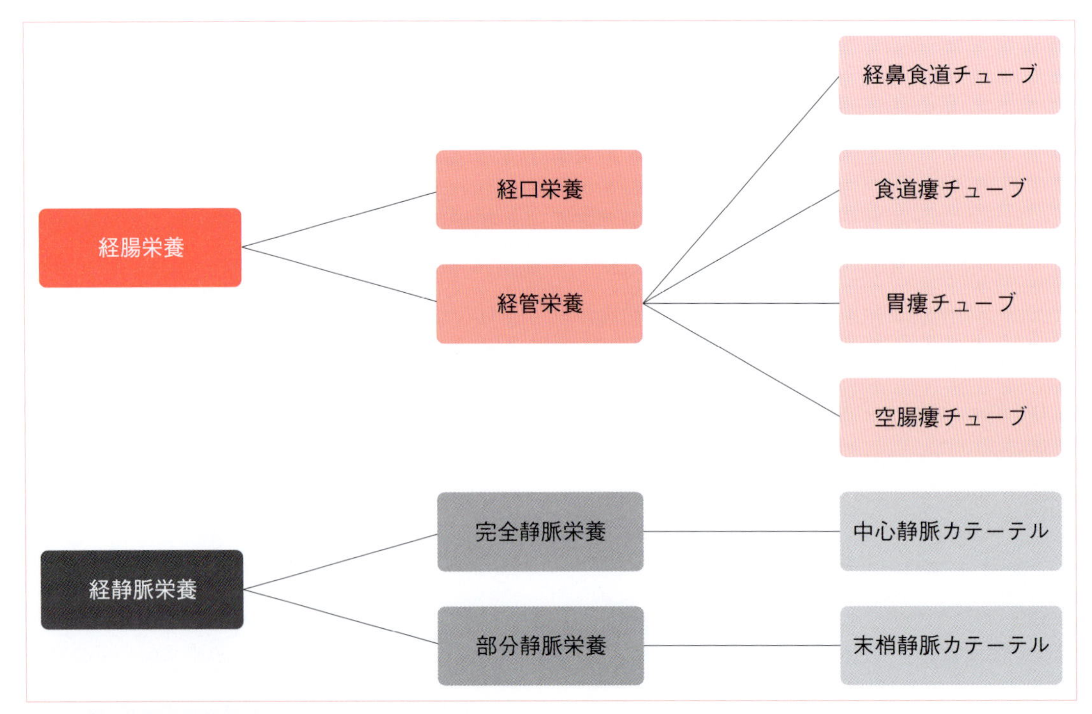

図4 周術期の栄養管理に用いられる経路
栄養管理は，その投与経路により経腸栄養と経静脈栄養に分けられる。消化管が機能しているのであれば経腸栄養を使うことが基本的な考え方となるが，経腸栄養が使用できない場合や，経腸栄養だけではエネルギー要求量が不足する場合には経静脈栄養を考慮する

当たらないが，術後3日以上にわたり食餌ができていない動物には栄養療法の介入を検討すべきとする意見が多いようである。

栄養要求量に関してはいくつかの考え方があるが，術後の入院動物は，安静時エネルギー要求量(RER：resting energy requirement)を以下の計算式をもとに算出する。以前は，安静時エネルギー要求量に術後回復期や疾患に応じた疾病係数を掛けた総エネルギー要求量(TER：total energy requirement)を用いていたが，近年ではpermissive underfeedingとよばれる安静時エネルギー要求量の80%程度で，術後急性期の栄養管理を行う方法が用いられることがある[27]。この方法は，過剰なエネルギー投与による合併症のリスクを軽減し，免疫能の維持効果を得る程度のエネルギーを確保することを目的としている。この他にも，人医療における集中治療のガイドラインの多くは安静時エネルギー要求量と同程度のエネルギー投与を行うことが推奨されており[27,28]，獣医療においても同様の考え方が浸透してきている。重症であればあるほど，入院時の栄養状態(体重，BCS，脱水状態など)，安静時エネルギー要求量，水分必要量を考慮して栄養管理すべきである。

栄養管理は，その投与経路により経腸栄養と経静脈栄養に分けられる(図4)。

犬および猫の安静時エネルギー要求量の求め方

・RER＝70×[体重(kg)]$^{0.75}$kcal/日
あるいは
・RER＝[30×体重(kg)]＋70 kcal/日(体重が2～45 kgの場合)

経腸栄養

積極的な栄養管理の実施を考えるうえで，“消化管が機能しているのであれば，できるだけ消化管を使う”，というのが基本コンセプトとなる。絶食が続くと，消化管機能や粘膜免疫の低下，腸管透過性の亢進，腸内細菌の全身移行(バクテリアルトランスロケーション)といった悪影響がでるため(表6)，可能な限り経腸栄養を行うことが推奨されている。給餌する食餌の栄養成分は動物が抱える疾患によって異なるが，前述の安静時エネルギー要求量を基準として考える。一般に，十分な蛋白量(最低でも犬で4 g/100 kcal，猫で6 g/100 kcal)を含み，炭水化物，脂肪，ビタミン，ミネラルを合わせた五大栄養素をバランス良く配合している療法食を給餌する。経腸栄養は，通常の摂餌である経口栄養と，チューブフィーディングによる経管栄養とに分けられる。

表6　絶食による生体への影響

口腔内障害
・唾液減少による口腔内粘膜免疫の障害
胃腸障害
・胃腸管粘膜の萎縮による消化・吸収障害
・消化管運動機能の低下や機能性イレウス
・リンパ系細胞の減少や免疫グロブリンAの合成障害
・バクテリアルトランスロケーションの惹起
精神的ストレス
・“動物らしさ”の侵害

●経口栄養

経口栄養は，通常の入院管理中の栄養管理の基本であるが，動物は入院しているよりも慣れ親しんだ自宅の方がよく食べる。環境の変化などによる不安や緊張から食餌をしない動物では，飼い主に普段食べているものを持ってきてもらったり，面会してもらい直接給餌してもらうといった配慮も必要である。また，不安によって食餌をしない動物では，シプロヘプタジンやジアゼパムもしくはミダゾラムといった食欲を刺激する薬物の投与を考慮しても良い。

●経管栄養

経管栄養は，経鼻食道チューブ，食道瘻チューブ，胃瘻チューブ，空腸瘻チューブが用いられる。基本的には，チューブの設置は障害部の下流とすべきであるが，それぞれの種類と特徴を理解し，動物ごとにどのチューブ設置法が適しているかを選択すべきである(表7)。各チューブ設置法と給餌法の詳細は，成書を参考にしていただきたい[29]。

経管栄養による合併症

どの経管栄養であっても合併症が存在し，機械的合併症，消化器合併症，代謝性合併症，感染性合併症を把握しておくことが臨床的に重要である。

●機械的合併症

栄養チューブの閉塞や位置のずれ，早期抜去などが挙げられる。栄養チューブの閉塞を予防するためには，栄養食がチューブ内に滞留してはならず，給餌後に必ず温水でチューブ内を洗浄しなければならない。チューブを用いて投薬することも可能であるが，液剤もしくは粉剤を水で溶いたもののみとする。薬剤と栄養食では互いに影響を及ぼす組み合わせもあるため，投与間隔や相互作用

表 7 経腸チューブの種類と特徴

種類	長所	短所	適応例
経鼻食道チューブ	・全身麻酔は不要 ・チューブの設置が容易 ・安価 ・合併症が少ない	・短期間での設置のみ ・チューブ径が細い（液体食のみ） ・エリザベスカラーが必要 ・鼻炎，咽頭炎 ・嘔吐により気管や咽喉頭に迷入することがある	・一時的な栄養補助 ・全身麻酔に耐えられない動物
食道瘻チューブ	・長期間の設置が可能 ・チューブの設置が比較的容易 ・合併症が比較的少ない ・チューブ径が太い	・全身麻酔が必要 ・チューブをしっかり固定しないと抜けてしまう	・口腔内，鼻腔内疾患による採食困難
胃瘻チューブ	・長期間の設置が可能 ・維持や管理が容易 ・チューブ径が太い	・全身麻酔が必要 ・内視鏡が必要※ ・瘻管形成するまで 2 週間はチューブを抜去できない ・腹膜炎などの合併症	・咽喉頭，神経筋疾患による採食困難 ・食道疾患 ・重度の慢性疾患による食欲減退
空腸瘻チューブ	・比較的長期間の設置が可能 ・胃や膵臓の障害でも使用できる	・全身麻酔が必要 ・チューブ径が細い ・瘻管形成するまで 2 週間はチューブを抜去できない ・腹膜炎などの合併症	・胃，膵臓疾患

※経皮内視鏡的胃瘻造設術（PEG：percutaneous endoscopic gastrostomy）の実施時

について理解しておく必要がある。

栄養チューブの位置のずれや早期抜去を予防するには，動物にとって違和感のない部位を選択してチューブを設置することが重要である。必要に応じてエリザベスカラー，保護包帯，もしくは保護服を装着し，チューブへの接触を防ぐ。栄養チューブが体外に出る部分には印を付け，位置がずれていないか確認できるようにし，必要に応じて設置位置を X 線検査で確認する。チューブがずれていた場合は，再度縫合やテープなどで適切な位置に固定する。

●消化器合併症

給餌の投与速度が速すぎる，1 回の投与量が多すぎる，温度が適切でない，などの場合には悪心もしくは嘔吐を生じることがある。給餌量は，初日は 3〜6 回 / 日に分けて安静時エネルギー要求量の 25〜30％程度を給餌し，3〜7 日ほどかけて徐々に増やしていく。1 回あたりの投与量も 3〜5 mL/kg 程度（空腸瘻チューブでは 1 mL/kg/ 時程度）から徐々に 15〜20 mL/kg へと増やしていく。基礎疾患に応じて，制吐剤，胃粘膜保護剤，消化管運動促進剤などを適宜使用する。

●代謝性合併症

長期に絶食状態であった動物は，経腸栄養を開始後に再給餌症候群（refeeding syndrome）とよば

れる高血糖 / 低血糖，高尿素窒素血症，高アンモニア血症，肝性脳症，低カリウム血症，低リン血症が問題となることがある。高血糖を呈した場合，高蛋白・高脂質の栄養食に切り替える。大抵の場合，経管栄養に用いられる栄養食に含まれる炭水化物は多糖複合体で消化と吸収に時間がかかることから，食後の急激な血糖値の増加を抑制できる。重症例の多くは，蛋白異化 p.290 が進行しているため蛋白量を増やして与えなければならない。一方，高蛋白食を給餌することにより，高尿素窒素血症もしくは高アンモニア血症を呈することがある。したがって，蛋白量を制限するのは，蛋白質の代謝や排泄が十分にできないほどの臓器不全がある動物（腎不全や肝不全など）とし，その重症度に基づいて蛋白量を決定する。

代謝性合併症のなかで比較的多く認められるのは低カリウム血症である。栄養管理が開始されると，糖（グルコース）が吸収された結果としてインスリンが分泌される。その結果，細胞内にグルコースとカリウムが取り込まれることによって，低カリウム血症が発現する。したがって，栄養管理の開始初期には，血液検査を頻回に行い，神経症状や意識状態を確認し，必要に応じて心電図検査も実施すべきである。

●感染性合併症

経管栄養を受けている動物は，チューブ設置部からの感染，敗血症性腹膜炎，誤嚥性肺炎などの感染性合併症を生じることがある。チューブ設置部の感染の多くは，チューブを体壁に強く固定したことによって生じるため，強く固定しすぎないように注意し，固定部位の清潔を保つように管理すべきである。敗血症性腹膜炎は胃瘻もしくは空腸瘻チューブを設置した動物で生じる危険性があり，時に生命を脅かす合併症となる。

合併症のリスクを最小限に抑えるには，動物に合ったサイズのチューブを選択し，動物が故意にチューブを抜去しないよう体表に固定して保護することである。また，チューブ抜去時もしくは交換時には，胃腸管と体壁との間に十分な瘻管が形成されるのを待ってから行うべきであり，瘻管形成には通常 2 週間ほどかかると考えられている。経鼻食道チューブや食道瘻チューブが設置されている動物は，チューブ先端が食道内に位置していることを確認してから給餌する。そのため，給餌前には必ず陰圧を加えて空気が逆流しない（＝食道内にチューブ先端が位置している）ことや，少量の水を投与して咳嗽反射が認められないことを確認してから給餌する。

経静脈栄養

栄養管理の基本は経腸栄養であるが，経腸栄養ができない場合，もしくは経腸栄養だけでは安静時エネルギー要求量を満たすことができない場合は経静脈栄養が考慮される。人医療の大規模研究では，適切な管理を行うことができれば，経静脈栄養でも経腸栄養と同等の効果が得られる可能性があることも報告されている[30]。臨床的に，経腸栄養より経静脈栄養が推奨される場面を表 8 に示す。

経静脈栄養は，中心静脈から投与する完全静脈栄養（TPN：total parenteral nutrition）と，末梢静脈から投与する部分静脈栄養（PPN：peripheral parenteral nutrition）に分けられる。完全静脈栄養は経腸栄養が不可能な場合に高いカロリーを投与することができる優れた方法だが，中心静脈カテーテル留置の手技とその管理はやや煩雑である。高いカロリーを得るために炭水化物，蛋白，脂

表8 経腸栄養よりも経静脈栄養が推奨される場合

・消化管の閉塞，重度出血，機能異常 ・頻回嘔吐，横臥位，意識レベルの低下による誤嚥リスクの存在 ・重度の呼吸困難 ・経腸栄養だけではエネルギー要求量を満たせない

肪を多く投与することで，高血糖，高脂血症，代謝性アシドーシスなどが認められることがある。一方，部分静脈栄養は末梢静脈を用いるため手技は簡単である。しかし，投与する栄養輸液の浸透圧や pH を考慮する必要があり，静脈炎を生じやすいといった面もある。

●経静脈栄養の使用目的と副作用

完全静脈栄養は栄養状態を改善するというよりは栄養状態の維持を目的としている。部分静脈栄養は適切に管理していれば合併症は少ないため，短期間（<2 週間）の栄養状態の維持や経腸栄養との併用などに利用される機会が多くなってきている。

また，少し古い栄養学の成書には，“脂肪乳剤は重要なカロリー源であるが脂肪塞栓症や免疫抑制などの副作用から総カロリーの 60％を超えないようにする”とされていたが，近年の脂肪乳剤は主な原料として大豆油を使用しており，以前のような副作用の報告は過剰量を急速投与した場合を除きほとんどないとされている。栄養輸液製剤の浸透圧が 600 mOsm/L を超える場合には，中心静脈カテーテルから投与することで静脈炎の発生を防ぐことができるが，脂肪乳剤は浸透圧がないため，脂肪乳剤の配合比率を高めることで，部分静脈栄養であっても高いカロリー源を確保することができる。しかし，カテーテル留置部からの皮下組織への脂肪乳剤の漏出は，痛みを伴う皮下硬結や皮膚潰瘍の原因となるため，投与期間を通じてカテーテル留置部の炎症反応の有無は確認すべきである。

●経静脈栄養の輸液成分

栄養輸液の成分から得られるカロリーは，糖（4 kcal/g），アミノ酸（4 kcal/g），脂肪（9 kcal/g）である。

糖

糖代謝はインスリン依存性であるため，周術期の強い手術侵襲と交感神経刺激により耐糖能が低下することから高血糖となることがあり，脂肪を含まない経静脈栄養を行った場合，36％の症例において高血糖が認められたと報告されている[31]。

アミノ酸

アミノ酸の不足は蛋白異化につながり，筋肉量減少，創傷治癒遅延，免疫力低下などを生じる。特に筋肉量の減少は重症例の死亡率が高まることなどから生命予後と強く関連しており，術後急性期の適切なアミノ酸の補充は重要である。投与したアミノ酸が体内により吸収しやすくする（蛋白同化）ためには，糖や脂肪といった非蛋白カロリーを補充する必要がある[32]。

脂肪

脂肪は必須脂肪酸の補給と高いエネルギー源として投与される。脂肪自体は浸透圧がないため高

表 9　経静脈栄養使用時の基本原則

・電解質異常が認められる動物は，栄養管理よりも電解質異常の補正を優先する ・経静脈栄養投与後は，臨床症状に応じて適宜血液生化学検査を行う ・高血糖の動物もしくは高脂血症の動物では，それぞれブドウ糖製剤と脂肪製剤を電解質輸液製剤に置換する ・体液や電解質の状況に応じて，電解質輸液剤の種類および投与量の過不足を調節する

表 10　経静脈栄養の調剤手順

1. リンを除いたすべての微量元素，あるいは電解質添加物をブドウ糖製剤に加える 2. アミノ酸製剤とリン酸添加物を加える 3. 脂肪製剤を加える 4. その他の薬剤や成分は，安定性が証明されている情報に基づいて添加する 5. 製剤に沈殿物や癒着物のような所見がないか肉眼的に必ず確認する

注 1：作製した栄養輸液剤は 24 時間を越えて使用しない
注 2：油層形成(クリーミング)があれば適宜混和する
注 3：調剤時にはクリーンベンチ(作業空間を無菌にする装置)を用いることが望ましい

濃度製剤でも末梢静脈からの投与が可能である。しかし，脂肪の投与源である脂肪乳剤は，主に大豆油や卵黄レシチンなどが含まれており，中性脂肪値の高い動物に対しては投与すべきではない。また，これら含有物に対してアレルギーを有する動物や肝障害などでも投与を控えることが推奨される[32]。

このように経静脈栄養では，投与後に代謝や電解質の異常を定期的に評価する必要がある。経静脈栄養使用時の基本原則を表 9 に示す。

●栄養輸液と輸液製剤の混合

糖，アミノ酸，脂肪を輸液製剤などと混合すると，時間経過とともに脂肪乳剤が分離して油層形成(クリーミング)が認められるため原則的には混合禁忌であるとされるが，数時間ごとに適宜混和してクリーミングを防止することで問題ないとされており，筆者の使用経験上でもクリーミングによる副反応は経験していない。しかし，原則的に混合禁忌とされるため，脂肪乳剤を混合する場合は個人の責任下で使用いただきたい。1 週間程度の静脈栄養であれば水溶性ビタミンのみの補充で十分であるが，それ以上にわたる静脈栄養を実施する場合は，脂溶性ビタミンや微量元素(亜鉛，銅，マンガンなど)を添加すべきである。ただし，残念ながら犬や猫で必要な微量元素の種類や添加量に関する情報は非常に少ない。

●経静脈栄養の適応症例と調剤

経静脈栄養を行う場合には，循環動態が安定しており，電解質異常や酸-塩基平衡異常がないことが条件である。また，菌血症，敗血症 p.290，血液凝固線溶系異常などがある場合も経静脈栄養の実施は避けるべきである。栄養輸液の調剤を行う際には，脂肪分[33]，電解質[34]，光や調剤時の環境曝露[35] などによる相互作用が，栄養製剤の安定性や無菌性に影響を起こす可能性がある。一般的な調剤手順を表 10 に示し，筆者が行っている部分静脈栄養の調剤の 1 例を図 5 に示す。

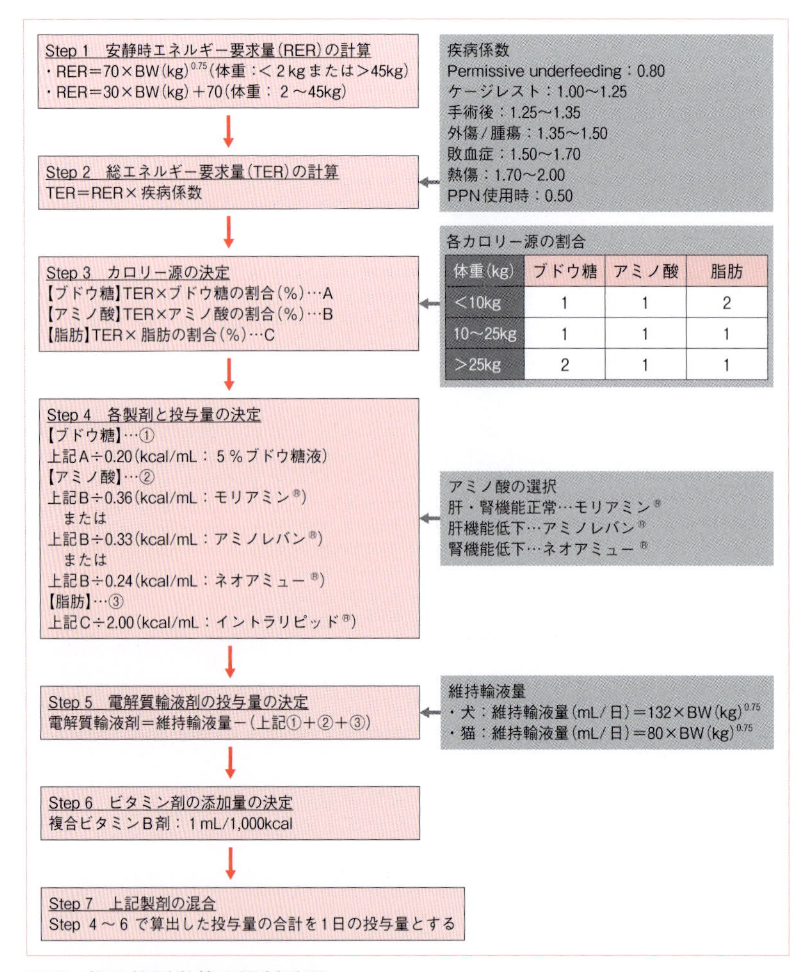

図5 部分静脈栄養の調剤手順
筆者が行っているPPNの調合手順の1例を示す
例)肝・腎機能に問題のない20kgの犬に対してPPNを作製する
Step 1 RER＝30×20(kg)＋70＝670kcal/日
Step 2 TER＝670×0.50＝335kcal/日(部分静脈栄養を実施する際はTERの半分の投与を目標とする)
Step 3 ブドウ糖(335×1/3≒112)＋アミノ酸(335×1/3≒112)＋脂肪(335×1/3≒112)
Step 4 ブドウ糖(112÷0.20≒558mLの5%ブドウ糖液)＋アミノ酸(112÷0.36≒311mLのモリアミン®)＋脂肪(112÷2≒56mLのイントラリピッド®)
Step 5 維持輸液量＝132×20$^{0.75}$≒1,248mL/dayであるので，電解質輸液剤(例：乳酸リンゲル液)≒1,248－(558＋311＋56)≒323mL
Step 6 複合ビタミンB剤(ダイビタミックス®)＝1mL×670/1,000＝0.67mL
Step 7 Step 4〜6の合計として，約1249mL/day＝約52mL/時＝約2.6mL/kg/時で投与する

ココを押さえる！

栄養管理

- 術後3日以上にわたり食餌ができていない動物には栄養療法の介入を検討する
- 栄養管理の原則は“消化管が機能しているのであれば，できるだけ消化管を使う”ことであり，絶食が続くようであれば可能な限り経腸栄養を行う
- 経管栄養では合併症の危険性が伴うことを把握しておく
- 経静脈栄養は循環動態が安定しており，電解質異常や酸-塩基平衡異常がないうえで実施する

▷ 体温管理

体温異常

低体温は麻酔管理中にしばしば発生する合併症の1つであり，薬物代謝の低下，代謝性アシドーシス，創傷治癒の遅延，易感染性，凝固障害といった合併症を続発する。また，低体温の動物を麻酔から回復させると，麻酔を浅くする過程で体温調節中枢のセットポイントの下限が上昇し，シバリングを引き起こす(p.188“体温”を参照)。シバリング時の酸素消費量は，正常時の2〜3倍にも及ぶといわれ，この負担は貧血や呼吸循環系機能に障害のある動物では深刻な問題である。筆者は，そのような動物には加温して体温を正常値まで回復させてから麻酔回復させるか，麻酔回復後も酸素を供給するようにしている。

高体温の動物を麻酔から回復させるとき，体温が40℃以下では冷却は必要ないとされるが，筆者は麻酔回復後にパンティングを示し，低酸素血症などを起こして苦労した経験があり，体温が38℃台に下がるまで冷却してからの麻酔回復を目指している。特に厚い被毛で覆われた犬では，体温放散の減少により術後に体温が上昇することもあるため定期的な体温測定を行うべきである。

保温

麻酔回復後に低体温である場合，加温マットや温風式加温装置を用いて体温が36℃以上になるまでは看視する。温風式加温装置がない施設では，ドライヤーで代用することもできるが，自身の手を動物に添えながら加温し，動物が火傷しないよう注意する。また，湯たんぽの使用も有効である。ケージ内では体温が37℃以上を保てるよう定期的に体温測定する。

薬剤による体温変化とその管理

術後の疼痛管理にオピオイド(特に麻薬性)を使用されている犬では，体温が低下することがあるため，術後疼痛の評価とともに必要に応じて体温測定も実施する。猫ではオピオイドの投与により体温が上昇することが報告されており，麻酔回復後に高体温を示すことがあるため注意が必要である[36]。

また，麻酔回復後に不安や不穏な行動が認められた動物には，鎮静を目的としてフェノチアジン系トランキライザー(アセプロマジン：国内未発売)が投与されることもある。アセプロマジンはα_1アドレナリン受容体遮断薬であり，末梢血管を拡張させることにより体温が低下することがあるため[37]，定期的な体温測定を行うべきである。

ココを押さえる！

体温管理

- 低体温の状態である動物を麻酔から回復させるとシバリングを起こすため，体温を正常範囲まで回復させてから麻酔回復させる
- 特に厚い被毛をもつ犬は術後に体温が上昇することがあるため，高体温とならないように定期的に体温測定を行う
- 麻酔回復後に低体温の場合は，体温が36℃以上になるまでは温風式加温装置や加温マットなどを利用して看視し，ケージ内では体温が37℃以上を保てるように定期的な体温測定が重要である
- 術後の疼痛管理にオピオイドを使用している犬では，体温低下を示すことがあるため注意する。一方，猫では体温上昇を示すことがあるため注意する

Chapter3　参考文献

1) Brodbelt DC, Blissitt KJ, Hammond RA, Neath PJ, Young LE, Pfeiffer DU, Wood JL. The risk of death: the confidential enquiry into perioperative small animal fatalities. *Vet Anaesth Analg*. 2008. 35: 365-373.
2) Brodbelt D. Perioperative mortality in small animal anaesthesia. *Vet J*. 2009. 182: 152-161.
3) 獣医麻酔外科学会　麻酔・疼痛管理委員会．犬および猫の臨床例に安全な全身麻酔を行うためのモニタリング指針．https://www.jsvas.net/download/COmmittee/anesthanalg/MonitoringGuidance.pdf(2018年1月現在)
4) Stiles J, Weil AB, Packer RA, Lantz GC. Post-anesthetic cortical blindness in cats: twenty cases. *Vet J*. 2012. 193: 367-373.
5) Martin-Flores M, Scrivani PV, Loew E, Gleed CA, Ludders JW. Maximal and submaximal mouth opening with mouth gags in cats: implications for maxillary artery blood flow. *Vet J*. 2014. 200: 60-64.
6) 山下和人，久代季子　訳．筋弛緩薬．*In*：獣医臨床麻酔オペレーションハンドブック，第4版．インターズー．東京．2007．pp.205-220.
7) Mosing M, Auer U, West E, Jones RS, Hunter JM. Reversal of profound rocuronium or vecuronium-induced neuromuscular block with sugammadex in isoflurane-anaesthetised dogs. *Vet J*. 2012. 192: 467-471.
8) Cohen IT, Finkel JC, Hannallah RS, Hummer KA, Patel KM. Rapid emergence does not explain agitation following sevoflurane anaesthesia in infants and children: a comparison with propofol. *Paediatr Anaesth*. 2003. 13: 63-67.
9) Kanaya A, Kuratani N, Satoh D, Kurosawa S. Lower incidence of emergence agitation in children after propofol anesthesia compared with sevoflurane: a meta-analysis of randomized controlled trials. *J Anesth*. 2014. 28: 4-11.
10) Jacob Z, Li H, Makaryus R, Zhang S, Reinsel R, Lee H, Feng T, Rothman DL, Benveniste H. Metabolomic profiling of children's brains undergoing general anesthesia with sevoflurane and propofol. *Anesthesiology*. 2012. 117: 1062-1071.
11) 長濱正太郎，吉ヶ江有紀，松永悟，西村亮平．麻酔導入時に上部気道閉塞を起こした犬に対する急速覚醒・抜管法．第86回日本獣医麻酔外科学会．抄録集．2013．pp.222.
12) 石塚友人　訳．佐野忠士　監訳．外科手術後との麻酔プロトコール．*In*：伴侶動物の麻酔テクニック．緑書房．東京．2016．pp.99-141.
13) 鎌田正利　訳．佐野忠士　監訳．麻酔の合併症．*In*：伴侶動物の麻酔テクニック．緑書房．東京．2016．pp.191-231.
14) Conti-Patara A, de Araújo Caldeira J, de Mattos-Junior E, de Carvalho Hda S, Reinoldes A, Pedron BG, Patara M, Francisco Talib MS, Faustino M, de Oliveira CM, Cortopassi SR. Changes in tissue perfusion parameters in dogs with severe sepsis/septic shock in response to goal-directed hemodynamic optimization at admission to ICU and the relation to outcome. *J Vet Emerg Crit Care (San Antonio)*. 2012. 22: 409-418.
15) Cortellini S, Seth M, Kellett-Gregory LM. Plasma lactate concentrations in septic peritonitis: A retrospective study of 83 dogs (2007-2012). *J Vet Emerg Crit Care (San Antonio)*. 2015. 25: 388-395.
16) Boscan P, Pypendop BH, Siao KT, Francey T, Dowers K, Cowgill L, Ilkiw JE. Fluid balance, glomerular filtration rate, and urine output in dogs anesthetized for an orthopedic surgical procedure. *Am J Vet Res*. 2010. 71: 501-507.
17) 日本獣医師会・獣医師倫理綱領：獣医師の誓い―95年宣言．http://nichiju.lin.gr.jp/about/pdf/chikai.pdf(2018年1月現在)
18) Mathews K, Kronen PW, Lascelles D, Nolan A, Robertson S, Steagall PV, Wright B, Yamashita K. Guidelines for recognition, assessment and treatment of pain: WSAVA Global Pain Council members and co-authors of this document:. *J Small Anim Pract*. 2014. 55: E10-68.
19) American Animal Hospital Association; American Association of Feline Practitioners; AAHA/AAFP Pain Management Guidelines Task Force Members, Hellyer P, Rodan I, Brunt J, Downing R, Hagedorn JE, Robertson SA. AAHA/AAFP pain management guidelines for dogs & cats. *J Am Anim Hosp Assoc*. 2007. 43: 235-248.
20) コロラド州立大学：猫の急性痛ペインスケール．http://csuanimalcancercenter.org/assets/files/csu_acute_pain_scale_feline.pdf(2018年1月現在)
21) グラスゴー大学：犬の急性痛ペインスケール．https://www.ava.eu.com/wp-content/uploads/2015/11/GlasgowPainScale.pdf(2018年1月現在)
22) 動物臨床医学研究所　動物のいたみ研究会：犬の急性痛ペインスケール．http://www.dourinken.com/download/pdf/pain_scale.pdf(2018年1月現在)

23）サンパウロ州立パウリスタ大学：UNESP-Botucatu ペインスケール．http://www.animalpain.com.br/assets/upload/escala-en-us.pdf(2018 年 1 月現在)
24）獣医麻酔外科学会　麻酔・疼痛管理委員会．動物の周術期における疼痛管理指針．https://www.jsvas.net/download/committee/anesthanalg/PainControlGuideline_20121208.pdf(2018 年 1 月現在)
25）Alberda C, Gramlich L, Jones N, Jeejeebhoy K, Day AG, Dhaliwal R, Heyland DK. The relationship between nutritional intake and clinical outcomes in critically ill patients: results of an international multicenter observational study. *Intensive Care Med.* 2009. 35: 1728-1737.
26）Liu DT, Brown DC, Silverstein DC. Early nutritional support is associated with decreased length of hospitalization in dogs with septic peritonitis: A retrospective study of 45 cases (2000-2009). *J Vet Emerg Crit Care (San Antonio).* 2012. 22: 453-459.
27）McClave SA, Martindale RG, Vanek VW, McCarthy M, Roberts P, Taylor B, Ochoa JB, Napolitano L, Cresci G; A.S.P.E.N. Board of Directors; American College of Critical Care Medicine; Society of Critical Care Medicine. Guidelines for the Provision and Assessment of Nutrition Support Therapy in the Adult Critically Ill Patient: Society of Critical Care Medicine (SCCM) and American Society for Parenteral and Enteral Nutrition (A.S.P.E.N.). *JPEN J Parenter Enteral Nutr.* 2009. 33: 277-316.
28）Kreymann KG, Berger MM, Deutz NE, Hiesmayr M, Jolliet P, Kazandjiev G, Nitenberg G, van den Berghe G, Wernerman J; DGEM (German Society for Nutritional Medicine), Ebner C, Hartl W, Heymann C, Spies C; ESPEN (European Society for Parenteral and Enteral Nutrition). ESPEN Guidelines on Enteral Nutrition: Intensive care. *Clin Nutr.* 2006. 25: 210-223.
29）Fossum TW, Hedlund CS, Johnson AL, Schulz KS, Seim HB, Willard MD, Bahr A, Carroll GL. Postoperative care of the surgical patient. *In*: Small Animal Surgery, 2rd. eds. Mosby. St. Louis. 2007. pp.90-110.
30）Harvey SE, Parrott F, Harrison DA, Bear DE, Segaran E, Beale R, Bellingan G, Leonard R, Mythen MG, Rowan KM; CALORIES Trial Investigators. Trial of the route of early nutritional support in critically ill adults. *N Engl J Med.* 2014. 371: 1673-1684.
31）Gajanayake I, Wylie CE, Chan DL. Clinical experience with a lipid-free, ready-made parenteral nutrition solution in dogs: 70 cases (2006-2012). *J Vet Emerg Crit Care (San Antonio).* 2013. 23: 305-313.
32）Rebecca LR. Parenteral nutrition. *In*: Fluid therapy in small animal practice, 2nd. eds. (DiBartola SP ed.) W. B. Saunders, Philadelphia. 2000. pp.465-482.
33）Bettner FS, Stennett DJ. Effects of pH, temperature, concentration, and time on particle counts in lipid-containing total parenteral nutrition admixtures. *JPEN J Parenter Enteral Nutr.* 1986. 10: 375-380.
34）Parikh MJ, Dumas G, Silvestri A, Bistrian BR, Driscoll DF. Physical compatibility of neonatal total parenteral nutrient admixtures containing organic calcium and inorganic phosphate salts. *Am J Health Syst Pharm.* 2005. 62: 1177-1183.
35）Smith JL, Canham JE, Wells PA. Effect of phototherapy light, sodium bisulfite, and pH on vitamin stability in total parenteral nutrition admixtures. *JPEN J Parenter Enteral Nutr.* 1988. 12: 394-402.
36）Posner LP, Pavuk AA, Rokshar JL, Carter JE, Levine JF. Effects of opioids and anesthetic drugs on body temperature in cats. *Vet Anaesth Analg.* 2010. 37: 35-43.
37）Muir WW, Hubbell JAE, Bednarski RM, Lerche P. Preanesthetic and perioperative medications. *In*: Muir WW, Hubbell JAE, Bednarski RM, Lerche P. eds. Handbook of Veterinary Anesthesia. 5th ed. Elsevier, St. Louis. 2013. pp.22-57.

Appendices

用語解説

投薬一覧

緊急時の対応法

（付録）麻酔記録用紙について

用語解説【五十音順】

■圧受容反射

圧受容反射とは血圧が上昇したときは心拍数を抑えて血圧を下げ，血圧が下がりすぎたときは心拍数を上げて血圧を上げるようにはたらく反射のこと。

■安静時呼吸

寝ているなど安静にしているときの呼吸のこと。

■エーテル麻酔

エーテル麻酔とは，大脳→間脳→中脳→脊髄→延髄の順に中枢神経系を抑制する麻酔法のことで，全身麻酔の経過を指す。

■過剰塩基（BEecf：base excess in the extra cellular fluid）

塩基というのは，体をアルカリ性にする物質であり，BEecfの値がプラスならアルカローシス，BEecfの値がマイナスだとアシドーシスと判断できる。BEecfはpH，$PaCO_2$，HCO_3^-などから計算して求める。詳細についてはp.228“血液ガス分析”を参照のこと。

■カットオフ値

カットオフ値とは，ある検査や測定結果の陽性または陰性を識別する数値のことである。健康な集団における検査値変動（生理的変動）に設定根拠をおく基準値（正常範囲）とは意味が異なる。

■カテコラミン

カテコラミンはカテコールアミンともよばれる副腎髄質ホルモンで，アドレナリン，ノルアドレナリン，ドパミンなどが知られている（内因性）。カテコラミンはαおよびβアドレナリン受容体にそれぞれ作用する。

■換気

呼吸生理学において，換気とは末梢組織で産生された二酸化炭素を血液から肺胞へ拡散して体外に排泄することをいう。

■灌流（＝臓器灌流，組織灌流，血液灌流）

臓器や組織に血流が行き届くこと。

■還流（＝静脈還流）

心臓に血液が戻ってくること。

■吸気（呼気）

吸気（呼気）は，吸い込んだ（吐き出した）息そのもののこと。

■血管透過性

血管壁を物質が通過（透過）する性質のことを表す。血管の内側は血管内皮細胞で覆われている。通常，水や低分子の物質はこの血管内皮細胞を自由に通過できるが，血漿蛋白質のような分子量の大きい物質は通過できない。しかし，アレルギー反応や炎症によって血管透過性が亢進すると，血管内皮細胞の収縮により隙間ができ，分子量の大きい物質も血管壁も通過できるようになる。

■高二酸化炭素血症

主に肺胞での換気が低下して，動脈血中の二酸化炭素分圧（$PaCO_2$）が上昇している状態。$PaCO_2$ ＞60mmHg を基準とすることが多い。

■最小肺胞濃度（MAC）

37℃ 1 気圧の環境下で，切皮などの侵害刺激に対して体が動かなくなる（不動化した）動物を半数（50％）にするために必要な肺胞内の吸入麻酔薬の濃度（吸入麻酔濃度）を指す。MAC はあくまで麻酔作用の基準であり，鎮痛作用とは関係なく，生体の状況により変化する。勘違いされやすいが，MAC の値が低い麻酔薬の方が少ない濃度で効果を発揮するので，強力な麻酔作用をもつ薬剤ということになる。

- MAC が高い＝麻酔作用が弱い
- MAC が低い＝麻酔作用が強い

□ MAC が高くなる原因として考えられるもの

高熱（＝代謝亢進），若齢動物，高ナトリウム血症

□ MAC が低くなる原因として考えられるもの

高齢動物または低体温（代謝が低下しているため），妊娠（性ホルモンであるプロゲステロンの影響），$PaCO_2$ 下降時

■酸素化

呼吸生理学において，酸素化とは血液が酸素を肺胞から取り込んで血流によって末梢組織へ運搬することをいう。

■自動調節能（autoregulation）

脳，腎，心臓には，臓器血流量を一定に保持するため「自動調節能」という機能が備わっている。例えば，これらの臓器は日常の血圧変動に対して一定の血流量を保っている。

■循環血液量

全身の血液量のこと。

□循環血液量減少

手術や外傷，臓器や消化管の出血などによって体内の血液が減少することである。十分な血圧が保てなくなるため，循環血液量減少性ショックを引き起こす。嘔吐や下痢による脱水でも循環血液量は減少する。治療には輸血や輸液が必要となる。

■循環動態

血管や心臓など循環系を流れる血液の状態のこと。循環系は心機能・血管抵抗・循環血液量の3つの要素によって構成されている。

■侵害刺激

痛みをもたらし，皮膚や粘膜を傷害するような刺激を指す。

■侵襲

侵襲とは，生体を傷つける行為すべてをいう。具体的には，手術や投薬，注射などの医療行為，外傷や骨折，感染症などの病気や怪我も含む。医療行為や疾患，怪我によって生体が何らかの侵襲を受けると，生体の中では様々な反応が起こる(＝生体反応)。

□手術侵襲

手術侵襲とは，手術に伴う身体的・精神的な刺激のことを指す。これは人為的かつ計画的に実施される医原性の侵襲で，ある程度の予測と制御が可能な侵襲といえる。麻酔は本来，この刺激をコントロールする手段の1つになる。

■腎性

腎臓の疾患は，一般的に障害された部位によって腎前性，腎性，腎後性の3つに分けて考える。

□腎前性

腎臓に病気はなく，血液が糸球体に入る前にすでに異常が現れているもの。これは，循環障害によって腎臓に十分な血液の灌流がなくなることで起こる。循環血液量の減少や敗血症などが原因として挙げられる。

□腎性(腎実質性)

腎臓の糸球体や尿細管に原因があり，腎臓そのものに障害が発生して異常が現れているもの。腎臓自体の病気だけでなく，薬物による異常も原因として挙げられる。

□腎後性

尿路や膀胱に原因があり，尿を体外へ排泄する通路である尿路が閉塞して異常が現れているもの。結石や腫瘍などが原因として挙げられる。

■深麻酔

麻酔状態が深いこと。腹式呼吸となり，呼吸数が顕著に減少する。心拍数，血圧が低下し，眼瞼・角膜反射の消失，角膜乾燥，顎や四肢骨格筋の緊張が消失する。

■生体情報モニタ

生体情報モニタとは，心電図，カプノメータ，パルスオキシメータ，心拍数，血圧といったバイタルサインをモニタリングし，測定値を表示する機器のことである。

■生体反応

生体反応とは，侵襲に対しその刺激を少なくしようとはたらく(＝恒常性の維持)生体の防御機能のことをいう。

■ゼロバランス

血圧の値が「0」を示し，血圧波形が安定した直線を描いている状態を指し，麻酔管理中では右心房の高さを基線とする。ゼロバランスを行うことで，モニタが大気圧を基準値として認識する。

■全静脈麻酔(TIVA：total intravenous anesthesia)

静脈内に投与する全身麻酔薬を用いて全身麻酔管理を行うことをいう。

■全身血管抵抗

血管内で起こる血液の流れへの抵抗を指す。末梢血管抵抗，体血管抵抗，SVR(systemic vascular resistance)ともよばれる。血管収縮や血流量が増加することによって血管抵抗は大きくなる。血圧は心拍出量と全身血管抵抗に比例するため，血管抵抗が大きくなると血圧が上がる。逆に，血管抵抗が小さくなると血管が拡張するため血圧は下がる。

■全身性炎症反応症候群(SIRS：systemic inflammatory response syndrome)

SIRSとは，様々な侵襲によって引き起こされる全身の急性炎症による一連の反応である。外傷や熱傷，手術および感染などの侵襲を受けた部分にサイトカインが産生され，それが全身を循環し，全身に炎症反応を引き起こしている状態である。SIRSの状態になると，サイトカインの増加により組織の正常な代謝がうまくいかなくなり，最終的に多臓器不全で死に至ることもある。

■浅麻酔

麻酔状態が浅いこと。様々な刺激に対して反射がある状態なので，刺激に対し呼吸数や心拍数が増加し，眼瞼反射や瞳孔の収縮，流涙，咳嗽反射(バッキング)もみられる。

■蛋白異化

生体が蛋白質を分解して代謝すること。

■低換気

肺胞内に出入りする気体が減少し，生体内で産生された揮発性酸である二酸化炭素を排泄できていない状態。肺胞低換気ともいう。

■低灌流

主に心機能の低下や全身血管抵抗が減少することによって脳や各臓器，末梢にまで血液が十分に行きわたっていない状態を指す。臓器を構成する各細胞へ酸素やエネルギーを十分に供給できない状態のため，細胞の機能障害や細胞死につながる。

■低酸素血症

低酸素血症とは，動脈血中の酸素分圧が不足した状態で，末梢組織が正常に好気的代謝活動が行えなくなること。PaO_2 が 60 mmHg を下回ると，低酸素血症と診断される。詳細は p.220“血液ガス分析”を参照のこと。

■努力時呼吸

通常の呼吸と比較して，意識して行われる呼吸のこと。通常よりも荒い呼吸様式を指す。

■内部恒常性(ホメオスタシス，homeostasis)

生体の種々の機能や体液，組織の化学的組成についての生体の平衡状態をいう。つまり，体の様々な機能の状態が良好に維持されていること。

■敗血症

敗血症とは，細菌感染により毒素が血流中に放出され，適切な生体反応が制御不能に陥ることで，生命が脅かされる臓器障害を引き起こす疾患である。血液中に細菌が侵入すると，通常であれば宿主(つまり動物自身)の防御システムが機能して菌を排除する。ところが，防御システムがうまく機能せずに排除できないままだと菌が増殖して，発熱・低血圧などの臨床症状がみられる。最悪の場合，死に至ることもある。

■バランス麻酔
麻酔は，鎮静（意識がないこと），鎮痛（痛みがないこと），筋弛緩（動かないこと），有害反射の抑制（特に自律神経反射の抑制）の4要素が適切に達成されることが望ましいとされている。人医療では，この4要素を鎮静薬，鎮痛薬，筋弛緩薬を用いてバランス良く調整する方法（バランス麻酔）が通常とられている。近年は，動物にも安全な麻酔を施すためにバランス麻酔が実施されるようになってきている。

■ファイティング
人工呼吸器による管理中に自発呼吸が潜在している状態を指す。

■麻酔関連偶発症，麻酔関連死亡症
麻酔関連偶発症は原因に関係なく，麻酔を実施したことに関連して生命の危機状態となった症例のこと。合併症や死亡症例を含む。麻酔関連死亡症は手術手技に関わらず，術後48時間以内の周術期に死亡した症例をいう。

■有害反射
麻酔における有害反射とは，麻酔薬や手術操作による有害な自律神経反射（交換神経反射や副交感神経反射）を指す。副交感神経反射は徐脈や低血圧，まれに心停止も起こすため，アトロピンなどの副交感神経遮断薬で反射を抑制する。

■輸液反応性
輸液負荷により，心拍出量が10〜15％増加した場合を輸液反応性があると判断する。輸液反応性がある動物では輸液負荷により心拍出量や血圧が上昇するが，輸液反応性がない動物では輸液負荷が逆に過剰輸液となり有害となる。

■輸液負荷
輸液量を増やしたり，投与する輸液剤を追加したりすること。

■陽圧換気
気道内圧を陽圧に保ちつつ，肺胞換気を補助する（＝換気補助）目的で行う換気方法。人の手（用手換気）もしくは人工呼吸器を使用した換気方法（機械換気）は，すべて陽圧換気に含まれる。

■余剰ガス
余剰ガスは，新鮮ガスのうち動物により消費されなかったガスの総称のこと。

麻酔前投薬に用いる薬剤

分類	製剤名	用量(犬)※1	用量(猫)※1	備考
抗コリン薬※2				
	アトロピン	0.01～0.05 mg/kg，IV/IM/SC	0.01～0.05 mg/kg，IV/IM/SC	オピオイドの徐脈予防として用いる
	グリコピロレート	0.01～0.02 mg/kg，IV/IM/SC	0.01～0.02 mg/kg，IV/IM/SC	オピオイドの徐脈予防として用いる
オピオイド				
作動薬	モルヒネ	0.25～1.0 mg/kg，IM/SC	0.2～0.5 mg/kg，IM/SC	・急速静脈内投与ではヒスタミン遊離作用が起こる可能性あり ・催吐作用あり ・徐脈と呼吸抑制に注意
	フェンタニル	2～10 μg/kg，IV	1～3 μg/kg，IV	徐脈と呼吸抑制に注意
作動-拮抗薬	ブトルファノール	0.1～0.4 mg/kg，IV/IM/SC	0.1～0.4 mg/kg，IV/IM/SC	・オピオイド作動薬の拮抗薬としても使用可能 ・制吐作用あり
	ブプレノルフィン	5～20 μg/kg，IV/IM/SC	5～20 μg/kg，IV/IM/SC	・効果発現まで IV で 30 分，IM で 60 分かかる ・オピオイド作動薬の効果を減弱させる
非定型オピオイド	トラマドール	2～10 mg/kg，IV	1～2 mg/kg，IV	てんかんや頭蓋内圧が亢進している症例には禁忌
拮抗薬	ナロキソン	0.01～0.04 mg/kg，IV(to effect※3)	0.01～0.04 mg/kg，IV(to effect)	効果が出るまで反復投与
非ステロイド系消炎鎮痛剤(NSAIDs)				
	カルプロフェン	4.4 mg/kg，SC	—	腎機能・凝固系異常・胃腸疾患症例には禁忌
	フィロコキシブ	5 mg/kg，PO	—	腎機能・凝固系異常・胃腸疾患症例には禁忌
	メロキシカム	0.2 mg/kg，SC	0.3 mg/kg，SC	腎機能・凝固系異常・胃腸疾患症例には禁忌
	ロベナコキシブ	2 mg/kg，SC	2 mg/kg，SC	腎機能・凝固系異常・胃腸疾患症例には禁忌

α_2 アドレナリン受容体				
作動薬	メデトミジン	3～10 μg/kg，IV 5～20 μg/kg，IM	5～20 μg/kg，IV 10～40 μg/kg，IM	・若くて元気な症例への使用を推奨 ・催吐作用あり ・心臓弁膜疾患を有する症例では注意
拮抗薬	アチパメゾール	メデトミジン投与量の 5 倍量で拮抗(to effect)，IV/IM	メデトミジン投与量の 2.5～5 倍量で拮抗(to effect), IV/IM	—
解離性麻酔薬				
	ケタミン	0.5～2.5 mg/kg，IV 2.5～5.0 mg/kg，IM	0.5～2.5 mg/kg，IV 2.5～5.0 mg/kg，IM	・てんかんや頭蓋内圧が亢進している症例には禁忌 ・単独投与で筋硬直(カタレプシー様)作用あり ・腎機能の低下している猫には推奨されない
メジャートランキライザー※2				
フェノチアジン系	アセプロマジン	0.05～0.2 mg/kg，IV/IM/SC (総量 2 mg を上限)	0.05～0.2 mg/kg，IV/IM/SC	・国内未販売 ・てんかんの症例では禁忌※4
ブチロフェノン系	ドロペリドール	0.25 mg/kg　IV	—	高用量で錐体外路症状がみられる
マイナートランキライザー※2				
ベンゾジアゼピン系	ミダゾラム	0.1～0.3 mg/kg，IV/IM/SC	0.1～0.3 mg/kg，IV/IM/SC	慢性肝疾患を有する症例には注意して使用
	ジアゼパム	0.2～0.5 mg/kg，IV	0.2～0.5 mg/kg，IV	IM や SC での投与は推奨されない
ベンゾジアゼピン系拮抗薬	フルマゼニル	0.01 mg/kg，IV(to effect)	0.01 mg/kg，IV(to effect)	効果が出るまで反復投与

IV：静脈内投与，IM：筋肉内投与，SC：皮下投与，PO：経口投与
※1　筆者が実際に使用している投与量を記載した
※2　鎮痛作用はない
※3　効果が出るまで
※4　筆者は安全性が確認されていないため使用していない

麻酔導入に用いる薬剤(麻酔導入薬)

分類	製剤名	用量(犬)[※1]	用量(猫)[※1]	備考
バルビツレート[※2]				
超短時間作用型	チオペンタール	8～20 mg/kg, IV	8～20 mg/kg, IV	・呼吸循環抑制が強い ・強アルカリ性であるため, 血管外漏出に注意
	チアミラール	6～15 mg/kg, IV	6～15 mg/kg, IV	・呼吸循環抑制が強い ・強アルカリ性であるため, 血管外漏出に注意
短時間作用型	ペントバルビタール	10～30 mg/kg, IV	10～30 mg/kg, IV	・予定投与量の半分を急速静脈内投与 ・続いて必要な効果が得られるまで少しずつ投与する
非バルビツレート				
	プロポフォール	4～8 mg/kg, IV	6～10 mg/kg, IV	・一過性の呼吸循環抑制作用あり ・非蓄積性
	アルファキサロン	2～3 mg/kg, IV	3～5 mg/kg, IV	・一過性の呼吸循環抑制作用あり ・非蓄積性 ・SC, IM でも効果が発現する
解離性麻酔薬				
	ケタミン	2～6 mg/kg, IV 6～10 mg/kg, IM	2～6 mg/kg, IV 6～10 mg/kg, IM	・単独での使用により筋硬直(カタレプシー様)作用があるため, ベンゾジアゼピン系トランキライザーとの併用が望ましい ・てんかんや頭蓋内圧が亢進している症例には禁忌 ・腎機能の低下している猫には推奨されない
吸入麻酔薬[※3]				
	ハロタン	2～3%(マスク導入)	2～3%(マスク導入)	・血液 / ガス分配係数が高く, 麻酔導入に時間がかかる ・麻酔導入時に発揚がみられることがある
	イソフルラン	3～4%(マスク導入)	3～4%(マスク導入)	・血液 / ガス分配係数が低く, 麻酔導入が速い ・気道刺激性がある
	セボフルラン	4～5%(マスク導入)	4～5%(マスク導入)	・血液 / ガス分配係数が低く, 麻酔導入が速い ・気道刺激性および刺激臭が少ない
	デスフルラン	8～15%(マスク導入)	8～15%(マスク導入)	・血液/ガス分配係数が低く, 麻酔導入が有意に速い ・気道刺激性がある

IV：静脈内投与, IM：筋肉内投与, SC：皮下投与, PO：経口投与
※1　筆者が実際に使用している投与量を記載した
※2　反復投与による作用延長に注意
※3　非協力的な症例では, 麻酔前投薬で鎮静されている状態でマスクあるいは麻酔箱を用いて麻酔導入することが望ましい

麻酔維持および麻酔中に用いる薬剤（麻酔維持薬）

分類	製剤名	用量（犬）※1	用量（猫）※1	備考
吸入麻酔薬				
	ハロタン	0.5～2.0%	0.5～2.0%	・血液 / ガス分配係数が高く，用量の調節が困難 ・麻酔回復が遅い
	イソフルラン	1.0～2.5%	1.0～2.5%	・血液 / ガス分配係数が低く，調節性が良い ・麻酔回復が速い
	セボフルラン	1.5～3.5%	1.5～3.5%	・血液 / ガス分配係数が低く，調節性が良い ・麻酔回復が速い
	デスフルラン	5.0～9.0%	5.0～9.0%	・血液 / ガス分配係数が低く，調節性が良い ・麻酔回復が有意に速い
静脈麻酔薬				
	プロポフォール	0.1～0.6 mg/kg/ 分（MD※2），CRI※3	猫ではハインツ小体性溶血性貧血を引き起こす可能性があるため推奨されない	・眼瞼反射が残存することがある ・手術侵襲と関連しない体動が認められることがある
	アルファキサロン	0.07～0.2 mg/kg/ 分（MD），CRI	0.15～0.25 mg/kg/ 分（MD），CRI	・眼瞼反射が残存することがある ・手術侵襲と関連しない体動が認められることがある

（続く）

麻酔維持および麻酔中に用いる薬剤〔麻酔維持薬(続き)〕

分類	製剤名	用量(犬)※1	用量(猫)※1	備考
オピオイド				
作動薬	モルヒネ	0.1～1.0 mg/kg，IV/IM/SC (LD※4)，2～4 時間ごと 0.1～0.2 mg/kg/ 時(MD)，CRI	0.1～0.5 mg/kg，IM/SC (LD)，3～4 時間ごと	・急速静脈内投与で起こるヒスタミン遊離作用に注意 ・鎮痛作用が強い ・徐脈と呼吸抑制に注意
	フェンタニル	2～5 μg/kg，IV(LD) 5～40 μg/kg/ 時(MD)，CRI	1～3 μg/kg，IV(LD) 5～20 μg/kg/ 時(MD)，CRI	・徐脈と呼吸抑制に注意 ・鎮痛作用が有意に強い
	レミフェンタニル	10～40 μg/kg/ 時(MD)，CRI	10～40 μg/kg/ 時(MD)，CRI	・徐脈と呼吸抑制に注意 ・鎮痛作用が有意に強い ・半減期が短いため LD は不要
作動-拮抗薬	ブトルファノール	0.1～0.4 mg/kg，IV/IM/SC (LD)，1～4 時間ごと 0.1～0.2 mg/kg/ 時(MD)，CRI	0.1～0.4 mg/kg，IV/IM/SC (LD)，1～4 時間ごと 0.1～0.2 mg/kg/ 時(MD)，CRI	・オピオイド作動薬と比較すると鎮痛作用は弱い ・オピオイド作動薬の作用を拮抗する
	ブプレノルフィン	5～20 μg/kg，IV/IM/SC，8～12 時間ごと	5～20 μg/kg，IV/IM/SC，8～12 時間ごと	・オピオイド作動薬と比較すると鎮痛作用は弱い ・オピオイド作動薬の作用を拮抗する ・効果発現まで IV で 30 分，IM で 60 分かかる
非定型オピオイド	トラマドール	2～10 mg/kg，IV	1～2 mg/kg，IV	・てんかんや頭蓋内圧が亢進している症例には禁忌
拮抗薬	ナロキソン	0.01～0.04 mg/kg，IV(to effect※5)	0.01～0.04 mg/kg，IV(to effect)	効果が出るまで反復投与

α_2 アドレナリン受容体				
作動薬	メデトミジン	5～20 μg/kg，IM　または 3～10 μg/kg，IV（LD） 1～5 μg/kg/ 時（MD），CRI	10～40 μg/kg，IM　または 5～20 μg/kg，IV（LD） 1～5 μg/kg/ 時（MD），CRI	・若くて元気な症例への使用を推奨 ・心臓弁膜疾患を有する症例では注意
拮抗薬	アチパメゾール	メデトミジン投与量の 5 倍量で拮抗（to effect），IV/IM	メデトミジン投与量の 2.5～5 倍量で拮抗（to effect），IV/IM	—
解離性麻酔薬				
	ケタミン	0.5 mg/kg，IV（LD） 0.5～2.0 mg/kg/ 時（MD），CRI	0.5 mg/kg，IV（LD） 0.5～2.0 mg/kg/ 時（MD），CRI	てんかんや頭蓋内圧が亢進している症例には禁忌
局所麻酔薬				
	リドカイン	6～10 mg/kg 1.5～6.0 mg/kg/ 時※6（MD），CRI	3～5 mg/kg	局所麻酔薬の最大投与量として
	ブピバカイン	2 mg/kg	1～1.5 mg/kg	局所麻酔薬の最大投与量として
	レボブピバカイン	3 mg/kg	1.5 mg/kg	局所麻酔薬の最大投与量として
	ロピバカイン	3 mg/kg	1.5 mg/kg	局所麻酔薬の最大投与量として

IV：静脈内投与，IM：筋肉内投与，SC：皮下投与，PO：経口投与
※1　筆者が実際に使用している投与量を記載した
※2　MD（維持容量）は動物の状態により適宜調節する
※3　CRI（定量持続静脈内投与）
※4　LD（負荷用量）は MD（維持投与量）の前に血中濃度を上げるために使用する。LD（負荷用量）を間欠的に投与しても良い
※5　効果が出るまで
※6　犬ではリドカインの CRI により鎮痛作用が得られる

麻酔中に用いる昇圧薬および抗不整脈薬

分類	製剤名	用量(犬)※1	用量(猫)※1	備考
徐脈性不整脈の治療薬	アトロピン	0.01～0.05 mg/kg，IV	0.01～0.05 mg/kg，IV	投与後初期に逆説的徐脈を引き起こす可能性がある
	グリコピロレート	0.005～0.02 mg/kg，IV	0.005～0.02 mg/kg，IV	・投与後初期に逆説的徐脈を引き起こす可能性がある ・国内未販売
	イソプロテレノール	0.01～0.2 μg/kg/分，CRI※2	0.01～0.2 μg/kg/分，CRI	非迷走神経性の徐脈や第3度房室ブロック出現時に使用
	ドブタミン	2～20 μg/kg/分，CRI	2～20 μg/kg/分，CRI	非迷走神経性の徐脈や第3度房室ブロック出現時に使用
	ドパミン	2～20 μg/kg/分，CRI	2～20 μg/kg/分，CRI	非迷走神経性の徐脈や第3度房室ブロック出現時に使用
	シロスタゾール	5～10 mg/kg，PO，BID～TID	—	洞不全症候群の症例に有効な場合がある
上室性不整脈の治療薬	ジルチアゼム	50～250 μg/kg，IV　または 2～5 μg/kg/分，CRI(to effect※3)	50～250 μg/kg，IV　または 2～5 μg/kg/分，CRI(to effect)	2分以上かけて投与し，効果が出るまで15分ごとに繰り返し投与する(最大0.75 mg/kg)
	プロカインアミド	2～4 mg/kg，IV　または 0.02～0.05 mg/kg/分，CRI	—	1分以上かけて投与(最大20 mg/kg)
	プロプラノロール	0.02～0.1 mg/kg，IV	—	2～3分かけて投与(最大1 mg/kg)
	エスモロール	0.1～0.5 mg/kg，IV(LD※4) 0.01～0.2 mg/kg/分(MD※4)，CRI	0.1～0.5 mg/kg，IV(LD) 0.01～0.2 mg/kg/分(MD)，CRI	・LD：2～5分かけて投与 ・MD：低用量から投与開始

心室性不整脈の治療薬	リドカイン	1～2 mg/kg，IV　または 0.025～0.08 mg/kg/ 分，CRI	0.25～0.5 mg/kg，IV　または 0.01～0.02 mg/kg/ 分，CRI	・犬では最大 8 mg/kg ・猫は中毒量が低いため投与に注意
	アミオダロン	5 mg/kg，IV	—	1 分以上かけて投与
低血圧の治療薬	アトロピン	0.01～0.05 mg/kg，IV	0.01～0.05 mg/kg，IV	・徐脈による低血圧時に使用 ・投与後初期に逆説的徐脈を引き起こす可能性がある
	グリコピロレート	0.005～0.02 mg/kg，IV	0.005～0.02 mg/kg，IV	・徐脈による低血圧時に使用 ・投与後初期に逆説的徐脈を引き起こす可能性がある ・国内未販売
	エフェドリン	25～200 μg/kg，IV	25～200 μg/kg，IV	・低用量から投与開始 ・犬：投与後に圧受容反射により心拍数が低下することがある
	ドブタミン	2～20 μg/kg/ 分，CRI	2～20 μg/kg/ 分，CRI	心拍出量増加作用により血圧を改善させる
	ドパミン	2～20 μg/kg/ 分，CRI	2～20 μg/kg/ 分，CRI	心拍出量増加作用と血管収縮作用により血圧を改善させる
	フェニレフリン	0.5～3.0 μg/kg/ 分，CRI	0.5～3.0 μg/kg/ 分，CRI	強力な血管収縮作用により血圧を改善させる
	ノルアドレナリン	0.1～2.0 μg/kg/ 分，CRI	0.1～2.0 μg/kg/ 分，CRI	強力な血管収縮作用により血圧を改善させる

IV：静脈内投与，PO：経口投与，BID：1 日 2 回，TID：1 日 3 回
※1　筆者が実際に使用している投与量を記載した
※2　CRI（定量持続静脈内投与）
※3　効果が出るまで
※4　LD（負荷用量）は MD（維持投与量）の前に血中濃度を上げるために使用する。LD（負荷用量）を間欠的に投与しても良い

術後の疼痛管理に用いる薬剤（疼痛管理薬）

分類	製剤名	用量（犬）[※1]	用量（猫）[※1]	備考
オピオイド				
作動薬	モルヒネ	0.1～0.3 mg/kg，IM/SC，3～4時間ごと　または 0.05～0.2 mg/kg/時，CRI[※2]	0.1～0.3 mg/kg，IM/SC，3～4時間ごと	徐脈と呼吸抑制に注意
	フェンタニル	2～5 μg/kg/時，CRI	1～3 μg/kg/時，CRI	徐脈と呼吸抑制に注意
作動-拮抗薬	ブトルファノール	0.1～0.4 mg/kg，IV/IM/SC，3～4時間ごと　または 0.02～0.1 mg/kg/時，CRI	0.1～0.4 mg/kg，IV/IM/SC，3～4時間ごと　または 0.02～0.1 mg/kg/時，CRI	オピオイド作動薬の拮抗薬としても使用できる
	ブプレノルフィン	5～20 μg/kg，IV/IM/SC，8～12時間ごと	5～20 μg/kg，IV/IM/SC，8～12時間ごと	・効果発現までIVで30分，IMで60分かかる ・オピオイド作動薬の効果を減弱させる
非定型オピオイド	トラマドール	2～10 mg/kg，IV/IM/PO，4～6時間ごと	1～2 mg/kg，IV/IM/SC，8～12時間ごと	てんかんや頭蓋内圧が亢進している症例には禁忌
拮抗薬	ナロキソン	0.01～0.04 mg/kg，IV（to effect[※3]）	0.01～0.04 mg/kg，IV（to effect）	効果が出るまで反復投与
非ステロイド系消炎鎮痛剤（NSAIDs）				
	カルプロフェン	はじめ4.4 mg/kg, PO/SC, SID つづいて4.4 mg/kg, PO, SID または 2.2 mg/kg，PO，BID	—	腎機能・凝固系異常・胃腸疾患症例には禁忌
	ケトプロフェン	はじめ2 mg/kg, PO/SC, SID つづいて1 mg/kg，PO，SID	はじめ2 mg/kg, PO/SC, SID つづいて1 mg/kg，PO，SID	腎機能・凝固系異常・胃腸疾患症例には禁忌
	テポキサリン	10 mg/kg，PO，SID	—	腎機能・凝固系異常・胃腸疾患症例には禁忌
	フィロコキシブ	5 mg/kg，PO，SID	—	腎機能・凝固系異常・胃腸疾患症例には禁忌
	メロキシカム	はじめ0.2 mg/kg, PO/SC, SID つづいて0.1 mg/kg, PO, SID	はじめ0.1 mg/kg, PO/SC, SID つづいて0.05 mg/kg，PO，SID	腎機能・凝固系異常・胃腸疾患症例には禁忌
	ロベナコキシブ	1 mg/kg，PO，SID	1 mg/kg，PO，SID	腎機能・凝固系異常・胃腸疾患症例には禁忌

α_2 アドレナリン受容体				
作動薬	メデトミジン	1〜3 μg/kg，IV（LD[※4]） 1〜2 μg/kg/ 時（MD[※4]），CRI	1〜3 μg/kg，IV（LD） 1〜2 μg/kg/ 時（MD），CRI	・LD は 1〜5 分かけてゆっくり投与する ・心臓弁膜疾患を有する症例では注意
拮抗薬	アチパメゾール	メデトミジン投与量の 5 倍量で拮抗（to effect），IV/IM	メデトミジン投与量の 2.5〜5 倍量で拮抗（to effect），IV/IM	—
メジャートランキライザー[※5]				
フェノチアジン系	アセプロマジン	0.025〜0.05 mg/kg，IV/IM/SC	0.025〜0.05 mg/kg，IV/IM/SC	・てんかんの症例では禁忌[※6] ・覚醒時興奮の予防には低用量で使用 ・国内未販売
マイナートランキライザー				
ベンゾジアゼピン系[※5]	ミダゾラム	0.1〜0.3 mg/kg，IV/IM/SC	0.1〜0.3 mg/kg，IV/IM/SC	不安が主因の疼痛管理時のみ使用
	ジアゼパム	0.2〜0.5 mg/kg，IV	0.2〜0.5 mg/kg，IV	不安が主因の疼痛管理時のみ使用
ベンゾジアゼピン系拮抗薬	フルマゼニル	0.01 mg/kg，IV（to effect）	0.01 mg/kg，IV（to effect）	作用時間が短いので反復投与の必要あり
GABA[※7] 類似物質	ガバペンチン	5〜40 mg/kg，PO，8〜12 時間ごと	5〜20 mg/kg，PO，8〜12 時間ごと	神経因性疼痛の治療に有効
解離性麻酔薬				
	ケタミン	0.5 mg/kg，IV（LD） 0.12〜0.6 mg/kg/ 時（MD），CRI	0.5 mg/kg，IV（LD） 0.12〜0.6 mg/kg/ 時（MD），CRI	てんかんや頭蓋内圧が亢進している症例には禁忌
	アマンタジン	3〜5 mg/kg，PO，SID	3〜5 mg/kg，PO，SID	てんかんや頭蓋内圧が亢進している症例には禁忌

IV：静脈内投与，IM：筋肉内投与，SC：皮下投与，PO：経口投与，SID：1 日 1 回，BID：1 日 2 回
※1　筆者が実際に使用している投与量を記載した
※2　CRI（定量持続静脈内投与）
※3　効果が出るまで
※4　LD（負荷用量）は MD（維持投与量）の前に血中濃度を上げるために使用する。LD（負荷用量）を間欠的に投与しても良い
※5　鎮痛作用はないが，不安や不穏などによって疼痛が増強されている場合には有効となる
※6　筆者は安全性が確認されていないため使用していない
※7　ガンマアミノ酪酸

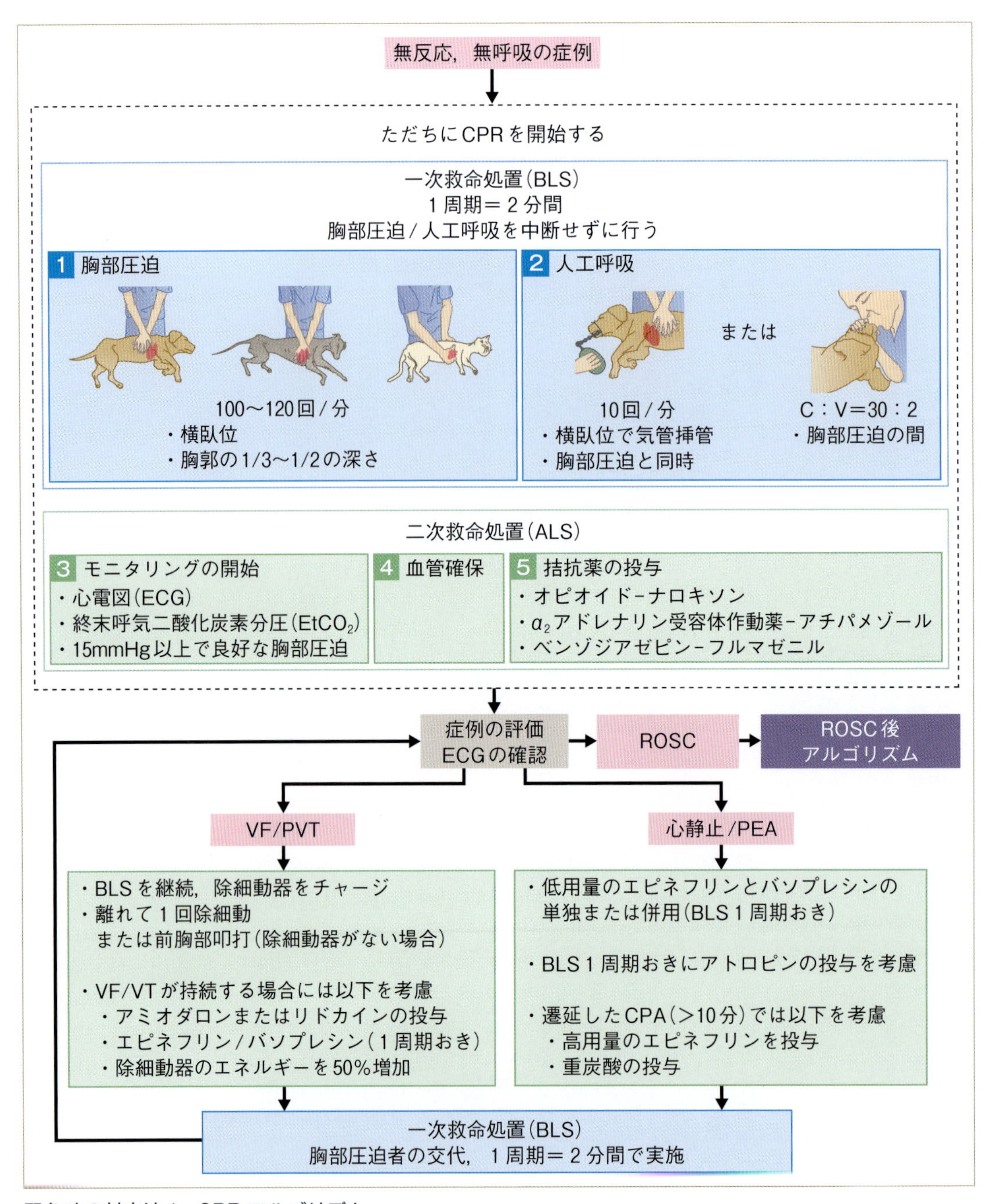

緊急時の対応法1　CPRアルゴリズム

CPR：心肺蘇生，CPA：心肺停止，BLS：一次救命処置，ALS：二次救命処置，C：胸部圧迫，V：換気，
ECG：心電図，$EtCO_2$：終末呼気二酸化炭素分圧，ROSC：自己心拍再開，PEA：無脈性電気活動，
VF：心室細動，PVT：無脈性心室頻拍

犬と猫の臨床例における心肺蘇生ガイドライン(RECOVER)のCPRアルゴリズム。黒の点線で囲まれた部分は，動物がCPAと診断されたときに行うべき最初のBLSおよびALSの内容が次の順に記載されている。①胸部圧迫，②人工呼吸，③モニタリングの開始(ECGと$EtCO_2$)，④血管確保，⑤拮抗薬の投与(使用した麻酔薬に応じる)。その後，アルゴリズムは2分周期のCPRへと移行し，周期間の短い休止の際に胸部圧迫者の交代，ROSCの兆候の評価，およびECGの波形診断を行う。PEAや心静止の動物には昇圧薬と場合によって抗コリン薬の投与を行う。これらの薬剤はCPR周期1回おき以上の頻度では投与しない。VFやPVTの症例には，除細動器が使用できれば電気的除細動を行い，電気的除細動器が使用できない場合には前胸部叩打法による機械的除細動を行う。除細動実施後はただちに2分間のBLSを再開する

文献1，2より引用・改変

緊急時の対応法 2　薬剤の用量早見表（CPR アルゴリズム用）

犬と猫の臨床例における心肺蘇生ガイドライン（RECOVER）の CPR アルゴリズムに使用する薬剤の用量早見表。薬剤は適用によって分類し，また計算ミスを防ぐために投与体積を体重別に示した。除細動のエネルギーは単相性電気的除細動を使用する場合であり，二相性電気的除細動器の場合は表内のエネルギー量（J）を半分にして使用する
文献 1，2 より引用・改変

		体重（kg）	2.5	5	10	15	20	25	30	35	40	45	50
	薬剤	投与量	mL										
心停止	低用量エピネフリン（1 mg/mL）BLS 周期 1 回おき×3	0.01 mg/kg	0.03	0.05	0.1	0.15	0.2	0.25	0.3	0.35	0.4	0.45	0.5
心停止	高用量エピネフリン（1 mg/mL）CPR が遷延した場合	0.1 mg/kg	0.25	0.5	1.0	1.5	2.0	2.5	3.0	3.5	4.0	4.5	5.0
心停止	バソプレシン（20 U/mL）	0.8 U/kg	0.1	0.2	0.4	0.6	0.8	1.0	1.2	1.4	1.6	1.8	2.0
心停止	アトロピン（0.5 mg/mL）	0.04 mg/kg	0.2	0.4	0.8	1.2	1.6	2.0	2.4	2.8	3.2	3.6	4.0
不整脈	アミオダロン（50 mg/mL）	5 mg/kg	0.25	0.5	1.0	1.5	2.0	2.5	3.0	3.5	4.0	4.5	5.0
不整脈	リドカイン（20 mg/mL）	2 mg/kg	0.25	0.5	1.0	1.5	2.0	2.5	3.0	3.5	4.0	4.5	5.0
拮抗薬	ナロキソン（0.2 mg/mL）	0.04 mg/kg	0.5	1.0	2.0	3.0	4.0	5.0	6.0	7.0	8.0	9.0	10
拮抗薬	フルマゼニル（0.1 mg/mL）	0.01 mg/kg	0.25	0.5	1.0	1.5	2.0	2.5	3.0	3.5	4.0	4.5	5.0
拮抗薬	アチパメゾール（5 mg/mL）	100 μg/kg	0.05	0.1	0.2	0.3	0.4	0.5	0.6	0.7	0.8	0.9	1.0
除細動	体外式除細動（J）単相性	4～6 J/kg	10	20	40	60	80	100	120	140	160	180	200
除細動	体内式除細動（J）単相性	0.5～1.0 J/kg	2	3	5	8	10	15	15	20	20	20	25

参考文献

1) Fletcher DJ, Boller M, Brainard BM, Haskins SC, Hopper K, McMichael MA, Rozanski EA, Rush JE, Smarick SD. American College of Veterinary Medicine; Veterinary Emergency and Critical Care Society. RECOVER evidence and knowledge gap analysis on veterinary CPR. Part 7: Clinical guidelines. *J Vet Emerg Crit Care (San Antonio)*. 2012. 22: 102-131.
2) https://veccs.org/wp-content/uploads/2017/01/RECOVER_Japanese_part7.pdf(2018 年 1 月現在)

（付録）麻酔記録用紙について

本書の巻末にある麻酔記録用紙は，獣医麻酔科協会（AVA）が公表している麻酔記録用紙を日本の獣医療施設の状況を反映できるように筆者がオリジナルで改善し，作成したものである。

なお，巻末にある記録用紙はB4サイズだが，下記URLにアクセスしていただきパスワードを入力すれば，A3サイズの麻酔記録用紙（pdf形式）をダウンロードすることも可能である。

ぜひ，本書でモニタリングの基本から応用まで網羅した仕上げとして，現場で活用していただけると幸いである。

【麻酔記録用紙（A3サイズ）　ダウンロード方法】

1. 緑書房ホームページにアクセス
http://www.pet-honpo.com/

2. トップ画面左側のバナー
「犬と猫の麻酔モニタリング」をクリック

3. パスワード入力後，PDFダウンロード開始
ユーザー名：midori0562
パスワード：monitor

麻酔記録用紙（記入例）

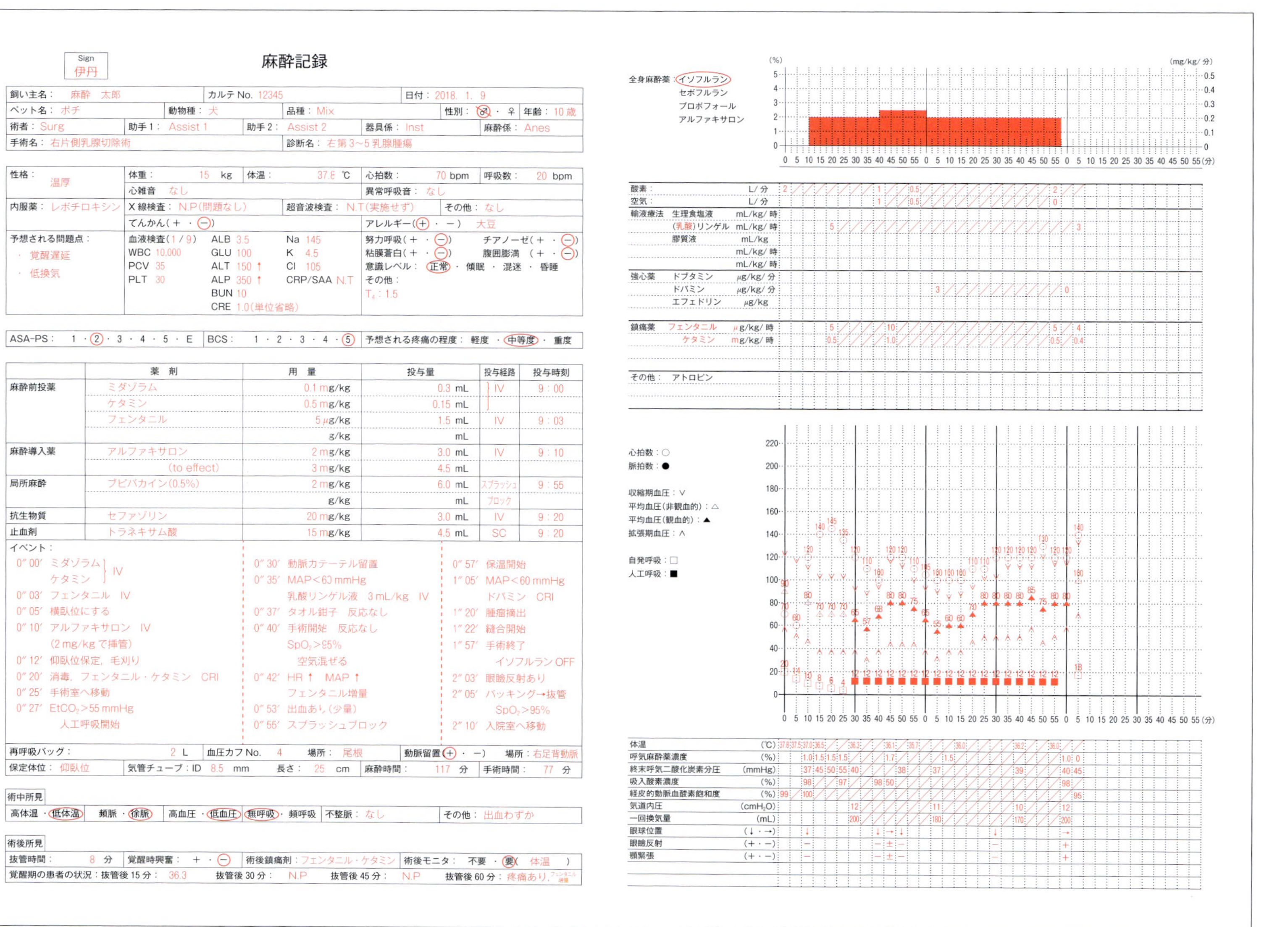

Sign 伊丹

麻酔記録

飼い主名：麻酔 太郎	カルテ No. 12345	日付：2018. 1. 9
ペット名：ポチ　動物種：犬	品種：Mix	性別：♂・♀　年齢：10 歳
術者：Surg　助手 1：Assist 1	助手 2：Assist 2　器具係：Inst	麻酔係：Anes
手術名：右片側乳腺切除術	診断名：右第 3〜5 乳腺腫瘍	

性格：温厚

体重：15 kg　体温：37.8 ℃　心拍数：70 bpm　呼吸数：20 bpm

心雑音　なし　異常呼吸音：なし

内服薬：レボチロキシン　X 線検査：N.P（問題なし）　超音波検査：N.T（実施せず）　その他：なし

てんかん（＋・－）　アレルギー（＋・－）　大豆

予想される問題点：
・覚醒遅延
・低換気

血液検査（1／9）　WBC 10,000　PCV 35　PLT 30　ALB 3.5　GLU 100　ALT 150 ↑　ALP 350 ↑　BUN 10　CRE 1.0（単位省略）　Na 145　K 4.5　Cl 105　CRP/SAA N.T

努力呼吸（＋・－）　チアノーゼ（＋・－）　粘膜蒼白（＋・－）　腹囲膨満（＋・－）

意識レベル：正常・傾眠・混迷・昏睡

その他：T_4：1.5

ASA-PS：1・2・3・4・5・E　BCS：1・2・3・4・5　予想される疼痛の程度：軽度・中等度・重度

	薬剤	用量	投与量	投与経路	投与時刻
麻酔前投薬	ミダゾラム	0.1 mg/kg	0.3 mL	IV	9：00
	ケタミン	0.5 mg/kg	0.15 mL		
	フェンタニル	5 μg/kg	1.5 mL	IV	9：03
		g/kg	mL		
麻酔導入薬	アルファキサロン	2 mg/kg	3.0 mL	IV	9：10
	(to effect)	3 mg/kg	4.5 mL		
局所麻酔	ブピバカイン（0.5%）	2 mg/kg	6.0 mL	スプラッシュブロック	9：55
		g/kg	mL		
抗生物質	セファゾリン	20 mg/kg	3.0 mL	IV	9：20
止血剤	トラネキサム酸	15 mg/kg	4.5 mL	SC	9：20

イベント：

0″00′ ミダゾラム・ケタミン IV
0″03′ フェンタニル IV
0″05′ 横臥位にする
0″10′ アルファキサロン IV（2 mg/kg で挿管）
0″12′ 仰臥位保定，毛刈り
0″20′ 消毒，フェンタニル・ケタミン CRI
0″25′ 手術室へ移動
0″27′ $EtCO_2$＞55 mmHg 人工呼吸開始
0″30′ 動脈カテーテル留置
0″35′ MAP＜60 mmHg 乳酸リンゲル液 3 mL/kg IV
0″37′ タオル鉗子 反応なし
0″40′ 手術開始 反応なし SpO_2＞95% 空気混ぜる
0″42′ HR ↑ MAP ↑ フェンタニル増量
0″53′ 出血あり（少量）
0″55′ スプラッシュブロック
0″57′ 保温開始
1″05′ MAP＜60 mmHg ドパミン CRI
1″20′ 腫瘤摘出
1″22′ 縫合開始
1″57′ 手術終了 イソフルラン OFF
2″03′ 眼瞼反射あり
2″05′ バッキング→抜管 SpO_2＞95%
2″10′ 入院室へ移動

再呼吸バッグ：2 L　血圧カフ No. 4　場所：尾根　動脈留置（＋・－）　場所：右足背動脈

保定体位：仰臥位　気管チューブ：ID 8.5 mm　長さ：25 cm　麻酔時間：117 分　手術時間：77 分

術中所見
高体温・低体温　頻脈・徐脈　高血圧・低血圧　無呼吸・頻呼吸　不整脈：なし　その他：出血わずか

術後所見
抜管時間：8 分　覚醒時興奮：＋・－　術後鎮痛剤：フェンタニル・ケタミン　術後モニタ：不要・要（体温）
覚醒期の患者の状況：抜管後 15 分：36.3　抜管後 30 分：N.P　抜管後 45 分：N.P　抜管後 60 分：疼痛あり

全身麻酔薬：イソフルラン／セボフルラン／プロポフォール／アルファキサロン（%）（mg/kg/分）

酸素 L/分　空気 L/分　輸液療法：生理食塩液 mL/kg/時，（乳酸）リンゲル mL/kg/時，膠質液 mL/kg，mL/kg/時，mL/kg/時
強心薬：ドブタミン μg/kg/分，ドパミン μg/kg/分，エフェドリン μg/kg
鎮痛薬：フェンタニル μg/kg/時，ケタミン mg/kg/時
その他：アトロピン

心拍数：○　脈拍数：●　収縮期血圧：V　平均血圧（非観血的）：△　平均血圧（観血的）：▲　拡張期血圧：∧　自発呼吸：□　人工呼吸：■

体温（℃）　呼気麻酔薬濃度（%）　終末呼気二酸化炭素分圧（mmHg）　吸入酸素濃度（%）　経皮的動脈血酸素飽和度（%）　気道内圧（cmH_2O）　一回換気量（mL）　眼球位置（↓・→）　眼瞼反射（＋・－）　顎緊張（＋・－）

索引

おわりに

本書の制作は，日本獣医麻酔外科学会の麻酔・疼痛管理委員会が推奨する『犬および猫の臨床例に安全な全身麻酔を行うためのモニタリング指針』を参考に，日本で使用されている生体情報モニタと麻酔器を中心として，日々の臨床に活用しやすい内容になるよう努めた。監修いただいた山下和人教授は，私が学部学生時に獣医麻酔学を教えてくださり，大学院生時に研究や教育に対する姿勢をご指導いただいた恩師である。その恩師である山下和人教授とともに本書を発行できたことに至高の喜びを感じている。

伴侶動物医療の診療施設では獣医師が手術をする傍らで，動物看護師や新人獣医師が生体情報モニタを看視していることが多い。そこで動物看護師と新人獣医師を対象とし，本書では生体情報モニタの測定原理や装着法といった基本から，実際に表示される数値や波形の解釈までの一連を解説した。加えて，私が普段の麻酔管理でよく遭遇する異常とその対応法についても紹介した。あれやこれやと書いているうちにマニアックな内容まで取り上げてしまったが，治療を受ける犬・猫たちの麻酔管理の助けになりたいという一心で筆を執った私の暴走をどうかご容赦いただきたい。

最後に，このような執筆の機会をいただいた緑書房の方々に深謝いたします。齋藤由梨亜氏には編集作業を通じて，元動物看護師の視点から麻酔管理中の疑問を教えてもらい，私はそれに応える形で本書を執筆した。齋藤氏がいなければ本書の発行には至らなかったであろう。この場をお借りして心より感謝申し上げます。また，制作のうえで貴重な画像や症例情報を提供いただいた北海道大学附属動物医療センターの先生方に深謝いたします。

本書を手にとってくださった諸先生，動物看護師の皆様に御礼申し上げます。生体情報モニタの傍らに本書を置いて，安全な麻酔管理を行うためのお役に立ててくだされば望外の喜びである。

There are no safe anesthetic agents. ― 安全な麻酔薬は存在しない

There are no safe anesthetic procedures. ― 安全な麻酔法は存在しない

There are only safe anesthetists. ― 存在するのは安全な麻酔科医だけである

2018 年 1 月吉日

伊丹貴晴

著者プロフィール

伊丹 貴晴（いたみ たかはる）

1981年 神奈川県生まれ。酪農学園大学 獣医学群獣医学類 嘱託助手 附属動物医療センター麻酔・集中治療科。
2006年 酪農学園大学 獣医学部獣医学科を卒業後，2006～2009年 北札幌どうぶつ病院（札幌市）にて獣医師として勤務。2009～2013年 酪農学園大学 獣医学群獣医学類 博士課程修了。2013年4月 酪農学園大学 獣医学群獣医学類 非常勤講師，2013年8月～2018年3月 北海道大学大学院 獣医学研究院 附属動物病院 特任助教を経て，2018年4月より現職。
鎮痛薬であるトラマドールの薬力学および薬物動態の研究で博士（獣医学）を取得。現職では，犬と猫の麻酔・疼痛管理と術後集中治療管理を担当。1年を通じてクリニカルローテーションでの学生教育や，独立行政法人 国際協力機構（JICA）短期専門家としてモンゴルで馬の麻酔管理の指導，そのほか重症患者の循環動態を安定化させるために様々な強心薬を用いた研究を行っている。臨床・教育・研究をバランス良くこなせる教員を目指す。

監修者プロフィール

山下 和人（やました かずと）

1965年 鳥取県生まれ。酪農学園大学 獣医学群獣医学類 伴侶動物医療学分野 教授（獣医麻酔学）。
1987年 鳥取大学 農学部獣医学科を卒業後，1989年 同大学大学院 農学研究科獣医学専攻修士課程修了，1992年 北海道大学大学院 獣医学研究科単位取得退学，1993年 博士（獣医学）取得（北海道大学）。1992年 酪農学園大学 酪農学部獣医学科助手（獣医外科学），1995年 同講師，2002年 同助教授（獣医外科学）を経て，2007年より現職。1999～2000年 オハイオ州立大学獣医学部に留学（獣医麻酔学）。
学生時代に麻酔に興味をもち，1989年に獣医師免許を取得して以来「体重40 gから1トンまで」を合言葉に，約30年間動物の麻酔管理に携わってきた。現在，酪農学園大学附属動物医療センターにおいて，日本の動物診療施設で最初に設立された“麻酔科”の診療科長として年間約1,800例の犬・猫や牛，馬などの麻酔・疼痛管理を担当している。

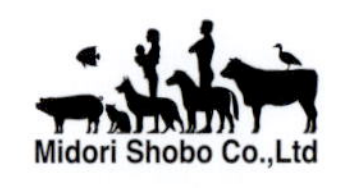

犬と猫の麻酔モニタリング

2018年3月1日 第1刷発行
2020年6月10日 第2刷発行

著　者……伊丹貴晴
監修者……山下和人
発行者……森田　猛
発行所……株式会社 緑書房
〒103-0004
東京都中央区東日本橋3丁目4番14号
TEL 03-6833-0560
http://www.pet-honpo.com
編　集……齋藤由梨亜，石井秀昌
カバーイラスト……ヨギトモコ
カバーデザイン……アクア
印刷所……アイワード

ISBN978-4-89531-328-5 Printed in Japan
落丁，乱丁本は弊社送料負担にてお取り替えいたします。

飼
ペ
術
手

性
内
予

AS

麻
麻
局
抗
止
イ
再
保

術
高

術
抜
覚

Sign

麻酔記録

飼い主名：		カルテ No.		日付：
ペット名：	動物種：	品種：	性別： ♂ ・ ♀	年齢：
術者：	助手 1：	助手 2：	器具係：	麻酔係：
手術名：		診断名：		

性格：	体重： kg	体温： ℃	心拍数： bpm	呼吸数： bpm
	心雑音		異常呼吸音：	
内服薬：	X 線検査：	超音波検査：	その他：	
	てんかん（＋ ・ ー）		アレルギー（＋ ・ ー）	
予想される問題点：	血液検査（ / ） WBC PCV PLT	ALB GLU ALT ALP BUN CRE	Na K Cl CRP/SAA	努力呼吸（＋ ・ ー） チアノーゼ（＋ ・ ー） 粘膜蒼白（＋ ・ ー） 腹囲膨満 （＋ ・ ー） 意識レベル： 正常 ・ 傾眠 ・ 混迷 ・ 昏睡 その他：

ASA-PS： 1 ・ 2 ・ 3 ・ 4 ・ 5 ・ E	BCS： 1 ・ 2 ・ 3 ・ 4 ・ 5	予想される疼痛の程度： 軽度 ・ 中等度 ・ 重度

	薬 剤	用 量	投与量	投与経路	投与時刻
麻酔前投薬		g/kg	mL		
		g/kg	mL		
		g/kg	mL		
		g/kg	mL		
麻酔導入薬		g/kg	mL		
		g/kg	mL		
局所麻酔		g/kg	mL		
		g/kg	mL		
抗生物質		g/kg	mL		
止血剤		g/kg	mL		

イベント：

再呼吸バッグ： L	血圧カフ No. 場所：		動脈留置（＋ ・ ー） 場所：	
保定体位：	気管チューブ：ID mm 長さ： cm		麻酔時間： 分	手術時間： 分

術中所見

高体温 ・ 低体温	頻脈 ・ 徐脈	高血圧 ・ 低血圧	無呼吸 ・ 頻呼吸	不整脈：	その他：

術後所見

抜管時間： 分	覚醒時興奮： ＋ ・ ー	術後鎮痛剤：	術後モニタ： 不要 ・ 要（ ）
覚醒期の患者の状況：抜管後 15 分：	抜管後 30 分：	抜管後 45 分：	抜管後 60 分：

全身麻酔薬：イソフルラン
セボフルラン
プロポフォール
アルファキサロン

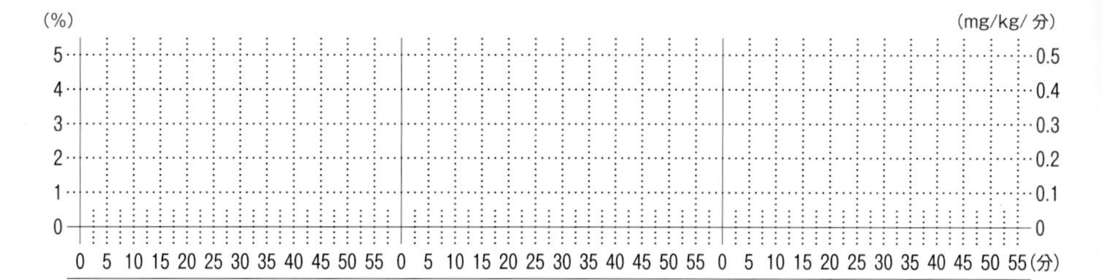

酸素：		L/分
空気：		L/分
輸液療法	生理食塩液	mL/kg/時
	（ ）リンゲル	mL/kg/時
	膠質液	mL/kg
		mL/kg/時
		mL/kg/時
強心薬	ドブタミン	μg/kg/分
	ドパミン	μg/kg/分
	エフェドリン	μg/kg
鎮痛薬		g/kg/時
		g/kg/時
その他：	アトロピン	

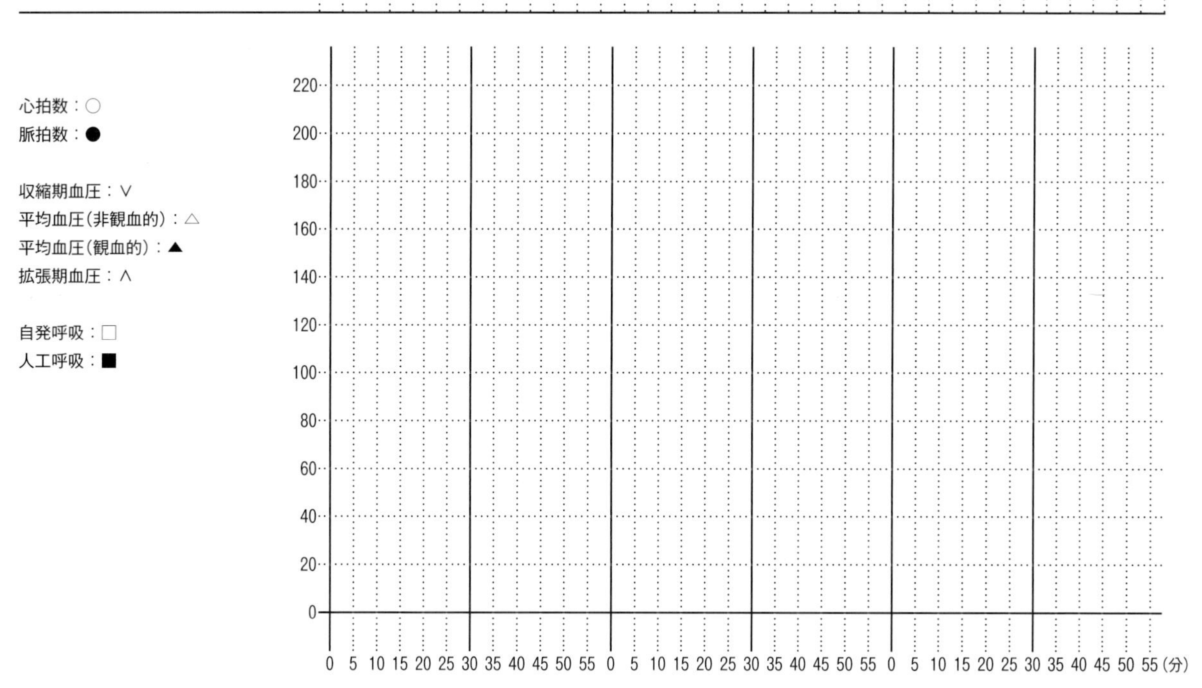

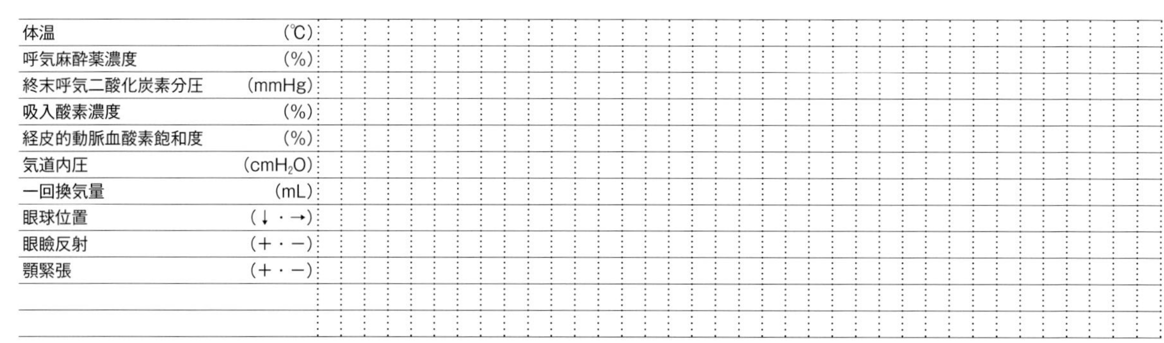